口腔科
常见病诊断与治疗

主编 孟 彤 郭志宏 魏 子 等

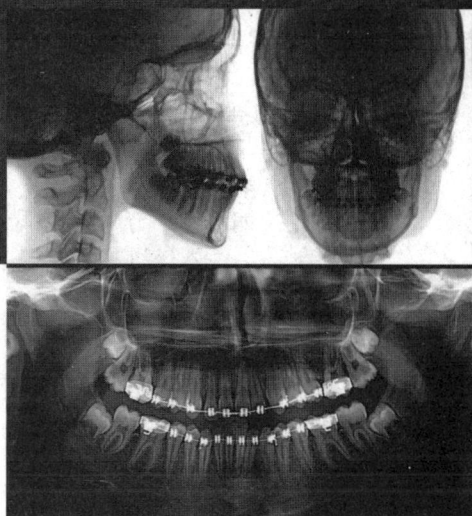

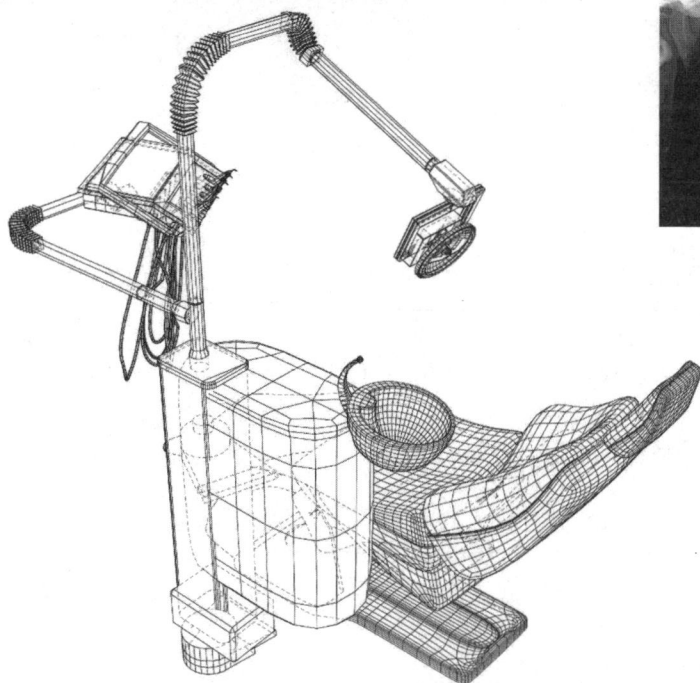

吉林科学技术出版社

图书在版编目（CIP）数据

口腔科常见病诊断与治疗 / 孟彤等主编. -- 长春：
吉林科学技术出版社, 2024.6. -- ISBN 978-7-5744
-1539-3

Ⅰ. R78

中国国家版本馆CIP数据核字第2024WD6363号

口腔科常见病诊断与治疗

主　　编	孟　彤　郭志宏　魏　子　陈圳荣　刘　蕾　秦丽红	
副 主 编	林　芳　姜　靓　霍文艳　樊卜熙　赵　恬	
	魏振辉　周小凤　董　睿　赵　丹	
出 版 人	宛　霞	
责任编辑	蒋红涛	
助理编辑	张　卓	
装帧设计	品雅传媒	
开　　本	787mm×1092mm　　1/16	
字　　数	705千字	
印　　张	28.5	
版　　次	2024年6月第1版	
印　　次	2024年12月第1次印刷	

出　　版	吉林科学技术出版社
地　　址	长春市福祉大路5788号
邮　　编	130000
编辑部电话	0431-81629508
网　　址	www.jlstp.cn
印　　刷	三河市嵩川印刷有限公司

书　　号	ISBN 978-7-5744-1539-3
定　　价	98.00元

编　委　会

前　言

　　口腔医学作为医学的一个重要分支，是以维护、促进口腔健康以及防治口腔器官和口颌系统疾病为主要内容的一门专科医学。近年来，随着经济的发展，现代科技的进步，各种新理念、新技术和新材料层出不穷，这在很大程度上促进了口腔医学的发展。为适应口腔医学的快速发展，满足口腔临床工作者的实际需求，我们组织长期从事临床一线的医务工作者，参阅了大量的国内外文献，并结合丰富的临床经验，着手撰写了本书。

　　本书主要阐述了口腔科基础、龋病、牙周疾病、口腔正畸、口腔种植以及儿童口腔疾病等内容，论述详尽，内容新颖，图文并茂，科学性与实用性强，可供各基层医院的住院医生、主治医生及医学院校本科生、研究生参考使用。

　　由于参编人数较多，文笔不尽一致，加上编写时间有限，尽管多次校稿，书中难免存在疏漏和不足之处，恳请广大读者提出宝贵意见和建议，以便再版时修订。

编　者

2024 年 2 月

目 录

第一章

口腔流行病学

第一节　口腔流行病学及其作用

流行病学是一门重要的学科，它研究的不是流行病本身，而是疾病的流行。流行病学广泛应用于包括口腔医学在内的多门学科，它曾经并将继续为人类的口腔健康做出重要贡献。

一、口腔流行病学的定义

口腔流行病学是流行病学的一个分支，即用流行病学的原则、基本原理和方法，研究口腔疾病和健康状态在人群中的分布及其影响因素，以及制订和评价预防、控制疾病及促进健康的策略与措施的科学。

二、口腔流行病学的作用

1. 人群口腔健康状况诊断　口腔流行病学可通过对某一人群（全国、某一地区或某一社区）的一种或多种口腔健康状况进行调查，获得该特定人群口腔疾病的患病情况和分布特点，从而做出口腔健康状况的诊断。同时，可以对该人群口腔医疗保健服务的需要进行评估。

2. 监测口腔疾病流行趋势　口腔疾病的流行受很多因素的影响，包括社会经济环境、卫生保健服务、口腔健康行为等。因此，随着时间推移，人群中口腔疾病的流行情况常会发生变化。通过连续多次的口腔健康调查，可以对人群中口腔疾病的变化进行监测。许多国家都定期开展全国性的口腔健康调查，以监测本国居民口腔疾病患病情况的变化，我国1983年、1995年和2005年所进行的3次全国性口腔健康调查就有此重要作用。

3. 研究口腔疾病病因和影响流行的因素　横断面的分析性流行病学研究难以判别疾病的病因，但可提供一些线索，形成危险因子假设；纵向的分析性流行病学研究则有利于进一步的判断。必要时采用流行病学实验、分子流行病学和遗传流行病学等研究方法，进一步揭示疾病的病因。

4. 口腔保健和干预措施效果的评价　一种新的口腔保健和干预措施的产生，需要包括临床和现场试验效果评价在内的一系列研究结果的支持。而一种已被证明有效的措施在新的有着不同社会文化环境和卫生服务的地区使用时也需要进行验证和对效果予以确认。各种社区口腔保健项目的管理也需要效果评价。这些都是口腔流行病学应用的重要内容。

三、口腔流行病学研究方法

流行病学的研究方法包括调查和试验性研究。调查是系统地收集与健康和疾病有关的信息，研究者在调查时没有采用干预性手段，为了强调这一点，有时使用观察性研究这一表述。调查可以是描述性的，也可以是分析性的，这两种类型的区别并非总是那么清晰，一个调查里面可以同时包含描述和分析两个目的。流行病学的试验性研究则是在研究过程中采取了干预性的手段。

（一）描述性流行病学

描述性流行病学是根据日常记录资料、调查得到资料及实验室检查结果，按不同地区、不同时间及不同人群特征，将人群中疾病或健康状况的分布情况和规律进行描述，并可以对疾病的病因提出假设。

1. 横断面研究　调查目标人群中某种疾病或现象在某一特定时间的情况，用于了解疾病在人群中的患病情况和分布特点，以便制订预防措施和为研究病因提供线索。这类研究又称现况调查，是最多见的一种流行病学调查方法。

2. 纵向研究　研究疾病或某种情况在同一个人群中随着时间推移的自然动态变化，是对 2 次或多次横断面调查结果的分析。它的作用在于动态地观察疾病或某种现象的演变情况及其原因分析。如对某乡村特定年龄组中年人的失牙情况进行多年连续监测，以观察该人群牙缺失的变化情况并分析其原因。

3. 常规资料分析　又称历史资料分析，即对已有的资料或者疾病监测记录做分析或总结。如病史记录、疾病监测资料等。如研究某省居民颌面部肿瘤的种类，可收集该省部分医院近 5 年的病历资料进行统计分析，但应注意所选医院的覆盖面及其他可能影响资料代表性的因素。

（二）分析性流行病学

分析性流行病学就是对所提出的病因假设或影响因素在选择的人群中探索疾病发生的条件和规律，验证病因假设。它主要包括病例—对照研究和队列研究。

1. 病例-对照研究　主要用于探讨病因或相关因素对疾病发生的影响。它先按疾病状态，确定有特定疾病的病例组，然后选择与其配比的对照组，比较两组人群过去暴露于某种（些）可能危险因素的程度，分析暴露是否与疾病的发生有关。这种研究方法在时间上是由"果"及"因"的回顾性研究，回忆偏倚较大。

例如，采用病例—对照研究方法分析某地区大学生牙齿酸蚀症患病的危险因素，可通过抽样调查获得病例组，根据配对或成组配比设立对照组，控制干扰因素，收集可能的影响因素资料，然后进行统计学分析，寻找相关的影响因素。

2. 队列研究　是将特定人群按其是否暴露于某因素分为暴露组与非暴露组，追踪观察一定时间，比较两组的发病率，以检验该因素与某疾病关系的假设。这种研究方法在时间上是由"因"及"果"的前瞻性研究，研究时间较长，需要较多的人力物力。

例如，为分析乳牙釉质发育缺陷是否为龋病的易感因素，可筛选患牙釉质发育缺陷的儿童为暴露组，并设立非暴露组，观察一定时间后分析比较两组的患龋情况。

（三）试验流行病学

试验流行病学是以人类（患者或正常人）为研究对象，在研究者的控制下采取某种干预措施或消除某种因素，以观察其对疾病发生或健康状态的影响。它是一种前瞻性研究，需要遵守随机、对照、盲法的设计原则。流行病学试验以人作为对象进行研究工作，因此，在试验中必须遵循伦理道德，以不损害受试者的身心健康为前提。

试验流行病学主要有以下作用。

1. 验证病因假设。
2. 预防措施的效果与安全性评价。
3. 新药、新方法或新制剂的效果和安全性评价。
4. 成本效果评价和成本效益分析。

根据不同研究目的和研究对象等特点，流行病学试验可分为临床试验、现场试验和社区试验。临床试验是在理想的条件下进行的试验，现场试验是在实际环境中进行的试验，社区试验是现场试验的扩大。

（孟　彤）

第二节　口腔健康指数

指数是一组逐渐变化的数值，有上限和下限，不同的数值代表一特定意思或标准。口腔健康指数是用一组数值说明口腔疾病或状况在个体或群体中的临床表现，用数量等级和标准方法来阐明和比较疾病的范围和严重程度。每个个体可以有一个指数数值，每个群体可以用指数的平均值或分布来表示。一个理想的指数应该有好的信度和效度、简单、敏感、便于统计分析。然而，没有一个指数是完美的。选什么指数，主要看你的研究目的是什么，你想回答的问题是什么。

一、测量龋病指数

（一）DMF指数

DMF指数是衡量龋病最常用的指数，其中D代表未充填龋，M代表因龋失牙，F代表已充填牙。按照世界卫生组织口腔健康调查基本方法，冠龋的诊断标准是用CPI探针探到牙的点隙窝沟或平滑面有明显龋洞、釉质下破坏，或可探到软化洞底或壁部。对于釉质上的白斑、着色的不平坦区、探针可插入的着色窝沟但底部不发软及中到重度氟牙症所造成的釉质上硬的凹陷，均不诊断为龋。对未满30岁的人进行检查时，要区分缺失牙的原因；30岁及以上者，无论任何原因失牙，都将计入"M"，包括第三磨牙。"F"为永久性充填物充填的牙，且该牙无继发龋或其他原发龋。

DMF指数检查可以牙为单位进行，得到DT、MT和FT，三者相加为DMFT值。DMF指数也可按牙面检查，得到DMFS值。DMF用于恒牙，字母用大写；相应的用于乳牙列的指数为DMFT和DMFS。FT除以DT和FT之和称为龋补充填比，代表一个社区龋齿得到治疗的比例。

DMF值在年龄较大的人群中可能是无效的。因为在他们中除了龋病外，其他原因引起的失牙也较多，特别在老年人群中，DMF 中的 M 不能有效反映因龋引起的失牙。所以在老年人中可改用 DFT 指数。

对于预防性充填和牙科服务较好的地区，DMF 值会过高估计龋患情况。有些牙医对未出现龋洞，但有可疑龋或有患龋倾向的牙进行充填，这些牙在流行病学调查中将会计入 DMF 中的 F，如果它们未进行充填的话则会被诊断为无龋。一些非龋引起充填也可能使 DMF 高估。如果在一个地区，这种充填行为很普遍的话，DMF 的数值将会变大。

DMF 指数的缺点越来越受到人们关注，但在一个新的更好的指数出现之前，DMF 指数还会被继续使用。

（二）龋病患病率和发病率

龋病患病率又称患龋率，指在调查期间某一人群患龋病的频率，人口基数常以百人计算，故一般以百分数表示。计算公式如下：

$$患龋率 = \frac{患龋病人数}{受检人数} \times 100\%$$

龋病患龋率主要用于描述和比较龋病分布，分析患病的影响因素等。评价患龋状况时，患龋率并非是唯一的指标，龋均可能比患龋率更重要，在对高患龋率的人群（如中、老年人）中进行评价更是如此。

龋病发病率是指在一段时间内（通常至少 1 年），某人群新发生龋病的频率。龋病发病率用于估计龋病流行强度，研究龋病病因和影响因素，评价龋病预防措施效果等。计算公式如下：

$$龋病发病率 = \frac{发生新龋的人数}{受检人数} \times 100\%$$

（三）国际龋病检测和评估系统

国际龋病检测和评估系统（ICDAS）协调委员会于 2002 年提出了龋病评估的新系统-Internatlonal Caries Detection and Assessment System（ICDAS），并于 2005 年召开研讨会对其进行修改，提出新的版本，即 ICDAS Ⅱ。ICDAS Ⅱ 有助于在口腔临床实践和流行病学研究中，对龋病进行更为精确的评估和管理，并试图结合和协调在龋病评估领域出现的新的知识和理论。

根据 ICDAS Ⅱ 标准，冠部原发龋的评估根据病损的严重程度其代码记录为 0~6。不同情况下各级代码的外观特征有微小的变异，取决于牙面特征（窝沟点隙、颊舌的平滑面、近远中面）、是否有邻牙存在（近远中面）和龋病是否与充填体和窝沟封闭有关。因此，ICDAS Ⅱ 的培训手册会对各种情况下各代码的诊断标准进行详细描述。不过，各代码的基本标准是一致的。

0＝健康

1＝牙釉质最初的可视性改变（仅在吹干后可见，限于窝沟点隙底部）

2＝明显的牙釉质可视性改变

3＝牙釉质局部缺损（无临床可见的牙本质暴露）

4＝釉质下牙本质黑影

5＝伴有牙本质暴露的明显龋洞

6＝伴有牙本质暴露的大面积龋洞

ICDASH 还设定了根面龋检测和分类标准，分唇颊、近中、远中和舌面记录。

（四）龋病特殊仪器诊断方法

流行病学研究龋病的诊断一般采用视诊和探诊相结合的方法，在视诊不能判断时用探诊辅助诊断，世界卫生组织推荐的口腔健康调查基本方法采用的就是这种诊断方法。有些研究采用 X 线检查诊断龋病，尤其是邻面龋，但 X 线检查是一种侵入性的诊断方法。除此而外，还可采用特殊仪器进行诊断，包括激光荧光、定量光导荧光、光纤透照和电阻法等。

1. 激光荧光　激光荧光通过辨别龋坏和正常牙釉质经光照射诱导出现的牙齿的荧光不同而做出诊断。激光荧光龋检测仪采用的就是这种技术。该法简单快速，但非龋引起的釉质脱矿可能会造成假阳性。

2. 定量光导荧光　是一种能拍摄牙面的荧光图像并对图像龋损区矿物质丢失和病损范围大小进行定量分析的方法。该技术可以对未形成龋洞的早期釉质龋损牙面定量评价，也可对病损区脱矿和再矿化过程矿物质含量改变进行定量监测，需要专门的软件系统。不适合用于邻面龋诊断。

3. 光纤透照　其原理是龋坏的牙体组织对光的散射更强，因此，比正常牙体组织光透射的指数较低。该法多用于邻面龋诊断，但灵敏度低于 X 线片。

4. 电阻法　随着牙釉质脱矿，其电传导能力会发生变化，即使牙的表面是完整的。牙的窝沟釉质发生龋时其电传导能力增强。龋电测仪采用的就是这种技术。该法灵敏度较高，但特异性较低，易出现假阳性。

二、测量牙周健康指数

（一）衡量牙菌斑指数

牙菌斑与牙龈炎有密切关系，它可反映受检者的口腔卫生状况，评价口腔健康教育的效率及菌斑拮抗药的作用。

1. 菌斑指数　Silness 和 Loe 提出的用于测量口腔中菌斑的沉积情况。PlI 按靠近牙龈缘的菌斑厚度记分，牙龈缘的菌斑对牙周疾病的发生发展更为重要。

PlI 检查时用探针沿牙颈部牙面划过进行观察。PlI 可检查指数牙或全口牙。指数牙为16、12、24、32、36 和 44，指数牙缺失时不用其他牙替代。每颗牙检查 4 个部位，即唇颊侧的远中、正中、近中和舌腭侧正中，每个牙面的记分为 0~3。

菌斑指数记分标准如下。

0＝近牙龈区无菌斑。

1＝龈缘和邻近牙面有薄的菌斑，肉眼不易见到，若用探针可刮出菌斑。

2＝龈沟内龈缘和（或）邻近牙面有中等量肉眼可见的菌斑。

3＝龈沟内和（或）龈缘邻近牙面有大量菌斑。

2. Turesky 改良的 Quigley-Hein 菌斑指数　Quigley 和 Hein 于 1962 年提出，1970 年 Turesky 等对该指数进行修改，提出更客观的记分标准。检查时先用菌斑染色剂染色，根据面积记分，不用探针。检查牙齿可包括除第三磨牙外所有牙的唇（颊）舌面，也可只检查 Ramfjord 指数牙——16、21、24、36、41、44。该指数经常被用于牙刷和牙膏使用效果的临床试验。各牙面记分标准：

0＝无菌斑。

1＝牙颈部龈缘处有散在点状菌斑。

2＝牙颈部菌斑宽度不超过 1mm。

3＝牙颈部菌斑宽度超过 1mm，覆盖牙面不到 1/3。

4＝菌斑覆盖牙面超过 1/3，不到 2/3。

5＝菌斑覆盖牙面超过 2/3。

3. 可视菌斑指数　Ainamo 和 Bay（1975 年）建立可视菌斑指数（VPI），该指数通过视诊检查，不用菌斑显示剂，也不用探针。检查全部牙或选择的牙，每个牙检查 4 个部位，即唇颊面的远中、正中、近中和舌腭面正中。记分方法：

0＝没有看见菌斑。

1＝可看见菌斑。

每个人的记分是有可视菌斑的部位占总的检查部位的百分比。

（二）衡量牙龈炎指数

1. 牙龈指数（GI）　是 Loe 和 Silness 提出，Loe 对 GI 进行了修改，它是一个衡量牙龈炎的指数，常与 PlI 一起使用，记分标准为：

0＝牙龈正常。

1＝轻度炎症——牙龈颜色轻度改变，轻度水肿；无探诊出血。

2＝中度炎症——牙龈色红，水肿光亮；探诊出血。

3＝重度炎症——牙龈明显红肿；溃疡；有自动出血倾向。

GI 检查时使用牙周探针，可检查 6 个指数牙或全部已萌出牙齿。6 个指数牙是 16、12、24、32、36、440 每颗牙检查唇颊侧的近中龈乳头、正中龈缘、远中龈乳头和舌侧正中龈缘。

2. 牙龈出血指数　由 Ainamo 和 Bay 提出，认为牙龈出血情况更能反映牙龈炎的活动状况。GBI 检查时使用牙周探针轻探牙龈，观察出血情况。每个牙检查唇（颊）面的近中、正中、远中 3 点和舌（腭）正中共 4 个点，检查全部牙或仅限于指数牙。

0＝探诊后牙龈不出血。

1＝探诊后可见牙龈出血。

每个受检者的记分是探查后牙龈出血部位的数目占总的检查部位数目的百分比。GBI 常与 VPI 一起使用。

（三）社区牙周指数

1987 年，世界卫生组织在其口腔健康调查基本方法（第 3 版）中采用了社区牙周治疗需要指数（CPITN）。CPITN 设计的出发点是对社区人群中的牙周疾病治疗需要进行估计。之后专家认为，根据 CPITN 对人群中的牙周治疗需要估计，估计量非常之大，事实上也不切实际。1994 年 WHO 在马尼拉举行的 CPITN 研讨会上就对此问题进行了论述，一些专家建议将 CPITN 改为社区牙周指数 CPI，去掉"治疗需要"字眼。1997 年 WHO 在其出版的口腔健康调查基本方法（第 4 版）上，正式更改为 CPI，并增加牙周附着丧失来衡量牙周健康状况，CPI 的基本使用方法与 CPITN 并无不同，只是含义上发生了改变。CPI 表示人群中现时的牙周健康状况，它并不代表社区中牙周治疗需要量，而中老年人群中过去的牙周破坏情况需要用牙周附着丧失来测量。

CPI 检查将全口牙划分成 6 个区段：

每个区段有 2 个或以上没有拔牙指征的牙时才能检查记录，否则不做检查。每个区段各有指数牙，在后牙区为第一磨牙和第二磨牙，上前牙区为右上中切牙，下前牙区为左下中切牙。在流行病学调查中，当指数牙存在时只检查指数牙，指数牙不存在时检查剩余的牙。每个区段只有一个分数，以情况最坏、也就是记分最高的牙记分。20 岁以下者，为避免第二磨牙萌出过程中产生假牙周袋，不检查第二磨牙；15 岁以下者只检查牙龈出血和牙石，不检查牙周袋。检查时使用 WHO 专门设计的尖端带有小圆球和有刻度的探针，即 CPI 探针，该探针使用时用力不超过 20g。

CPI 记分为：

0＝健康。

1＝探出血。

2＝牙石。

3＝浅牙周袋（3.5~5.5mm）。

4＝深牙周袋（≥6mm）。

CPI 采用等级计分，通常对每个区段只记录一个最高的分数。如果一个区段的记分为"2"的话，即表明该区段有牙石，并假定同时有探诊出血（牙龈炎）；如果一个区段记分为"3"，即该区段有浅牙周袋，同时假定有牙石和探诊出血。所以，假如我们要统计所检查人群牙龈炎的患病率的话，受检者只要有一个区段的记为"Ⅰ"或"1"以上（2、3、4），按照 CPI 的标准这个人就属于患有牙龈炎。

（四）牙周附着丧失

牙周附着丧失（LPA）是釉牙骨质界至牙周组织袋底的距离，它反映过去牙周组织的破坏情况，但不能反映当前牙周病的活跃程度。附着丧失可检查指数牙或全口牙，指数牙可采用检查 CPI 时使用的指数牙或 Ramfjord 指数牙。

WHO 在其口腔健康调查基本方法（第 4 版）中，对 LOA 的检查与 CPI 检查相结合进行，使用相同检查器械和指数牙，按区段记录，在记录每一区段 CPI 分数后随即记录 LOA 情况。在同一区段中，最高分值 CPI 与附着丧失不一定是同一颗牙。

按照 WHO 推荐标准，若一个区段的釉牙骨质界（CEJ）未外露，而最高 CPI 分数<4（牙周袋<6mm），则估计该区段的附着丧失<4mm。LOA 记分代码为：

0＝附着丧失 0~3mm（未见 CEJ 而 CPI 记分 0~3）。

若未见 CEJ 但 CPI 记分为 4，或可见 CEJ，则：

1——附着丧失 4~5mm（CEJ 在 CPI 探针近探头的黑区内）。

2——附着丧失 6~8mm（CEJ 在近探头的黑区上限和 8.5mm 刻度间）。

3——附着丧失 9~11mm（CEJ 在 8.5mm 和 11.5mm 刻度间）。

4——附着丧失 12mm 或以上（CEJ 超过 11.5mm 刻度）。

X——除外区段（余留牙少于 2 个）。

9——无法记录（CEJ 不可见也不能检查）。

LOA 的测量亦可采用有刻度牙周探针进行间接测量。检查者首先测量牙龈缘至袋底的距离（A）。然后，确定 CEJ 位置并测量 CEJ 至牙龈缘距离（B）。通过这两个数据得出 LOA：将 A 减去 B 即为 LPA（注意：当 CEJ 暴露时 B 为负数）。

三、测量氟牙症指数

多年来在氟牙症的研究中，提出过多种不同的分类法。目前国际上采用的标准主要有 Dean 氟牙症指数、TFI 和 TSIF3 种。由于篇幅关系，本章主要介绍 WHO 口腔健康调查基本方法所推荐的 Dean 氟牙症指数。

（一）Dean 氟牙症指数分级标准

Dean 氟牙症指数为 6 级分类，临床检查时用 0、1、2、3、4、5 分别代表 6 种情况，评定每位受检者的氟牙症状况；而计算社区氟牙症指数时则分别给予这 6 种情况 0、0.5、1、2、3、4 的加权分。

氟牙症的诊断需与釉质发育不全、四环素牙、非氟斑、牙面外染和脱矿性斑等鉴别。每位受检者的氟牙症指数是根据口腔中 2 颗最严重的牙诊断的，如 2 颗牙受损程度不同，则按较轻的 1 颗牙诊断。

（二）社区氟牙症指数

社区氟牙症指数（CFI）是根据某一社区中各受检个体的氟牙症指数计算。计算方法如下：

CFI =（可疑人数×0.5）+（极轻人数×1）+（轻度人数×2）+（中度人数×3）+（重度人数×4）/受检人数

氟牙症指数是定量反映一个地区人群氟牙症流行严重程度的指标，按 Dean 规定的指数范围进行评价。指数为。0.0~0.4 定为阴性，属正常范围，没有公共卫生意义；0.4~0.6 为边缘线，属允许范围；0.6~1.0 为轻度流行，这时需要采取公共卫生措施，防止这种现象继续下去；1~2 为中度流行；2~3 为重度流行；3~4 为显著和极显著流行。该指数应用广泛，不但用于饮水加氟的监测，也用于对地氟病病区流行强度的评价和改水、改灶、降氟效果的评价。

（三）氟牙症患病率

氟牙症患病率代表在一个特定时间内某一人群中患氟牙症的比例。氟牙症患病率未把不同程度的氟牙症分别加以考虑。因此，还应分别报道各种不同程度氟牙症的患病情况。氟牙症患病率计算公式为：

$$氟牙症患病率=\frac{极轻度及以上的人数}{受检查人数}×100\%$$

（孟 彤）

第三节 口腔健康调查

口腔健康调查是口腔流行病学研究的常用方法，它是一种横断面研究，在一个特定时间内收集一个人群口腔疾病患病频率、分布及流行规律的资料。口腔健康调查的目的是为了收集人群口腔健康状况和治疗需要的信息，监测口腔疾病患病水平和变化规律，了解和分析影响口腔健康的有关因素。

一、调查目的

研究目的应该是用极简练的文字表达出该项研究的核心思想与内容，它是一项研究计划的基本步骤，没有明确的研究目的一项研究计划难以取得成功。有时研究目的内容较多，可以使用数个单句分别列出。研究目的应清楚，可以衡量。

二、捷径调查

捷径调查的目的是为了在较短时间内了解某人群口腔健康状况，并估计在该人群中开展口腔保健所需的资源。由于此方法只查最重要的代表性年龄组，抽样方法经济实用，节省时间和人力，故称为捷径调查。WHO目前推荐的指标年龄/年龄组有5岁、12岁、15岁、35~44岁、65~74岁。

1. 5岁　该年龄可评定乳牙列龋病的患病水平。

2. 12岁　该年龄组可通过学校系统获得可靠的样本。已形成恒牙列。另外，该年龄组作为WHO全球监控龋病的年龄，可对龋病流行的趋势进行国际化比较和监测。

3. 15岁　此时对龋病的评定通常比12岁更有意义，还可评估青少年牙周病指征。

4. 35~44岁　该年龄组是监测成人口腔健康状况的标准年龄组，反映成人龋病和牙周病患病水平，以及提供保健服务的效果。

5. 65~74岁　该年龄组可评定老年人口腔健康状况。所获得的资料可用于规划老年人口腔保健，并监控口腔卫生保健对该人群的效果。

三、抽样方法

由于受到资源的限制或是为了避免资源的浪费，流行病学研究经常采用抽样调查的方法。所谓抽样即从研究人群中，按照统计学随机抽样原则抽取部分人作为调查的对象。被抽到的人群称为样本人群。

由于抽样调查是用样本人群调查的结果推断总体人群的患病情况，因此，抽样必须遵循以下两个基本原则。

1. 样本必须有很好的代表性，遵循随机化原则。

2. 样本必须足够大，较大的样本可以减少抽样误差，有较强说服力。常用的抽样方法有单纯随机抽样、系统抽样、整群抽样、分层抽样、多阶段抽样等。在一个研究中有时采用2种或2种以上的抽样方法相结合。

四、样本含量

在流行病学研究的计划中，确定样本量是很重要的一个步骤。样本过大，浪费人力、时间和经费；反之，样本过小，会妨碍得出预期的、有说服力的结果。

在流行病学研究中，样本量计算需根据所进行的研究是属于哪种方法而进行计算，不同研究方法样本量计算公式也不一样，具体可参阅有关的统计学书籍，必要时请卫生统计学专业人员提供参考意见。以下介绍对率做抽样调查时样本量的计算公式：

$$N = (\mu\alpha/\delta)2P(1-P)$$

式中 n 为所需样本大小；$\mu\alpha$ 为正态分布中累积概率为 $\alpha/2$ 时的 μ 值，如 $\alpha = 0.05$ 时 $\mu\alpha = 1.96$，$\alpha = 0.01$ 时 $\mu\alpha = 2.58$，实际使用中通常将 $\mu\alpha$ 设为 2；P 为某病预期患病率；δ 为允许误差，一般取总体率可信区间宽度的 50%，当将允许的误差设为 10% 的时候，$\delta = 0.1P$，余类推。

例：为了解某社区 3~5 岁儿童患龋情况，拟进行一次口腔健康调查；根据既往调查资料，估计该社区 3~5 岁儿童患龋率约为 60%，允许误差为 10%，需要调查的人数为：

$$n = （\mu\alpha/\delta）2P（I-P）$$
$$= [2/（0.1×0.6）] 2×0.6（1-0.6）$$
$$= 267（人）$$

五、调查项目

1. 一般性项目　无论是口腔健康状况调查表，还是口腔健康问卷调查表，一般在前面都有一般性项目，如姓名、性别、年龄或出生年月日、工作单位（或学校、班级）或住址、职业、民族等。这些基本资料可供查阅核对之用，同时，性别、职业、民族等也可能是今后分析的重要变量。

2. 口腔健康状况　在口腔健康调查表中，另一部分内容是直接反映口腔健康状况的信息，如龋病、牙周病、口腔黏膜病、氟牙症、戴义齿情况、治疗需要、口腔卫生状况等。这一部分是调查的主要内容，根据研究目的增减确定。在不同的年龄组进行调查时，调查的项目和要求可能会有较大的差异，可以针对不同的年龄组选用不同的调查表格。

3. 问卷调查项目　在口腔健康问卷调查表中，问卷调查项目主要包括口腔健康知识、口腔健康态度与信念、口腔卫生习惯和牙科服务使用、口腔健康生活质量等方面的具体内容，这方面的研究目前很受重视。研究中有时需了解社会经济或环境因素等资料，通常包括在问卷调查中。

六、预调查

预调查是指在正式实施一项调查研究之前，按照设计要求，进行一次小规模的测试。它的作用是通过测试，衡量原订计划是否可行，发现、解决原设计中存在的问题。比如：调查对象的标准是否恰当；应答率会不会过低；调查表中有无模糊之处；调查的内容是否过多；经费预算是否足够等。

预调查的另一个作用是通过演习，考核拟参与调查的每一个成员，特别是新培训的调查人员。必要时可进行人员的调整，以提高研究的质量。

如果预调查进行得很顺利，能够完全按照原设计方案进行，这时所获得的研究资料也可以并入正式的研究之中。

七、调查的实施

调查实施的过程是整个研究过程中持续时间最长的阶段，出现变化和发生问题的机会也较多，其中最需要注意的是质量控制。质量控制方法除了要求严格遵守设计和工作规范外，最主要的就是定期检查，严把验收关。通常是定期将 5%~10% 的工作进行抽查，评定其质量，以便随时纠正出现的问题，不合格者返工或废弃重做，使调查获得真实、完整、可靠的资料。

调查的组织者应坚持每天记录工作日志，在工作日志上记录每日的检查地点、受检人数和每个调查点的有关资料。这些资料有时对日后调查结果的评价会有所帮助。

八、信度和效度

(一)信度

信度又称可靠性或可重复性，是指信息的稳定性和一致性，当多次对同一信息进行测量时能否得到相同或近似的结果。信度的检测可包括百分符合率、相关分析、Kappa值等统计方法。其中，Kappa值是较可靠和目前使用得较多的检测方法，它将一致性的实际测定与统计学上认为是偶然出现的一致性程度联系起来。

Kappa值可从任何负值至1；Kappa值为0时表明所得结果是随机的，没有任何一致性和可重复性；Kappa值为负值表示一致性比随机结果还差；0.4以下均为不及格，0.41~0.60为中等，0.61~0.80为优，0.81以上为完全可靠。对于等级资料（如CPI），可计算加权Kappa值。下面以两位检查者对龋病的检查的结果为例，介绍龋病Kappa值的计算方法。

公式为：$\kappa = \dfrac{Po - Pe}{1 - Pe}$

式中 Po 为结果一致的比例，Po = a + d

Pe 预期偶然出现一致的比例：

$$Pe = \frac{(a+c) \times (a+b) + (b+d) \times (c+d)}{(a+b+c+d)^2}$$

假设两位检查者检查了20位12岁学生，共560颗牙；2个检查者均认为无龋的牙530颗；检查者1认为无龋、检查者2认为有龋的牙3颗；检查者1认为有龋、检查者2认为无龋的牙5颗；2个检查者均认为有龋的牙22颗。那么：

a = 530/560 = 0.946 4

b = 3/560 = 0.005 3

c = 5/560 = 0.008 9

d = 22/560 = 0.039 3

Po经计算为0.985 7；Pe经计算为0.911 4；K经计算为0.84。

进行流行病学调查和临床试验时，临床检查的信度包括检查者自身的信度和有多位检查者时检查者之间的信度。检查者自身的信度就是同一检查者在相隔一定时间对相同受检者进行检查，依据结果计算其信度；检查者之间的信度是不同的检查者对相同受检者进行交叉检查，依据结果计算其信度。通常来说，检查者自身比检查者之间较易取得一致。

(二)效度

效度也称为真实性，也就是测量的结果能否反映事物的真实情况，测量的结果越接近事物的真实情况，则效度越高。

在流行病学研究中，无论采用哪种研究方法，都必须考虑能否得到正确的结果和结论，在研究中应尽量保证研究结果与客观事实的一致性。但是由于各种因素的影响，对事物某一特征的测量值往往会偏离其实值，这就是误差。误差包括随机误差和系统误差。随机误差又称抽样误差，它总会存在，但可以通过合理的设计、正确的抽样等使之减少。系统误差又称偏倚，是在流行病学研究中样本人群所测得的某变量值偏离了研究人群中该变量的真实值，包括选择性偏倚、无应答偏倚和信息偏倚。重复地做试验及增加样本含量并不能减少系统误差，只有研究人员科学地拟订设计，在选择研究对象、获取信息和资料分析等方面严加注意，方可防止偏倚或将其减少到最低限度。

九、临床检查的质量控制

1. 调查者的选择　一项流行病学研究的可靠程度主要取决于调查者的检查质量。一项研究往往不是一两个研究设计者能够完成的，要有一批工作态度良好又训练有素的检查者、记录者以及标本采集、检验操作、数据编码等工作人员参加。故挑选和训练这些人员非常重要。比如，挑选临床检查者时，不仅应具有一定业务水平，而且需对流行病学研究有一定兴趣与能力，能耐心、认真地进行检查。

2. 调查者的培训　进行口腔健康流行病学调查时，通常要对检查者进行培训，对检查标准进行校准，并做一致性检验。一致性检验包括检查者与参考检查者的一致性检验和检查者之间的一致性检验。一般情况下，要求检查者与培训之间，以及检查者之间，通过对 15~20 人的检查，大多数评定的一致性介于 85%~95%，或设定 kappa 值的水平，例如，对龋病的检查一般要求 kappa 值在 0.80 以上。如果某些检查者的检查结果始终明显有别于其他多数人员，并难以纠正，则不能予以录用。

值得注意的是，对某一种疾病或状况所做的一致性检验结果只代表这种疾病或状况检查的可靠性，而与其他疾病或状况无关。例如，龋病一致性检验的结果只代表龋病检查的可靠性，而不能代表牙周疾病等其他疾病检查的可靠性。因此，当调查多种疾病或状况时，应分别计算各类检查的一致性检验结果。

3. 现场检查质量控制　由于检查者之间的检查差异是不可避免的，在实际调查的过程中，调查质量的负责人至少做一次质量检查，每次至少检查 25 人，以检查调查者是否始终按同一标准进行调查，如果发现任何人的技术误差过大，则该检查者应立即停止调查，重新复习标准，直到合格再进行工作。

（孟　彤）

第四节　口腔健康问卷调查

流行病学研究中的一些资料，须通过问卷调查的方式收集。问卷，也称为调查表，是一套经预先设计的有目的、有系统、有顺序的问题表格。问卷调查是口腔流行病学研究中一种常见而重要的研究方法。

一、问卷调查内容

口腔健康问卷调查可用于收集多方面的信息，包括社会人口学特征，如年龄、性别、种族、婚姻状况；社会经济特征资料，如受教育程度、职业和收入；口腔健康知识、态度和行为；口腔健康相关生活质量；口腔卫生人力资源；口腔卫生服务需求等。具体调查什么内容取决于调查目的。

二、问卷结构

问卷的结构一般都包括封面信、问题及联结部分。封面信也称预告信，用以说明组织该调查的机构、调查目的、调查主要内容、调查对象、调查意义，并有保密承诺和感谢语。问题是问卷的核心部分，一个完整的调查问题由问题、答案和编码三部分组成。联结部分有指导语、过渡语、结束语等，由它们把问题按照逻辑顺序联结成一个整体。

三、调查方式

问卷调查方式有自填式和访谈式两大类。

1. 自填式问卷调查　自填式问卷调查包括送发式问卷调查和邮寄调查，前者将问卷直接发放给被调查者，当场填答后收回，后者将问卷寄送给被调查者，由被调查人填写后寄回。随着互联网的发展，还可以通过电子邮件和网络进行问卷调查。

2. 访谈式问卷调查　访谈式问卷调查包括面对面访谈和电话调查。面对面访谈由调查员当面向被调查者询问问卷上的问题，被调查者作答，调查员记录答案。电话调查由调查员通过电话，向被调查者阅读问卷上的问题，被调查者作答，调查员记录答案。

在口腔流行病学调查中，上述几种方式以面对面访谈和送发式问卷调查应用最多。

四、问卷调查质量控制

1. 预调查　根据研究目的初步设计出问卷后，需要对问卷做预调查。根据预调查情况，结合被调查者和专家意见，对问卷进行修改、补充、完善，形成正式问卷。

2. 问卷调查员培训　与口腔流行病学调查中临床检查的检查者培训一样，问卷调查前应先对问卷调查员进行培训，令其熟悉问卷内容，掌握访谈技巧。特别是大规模的调查，要保证不同的调查员采用相同的方式进行调查，减少偏倚。

3. 问卷回复率　通常所说的问卷回复率是回收的问卷份数与发出的份数的比率。回复率是反映问卷调查质量的一个重要指标。问卷的科学设计和良好的访谈技巧是获得高的回复率的保障。

4. 问卷的信度　信度的高低可以用信度系数来表示，通常以2次或2种测量结果的相关系数表示信度系数，信度系数越大，表明问卷调查结果的可信程度越高。

问卷调查信度分析有2种，即内部一致性分析和稳定性（重复性）分析。Cronbach α 系数、折半信度用于评价内部一致性，一般认为，内部一致性系数>0.7表明问卷的内部一致性较好。重测信度、复本信度等用于评价稳定性，一般认为稳定性系数>0.5为可接受范围。

5. 问卷的效度　问卷调查效度的检验方法有内容效度、准则效度、建构效度等。效度越高，表示测量结果越能显示出所要测量的对象的真正特征。

（孟　彤）

第五节　口腔疾病流行情况和影响因素

口腔疾病种类繁多，其中以龋病和牙周疾病最为常见，也是导致失牙的主要原因。不同口腔疾病病因和影响因素不同，龋病病因模型已从单纯的生物医学模型转变为多维度多因素的立体模型，涵盖生物、环境、行为、社会等多种因素。以下对龋病和牙周疾病的流行情况和影响因素做一介绍。

一、龋病流行情况和影响因素

（一）龋病流行情况

世界各国家和地区龋病患病水平各异，世界卫生组织设定了龋病患病水平的衡量标准，根据该标准，我国 12 岁和 35～44 岁年龄组的龋病患病水平均属于"很低"。35～44 岁年龄组中，南美洲、西欧多国龋病患病较高；12 岁儿童中，南美洲、东欧多国患病较高，而西方国家由于口腔保健的进步，该年龄龋病患病已降到"低"或"很低"的水平。非洲国家龋病患病普遍较低。

迄今为止，我国进行过三次全国性口腔健康流行病学调查。第一次调查了 29 个省的 7 岁、9 岁、12 岁、15 岁和 17 岁中小学生的龋齿和牙周疾病；第二次调查了 11 个省的 5 岁、12 岁、15 岁、18 岁、35～44 岁和 65～74 岁 6 个年龄组的口腔健康状况，并进行了问卷调查；第三次调查了 30 个省 5 岁、12 岁、35～44 岁和 65～74 岁 4 个年龄组的口腔健康状况，并进行问卷调查。

5 岁年龄组不同性别龋病患病水平无明显差异，其他年龄组女性高于男性。城乡比较，12 岁和 35～44 岁年龄组城乡的龋均相似，而 5 岁和 65～74 岁年龄组乡村高于城市。与国际上大多数国家比较，我国居民乳牙列患龋高，恒牙列患龋低；儿童和青少年 DMF 指数中，以"D"为主要构成成分，绝大部分的龋齿未得到治疗。

（二）影响龋病流行的因素

龋病是微生物感染引起的。在龋病的发生和发展过程中，一些因素扮演着重要的作用，包括细菌生物膜（特别是变形链球菌和乳酸杆菌的存在）、糖的摄入频率、唾液流率及其成分、氟的存在、牙矿物质的结构和口腔卫生的行为等。

过往对于龋病患病的影响因素有许多研究，不同地区人群或不同年龄龋病的影响因素存在差异，不同学者根据相关理论和研究结果提出过不同的影响因素模型。Burt 和 Ismail 以龋病病因学说为基础，对龋病病因和影响因素进行细化，提出了一个多因素模型。

世界卫生组织的口腔专员和预防专家 Petersen PE 认为口腔疾病作为一种可预防的、与生活方式有关的慢性疾病，存在多种危险因素，并提出影响口腔健康的危险因素模型，建议口腔健康促进相关卫生政策的制定应当紧紧围绕社会、环境以及个体的一些可改变的危险因素着手。2005 年，在利物浦举行的世界卫生组织大会上，来自世界各国的专家达成共识，提出的 21 世纪口腔健康促进宣言。该宣言的内容主要包括国家制订氟防龋计划、采取有效的措施促进健康的生活方式并减少可改变的危险行为、确保人人享有相关的口腔医疗服务等。

二、牙周病流行情况和影响因素

（一）牙周病流行情况

迄今为止，世界各国家（地区）的牙周健康调查仍以使用 CPI 指数为多，但也有一些国家以位点记录牙周健康的状况，如美国。

在青少年中，严重的牙周炎（即 CPI 得分＝4）的流行虽然有很高的报道，但一般情况其患病率<5.0%，且多数在1%以内。这些数据显示，在这个年龄组，严重的牙周病的流行是相当低的。但是，他们中相当比例缺乏良好的口腔卫生，因而牙石和牙龈炎的流行很高。如果在青少年已患有严重的牙周炎，其遗传和全身性的因素应引起高度的重视。

由于世界卫生组织指标年龄组的推荐，大多数国家报道牙周病在成人中的流行主要针对35～44 岁和65～74 岁的年龄组。关于口腔卫生状况，如以 CPI 得分>1 为标准，大部分国家均有超过80%的人有牙石。根据大部分国家的调查报告，中老年人中浅牙周袋（CPI 得分＝3）的流行约达到人群的2/3，深牙周袋（CPI 得分＝4）有20%～30%。这种浅和深的探诊深度似乎与经济状况、教育水平、口腔卫生保健服务的有效性没有较强的相关性。尽管大部分人群口腔卫生缺乏或不足，但严重牙周炎（CPI 得分＝4）仅集中于人群中的小部分个体。

我国第二次全国口腔健康调查结果显示，根据最高 CPI（TN）记分，2.1%的35～44 岁中年人和4.3%的65～74 岁老年人有深牙周袋。第三次全国口腔健康调查牙周状况的检查以牙为单位记录，结果显示 35～44 岁组浅牙周袋和深牙周袋检出率分别为40.6%和4.9%，65～74 岁组浅牙周袋和深牙周袋检出率分别为51.2%和10.1%。

（二）影响牙周病流行的因素

牙周病流行受许多因素影响，包括年龄、社会经济状况、个人健康行为、局部因素、微生物、全身性因素等，以下对部分主要因素做一介绍。

1. 社会经济状况 与牙周病的严重程度是否相关尚没有权威性的结论。在高和低收入的人群中较严重的牙周疾病的全球流行提示，社会经济状况，尤其在人群水平来说，可能不是重度牙周炎的一个重要影响因素。但是，调查发现，社会经济状况较低的人群中，口腔卫生状况通常较差，牙龈炎患病率较高。

2. 吸烟 已经被公认为牙周病的一个危险因素。各种研究报道指出，吸烟者由于牙周病而出现更高的附着丧失，牙槽骨损失，甚至失牙的风险。

3. 牙因素 一些牙解剖学的特性与牙周病相关，包括釉质悬突、釉珠、牙列不整、牙拥挤和修复体边缘悬突等。

4. 微生物 牙菌斑中的细菌是牙周疾病的致病因素。然而，并非组成牙菌斑的所有细菌都显示与牙周疾病的进展呈现协同的相关性。一些病原体已经被确认为牙周破坏的启动因子，包括放线共生放线杆菌；福塞类杆菌和牙龈卟啉菌。

5. 糖尿病 和牙周疾病之间有着一种双向的关系。也就是说，控制不好的糖尿病会成为牙周疾病进展的风险，而有效的牙周治疗对糖尿病的控制又有着积极的作用。

6. 骨质疏松症 流行病学的研究已经证明全身性骨质的丧失和牙槽骨丧失之间的关系，牙脱落可能是骨质疏松症的一种表现。美国第三次全国健康和营养调查，通过全国性广泛的横断面调查所收集的资料发现，骨质疏松症可能是牙周炎的一个危险因素。目前证据尚不清楚骨质疏松症是否为牙周炎的一个危险因素，或仅仅只是单纯与牙槽骨丧失有关。由于已知的和未知的危险因素可能使评估复杂化，目前骨质疏松症只能被看作是一个潜在的危险因素。

（孟 彤）

第二章

牙体硬组织非龋性疾病

牙体硬组织非龋性疾病是牙体硬组织受到某些全身或者局部、物理或者化学等不利因素引起的疾病，是口腔常见病之一。

牙是人类赖以生存的咀嚼器官的重要组成部分，在个体发育及行使咀嚼、吞咽和表情等功能的过程中不断接受物理和化学因素的作用。适度的作用是维系功能的必要条件，但不利因素或过度作用则会造成牙体硬组织的损伤，并可继发牙髓和根尖周组织的疾病。造成牙体硬组织非龋性疾病的原因很多，如各种物理和化学原因，造成的牙体组织缺损和牙的损伤及与牙磨损、楔状缺损等非龋性疾病并存的受到外界刺激会发生酸痛症状的牙本质敏感症。

牙体硬组织非龋性疾病包括：牙发育异常、着色牙、牙损伤和牙本质过敏症等。

牙在生长发育期间，由于受到某些全身或局部不利因素的影响，使牙在结构、形态、数目和萌出方面出现异常，且常同时伴有牙的颜色改变，影响美观。

牙体硬组织非龋性疾病还包括各种由物理或化学原因所致的牙体缺损和牙的损伤。

牙本质过敏症虽非一种独立疾病，但它常与磨损、楔状缺损等非龋性牙体疾病并存。

第一节　牙发育异常和着色牙

一、釉质发育不全

釉质发育不全指在牙发育期间，由于全身疾病、营养障碍或严重的乳牙根尖周感染导致釉质结构异常。根据致病的性质不同，分为釉质发育不全和釉质矿化不全两种类型。前者系釉质基质形成障碍所致，临床上常有牙体组织实质缺损；后者则因为釉质基质形成正常而矿化不良所致，临床上一般无牙体组织实质缺损。发育不全和矿化不全既可单独发病，也可同时存在。

(一) 病因

1. 严重营养障碍　维生素 A、维生素 C、维生素 D 及钙磷的缺乏，均可影响成釉细胞分泌釉质基质和矿化。维生素 A 缺乏，对上皮组织的影响很明显，而釉质为上皮组织的成釉细胞所形成；维生素 C 缺乏时，成釉细胞不能分化成高柱状细胞而蜕变成扁平细胞，使釉质发育不全。对天竺鼠的动物实验证明，维生素 C 缺乏首先导致成牙本质细胞变性，不能形成正常的牙本质，而是不规则的、排列不齐的牙本质小管钙化组织，严重时甚至可使牙本质发育停止。成牙本质细胞变性后可影响釉质正常发育。维生素 D 严重缺乏时，钙盐在骨和牙组织中的沉积迟缓，甚至停止；一旦形成釉质基质，由于得不到及时的矿化，基质不能保持它的形状而塌陷，这些都是釉质表面上形成凹陷和矿化不全的原因。

2. 内分泌失调　甲状旁腺与钙磷代谢有密切关系。甲状旁腺功能降低时，血清中钙含量降低，血磷正常或偏高。临床上出现手足抽搐症，其牙也可能出现发育缺陷，肉眼能见到牙面横沟或在镜下才能见到加重的发育间歇线。

3. 婴儿和母体的疾病　小儿的一些疾病，如水痘、猩红热等均可使成釉细胞发育发生障碍。严重的消化不良，也可成为釉质发育不全的原因。而孕妇患风疹、毒血症等也可能使胎儿在此期间形成的釉质发育不全。发病急、病程短的疾病，仅使釉质形成一条窄的横沟缺陷，如果正值牙发育的间隙期，则不致引起釉质发育不全。

4. 局部因素　常见于乳牙根尖周严重感染，导致继承恒牙釉质发育不全。这种情况往往见于个别牙，以前磨牙居多，又称特纳（Turner）牙。1912 年，首先由 Turner 报道：一个小男孩因患严重的麻疹，萌出的恒牙在牙面上呈对称性的白色条纹，与相邻牙釉质截然不同，说明牙釉质形成时曾受到干扰。另一患者为小女孩，表现为局部牙釉质发育不良，牙面上有稍淡的黄斑，釉质完整。追问病史，曾有乳牙因根尖周脓肿而拔除的病史。

特纳牙不同于其他釉质发育不全累及口内多数牙，其往往只涉及单个牙。若患牙为尖牙或前磨牙，通常是因乳牙根尖感染较重，影响了后继恒牙的发育。若为前牙，则多由于创伤因素所致，受创乳牙被推入下方发育中的恒牙胚，从而扰乱了恒牙釉质的发育。

（二）病理变化

在磨片上，釉质部分有凹陷，凹陷处的釉护膜能经数年而不被磨掉。在凹陷底部，有加重的釉质发育间隙线（芮氏线）。釉丛和釉梭明显且数目多。釉质易被染料浸透，故釉质中常有色素沉积。与釉质发生障碍同一时期发生的牙本质部分，也有增多的球间牙本质和牙本质发育间隙线（欧氏线）。

（三）临床表现

根据釉质发育不全的程度可将其分为轻症和重症。

1. 轻症　釉质形态基本完整，仅有色泽和透明度的改变，形成白垩状釉质，这是由于矿化不良、折光率改变而形成的，一般无自觉症状。

2. 重症　牙面有实质性缺损，即在釉质表面出现带状或窝状的棕色凹陷。

（1）带状（横沟状）缺陷：在同一时期釉质形成全面遭受障碍时，可在牙面上形成带状缺陷。带的宽窄可以反映障碍时间的长短，如果障碍反复发生，就会有数条并列的带状凹陷出现。

（2）窝状缺陷：由于成釉细胞成组地破坏，而其邻近的细胞却继续生存并形成釉质所致。严重者牙面呈蜂窝状。

另外，还有前牙切缘变薄，后牙牙尖缺损或消失。由于致病因素出现在牙发育期才会导致釉质发育不全，故受累牙往往呈对称性。所以，可根据釉质发育不全的部位，推断致病因素作用的时间。

（四）防治原则

釉质发育不全系牙在颌骨内发育矿化期间所留下的缺陷，而在萌出以后被发现，并非牙萌出后机体健康状况的反映。所以，对这类患牙再补充维生素 D 和矿物质是毫无意义的。由于这类牙发育矿化较差，往往容易磨耗。患龋后发展较快，应进行防龋处理。

牙发生着色、缺陷的可通过光固化复合树脂修复、烤瓷冠修复等方法进行治疗。

二、遗传性牙本质障碍

遗传性牙本质障碍可分为遗传性牙本质发育不全（DGI，DI）及遗传性牙本质发育不良（DD）。

牙本质发育不全共有 3 种类型。

牙本质发育不全Ⅰ型（DGI-Ⅰ）：患有 DGI-Ⅰ型者伴有成骨不全症。乳恒牙通常均呈琥珀色、半透明，显著磨损。影像学表现为牙根又细又短，牙本质肥厚，从而导致萌出前或刚萌出的牙髓腔闭锁。但这种现象在同一个体内可能也会有所差异，可能有的牙髓腔完全闭锁，而其他牙的牙本质表现正常。

牙本质发育不全Ⅱ型（DGI-Ⅱ）：DGI-Ⅱ与 DGI-Ⅰ牙特征相似，但完全通透且无成骨不全症。该型一个显著特征为牙颈部明显缩窄以致形成一个球根状的牙冠。DGI-Ⅱ型中无正常牙。神经性听力损失也曾作为伴发的罕见特征被报道。

牙本质发育不全Ⅲ型（DGI-Ⅲ）：该型发现于马里兰州和华盛顿特区因 Brandywine 河而与世隔绝的 3 个种族人口中。临床表现各异，除了牙大小及色泽与 DGI-Ⅱ型相似外，该型患者乳牙髓腔增大，大量暴露。影像学上表现为牙由于牙本质萎缩而中空，因而称为"壳状牙"。

牙本质发育不良分为 2 种类型。

牙本质发育不良Ⅰ型（DD-Ⅰ）：DD-Ⅰ型的牙临床表现与正常牙无明显差异，包括色泽、形状、外观均正常。但影像学表现为牙根尖锐，呈圆锥形，根尖缩窄。恒牙萌出前髓腔闭锁，因而剩余的牙髓呈与釉牙骨质界平行的新月形，而乳牙则牙髓完全闭锁。即使未患龋病牙也常出现根尖阴影。

牙本质发育不良Ⅱ型（DD-Ⅱ）：又称遗传性乳光牙本质，该型乳牙表现与 DGI-Ⅱ型相似。但恒牙可能不受影响或仅在影像学上轻微异常，如髓腔呈枝叶状畸形及髓石。与 DD-Ⅰ型不同，DD-Ⅱ型根长正常，无根尖阴影。

本节仅讨论第Ⅱ型：即遗传性乳光牙本质。因具有遗传性，牙外观有一种特殊的半透明乳光色而得名。其发病率为 $1/8\,000 \sim 1/6\,000$。

（一）病因

本病属于常染色体显性遗传病，可在一家族中连续出现几代，亦可隔代遗传。男、女患病率均等，乳、恒牙均可受累。亲代一人患病，子女有 50% 发病概率，符合常染色体显性遗传规律。

我国科研人员通过对 3 个遗传性乳光牙本质家系的分析，发现了位于 4q21 区域染色体长臂的 DSPP（牙本质涎磷蛋白）几种不同类型的突变都可导致该病的发生。该基因的突变在其中 2 个家系还引发进行性高频耳聋。科研人员不仅鉴定了部分遗传性乳光牙本质的一个新的表型——进行性高频耳聋，还首次发现在牙中特异表达的基因 DSPP 在内耳中也有表达，表明 DSPP 基因产物在牙本质发育及内耳正常功能中发挥了极为重要的作用，为该病的诊断和治疗带来了希望。

在这 3 个家系中，其中 1 个不伴有进行性耳聋的家系为 DSPP 基因内含子 3 的供点处发生了 1 个 G-A 的改变，在转录过程中可能导致 DSPP 基因外显子 3 的缺失；第 2 个家系在外显子 2 有 1 个 G-A 的颠换，造成了 Pro-Thr 的改变；另一个家系在外显子 3 有 1 个 G-A 的转变，从而造成密码子 ValPhe 的改变，使蛋白跨膜区中 2 个相邻氨基酸残基发生错义突变，导致了疾病的发生。

近年来随着基因研究的发展，有观点认为遗传性牙本质发育不全与成骨不全症是两种独立的疾病。目前除 DD-Ⅰ型外，其余各型牙本质缺损定位基因已明确。

（二）病理变化

釉质结构基本正常，釉牙本质界失去小弧形的排列而呈直线相交，有的虽呈小弧形曲线，但界面凹凸较正常牙为浅。牙本质形成较紊乱，牙本质小管排列不规则，管径较大，数目较少，有的区域甚至完全没有小管，并可见未钙化的基质区域。由于不断较快地形成牙本质，成牙本质细胞蜕变消失，有的细胞被包埋于基质。

遗传性乳光牙磨片内，髓腔也由于被不断形成的牙本质充满而消失。

（三）临床表现

牙冠呈微黄色半透明，光照下呈现乳光。釉质易从牙本质表面分离脱落使牙本质暴露，从而发生严重的咀嚼磨损。在乳牙列，全部牙冠可被磨损至龈缘，造成咀嚼、美观和语言等功能障碍。严重磨损导致低位咬合时，还可继发颞下颌关节功能紊乱等疾病。X 线片可见牙根短。牙萌出后不久，髓室和根管完全闭锁。

（四）治疗原则

由于乳牙列常有严重咀嚼磨损，故需用覆盖面和切缘的𬌗垫预防和处理。在恒牙列，为防止过度的磨损，可用烤瓷冠，也可用𬌗垫修复。

三、先天性梅毒牙

先天性梅毒牙包括半月形切牙和桑椹状磨牙等。主要见于恒牙，乳牙极少受累。10%～30% 的先天性梅毒患者有牙表征。

（一）发病机制

在牙胚形态发生期，由于炎症细胞浸润，特别在成釉器中有炎性渗出，致使成釉细胞受害，部分釉质的沉积停止。又由于牙本质的矿化障碍，前期牙本质明显增多，因而牙本质塌陷，形成半月形损害。

毒牙多见于 11，16，21，26，31，32，36，41，42，46，少见于乳牙列，可能与下列因素有关：①梅毒对组织损害最严重的时期，是在胚胎末期及出生后第 1 个月。②如果梅毒在胚胎早期即严重侵犯组织，则可导致胎儿流产，当然不会遗留畸形牙。③梅毒螺旋体不易经过胎盘而直接作用于胎儿。

（二）病理变化

牙胚周围有螺旋体，牙乳头和牙囊有炎症。在发育共同胚胎镜下可发现，梅毒牙的病理改变是：釉质明显缺少或完全缺失，牙本质生长线明显，球间牙本质增多，前期牙本质明显增宽，牙颈部可见含细胞牙本质和骨样牙本质。

（三）临床表现

1. 半月形切牙　亦称哈钦森牙。Hutchinson 发现先天性梅毒患者有 3 项特征：①间质性角膜炎。②中耳炎或耳聋。③半月形切牙。这种切牙的切缘比牙颈部狭窄，切缘中央有半月形缺陷，切牙之间有较大空隙。

2. 桑椹状磨牙　Fournier 首次发现先天性梅毒患者第一恒磨牙的牙尖皱缩，表面粗糙，釉质呈多个不规则的小结节和坑窝凹陷，散在于近殆面处，故有桑椹状之称；牙尖向中央凑拢，牙横径最大处在牙颈部。

3. 蕾状磨牙　Henry Moon 第一次进行描述：第一恒磨牙较正常牙小，圆顶状；近中面观，牙尖聚拢，但冠部无沟隙或缺损环绕；除了外形畸形外，牙表面光滑。

同其形态的特异性 Jacobi 等和 Putkonen 将其称为蕾状磨牙。

Pfluger 对此类牙又进行如下描述：牙尖处横径缩窄，殆面收缩，颈部为全牙横径最大处，他认为第一磨牙虽不似桑椹状，但牙尖向中央凑拢，致使殆面收缩，有如花蕾，因而得名。Moon 则称此类牙为圆屋顶式牙，这也是先天性梅毒牙特征之一。X 线片示：先天性梅毒牙的第一磨牙，牙根较短。

另外，牙萌出过早或过迟；先天性无牙畸形；由口角向颊部的放射状瘢痕；前额隆突而鼻梁塌陷等都可用作辅助诊断的标志，更有力的证据应是血清学检查。

（四）防治原则

在妊娠早期治疗梅毒，是预防先天性梅毒的有效方法。若在妊娠后 4 个月内用抗生素行抗梅毒治疗，95%的婴儿可免得先天性梅毒。这样也就可以防止梅毒牙的发生。对梅毒牙可用修复学方法或光固化复合树脂修复。

四、着色牙

（一）概述

着色牙是口腔中常见的疾病，各个年龄组人群均可发生；既可以发生在乳牙，也可以发生在恒牙。根据病因的不同，又可以分为内源性着色牙和外源性着色牙两大类。

内源性着色牙指的是由于受到疾病或药物的影响，牙内部结构包括釉质、牙本质等均发生着色，常伴有牙发育的异常，活髓牙和无髓牙均可以受累。外源性着色牙主要指由于药物、食物、饮料（如茶叶、咖啡、巧克力等）中的色素沉积在牙表面引起牙着色，牙内部组织结构完好，只影响牙的美观，不影响牙的功能。

1. 病因　着色牙的病因众多，大致可分为外源性着色和内源性着色。

（1）外源性着色：外源性着色由多种原因造成，包括附着在牙表面的菌斑、产色素细菌、饮料、食物等。

（2）内源性着色：内源性着色的病因根据牙萌出情况而有所不同。在牙未萌出前，影响牙胚胎发育及硬组织形成的原因包括系统性疾病，如婴幼儿高胆红素血症、血液系统疾病、四环素类药物的应用等；而在牙萌出后，由于化学物质、外伤、抗生素使用等也可引起内源性牙着色。

2. 临床表现

（1）外源性着色：主要表现为在牙的表面，如牙颈部、牙近远中邻面、下颌牙舌面和上颌牙腭面有条状、线状或者块状的色素沉着。根据着色原因不同，可有多种色素沉着，严重者覆盖整个牙面，极大影响了美观。

（2）内源性着色：由于许多内源性着色均发生在牙萌出前牙冠形成时期，因此，通常为多个牙同时受累，且常伴有牙结构的发育缺陷，如四环素牙、氟斑牙。而外伤引起的牙着色主要是由于创伤时血管破裂，血细胞游离到髓腔，发生溶血，释放出血红蛋白及铁离子，与硫化氢结合形成硫酸铁进入牙本质小管而导致牙着色。

3. 治疗

（1）外源性着色牙：一般采用常规口腔卫生清洁措施包括超声波洁牙、喷砂洁牙均可去除，严重者可能需经过多次反复清洁才能去除。

（2）内源性着色牙：内源性着色牙的治疗方法主要包括树脂修复、牙漂白、烤瓷冠修复等，可根据牙着色的程度不同而选择不同治疗方法。

（二）氟牙症

氟牙症又称氟斑牙或斑釉，具有地区性分布特点，为慢性氟中毒早期最常见且突出的症状。氟牙症在世界各国均有报道。我国氟牙症流行区很多，如东北、内蒙古、宁夏、陕西、山西、甘肃、河北、山东、贵州、福建等地都有慢性氟中毒区。氟中毒除了影响牙外，严重者同时患氟骨症，应引起高度重视。

1. 病因　1931年Churchill首先肯定水中氟含量过高是本症的病因。同年Smith用氟化物做大鼠实验，证明氟含量过高可产生此症。一般认为水中含氟量以1ppm（1mg/L）为宜，该浓度既能有效防龋，又不致发生氟牙症。但个体因素及其他生活条件，包括对氟的感受性也有一定差异。饮用水是摄入氟的一个最大来源，水氟摄入是按年龄、气候条件和饮食习惯综合决定的。水氟的最适浓度主要取决于当地的年平均最高气温，美国为0.7~1.2ppm，广州约为0.7ppm。我国地域辽阔，南北气温相差甚大，因此不能只有一个适宜浓度，故我国现行水质标准氟浓度为0.5~1ppm应是适宜的。

食物中氟化物的吸收，取决于食物中无机氟化物的溶解度以及钙的含量。如果加入钙的化合物，则氟的吸收就显著减少。动物实验证实，充足的维生素A、维生素D和适量的钙、磷，可减轻氟对机体的损害。这说明氟含量过高并不是造成氟牙症的唯一原因，因为水中含氟量较高的地区，也不是人人罹患此症。

另外，能否发生氟牙症还取决于过多氟进入人体的时机。氟主要损害釉质发育期牙胚的成釉细胞，因此，过多的氟只有在牙发育矿化期进入机体，才能发生氟牙症。若在6~7岁之前，长期居住在饮水中含氟量高的流行区，即使日后迁往他处，也不能避免以后萌出的恒牙受累，反之，如7岁后才迁入高氟区者，则不出现氟牙症。

2. 发病机制　碱性磷酸酶可以水解多种磷酸酯，在骨、牙代谢中提供无机磷，作为骨盐形成的原料。当氟浓度过高时，可抑制碱性磷酸酶的活性，从而造成釉质发育不良、矿化不全和骨质变脆等骨骼疾病。

3. 病理表现　为柱间质矿化不良和釉柱的过度矿化。这种情况在表层的釉质更显著，表层釉质含氟量是深层釉质的10倍左右。由于氟牙症表层釉质呈多孔性，易于吸附外来色素（如锰、铁化合物）而产生氟斑。重型氟牙症的微孔量可达10%~25%，位于釉柱间，并沿横纹分布。如果这种多孔性所占的体积大，釉质表面就会塌陷，形成窝状釉质发育不全。

4. 临床表现

（1）氟牙症临床表现的特点是在同一时期萌出牙的釉质上有白垩色到褐色的斑块，严重者还并发釉质的实质缺损。临床上常按其程度而分为白垩型（轻度）、着色型（中度）和缺损型（重度）3 种类型。

（2）多见于恒牙，发生在乳牙者甚少，程度亦较轻。这是由于乳牙的发育分别在胚胎期和婴儿期，而胎盘对氟有一定的屏障作用。但如氟摄入量过多，超过胎盘筛除功能的限度时，也能不规则地表现在乳牙上。

（3）对摩擦的耐受性差，但对酸蚀的抵抗力强。

（4）严重的慢性氟中毒患者，可有骨骼的增殖性变化，骨膜、韧带等均可钙化，从而产生腰、腿和全身关节症状。急性中毒症状为恶心、呕吐、腹泻等。由于血钙与氟结合，形成不溶性的氟化钙，可引起肌痉挛、虚脱和呼吸困难，甚至死亡。

5. 鉴别诊断　本病主要应与釉质发育不全相鉴别。

（1）釉质发育不全白垩色斑的边界比较明确，而且其纹线与釉质的生长发育线相平行吻合；氟牙症为长期性的损伤，故其斑块呈散在的云雾状，边界不明确，并与生长发育线不相吻合。

（2）釉质发育不全可发生在单个牙或一组牙；而氟牙症发生在多数牙，尤以上颌前牙为多见。

（3）氟牙症患者有在高氟区的生活史。

6. 防治原则　最理想的预防方法是选择新的含氟量适宜的水源，或分别应用活性矾土（Al_2O_3）或药用炭（活性炭）去除水源中过量的氟，但后者费用昂贵，难以推广。对已形成的氟牙症可用磨除、酸蚀涂层法、复合树脂修复和烤瓷冠修复等方法处理。

（三）四环素牙

四环素是由金霉素催化脱卤生物合成的抗生素，早在 1948 年即开始用于临床。1950年，国外有报道四环素族药物引起牙着色称四环素牙；其后又陆续报道四环素沉积于牙、骨骼及指甲等，而且还能引起釉质发育不全。国内直至 20 世纪 70 年代中期才引起注意。目前，随着四环素类药物使用的减少，这类疾病的发病已逐渐少见。

1. 发病机制　在牙的发育矿化期，服用的四环素族药物，可被结合到牙组织内，使牙着色。初呈黄色，在阳光照射下则呈明亮的黄色荧光，以后逐渐由黄色变成棕褐色或深灰色。这种转变是缓慢的，并能被阳光促进，所以切牙的唇面最先变色。一般说来，前牙比后牙着色明显；乳牙着色又比恒牙明显，因为乳牙的釉质较薄、较透明，不易遮盖牙本质中四环素结合物的颜色。牙着色程度与四环素的种类、剂量和给药次数有关。一般认为，缩水四环素、地美环素、盐酸四环素引起的着色比土霉素、金霉素明显。在恒牙，着色程度与服用四环素的疗程长短呈正比关系，但是短期内的大剂量服比长期服相等总剂量的作用更大。

由于釉质和牙本质同时形成在同一基底膜的相对侧，所以同一次的剂量能在两种组织中形成黄色层；但在牙本质中的沉积比在釉质中高 4 倍，而且在釉质中仅为弥散性的非带状色素。这是由于牙本质磷灰石晶体小，总表面积比釉质磷灰石晶体大，因而使牙本质吸收四环素的量较釉质为多。又由于黄色层呈波浪形，似帽状，大致相似于牙的外形，所以一次剂量引起的着色能在一个牙的大部分表面看到。在牙着色的同时，还有骨组织的着色，但是后者可随骨组织的生理代谢活动而使着色逐渐去除，然而牙的着色却是永久的。此外，四环素还可在母体通过胎盘引起乳牙着色。

四环素对牙的影响主要是着色，有时也并发釉质发育不全。四环素分子有螯合性质，可与牙组织形成稳固的四环素正磷酸盐复合物，此物质能抑制矿化的2个相，即核化和晶体的生长。

2. 临床表现　四环素对牙着色和釉质发育不全的影响与下列因素有关：①四环素族药物本身的颜色，如地美环素呈镉黄色、土霉素呈柠檬黄色。②降解而呈现的色泽，四环素对光敏感，可以在紫外线或日光下变色。③四环素在牙本质内，因结合部位的深浅而使牙本质着色的程度有所不同，当着色带越靠近釉牙本质界时，越易着色。因而在婴儿早期，形成外层牙本质时，用药影响最大。④与釉质本身的结构有关，在严重釉质发育不全、釉质完全丧失时，着色的牙本质明显外露；如果轻度釉质发育不全，釉质丧失透明度而呈白垩色时，可遮盖着色的牙本质，反而使牙色接近正常。

根据四环素牙形成阶段、着色程度和范围，四环素牙可以分为以下4个阶段。

（1）第一阶段（轻度四环素着色）：整个牙面呈现黄色或灰色，且分布均匀，没有带状着色。

（2）第二阶段（中度四环素着色）：牙着色的颜由黄色至黑灰色。

（3）第三阶段（重度四环素着色）：牙表面可见到明显的带状着色，颜色呈黄-灰色或黑色。

（4）第四阶段（极重度四环素着色）：牙表面着色深，严重者可呈灰褐色，任何漂白治疗均无效。

四环素牙引起牙着色和釉质发育不全，都只在牙发育期才能显现出来。一般说来，在6~7岁或以后再给药，不致引起令人注目的牙着色。

3. 防治原则　为防止四环素牙的发生，妊娠和哺乳的妇女及8岁以下的小儿不宜使用四环素类药物。

着色牙可通过光固化复合树脂修复、烤瓷冠修复或漂白等方法进行治疗。

（1）牙的漂白治疗：着色牙的漂白治疗主要用于牙冠比较完整的轻、中度氟斑牙，四环素牙，变色无髓牙。漂白治疗的方法主要分为外漂白和内漂白两种。外漂白方法根据是在口腔诊室内完成还是在家中自行完成又可分为诊室内漂白治疗和家庭漂白治疗。目前最常用的漂白剂为过氧化氢，其他还有过氧化脲、过硼酸钠等。

过氧化氢是一种强氧化剂，着色牙漂白时最常用的剂量为30%过氧化氢，其确切的漂白机制至今不很清楚，主要为一种氧化反应，当过氧化氢和牙接触时，形成具有巨大氧化能力的游离根，在这个反应过程中被漂白物质向漂白剂提供电子。由于过氧化氢的分子量与水相似，所以，易被吸收进釉质从而氧化牙中的色素。漂白治疗的成功很大程度上取决于牙变色的程度、着色原因及色素进入牙组织中时间的长短。过氧化氢不仅对釉质产生作用，而且对牙本质、牙骨质也会产生作用，甚至对牙髓组织造成损害。

过氧化脲的漂白作用是利用它逐渐分解生成过氧化氢来实现的。过氧化脲分解后可生成过氧化氢、脲、二氧化碳、氨等。

诊室内漂白术：诊室内漂白术使用药物大多为强氧化剂，如：30%过氧化氢、10%~15%过氧化脲素等药物，置于牙冠表面进行漂白。在放置药物的同时还可辅助加用激光照射、红外线照射等方法增加脱色效果。

①适应证：由于诊室内漂白使用的药物由釉质表面向牙本质渗入，因此，药物的漂白作用是由外向内逐步深入，越到牙本质深层效果越不明显。对于重度的四环素牙等疗效就相对较差。一般适用于完整的氟斑牙，轻、中度四环素牙，外染色牙和其他原因引起的轻、中度变色牙，而且主要是活髓牙。

②漂白方法：a. 由于漂白剂对牙龈及口腔软组织有灼伤，因此，在治疗前可先用凡士林涂布牙龈及软组织表面以保护牙龈及软组织；b. 在治疗前应去除牙表面附着的菌斑及色素，然后用小刷子蘸不含氟的漂白粉清洁牙面，冲洗后隔湿，上橡皮障；c. 在牙表面放置含过氧化氢漂白液的纱布或凝胶；d. 使用漂白灯或激光、红外线等加热装置照射，注意温度不要过多，以免引起组织损伤；e. 治疗结束后，冲洗牙面，移去橡皮障及凡士林；f. 询问患者是否有牙敏感症状或其他不适，给予适当处理；g. 治疗时间一般为每周 1 次，每次30～45 分钟，根据治疗效果持续 2～6 次。

（2）家庭漂白术：家庭漂白术又称夜间漂白技术或托盘漂白术，该技术采用托盘和10%～15%过氧化脲进行治疗。它不仅大大缩短了患者的就诊时间和次数，而且可以同时对全口牙进行漂白。对于外源性着色、内源性着色和因增龄所致的颜色改变效果较好，对于氟斑牙也有不同程度的漂白效果，但对于四环素牙，尤其是中、重度四环素着色牙效果稍差。

操作步骤：①藻酸盐印模材料取模，灌制石膏模型。②在石膏模型上加工、修整托盘，托盘达龈下 0.5mm 处。③经医师指导，在托盘内加入漂白凝胶，戴上后去除多余漂白剂。④治疗期间勿饮水及漱口，睡觉前戴入，第 2 天晨取出，再用清水漱口。若在白天使用，平均每 1.5～2 小时更换 1 次漂白剂，但每天使用不超过 12 小时。⑤2～6 周为 1 个疗程。⑥若有问题及不良反应出现，及时向医师汇报。

家庭漂白技术治疗的效果与漂白的时间和剂量有关，取决于每日戴托盘的时间长短、天数、患者本身的条件及内部颜色对漂白剂的敏感性等因素。根据目前的临床治疗效果分析，没有一种漂白术在所有情况都有效，尤其是四环素着色牙的治疗，因此，诊室内漂白术和家庭漂白术联合应用可能比单独使用一种方法效果更好。

（3）无髓牙漂白术：无髓牙漂白术最早出现于 1884 年，又称内漂白术或诊间漂白术。主要是将漂白剂置于打开的牙髓腔内进行漂白治疗的一种方法，常用漂白剂有过氧化氢、过氧化脲等，其适应证主要是完成根管治疗术后的着色牙。

漂白时，首先去除根管充填材料至根管口下 2～3mm 处，以光固化玻璃离子黏固剂封闭根管。把蘸有漂白药物的棉球封于髓腔内，隔 2～3 天复诊，4～7 次为 1 个疗程。漂白结束后，冲洗髓腔，然后用复合树脂充填窝洞。

无髓牙漂白术的主要并发症为牙的再着色和牙颈部外吸收。

经随访发现，内漂白的远期效果与近期效果存在差别，1～5 年或以后明显再着色的发生率为 3%～7%，45%～60%的牙有染色，牙颈部外吸收发生率约为 6.9%。牙颈部外吸收发生的确切机制尚不清楚，大多数学者认为与漂白剂渗出有关。过氧化氢可能通过牙本质小管进入牙颈部牙周膜，使之防御功能减弱，细菌在暴露的牙本质小管中繁殖，引起周围组织感染，继发牙颈部硬组织吸收，如果漂白后发生牙外吸收，只能拔除。

五、牙形态异常

（一）过小牙、过大牙、锥形牙

牙的大小若与骨骼和面部的比例失去协调，就有过大或过小之感。个别牙若偏离了解剖上正常值的范围，且与牙列中其他牙明显不相称时，称为过小牙或过大牙。过小牙多见于上颌侧切牙、第三磨牙和额外牙。如为圆锥形时则称锥形牙，即牙的切端比颈部狭窄。有时上颌中切牙牙冠过大，而牙根并不长，过大牙应和临床上更为常见的融合牙相区别。

全口牙都呈过大或过小的情形极少，这种情形可能与遗传或内分泌有关，全口性过小牙，可发生于外胚层发育不良、Down 综合征、先天性脑垂体功能减退的患者。单侧牙过大，可见于颜面偏侧肥大者。

前牙区的过小牙常影响美观，如有足够长度的牙根，可用复合树脂或冠修复，以改善美观。

过大牙冠而牙根小者，导致菌斑的积聚和牙周病的发生，加上又有碍美观，可考虑拔牙后修复。

（二）融合牙、双生牙、结合牙

融合牙常由 2 个正常牙胚融合而成。在牙发育期，可以是完全融合，也可以是不完全融合。引起融合的原因，一般认为是压力所致。如果这种压力发生在 2 个牙钙化之前，则牙冠部融合，如果这种压力发生在牙冠发育完成之后，则形成根融合为一，而冠分为二的牙。牙本质总是相通连的。无论是乳牙或恒牙均可发生融合牙，最常见于下颌乳切牙。此外，正常牙与额外牙有时也可发生融合。

双生牙系由一个内向的凹陷将一个牙胚不完全分开而形成不完全的双生牙。通常双生牙为完全或不完全分开的牙冠，有一个共同的牙根和根管。双生牙在乳牙列与恒牙列皆可发生。双生乳牙常伴有其继承恒牙的先天性缺失。

结合牙为 2 个牙的牙根发育完全以后发生粘连的牙。在这种情况下，牙借助增生的牙骨质结合在一起。引起结合的原因据认为是由于创伤或牙拥挤，以致牙间骨吸收，使两邻牙靠拢，以后增生的牙骨质将两牙粘连在一起。结合牙偶见于上颌第二磨牙和第三磨牙区，这种牙形成时间较晚，而且牙本质是各自分开的，所以结合牙容易与融合牙或双生牙相区别。

乳牙列的融合牙或双生牙，有时可延缓牙根的生理性吸收，从而阻碍其继承牙的萌出。因此，若已确定有继承恒牙，应定期观察，及时拔除。发生在上颌前牙区的恒牙双生牙或融合牙，由于牙大且在联合处有深沟，因此，对美观有影响。对这种病例应用复合树脂处理，一则可改善美观，再则可消除菌斑滞留区。此外，还可做适当调磨，使牙略微变小，以改进美观。

（三）畸形中央尖

畸形中央尖多见于下颌前磨牙，尤以第二前磨牙最多见，偶见于上颌前磨牙。常为对称性发生。一般均位于𬌗面中央窝处，呈圆锥形突起，故称中央尖。此外，该尖也可出现在颊嵴、舌嵴、近中窝和远中窝。形态可为圆锥形、圆柱形或半球形等，高度 1~3mm。半数的中央尖有髓角伸入。

1. 病因　一般认为发生此种畸形是由于牙发育期，牙乳头组织向成釉器突起，在此基础上形成釉质和牙本质。

2. 临床表现　中央尖折断或被磨损后，临床上表现为圆形或椭圆形黑环，中央有浅黄色或褐色的牙本质轴，在轴中央有时可见到黑色小点，此点就是髓角，但在此处即使用极细的探针也不能探入。圆锥形中央尖，萌出后不久与对颌牙接触，即遭折断，使牙髓感染坏死，影响根尖的继续发育。这种终止发育的根尖呈喇叭形，但也有一些中央尖逐渐被磨损，修复性牙本质逐渐形成，或属无髓角伸入型。这类牙有正常的活力，牙根可继续发育。因此，发现畸形中央尖时，应根据不同情况，给予及时相应的处理。

3. 治疗

（1）对圆钝而无妨碍的中央尖可不做处理。

（2）尖而长的中央尖容易折断或被磨损而露髓。牙刚萌出时若发现这种牙尖，可在麻醉和严格的消毒下，将此尖一次磨除，然后制备洞形，按常规进行盖髓治疗。另一种方法是在适当调整对𬌗牙的同时，多次少量调磨此尖，这样可避免中央尖折断或过度磨损，且可在髓角部形成足够的修复性牙本质而免于露髓。

（3）中央尖折断，已引起牙髓或根尖周病变时，为保存患牙并促使牙根继续发育完成，可采用根尖发育形成术或根尖诱导形成术。

（四）牙内陷

牙内陷为牙发育时期，成釉器过度卷叠或局部过度增殖，深入到牙乳头中所致。牙萌出后，在牙面可出现一囊状深陷的窝洞。常见于上颌侧切牙，偶发于上颌中切牙或尖牙。根据牙内陷的深浅程度及其形态变异，临床上可分为畸形舌侧窝、畸形根面沟、畸形舌侧尖和牙中牙。

1. 畸形舌侧窝　是牙内陷最轻的一种。由于舌侧窝呈囊状深陷，容易滞留食物残渣，利于细菌滋生，再加上囊底存在发育上的缺陷，常引起牙髓的感染、坏死及根尖周病变。

2. 畸形根面沟　可与畸形舌侧窝同时出现。为一条纵形裂沟，向舌侧越过舌隆突，并向根方延伸，严重者可达根尖部，甚至有时将根一分为二，形成一个额外根。畸形根面沟尚未引起病变时，一般很难被诊断。有时在 X 线片上显示线样透射影，易被误认为副根管或双根管。畸形根面沟使龈沟底封闭不良，上皮在该处呈病理性附着，并形成骨下袋，成为细菌、毒素入侵的途径，易导致牙周组织的破坏。

3. 畸形舌侧尖　除舌侧窝内陷外，舌隆突呈圆锥形突起，有时突起成一牙尖。牙髓组织亦随之进入舌侧尖内，形成纤细髓角，易遭磨损而引起牙髓及根尖周组织病变。

4. 牙中牙　是牙内陷最严重的一种。牙呈圆锥状，且较其固有形态稍大，X 线片示其深入凹陷部好似包含在牙中的 1 个小牙，其实陷入部分的中央不是牙髓，而是含有残余成釉器的空腔。

对牙内陷的治疗，应视其牙髓是否遭受感染而定。早期应按深龋处理，将空腔内软化组织去净，形成洞形，行间接盖髓术。若去腐质时露髓，应将内陷处钻开，然后根据牙髓状态和牙根发育情况，选择进一步处理的方法。若牙外形也有异常，在进行上述治疗后酌情进行冠修复，以恢复牙原来的形态和美观。

对畸形根面沟的治疗，应根据沟的深浅、长短以及对牙髓牙周波及的情况，采取相应的措施：①如牙髓活力正常，但腭侧有牙周袋者，先做翻瓣术，暴露牙患侧根面，沟浅可磨除，修整外形；沟深制备固位形，常规玻璃离子黏固剂或复合树脂黏结修复，生理盐水清洗创面，缝合，上牙周塞治剂，7天后拆线。②如牙髓无活力伴腭侧牙周袋者，可在根管治疗术后，即刻进行翻瓣术兼裂沟的处理。

若裂沟已达根尖部，由于相互交通造成了牙周组织广泛破坏，则预后不佳，应予拔除。

（五）釉珠

釉珠是牢固附着于牙骨质表面的釉质小块，大小似粟粒，呈球形。它多位于磨牙根分叉内或其附近，或见于釉牙骨质界附近的根面上。

釉珠的发生起因于一小团错位的成釉细胞或者由于上皮根鞘的一小团上皮异常分化，再度出现成釉功能而形成釉珠。在显微镜下观察，常见的釉珠完全为釉质所构成，釉珠基底直接附丽在牙本质上。有的釉珠包含有牙本质，但含有牙髓者甚为罕见。釉珠能影响牙龈与牙体之间的良好附着关系，形成滞留区，引起龈炎。它还可能妨碍龈下刮治术。另外，釉珠在X线片上可被误为髓石或牙石，故应加以鉴别。釉珠一般不必治疗，必要时可将其磨去。

六、牙数目异常

牙数目异常主要是指额外牙和先天性缺额牙。正常牙数之外多生的是额外牙，而根本未曾发生的牙是先天性缺额牙。

额外牙的发生可能来自形成过多的牙蕾，也可能是牙胚分裂而成。额外牙可发生在颌骨任何部位，但最多见的是"正中牙"，位于上颌两中切牙之间，常为单个，但也可成对。"正中牙"体积小，牙冠呈圆锥形，根短。上颌第四磨牙也较常见，位于第三磨牙远中侧。此外，额外牙还可在下颌前磨牙或上颌侧切牙区出现。额外牙可萌出或阻生于颌骨内，如有阻生，常影响邻牙位置，甚至阻碍其正常萌出，亦可导致牙列拥挤，成为牙周病和龋病的发病因素。乳牙的额外牙少见。

先天性缺额牙又可分为个别缺牙、多数缺牙和全部缺牙3种情况。个别缺牙多见于恒牙列，且多为对称性，最多见者为缺少第三磨牙。其次为上颌侧切牙或下颌第二前磨牙缺失。缺额牙也可为非对称性，在下颌切牙区内缺少个别牙。缺额牙在乳牙列很少见。个别缺额牙的原因尚不清楚，但一般认为有家族遗传倾向。

全口多数牙缺额或全口缺额牙，称无牙畸形，常为全身性发育畸形的局部表现。无牙畸形常伴有外胚叶发育不全，如缺少毛发、指甲、皮脂腺、汗腺等，如追溯家族史，可能找到遗传关系。

部分无牙畸形比全口无牙畸形多见。

七、牙萌出异常

牙发育到一定程度，每组牙都在一定的年龄萌出，牙萌出异常有早萌、迟萌等现象。

早萌即萌出过早，多见于下颌乳切牙。在出生时，或出生后不久即萌出，如系正常乳牙，因牙胚距口腔黏膜过近所致，也可能为多生牙。早萌的牙根常发育不全，甚至无牙根，因而附着松弛，常自行脱落，亦可尽早拔除。

个别恒牙早萌，多系乳牙早脱所致。多数或全部恒牙早萌极为罕见。在脑垂体、甲状腺及生殖腺功能亢进的患者，可出现恒牙过早萌出。

萌出过迟、异位和萌出困难：全口牙迟萌多为系统病或遗传因素的影响，个别乳牙迟萌可能与外伤或感染有关。一般乳牙很少有异位或萌出困难。恒牙迟萌或异位，往往因乳牙滞留，占据恒牙位置或乳牙过早脱落，造成邻牙移位，以致间隙不够。恒牙萌出困难，常见于上颌切牙，因乳切牙过早脱落，长期用牙龈咀嚼，使局部黏膜角化增强，龈质坚韧肥厚所致，必要时需切去部分龈组织，露出切缘以利萌出。

（孟 彤）

第二节 牙慢性损伤

一、磨损

（一）病因

单纯机械摩擦作用而造成的牙体硬组织慢性磨耗称为磨损。如果磨损是在正常咀嚼过程中造成的，这种生理性磨损称为咀嚼磨损。其他不是由于正常咀嚼过程所致的牙磨损，为一种病理现象，统称为非咀嚼磨损。

（二）临床表现

1. 咀嚼磨损 亦称磨耗，一般发生在𬌗面或切缘，但在牙列紊乱时，亦可发生在其他牙面。由于乳牙的存留时间比恒牙短，因此其咀嚼磨损的程度不如恒牙。恒牙萌出数年至数十年后，后牙𬌗面和前牙切缘就有明显的咀嚼磨损。开始在牙尖或嵴上出现光滑的小平面，切缘稍变平，随着年龄的增长，咀嚼磨损也更加明显，牙高度降低，𬌗斜面变平，同时牙近远中径变小。在牙的某些区域，釉质完全被磨耗成锐利的边缘，牙本质暴露。咀嚼时由于每个牙均有轻微的动度，相邻牙的接触点互相摩擦，也会发生磨损，使原来的点状接触成为面状接触，很容易造成食物嵌塞、邻面龋及牙周疾病。

磨损的程度取决于牙的硬度、食物的硬度、咀嚼习惯和咀嚼肌的张力等。磨损程度与患者年龄、食物的摩擦力和咀嚼力成正比，而与牙的硬度成反比。

2. 非咀嚼磨损 由于异常的机械摩擦作用所造成的牙硬组织损耗，是一种病理现象。不良的习惯和某些职业是造成这类磨损的原因。如妇女用牙撑开发夹，木匠、鞋匠、成衣工常用牙夹住钉、针或用牙咬线。磨牙症也会导致严重的磨损。

（三）病理变化

在牙本质暴露部分形成死区或透明层，髓腔内相当于牙本质露出的部分形成修复性牙本质，牙髓发生营养不良性变化。修复性牙本质形成的量取决于暴露牙本质的面积、时间和牙髓的反应。随着修复性牙本质的形成，牙髓腔的体积可逐渐缩小。

（四）生理意义

均匀适宜的磨损对牙周组织的健康有重要意义。例如：由于牙尖被磨损，减少了咀嚼时来自侧方的压力，保持冠根长度的协调，从而不致于由于杠杆作用而使牙周组织负担过重。

（五）并发症

磨损也可引起各种并发症，或成为致病的因素。

1. 牙本质过敏症 这种酸痛的症状有时可以在数月内逐渐减轻而消失，有时可持续更长的时间而不见好转。敏感的程度常因人而异，一般说来磨损的过程愈快，暴露面积愈大，则酸痛越明显。

2. 食物嵌塞 咀嚼食物时，由于有由边缘嵴和发育沟所确立的𬌗面外形，通常有利于食物偏离牙间隙。牙被磨损后，平面代替了正常凸面，从而增加了牙尖向对颌牙间隙楔入食物的作用，因磨损牙冠变短及邻面磨损都可引起食物嵌塞，并促使牙周病和邻面龋的发生。

3. 牙髓和根尖周病 系由于过度磨损使髓腔暴露所致。

4. 颞颌关节功能紊乱综合征 严重的𬌗面磨损可导致颌间垂直距离过短，从而引起颞颌关节病损。

5. 咬合创伤 不均匀的磨损能遗留高陡牙尖，从而造成咬合创伤。

6. 创伤性溃疡 不均匀磨损遗留的过锐牙尖和边缘能刺激颊、舌黏膜，可引起局部溃疡。

（六）治疗

1. 生理性磨损，若无症状无须处理。

2. 去除和改正引起病理性磨损的原因。

3. 有牙本质过敏症时，应做脱敏处理。

4. 对不均匀的磨损需做适当的调𬌗，磨除尖锐牙尖和边缘。

5. 有牙髓和根尖周病时，按常规进行牙髓病、根尖周病治疗。

6. 有食物嵌塞者，应恢复正常的接触关系和重建𬌗面溢出沟。磨损过重且有颞颌关节综合征时，应做𬌗垫或覆盖义齿修复，以恢复颌间垂直距离。

二、磨牙症

睡眠时有习惯性磨牙或白昼也有无意识地磨牙习惯者，称为磨牙症。磨牙症是咀嚼系统的一种功能异常运动。上、下颌牙接触时间长，用力大，对牙体、牙周、颞颌关节、咀嚼肌等组织均可引起损害。

（一）病因

1. 心理因素 情绪紧张是磨牙症最常见的发病因素。惧怕、愤怒、抵触及其他各种情绪使患者难以及时发泄时，这些情绪便被隐藏在下意识中，但能周期性地通过各种方式表现出来，磨牙症就是这种表现方式之一。据观察，在精神病患者中，磨牙症是常见的现象。小儿的磨牙症，可能与长期咬玩具有关。

2. 𬌗不协调 被认为是磨牙症的另一个主要因素。正中关系与正中𬌗之间的早接触是最常见的磨牙症始动因素，平衡侧接触则为另一始动因素。有时调磨这两种𬌗干扰可以治愈磨牙症。

3. 全身因素 磨牙症的全身因素已列举于早期文献，诸如：与寄生虫有关、与血压改变有关、与遗传因素有关、与缺钙有关及与胃肠功能紊乱有关等。

4. 职业 有的职业类型有利于磨牙症的发生。运动员常有磨牙症，要求精确性很高的工作如钟表工，也有发生磨牙症的倾向。

（二）临床表现

磨牙症可分为 3 型：①磨牙型，常在夜间入睡之后磨牙，又称夜磨牙。常为别人所听见而被告之，患者本人多不知晓。②紧咬型，常在白天注意力集中时不自觉地将牙咬紧，但没有上、下磨动的现象。③混合型，兼有夜磨牙和白昼紧咬牙的现象。3 型中以夜磨牙较受重视，因常影响他人，特别是配偶。

睡眠时患者做典型的磨牙或紧咬牙动作，并可伴有嘎嘎响声。当磨损超出生理运动范围时，则磨损面较大，全口牙的磨损均严重，前牙又更明显。磨损导致牙冠变短，有的仅为正常牙冠长度的 1/2。此时可出现牙本质过敏症、牙髓病、根尖周病及牙折等。由于牙周组织蒙受异常殆力，常引起殆创伤而出现牙松动，食物嵌塞。此外，磨牙症还可引起颌骨或咀嚼肌的疼痛或疲劳感，下颌运动受限，颞颌关节弹响等症状。

（三）治疗

1. 去除致病因素　特别是消除心理因素和局部因素，以减少紧张情绪。施行自我暗示，以进行放松肌肉的锻炼。

2. 殆板的应用　其目的有三：隔断殆干扰始动因素；降低颌骨肌张力和肌电活动；保护牙免受磨损。目的不同，殆板的设计也不尽一样。

3. 调磨咬合　戴用殆板显效之后，可以检查咬合，分次调磨。

4. 修复治疗　为磨牙症者做修复时，不仅要使殆关系良好，而且要达到理想殆，使正中殆与正中关系一致，前伸和侧向殆有平衡接触。

5. 肌电反馈治疗　对磨牙症患者应分两期训练，第 1 期通过肌电反馈学会松弛肌肉。第 2 期用听觉反馈，在一级睡眠期间可告诫磨牙症的发生。

6. 其他　治疗因过度磨损所引起的各种并发症。

三、楔状缺损

楔状缺损是牙唇、颊侧颈部硬组织发生缓慢消耗所致的缺损，由于这种缺损常呈楔形因而得名。

（一）病因

1. 刷牙　曾经一直认为这是发生楔状缺损的主要原因，因此，有人将楔状缺损称为刷牙磨损。其理由是：①不刷牙的人很少发生典型的楔状缺损，而刷牙的人，特别是用力横刷的人，常有典型和严重的楔状缺损。②不发生在牙的舌面。③唇向错位的牙楔状缺损常比较严重。④楔状缺损的牙常伴有牙龈退缩。

还有实验证明：横刷法刷牙作为单一因素，即可发生牙颈部缺损。

2. 牙颈部的结构　牙颈部釉牙骨质界处的结构比较薄弱，易被磨去，有利于缺损的发生。

3. 酸的作用　龈沟内的酸性渗出物与缺损有关。临床上有时见到龈缘下硬组织的缺损，就是这种关系的提示。

4. 牙体组织的疲劳　近来有研究表明颊侧牙颈部，是殆力应力集中区。长期的咀嚼殆力，使牙体组织疲劳，于应力集中区出现破坏。在上述病因中，目前认为牙颈部的结构特点，咬殆力量的分布以及牙体组织的疲劳也是重要的原因。

（二）临床表现

1. 典型楔状缺损，由 2 个平面相交而成，有的由 3 个平面组成。缺损边缘整齐，表面坚硬光滑，一般均为牙组织本色，有时可有程度不等的着色。

2. 根据缺损程度，可分浅形、深形和穿髓形 3 型。浅形和深形可无症状，也可发生牙本质过敏症。深度和症状不一定呈正比关系，关键是个体差异性。穿髓可有牙髓病、根尖周病症状，甚至发生牙横折。

3. 好发于前磨牙，尤其是第一前磨牙，位于牙弓弧度最突出处，刷牙时受力大，次数多，一般有牙龈退缩。

4. 随年龄增长，楔状缺损有增加的趋势，年龄愈大，楔状缺损愈严重。

（三）治疗和预防

1. 首先应改正刷牙方法，避免横刷，并选用较软的牙刷和磨料较细的牙膏。

2. 组织缺损少，且无牙本质过敏症者，不需做特别处理。

3. 有牙本质过敏症者，应用脱敏疗法。

4. 缺损较大者可用充填法，用玻璃离子体黏固剂或复合树脂充填，洞深或有敏感症状者，充填前应先垫底。

5. 有牙髓感染或根尖周病时，可做牙髓病治疗或根管治疗术。

6. 如缺损已导致牙横折，可根据病情和条件，行根管治疗术后，给予桩核冠修复。无保留价值者则拔除。

四、酸蚀症

酸雾或酸酐作用于牙而造成的牙硬组织损害称为酸蚀症，是制酸工人和常接触酸人员的一种职业病。

（一）病因

主要由无机酸，如盐酸、硝酸等所致，其中以盐酸的危害最大。硫酸由于沸点较高，不易挥发，一般很少引起酸蚀。患严重胃酸上逆的患者，也可发生本症，但为数较少。此外，碳酸饮料的饮用如何导致酸蚀症的发生。

（二）临床表现

最初往往仅有感觉过敏，以后逐渐产生实质缺损。由于其来自直接接触酸雾或酸酐，因此，多发生在前牙唇面。酸蚀的形式因酸而异：由盐酸所致者常表现为自切缘向唇面形成刀削状的光滑斜面，硬而无变色，因切端变薄而易折断。由硝酸所致者，因二氧化氮难溶于水，故主要发生在牙颈部或口唇与牙面接触易于形成滞留的地方，表现为白垩状，染色黄褐或灰色的脱矿斑块，质地松软，易崩碎而逐渐形成实质缺损。由硫酸所致者，不易引起酸蚀，因二氧化硫气体溶于水后所形成的亚硫酸是弱酸，因此，通常只使口腔有酸涩感，对牙影响甚少。胃酸经常反流的患者，可引起牙舌面或后牙𬌗面的损害。

（三）预防和治疗

1. 改善劳动条件，消除和减少空气中的酸雾，是预防酸蚀症的根本方法。戴口罩，定时用 2% 苏打液漱口，避免用口呼吸等对预防本症的发生亦有一定作用。

2. 积极治疗相关疾病如反流性食管炎，减少碳酸饮料的摄入等。

3. 局部用药物脱敏处理。

4. 缺损严重者可根据情况采用充填法、修复法处理。并发牙髓病变者，应先做牙髓病治疗，然后再做充填或修复处理。

五、牙隐裂

牙隐裂又称不全牙裂或牙微裂。指牙冠表面的非生理性细小裂纹，常不易被发现。牙隐裂的裂纹常渗入到牙本质结构，是引起牙痛的原因之一。由于临床上比较多见，而裂纹又容易被忽略，故临床医师应给予足够的注意。

隐裂牙发生于上颌磨牙最多，其次是下颌磨牙和上颌前磨牙。上颌第一磨牙又明显多于上颌第二磨牙，尤其近中腭尖更易发生，此乃上下颌咀嚼运动时主要的工作尖，承担着最大的殆力，且与下颌磨牙中央窝有最合适的尖窝对位关系。上颌磨牙虽有斜嵴，由于磨耗不均匀的高陡牙尖和紧密的咬合关系，也易在殆面的近中或远中窝沟处，两颊尖或两舌尖之间的沟裂处发生隐裂。

（一）病因

1. 牙结构的薄弱环节是隐裂牙发生的易感因素。这些薄弱环节不仅本身抗裂强度低，而且是牙承受正常殆力时，应力集中的部位。

2. 牙尖斜度愈大，所产生的水平分力愈大，隐裂发生的机会也愈多。

3. 创伤性殆力，当病理性磨损出现高陡牙尖时，牙尖斜度也明显增大。正常咬合时所产生的水平分力也增加，形成创伤性殆力，使窝沟底部的釉板向牙本质方向加深加宽，这就是隐裂纹的开始。在殆力的继续作用下，裂纹逐渐向牙髓方向加深，所以创伤性殆力是牙隐裂的重要致裂因素。

（二）临床表现

隐裂位置皆与殆面某些窝沟的位置重叠并向一侧或两侧边缘嵴伸延。上颌磨牙隐裂常与殆面近中舌沟重叠，下颌磨牙隐裂线常与殆面近远中发育沟重叠，并越过边缘嵴到达邻面。但亦有与殆面颊舌沟重叠的颊舌隐裂，前磨牙隐裂常呈近远中向。

表浅的隐裂常无明显症状，较深时则遇冷热刺激敏感，或有咬合不适感。深的隐裂因已达牙本质深层，多有慢性牙髓炎症状，有时也可急性发作，并出现定点性咀嚼剧痛。凡出现上述症状而未能发现患牙有深的龋洞或深的牙周袋，牙面上探不到过敏点时，应考虑牙隐裂存在的可能性。一般可用尖锐的探针检查，如隐裂不明显，可涂以碘酊，使渗入隐裂染色而将其显示清楚。有时将探针置于裂隙处加压，可有疼痛感。沿裂隙磨除，可见裂纹已达牙本质深层。将棉花签置于可疑牙的牙尖上，嘱患者咬合，如出现短暂的撕裂样疼痛，则可能该牙已有隐裂。

（三）治疗

1. 调殆　排除殆干扰，减低牙尖斜度以减小劈裂力量。患牙的殆调整需多次复诊分期进行，当调殆与保存生活牙髓发生矛盾时，可以酌情处理牙髓后再调殆。

2. 均衡全口殆力负担、治疗和（或）拔除全口其他患牙、修复缺失牙　这项工作常被医师们忽略，只注重个别主诉牙的治疗而不考虑全口牙的检查和处理，故治疗后常达不到预期效果。

3. 隐裂牙的处理　隐裂仅达釉牙本质界，着色浅而无继发龋损者，可采用复合树脂为粘接技术进行修复，有继发龋或裂纹着色深、已达牙本质浅层、中层者，沿裂纹备洞，氢氧化钙糊剂覆盖，玻璃离子黏固剂暂封，2周后无症状则换光固化复合树脂。较深的裂纹或已有牙髓病变者，在牙髓治疗的同时大量调整牙尖斜面，彻底去除患牙承受的致裂力量和治疗后及时用全冠修复是至关重要的。在牙髓病治疗过程中，拾面备洞后，裂纹对拾力的耐受降低，尽管在治疗时已降低咬合，然而在疗程中由于咀嚼等原因，极易发生牙体自裂纹处劈裂开。因此，牙髓病治疗开始时可做带环粘上以保护牙冠，牙髓病治疗完毕应及时冠修复。

六、牙根纵裂

牙根纵裂是指发生在牙根的纵裂，未波及牙冠者。由于肉眼不能发现，诊断比较困难。患者多为中、老年。

（一）病因

1. 慢性持续性的创伤拾力，对本病发生起着重要作用。在全口牙中，以承受拾力最大的第一磨牙发生率最高，其中下颌第一磨牙又高于上颌第一磨牙。侧方拾创伤，牙尖高耸，磨耗不均，根分叉暴露皆与患牙承受拾力过大有关。

2. 牙根裂可能与牙根发育上的缺陷有关 磨牙近中根发生牙根纵裂的比例明显超过其他牙根，估计与近中根在解剖结构方面的弱点有关。有学者通过立体显微镜观察 30 例牙根纵裂牙，均为扁根，裂缝通过根管腔，贯穿颊舌径，均未波及牙冠，除 1 例外，全为双根管。

3. 无髓牙是牙根纵裂的又一因素 无髓牙致牙根裂的内因是牙本质脱水，失去弹性，牙变脆，致使牙抗折力降低，其外因则主要是牙胶侧压充填力过大。Meister 分析了牙根纵裂的病例，约 84% 是牙胶根充时侧向压力过大造成的。根管充填完成后，不合适的桩是造成牙根纵裂的又一因素，锥形桩比平行桩更易引起牙根纵裂，其原因是前者在就位，粘固，特别是受力时产生应力集中，后者产生的应力分布比较均匀。Cooney 指出：锥形桩不仅使固位能力降低，而且在近根尖处产生楔力更明显。此外，桩的直径愈大，产生应力愈大，致根纵折的可能性增加。

（二）临床表现

1. 创伤拾力引起的牙根纵裂早期有冷热刺激痛，咀嚼痛，晚期出现自发痛，咀嚼痛，并有牙龈反复肿胀，有叩痛和松动。绝大多数有牙周袋和牙槽骨破坏，牙周袋较深，甚至达根尖，容易探及，也有不少患牙的牙周袋窄而深，位于牙根裂缝相应的部位，须仔细检查才能发现。

2. 根管充填后引起的牙根纵裂无牙髓症状，早期也无牙周袋或牙槽骨的破坏，随着病程延长，感染通过根裂损伤牙周组织可使牙周病变加重，骨质吸收。

X 线检查对诊断牙根纵裂有重要意义。X 线片显示管腔的下段、中下段甚至全长增宽，边缘整齐。这种根管腔影像的变化，不论其长度如何，均通过根尖孔，且在根尖处变宽。根裂方向与根管长轴一致。源于牙周病者，X 线片上可见牙槽骨的吸收，而源于根管治疗后者，早期无牙槽骨的破坏，晚期方有牙槽骨的病变。

（三）治疗

1. 对于松动明显，牙周袋宽而深或单根牙根管治疗后发生的牙根纵裂，非手术治疗无效，均应拔除。

2. 对于牙周病损局限于裂缝处且牙稳固的磨牙，可在根管治疗后行牙半切除术或截根术。

（孟 彤）

第三节 牙本质过敏症

牙本质过敏症又称过敏性牙本质，是牙在受到生理性范围内的外界刺激，如温度（冷、热）、化学物质（酸、甜）及机械作用（摩擦或咬硬物）等所引起的酸痛症状。其特点为发作迅速、疼痛尖锐、时间短暂，一般可累及到数个牙或全口牙及磨牙，以前磨牙为多见。牙本质过敏不是一种独立的疾病，而是各种牙体疾病共有的症状，发病的高峰年龄在 40 岁左右。

一、病因

凡能使釉质完整性受到破坏，牙本质暴露的各种牙体疾病，如磨耗、楔状缺损、牙折、龋病及牙周萎缩致牙颈部暴露等均可发生牙本质过敏症。但并不是所有牙本质暴露的牙都出现症状，通常与牙本质暴露的时间、修复性牙本质形成的快慢有关。虽然临床上多数情况是由牙本质暴露所引起，也是重要的原因，但还不能解释所有的临床表现，如敏感症状可随健康和气候的变化而经历着从无到有和从有到无的过程，这就不是修复性牙本质形成的速度所能解释的。个别釉质完整的牙也能产生敏感。苏联学者称本症为"釉质和牙本质感觉性的增高"，故又有"牙感觉过敏"之称。

二、临床表现及诊断

牙本质过敏症的主要表现为刺激痛，当刷牙，吃硬物，酸、甜、冷、热等刺激时均可发生酸痛，尤其对机械刺激最敏感。检测牙本质过敏症的手段有下列 3 种。

1. 探诊 探诊是临床检查牙敏感症最常用的方法之一。最简单的探诊方法是用尖探针轻轻划过牙的敏感部位，将患者的主观反应分成 4 级：0 度，无不适；1 度，轻微不适或疼痛；2 度，中度痛；3 度，重度疼痛且持续。为了定量测量的目的，学者们采用了各种更为复杂的探诊手段。Smith 等发明了一种探诊装置，该装置有一可弯曲的 15mm 长不锈钢丝接触牙面，可沿牙面曲度划动，用螺旋钮调节钢丝尖端接近和远离牙面，从而改变探诊压力，直到患者感到疼痛，此时的力值定为敏感阈值。为了保证每次测定位置的重复性，可用牙科材料将该装置固定在数个邻牙上。另外一种探针是手持式的，它的尖探针与压力应变片相联结，并通过显示器来反应探诊的力量。这种探针很容易用来探诊牙的敏感面，在探诊过程中力量可连续地逐渐增加，直到有疼痛感觉，该值定为患牙的敏感阈值。当力量达到 80g 时仍无反应，该牙被认为不敏感。

2. 温度试验 简单的温度测定方法是通过牙科椅的三用气枪将室温的空气吹向敏感牙面，该方法在临床上很常用。空气刺激方法目前已被标准化，气温为 18~21℃，气压为 60kPa，刺激时间为 1 秒。检查时用手指或棉卷隔离邻牙，患者的反应分成 4 级。接触式金属探头温度测定仪的探头温度可在 12~82℃ 变动，由探头内的热敏电偶测定并显示。检测初始温度为 37.5℃，做冷测时，温度每次降低 1℃，直到患者感觉不适，热测法与冷测相似，温度从 37.5℃ 按 1℃ 阶梯逐渐增加，用温度的高低来判断牙的敏感程度。

3. 主观评价 在临床上，学者们也常用患者的主观评价方法来判断牙的敏感程度包括疼痛 3 级评判法（VRS）和数字化疼痛评判法（VAS）。VRS 系患者将其日常生活中对冷空气、冷热酸甜食物、刷牙等刺激的敏感进行综合和评价，每次复诊时均采用问卷方式，好转定为（-1），无改变为（0），加重为（+1）。3 级评判所提供的描述词语有时不足以反映患者的真实感受。VAS 是用一条 10cm 长的直线，一端标有"无不适或无疼痛"，另一端标有"严重不适或剧烈疼痛"，要求患者在直线上做一标记来代表当时的牙敏感程度。只要适当地向患者解释，VAS 法很容易被掌握和使用。学者们认为用 VAS 比 VRS 重复性更好，能连续地评价疼痛的程度，而且又能满足对敏感刺激不同感受的评价，因此，更适于测定牙的敏感性。

牙本质过敏症可能只对一种刺激敏感，也可能对多种刺激敏感，因此，多数学者认为在临床研究过程中要使用多种手段来测定，其中至少有一种可定量的试验。

三、治疗

牙本质过敏症的发病机制中，流体动力学说被广为接受。根据这个理论，对过敏的有效治疗是必须封闭牙本质小管，以减少或避免牙本质内的液体流动，由于本症存在着自发性的脱敏过程，对任何药物疗效的评价都是极其困难的。常用治疗方法如下。

1. 氟化物 有多种形式的氟化物可用来处理牙本质过敏症。氟离子能减少牙本质小管的直径，从而减少液压传导。体外实验也证明，酸性氟化钠液或 2% 中性氟化钠液能分别减少 24.5%、17.9% 的液压传导，用氟化钠电离子透入法所减少的液压传导则高达 33%。

（1）0.76% 单氟磷酸钠凝胶（pH = 6）可保持有效氟浓度，为当前氟化物中效果最好者。

（2）用 75% 氟化钠甘油反复涂搽敏感区 1~2 分钟，也可用橘木尖蘸该药摩擦患处 1~2 分钟。

（3）2% 氟化钠液离子透入法：①用直流电疗器。正极握于患者手中，负极以氟化钠液润湿，接触过敏区，电流强度为 0.5~1mA，以患者无不适感觉为限度，通电时间 10 分钟。②电解牙刷导入药物离子，在牙刷柄末端安装一节干电池（1.5V），刷柄为阳极（手握刷柄），刷端为阴极，供透入药物用。用这种牙刷每天刷 2~3 次，每次 3~5 分钟即可，应注意经常检查电流的通路是否正常，电池是否耗电将尽。

2. 氯化锶 为中性盐，高度水溶性，毒性很低。放入牙膏内使用，方便安全。10% 氯化锶牙膏在国外应用较广泛，国内也有制品。局部涂搽用 75% 氯化锶甘油或 25% 氯化锶液。在被广泛研究的各种药物中，锶显示了对所有钙化组织、包括牙本质在内，具有强大的吸附性。锶对牙本质过敏的作用被认为是通过钙化锶磷灰石的形式，阻塞了张开的牙本质小管所致。

3. 氟化氨银 隔湿，38% 氟化氨银饱和小棉球涂搽患处 2 分钟，同法反复 1 次，共 4 分钟，擦去药液后漱口。该药有阻塞牙本质小管的作用，同时还能与牙中的羟基磷灰石发生反应，促使牙的再矿化，提高牙的耐脱矿性，防止牙本质小管的再次开放，并使药效持久。经临床观察表明，其稳定性为氨硝酸银的 3 倍左右。

4. 碘化银 隔湿，涂 3% 碘酊 0.5 分钟后，再以 10%~30% 硝酸银液涂搽，可见灰白色沉淀附着于过敏区，0.5 分钟后，同法再涂搽 1~2 次即可。这是利用硝酸银能使牙硬组织内蛋白质凝固而形成保护层，碘酊与硝酸银作用产生新生碘化银沉积于牙本质小管内，从而阻断了传导。

5. 树脂类脱敏剂　主要由甲基丙烯酸羟（基）乙基酯（HEMA）和 GA 构成，也有的由二、三甲基丙烯酸甲基和二季戊四醇-五异丁烯酸磷酸单酯构成。其主要作用机制是使牙本质小管内蛋白质沉淀，阻塞牙本质小管，从而减少牙本质小管通透性而起到脱敏作用。使用时可先用橡皮轮等去除表面食物残渣等，以清洁水冲洗过敏区后隔湿，有条件最好上橡皮障，轻轻吹干，用蘸有脱敏剂的小毛刷涂搽脱敏区，等候 30 秒，然后用气枪吹干至表面液体较干为止。最后以大量流水冲洗，如果疗效不够显著，可反复多次进行，也有些使用光固化灯进行照射。

6. 激光　Nd：YAG 激光，功率 15W。照射过敏区每次 0.5 秒，10~20 次为 1 个疗程，是治疗牙本质过敏的安全阈值。作用机制可能是该激光的热效应作用于牙本质小管，可在瞬间使暴露的小管热凝封闭，从而达到脱敏治愈的目的。

7. 其他药物　4%硫酸镁液、5%硝酸钾液、30%草酸钾液皆可用于牙本质过敏的治疗。

8. 修复治疗　对反复药物脱敏无效者，可考虑做充填术或人工冠修复。个别磨损严重而接近牙髓者，必要时，可考虑牙髓病治疗。

（孟　彤）

第四节　氟斑牙临床治疗

氟斑牙又称为氟牙症，是指牙齿发育矿化时期机体摄入过量的氟而引起的一种特殊的釉质发育不全，燃煤污染型地方性氟中毒中，氟斑牙的发病率极高，是地方性慢性氟中毒的一种突出表现。患者一般无自觉症状，其临床表现主要是牙釉质的颜色、质地及形态变化。氟斑牙按其侵入程度分为轻度氟斑牙（白垩型），中度氟斑牙（着色型）以及重度氟斑牙（缺损型）。它不仅影响美观，还影响患者的正常咀嚼功能，同时还对患者的社交、心理等各方面带来不利的影响。在一些地氟病病区，重度缺损型氟斑牙检出率高达 54.60%。如何有效治疗和改善氟斑牙的着色及形态问题，一直是口腔临床医生关注的问题。

目前，针对氟牙症临床表现的特点，釉质上有白垩色到褐色的斑块，严重者还并发有釉质的实质缺损；临床上对氟斑牙的治疗主要采用漂白法和修复法两种方式．这两种方法既可单独使用，也可相互配合使用。

一、氟斑牙的诊断

在牙齿发育期间，有明确的长期摄入过量氟病史，结合临床检查，具有以下 1 项，即可诊断为氟斑牙。

1. 白垩样变　牙表面部分或全部失去光泽，出现不透明的云雾状或粗糙似粉笔样的条纹、斑点、斑块，或整个牙面呈白色粉笔样改变。

2. 釉质着色　牙表面出现点、片状浅黄褐色、黄褐色、深褐色病变，重者呈黑褐色，着色不能被刮除。

3. 釉质缺损　牙釉质破坏、脱落，牙面出现点状甚至地图样凹坑，缺损呈浅蜂窝状，深度仅限于釉质层，严重者釉质大片缺失。

二、氟斑牙的分类

1. Smith 分类法　Smith 根据氟斑牙的临床表现分为白垩型（轻度）、着色型（中度）和缺损型（重度）3 种类型（见表 2-1）。此分类法适用于大面积筛选或粗略的流行病学调查。

表 2-1　Smith 分类法

分 类	标 准
白垩型（轻度）	牙面失去正常光泽，出现不透明斑块
着色型（中度）	牙齿出现黄色、黄褐色或棕褐色
缺损型（重度）	除上述改变外，牙面还出现浅窝或坑凹状缺损，或因磨损使牙失去正常外形

2. WS/T 208-2011《氟斑牙临床诊断标准》　本标准（表 2-2）于 2011 年由卫生部地方病标准专业委员会提出，由中国疾病预防控制中心地方病控制中心、贵州省疾病预防控制中心、山东省地方病防治研究所、西安交通大学医学院附属口腔医院起草，经中华人民共和国卫生部批准，于 2012 年 4 月 1 日起实施。该标准依据牙釉质表面光泽度、颜色改变程度、缺损程度将氟牙症分为 5 级分类标准。

表 2-2　WS/T 208-2011《氟斑牙临床诊断标准》

分级	标 准
正常	釉质呈半透明乳白色，表面光滑，有光泽。
可疑	釉质的透明度与正常釉质比有轻度改变，可从少数白纹到偶有白色斑点，既不能确诊为极轻氟牙症，又不能确诊为正常牙。
极轻	细小的白色条纹或似纸样的白色不透明区不规则地分布在牙面上，且不超过牙面的1/4。常见于前磨牙和第二磨牙的牙尖顶部，呈1~2mm的白色不透明区。
轻度	白垩色不透明区超过患牙牙面的1/4，甚至累及整个牙面，牙无光泽。牙面的某些部位显露磨耗现象，上颌前牙有时可见模糊着色。
中度	白垩色不透明区遍及整个牙面，并且在唇颊面有微小的独立的窝状缺损。牙可有明显的磨损，但牙形态无明显改变，常见棕色着色。
重度	牙釉质表面严重受累，明显发育不全，釉质缺损出现融合，呈带状或片状，甚至影响牙的正常形态。牙面有广泛着色，其颜色可自棕色至接近黑色不等，牙常呈侵蚀样外观。

三、氟斑牙鉴别诊断

氟斑牙诊断并不难，但应注意与牙外源性染色、釉质混浊、釉质发育不全、四环素牙和龋齿相鉴别。

（一）检查方法

1. 检查时，需光线充足，清洁牙的唇颊面，使牙面保持洁净、干燥。

2. 检查每个牙唇颊面牙釉质损害状况后，选择 2 颗病损最重的牙，依其釉面损害程度逐个进行氟斑牙分度诊断，若被选的 2 颗牙受损程度不同，则以受损程度较轻的氟斑牙诊断，代表受检者的氟斑牙诊断分度。

3. 乳牙、恒牙氟斑牙应分开记录，乳牙、恒牙同时存在时只查恒牙氟斑牙。

4. 检查部位为牙的唇颊面。

（二）鉴别诊断

1. 牙外源性染色　一般为沉积于牙冠表面的牙菌斑、牙石、软垢及色素（烟、茶）渍等，常常是牙的舌面较唇颊面重，下颌牙较上颌牙重。仔细观察可见其附着在牙面上，外力可以除去。

2. 釉质混浊　多见于一颗或少数几颗牙，常见于下切牙唇面及乳牙，很少对称发生，浑浊集中在牙面某区也可累及全牙，损害表现为牙面出现奶白色或黄色斑点，边界清楚，强光下垂直观察更明显，色泽为油黄色或深褐色。

3. 釉质发育不全　在牙发育矿化时期，因营养缺乏、内分泌失调或婴儿及母体发生高热性疾病导致的釉质发育障碍。釉质表面形成带状或窝状凹陷是本病的主要特点。凹陷处常有棕色着色。诊断要点是：本症发生在同一时期形成和萌出的牙。探诊时，缺陷处表面光滑、质地坚硬，而未被累及的牙釉质的色泽及透明度均正常。

4. 四环素牙　在牙发育矿化期间服用四环素类药物，四环素类药物与牙本质形成四环素钙正磷酸盐复合物而使牙弥漫性着色，颜色从淡的灰色、黄色或黄褐色，直至更深的灰色、黄色或棕色。牙釉质正常。

5. 龋齿牙　在外界因素影响下，牙釉质、牙本质或牙骨质发生的一种进行性破坏的疾病。龋病多发生在牙的窝沟点隙及邻面，轻者可见棕褐色至棕黑色斑，表面失去光泽，重者可见到龋洞，病变较单一，探诊时龋坏处釉质粗糙，质地较软，被检者主诉对冷、热、酸、甜等刺激较敏感。

四、氟斑牙的治疗

目前氟斑牙治疗尚无标准化及完善临床路径，有一些成熟的治疗经验。对无实质性缺损的着色型氟斑牙可用药物脱色法进行治疗；对于有实质性缺损的则采用修复方法较多，以下介绍主要的几种。

（一）漂白治疗

氟斑牙由于牙齿颜色改变，严重影响患者的美观。随着人们物质文化水平的提高，要求脱色美容的患者越来越多。除了进行牙体修复外，漂白是有效的方法之一。目前临床上的牙齿漂白治疗有家庭漂白和冷光美白 2 种主要方式。

1. 家庭漂白包括内漂白和外漂白两种治疗方法　内漂白主要用于死髓牙。外漂白又分为家庭漂白和临床漂白。激光漂白和冷光漂白是最常见的 2 种临床漂白方法。治疗常用的漂白剂为过氧化氢，其他还有过氧化脲、过硼酸钠等。最常用的剂量是 30% 过氧化氢，当过氧化氢和牙接触时，形成具有巨大氧化能力的游离根，在这个反应过程中被漂白物质向漂白剂提供电子。由于过氧化氢的分子量与水相似，所以易被吸收进釉质从而氧化牙中的色素。漂白治疗的成功很大程度上取决于牙变色的程度、着色原因以及色素进入牙体组织中时间的长短。过氧化氢不仅对釉质产生作用，而且对牙本质、牙骨质也会产生作用，甚至对牙髓组织产生损害，67%~78% 患者出现牙齿敏感症状。整个治疗过程 40 分钟左右即可完成，显示了良好的便利性。该技术经特殊光学处理，使照射温度大大降低，降低了操作过程中对牙髓组织造成的损伤，使牙齿敏感症状的发生大大减少。对大多数轻度氟斑牙患者漂白效果好，治疗时间短．对口腔软，硬组织损伤小，费用不高。

2. 医院药物漂白　有报告说用36%盐酸、30%过氧化氢和乙醚（按5：5：1的比例调合）配成漂白液，用棉签蘸混合液涂于被治牙面上，反复多次直至满意为止。含有盐酸的漂白液会引起斑釉表面粗糙，容易再着色。为了克服该缺点，即用裂隙封闭剂涂于脱色后的牙齿表面，光照40秒，经电镜观察，效果良好。化学脱色的实质是釉质脱矿，脱矿的同时将着色物质带走。盐酸有较强的脱矿能力，但盐酸脱矿渗透与氟斑牙表层的致密层的溶解有非常密切的关系。脱色前轻轻打磨这层结构，可以起到疏松的作用，使釉质表面粗糙，改善了盐酸溶液在釉质表面的润湿性，促进了脱色剂的渗透和表浅脱矿的发生。

其脱色机理可能为过氧化氢导致表层下脱矿，造成空隙，改变了釉质组织结构，使釉质透明度发生变化；同时过氧化氢遇组织及微量重金属离子等物质能迅速分解，释放出活泼的初生态氧，使有色物质被漂白。使用30%过氧化氢加热脱色时，不但能使着色区脱色，而非着色区亦能增白。而用盐酸类药物脱色，釉质表面干燥后可见不同程度的白垩状变化，光泽消失，须经3个月后才恢复光泽。有实验用30%双氧水加热法治疗轻、中型着色氟斑牙也取得了令人满意的效果。

3. 家庭夜间漂白　该方法主要为先常规取模，灌注石膏模型，制作牙合托，将脱色剂放在牙合托上，带上牙合托后脱色剂应覆盖整个唇面，每次脱色时间不能少于10小时。采用11%过氧化脲凝胶制剂，也是先制作托膜，将脱色剂置于托膜内指导患者于每晚清洁牙齿后戴于着色牙上，次日晨取下，每次时间不得少于2~3小时，20天为一疗程，每一疗程用10~15mL的11%过氧化脲凝胶。此项技术较以往漂白技术，能长时间、低浓度、缓慢、持续释放过氧化物，具有安全、方便、有效的优点，家庭漂白是近年才开始报道的新技术，对于其远期疗效，还需进一步观察。

4. 光牙齿美白治疗　冷光牙齿美白技术是近年来的新型美白系统。与家庭漂白相比。在减少治疗时间的同时，也减少了漂白剂可能引起的毒副作用，使患者有更好的依从性。光源的配合使得美白剂能快速进入牙齿表面及深层，从而发挥更佳的漂白作用。冷光美白的原理是将波长介于480~520nm之间的高强度蓝光，经由光纤传导，再通过两片经30多次镀膜处理的光学镜片，隔除有害的紫外线与红外线，将过氧化氢和直径为20nm的二氧化硅等为载体的美白剂，在最短的时间内使之通过釉质和牙本质小管与沉积在牙齿表面及深层的色素产生氧化还原作用，从而达到美白牙齿的效果。美白剂具有良好的亲水性及完全不接触牙龈的美白作用，不会造成牙齿及牙周组织的损伤。具有对牙髓刺激性小、治疗时间短、显效率明显等优点，值得临床推广使用。但冷光美白技术的远期疗效还有待进一步的观察。对中、重度氟斑牙不佳。

5. 复合树脂涂膜覆盖漂白　擦干牙龈及口腔黏膜，涂凡士林油，用橡皮膜或脱脂棉隔离口水，清洁牙面（用气充吹牙面、保持牙面清洁干燥）。用棉球蘸脱色液湿敷于牙面上5~7分钟，反复两次（视脱色情况增减），注意防止药液外溢，以避免灼伤口唇及牙龈。温水漱口，潜在型着色可配合白炽灯热照射湿敷。每天用小块脱脂棉蘸10%葡萄糖酸钙溶液湿敷牙面，反复多次，直至将20mL的药液用完为止，两周为1疗程。牙面有带状缺损者，患牙可不做矿化，清洁牙面后直接用调和好的EB防龋涂料涂于牙面上，固化5~10分钟后漱口。以上方法虽然有一定疗效，但因方法复杂，须在口腔科医师指导下进行。

（二）复合树脂修复

1. 磨除酸蚀法　该法的适应证：①年龄 18 岁以上。②Dean 氟斑牙分类轻度以下级别，无牙体组织缺损的，即轻度、很轻、可疑 3 种。③Dean 氟斑牙分类中度但对色泽要求较低的病人。需与患者进行沟通，常规拍摄术前照片，必要时制备研究模。明确治疗的目标。采用湿喷砂去除表面的色素，以改善氟斑牙的外观。观察前牙的牙面斑釉畸形的程度，确定磨切量控制在牙釉质层内即可达到修形目的者选择精细的尖形、柱形金钢石车针平行于牙冠唇面，在牙釉质层内做近远中及切龈向弧形磨切，在保持湿润条件下将牙齿唇面均匀磨除染色层约 0.1～0.2mm。循序逐渐磨切，边观察效果，边修整，留有磨光、抛光的余地；从不同角度观察磨改效果，外形和弧度尽量与对侧同名牙对称。注意牙齿外型，近远中面至邻接处点，切勿破坏邻接关系，不宜在着色斑块区加深而留下凹痕。保持充足的冷却水量并且用间断磨除法，以免产热损伤牙髓组织。用95%酒精擦试牙面去除牙面的有机质，35%～50%磷酸酸蚀牙面 2 分钟，净水冲洗干净，吹干牙面，均匀涂布粘合剂，光固化机固化照射 40 秒，用抛光膏磨光牙齿。用磨除酸蚀法治疗，既可以满足病人的美观要求，又基本不损伤牙体组织，不影响牙齿功能，而且较其他方法有着快捷、简便、安全、费用低、易推广等特点。达到修整的效果后进行必要的预防性防龋、脱敏、磨光、抛光处理。对于局部色素较深区域，可结合树脂直接贴面修复技术。

2. 光固化树脂贴面修复技术　这种修复方法简便、灵活，打磨牙体少，费用低，可以一次完成，但是因口内操作受许多因素的影响，贴面的边缘外形和表面质地也很难达到理想要求，而且椅旁操作时间过长也限制了其临床应用；光敏树脂存在致密性差、表面固化不全、边缘及本体变色及表面光洁度差等缺陷。该法的是指采用光固化复合树脂在口腔内直接成形、固化、抛光，最终完成牙体修复。故而光固化贴面现在多用于小范围、个别牙的修复或者临时性贴面修复。而对氟斑牙着色较深的病例，为了达到较满意的色泽外观，需要增加树脂的厚度；随着树脂厚度的增加，患者的舒适度降低，牙齿美观性变差而且更容易使美容修复后的牙齿其牙龈产生炎症。此外，树脂贴面在使用的过程中易磨损老化，且修复体边缘容易堆积菌斑，影响牙周健康，但只要严密隔湿、彻底清洁、充分酸蚀、注意修复物边缘密合，厚薄适宜，修复后充分打磨抛光，以及保持口腔卫生和正确的饮食等，就可以大大提高修复的成功率。有直接法和间接法两种。直接法适用于有实质缺损的氟牙症患牙。具体步骤如下。

（1）用尖形、柱形、火焰型金钢石车针磨去唇侧着色或疏松的釉质，厚度一般在 0.3～0.5mm。局部可稍深，以不损伤牙本质为限。

（2）比色：根据患者年龄、面色和邻牙颜色等选定材料，在自然光下比色；市场上复合树脂种类很多，其性能和使用方法亦有差异，术者使用前应仔细阅读各厂的使用说明书，然后按规定使用，这样才能得到良好的效果。有特定的美学修复树脂，但价格昂贵，可购买相关遮色剂使用。

（3）酸蚀患牙：充分隔湿，建议使用橡皮障，防止唾液污染；以专用小毛刷蘸35%～55%磷酸均匀涂擦牙面 30～60 秒。酸蚀时间不宜过长，否则形成一层难溶的反应物；况且过长时间的酸蚀，可严重破坏釉质正常结构，并不增加固位。应注意：酸处理剂不可流入龈沟，酸蚀后要用蒸馏水或流水反复冲洗，洗净酸液和钙盐碎屑；在此过程中患者切勿漱口。

最后再用不含油雾的压缩空气吹干牙面，牙面此时呈白垩色或灰白色。此为全酸蚀法，效果优于自酸蚀法，需严格规范操作；自酸蚀法简单，在控制术后敏感方面有优势。

（4）涂布粘结剂：用小毛刷蘸粘结剂涂于酸蚀后的牙面上，用气枪轻吹，使之均匀，且不宜厚，否则，体积收缩，热膨胀系数大，机械性能降低，易造成粘结失败。用可见光照射 20 秒后，可使粘结剂初步固化；根据美学需要涂布遮色剂 1~2 次。

（5）修复形态：取适当的复合树脂，用手指、不锈钢雕塑刀成形，推压至所需部位，不能超出切缘。不能深入龈沟和压迫牙龈，推压的复合树脂不能有气泡。尽量分层修复，以体现牙面结构和固化完全。待塑形满意后，根据材料的厚度和颜色类别，用可见光照射 40~60 秒使之固化。导光棒尖端与材料的距离愈近愈好，一般 1mm。根据各牙形态雕塑成形，要有整体观念。例如牙冠过短时，雕塑应使牙近、远中稍薄，中央部相对突些，从而显得牙变长，更增加美感。

（6）修整抛光：树脂表层因厌氧而有一层发粘厌氧层，表面必须磨除、抛光。用咬合纸作正中、前伸、侧向咬合，检查是有否早接触。如有则用金刚砂牙钻磨除，并可适当减少牙接触，减轻咬合力。磨、抛光是极精细的工作，要求高，难度大，大约花费整个操作时间的 1/3。较理想器械为精细金刚砂牙钻、白细砂石、粒度粗细不一的含铝软塑料盘片。操作原则从粗到细，在滴水下进行，磨速约 1 000r/min，最后用橡皮磨杯或布轮蘸极细磨料抛光。抛光后树脂折光率一致，表面极光滑，不易沉积菌斑，犹如一件精美的工艺品。复合树脂修复体要精心爱护和保养，以延长其使用年限。平时保持口腔清洁，刷牙时用软毛牙刷以减少树脂磨耗，防止龈炎发生。少食用浓茶、咖啡、醋等易染色饮料和食品。不能咬硬物，因切缘处最易折断脱落。此外每年应定期检查，以观察色泽、磨耗、口腔清洁等情况，并根据情况进一步处理。贴面脱落的原因：①贴面有高点致咬合应力集中或咬硬物用力过大导致脱落。②粘结剂涂布过厚，可因收缩过量而内应力增大，出现缝隙而脱落。③酸蚀刻后釉柱内溶出的钙未能清洗干净，脱矿后的釉柱空隙未充分暴露。④酸蚀后的牙面又接触了唾液，形成了粘蛋白膜，妨碍树脂突的形成。⑤牙面未仔细干燥或干燥后卫被患者呼出的潮气湿润，占据了脱矿孔隙，妨碍了粘结剂渗入釉柱孔隙内，使粘结性能下降。⑥空气吹干时，压缩空气不洁，喷出含水或油的空气污染酸蚀刻面。⑦酸蚀刻时间不够，致酸蚀面在干燥后来显示出白垩色改变。⑧牙面打磨未达到要求或存在软垢菌斑、色渍等，妨碍了酸蚀液作用于釉质面，也妨碍了粘结剂与牙面密合。⑨有树脂粘连邻牙，咬合时因牙齿生理动度不一致使贴面折裂。

降低贴面脱落率的措施：①牙体唇面磨除少部分牙体组织，并在龈下 0.5mm 处预备约 0.5~1.0mm 的肩台，使其边缘位于肩台处，并保证连接处光滑平整，对牙龈无刺激和损伤，同时边缘的厚度保证了树脂材料的强度，和色泽的美观。②保证贴面酸蚀时间，嘱咐患者修复后勿咬硬物，避免撕咬食物，保持口腔卫生。

口腔环境下，存在复合树脂老化、变色，原因有：复合树脂表面粗糙不光滑，进食后色素渗入与沉积使复合树脂染色；原有牙龈炎症未经彻底治疗；树脂老化造成颜色不一致。为尽量避免复合树脂变色，抛光牙面最好选用硅石尖。抛光牙面后再涂一层黏结剂，光照 20 秒，增加光泽度，可取得良好效果。

间接法是在牙体预备完成后，取印模并在模型上完成间接贴面，采用粘结系统粘结，特别适于大面积多颗氟斑牙美容修复，可大大节省椅旁操作时间，同时经过充分设计，形态较好。

（三）全冠修复

主要包括烤瓷熔附金属全冠和瓷全冠；后牙可考虑金属全冠。烤瓷金属全冠因其兼有金属的强度和瓷的美观，色泽稳定（遮色性强）、质感逼真、表面光滑、良好的组织相容性、抗压耐磨、可配色、接近自然牙等优点，其应用越来越广。同时具有一定的耐腐蚀性，属"长久性"修复体费用较低，基层医院完全可以开展。自20世纪70年代烤瓷熔附金属全冠应用于临床以来，深受广大患者和临床修复医生的喜爱。如今烤瓷熔附金属全冠技术在临床已经广泛用于氟斑牙、变色牙、四环素牙、大面积牙体组织缺损以及畸形牙的治疗。然而金属底冠的存在直接影响了修复体的透光性，使其缺乏天然牙的层次感。同时，合金中的金属离子不仅能使瓷修复体发生褪色，而且部分患者对金属有过敏反应。上述不足促使了高性能的全瓷系统的研制以取代金属基底结构的存在，发展至今的陶瓷材料质地致密、耐磨、表面光洁、生物相容性极佳，全瓷冠因有与牙釉质接近的透明度和折射率，故而其外观颜色与天然牙相差无几，可达到最佳美学效果，其独特的美学性能是金属材料和其他高分子材料无法相比的，而且其固位效果与贴面修复相比更佳。但是全冠修复需要磨除较多的牙体组织，使健康釉质损失60%~70%，当基牙为活髓牙时易对牙髓产生不利影响，有的甚至容易造成牙髓的暴露，引起牙齿疼痛和炎症，且出于美学角度考虑，全冠修复时其边缘又往往要求伸展到龈缘以下从而增加其美观和隐蔽性，同时也增加了罹患牙周组织疾病的风险。另外，由于人工目测比色和比色板的局限性，往往烤瓷修复达不到氟斑牙患者满意的治疗效果，不能满足个性化的需求。需使用特殊比色板（如定制氟斑牙比色板，见后叙）冠修复临床流程如下。

首先结合患者需求及适应证：中重度氟斑牙，需要改善颜色和牙冠形态的患牙；或伴有牙髓、根尖周病变或者隐裂等原因而进行根管治疗后需要修复的患牙。禁忌证有：①若其它相对磨牙少的修复方法可以满足患者美观、强度等方面的要求时不建议使用金瓷冠修复。②对前牙美观要求极高者，避免采用可能出现颈部灰线的金属烤瓷冠类型，如：镍铬合金烤瓷冠。③对金属过敏者禁忌使用非贵金属烤瓷冠烤瓷冠，贵金属烤瓷冠慎用。④尚未发育完全的年轻恒牙禁忌使用。⑤牙体过小，无法提供足够固位形和抗力形者禁忌直接使用金属烤瓷冠修复。⑥患者严重深覆合、咬合紧，在没有矫正情况下又无法获得足够修复空间的。⑦有夜磨牙症患者、磨耗重、合力大以及喜食硬食的患者慎用。

以烤瓷冠为例，临床治疗及制作程序如下，其他冠方法类似。

1. 制定治疗计划并完成修复前准备工作　医生根据患者牙体缺损病因、缺损大小、缺损牙的位置、咬合情况、口内余牙情况，饮食习惯以及患者的要求等制定周密的修复治疗计划、选择合适的修复体类型。进行修复前的各种准备工作，包括：牙髓、根尖病的根管治疗、牙周治疗、修复前的正畸治疗等。术前准备有主诉、现病史、临床检查、X线片、预后、知情同意（关于修复方式、过程、时间、费用、可能出现的并发症、是否根管治疗等，尽量有并留术前照片、X线片和观察模型）、必要时患者签字。

2. 牙体预备　医生根据选择的修复体类型、口内余留牙体情况、缺损牙位置以及咬合情况等进行牙体预备，为修复体的制作提供修复空间。牙体制备程序为：局麻→比色→牙体预备→排龈（龈上肩台省略）→肩台预备→精修→检查。检查的内容为：①牙髓是否暴露。②无倒凹、有共同就位道。③外形，光滑连续，无明显缺损，形态符合要求。④肩台，连续，无凹凸不平，宽度适合，清晰。⑤与邻牙的协调性。⑥咬合关系，正中、侧向、前伸时有足够的间隙。

3. 印模和模型的制取及临时冠修复　牙体预备完成后，医生通过排龈线，龈退缩液/排龈膏进行排龈，选取合适的印模材料制作印模并灌制石膏模型。检查印模情况：要求边缘、肩台清晰、无气泡、无脱模、邻牙完整；对于边缘设计位于牙龈下的患牙还需要使用排龈线或其他方法排开牙龈，以使印模材料可以进入其间而形成清晰、准确的边缘形态、保证修复体边缘的形态和密合度。灌制超硬石膏模型→模型检查：清晰、无气泡；根据咬合情况转移咬合关系，再次比色→填写设计单→登记→送制作中心转移咬合关系；临时冠修复：要求肩台密合、边缘光滑舒适，暂时粘接剂粘结、调整。

4. 修复体比色

（1）医生对患者余留牙颜色信息进行感知和判别。

（2）比色板（常规、特殊色、定制比色板、比色仪）及照片记录患牙的颜色特征。

（3）通过技工加工单或者计算机网络图像传输等途径向烤瓷技师准确传递牙色信息。

5. 修复体的技工制作　①金属基底冠的制作。主要包括以下步骤为：a. 工作模型的制作，包括石膏模型的修整、代型制作等近十道工序。b. 蜡型制作，包括蜡型的堆塑、边缘形态精修、蜡型制作、安插铸道及底座等工序。c. 蜡型包埋、铸造、喷砂、调磨后工作模型上试戴铸件。d. 铸件打磨；e. 基底冠瓷结合面的处理，精细磨光、喷砂、清洗、氧化。共计近30余道工序。②瓷层制作。瓷层一般包括不透明瓷、牙本质瓷、釉质瓷三层，需使用瓷粉经过多次堆塑烧结形成。氟斑牙需内染色调整颜色。③金属烤瓷冠在模型试戴、染色和上釉。

6. 修复体的临床试戴、粘接　患者复诊去除临时修复体，去尽黏结剂，清洁牙面；金属烤瓷冠在患者口内完成就位，检查牙冠与邻牙的接触关系、与牙体的边缘密和情况，调整咬合，有时还需对全冠外形、特别是颜色进行修改和调整。上述试戴步骤完成后再进行抛光上釉，然后在临床进行粘固。牙体修复过的牙齿需要在定期口腔检查时进行疗效评估。评估的内容包括修复体边缘完整性、着色、磨耗、继发龋、牙龈状况等。要及时处理继发龋和牙龈炎症，保证口腔保健措施正确而有效的实施。

7. 治疗后注意事项

（1）养成良好的口腔卫生习惯，保持良好的口腔卫生；刷牙，使用牙线；牙周炎并有牙龈退缩的患者还要使用牙缝刷、冲牙器等辅助清洁工具。

（2）避免过硬过韧硬食。

（3）定期复查，不适随诊。

金属冠修复是用金属制成覆盖整个牙冠表面的帽状修复体。该法的优点在于具有与牙体接触面大、固位力强、对牙齿保护作用好等，常用于较大牙体缺损的修复或固定义齿的固位体；缺点是因金属颜色影响美观，主要用于修复后牙。

（四）瓷贴面修复

瓷贴面修复氟斑牙是目前比较先进的一种技术。瓷贴面具有色泽自然美观、耐磨损、不易着色、不易附着菌斑、生物相容性好等显著优点。早在二十世纪二十年代到三十年代全瓷贴面在国外就应用于临床，是金属材料和其他高分子材料无法比拟的；同金属烤瓷冠相比，瓷贴面所需磨除的牙体组织少，能够尽可能地保存牙体组织，避免损伤牙髓组织；同时由于采用龈上边缘或平齐龈缘的牙体预备形式，瓷贴面对牙周的潜在危害也小于金属烤瓷冠及全瓷冠。CAD/CAM 技术加工瓷贴面发展前景广阔，但是由于加工成本昂贵，设备要求较高而影响其在临床上的普及推广。如今瓷贴面已成为一项比较成熟的牙体修复技术。多种报道认为瓷贴面的长期成功率较高且易被病人接受。

瓷贴面固位是其修复成功与否的重要核心之一，为此采取以下措施。

1. 在唇面沿发育沟制备 2 条纵形、深约 0.5mm 的固位沟，长度达唇面的中 1/3。

2. 预备牙体至接触区，但切忌破坏接触点。在接近接触点的邻面部位和切缘处用小球钻磨制 0.3mm 深的浅凹槽形，有利于贴面试戴及粘固时位置稳定，提高了瓷贴面与牙表面的密合度。唇面边缘磨出浅凹槽形，使瓷贴面厚度略有增加，提高了瓷面抗折裂能力，并减少了贴面边缘破坏的机会和粘接剂的外露，减少了瓷贴面的微渗露及边缘色素沉着的可能性。全瓷贴面由于其色泽逼真、美观自然、不易着色、边缘适合性好、对牙周刺激性小等优点而被临床广泛用于氟斑牙的修复。

近年来 CAD/CAM 瓷贴面采用 CAD/CAM 加工技术制作的贴面，具有椅旁可完成、快捷的优点，越来越多的应用于临床。其适应证同常规瓷贴面修复，禁忌证同常规瓷贴面和 CAD/CAM 全瓷冠。修复过程及牙体预备方法同传统瓷贴面基本一致；特别的是采用光学印模，根据操作者的习惯和爱好，可用直接法或间接法进行。采取光学印模数据后在计算机上生成虚拟模型，结合口腔患牙牙面、排列、咬合、上唇组织张力等实际情况，在计算机上修改切端、近远中边界线以及龈缘肩台线，根据邻牙和对合牙确定唇面不同部位的厚度，通常将牙面纵向分成四区段，近远中分成三个区段，设定数十个控制点。各点间通过函数拟合形成唇面轮廓线。邻面边界线根据光学印模的数据形成，参照口内情况修正，完成贴面的 CAD 过程；直接通过 CAM 加工完成 CAM 贴面；再对初步加工完成的贴面修出唇面发育沟或特征形态，按照传统瓷贴面的程序完成修形、染色、上釉，临床粘固完成，仔细调合，定期复查。临床操作中的注意事项：①牙体预备要严格按照瓷贴面的要求，各部位的边界厚度不得小于 0.8mm。②校准刀具，防止出现过大的误差，防止振动引起瓷裂。③手工修改形态时，注意选择磨改工具，减少振动。④严格控制烤瓷炉烧结温度，防止变形。⑤选择颜色匹配的粘结剂，力求色彩自然。

（五）玻璃离子修补

玻璃离子水门汀是一种主要由铝玻璃和多丙烯酸混合而成的化合物。主要应用是修补耗蚀的牙齿，由于耐磨性较低，多用作半永久修补材料；它与牙齿进行化学粘接，无需传统酸蚀，粘接，可最大程度的保留健康牙体组织；由于系化学固化，材料不会发生聚合收缩，具有与牙体组织最接近的热膨胀系数，边缘封闭性好，同时有良好的 X 线阻射性，便于术后复诊的识别。近年新型玻璃离子水门汀低溶解度保证材料出色的持久性，费用低廉，使用方便、快捷，适宜基层医院和对颜色要求低的重度缺损型氟斑牙。

综上所述，氟斑牙的治疗方法很多，每种方法都有各自的优点。漂白治疗主要用于轻、中度氟斑牙患者。相对于修复治疗，不需要大量的磨改牙齿，最大限度的保留了牙齿组织的完整性，对牙髓组织没有不可逆的损伤，安全，有效。对于重度氟斑牙患者，常伴牙釉质缺损或者着色较深，漂白治疗往往不能达到改善美观，恢复功能的目的。因此，对于重度氟牙症，必须采用光敏固化、瓷贴面、全冠等方法修复。

氟斑牙一旦形成则终身不变。但只要根据患者的实际情况和切实需要，选择恰当的治疗方法，就会改善症状，增进美观，恢复功能。但是最终氟斑牙的治疗重点应放在氟斑牙的预防上。改水改灶降氟措施的真正落实，才是根除氟斑牙发生的关键。

五、治疗中的一些问题

（一）色彩学的基础

随着社会的发展，氟斑牙的治疗不仅仅强调使用功能的恢复，而更注重美观协调与个性化，对颜色的再现有重要的意义，另外，氟斑牙的染色比较特殊，因此最好让制作者到临床仔细观察病人的染色情况，用九区法对其每个部位进行记录，并详细画出其染色的部位、形态、颜色，为制作出逼真的修复体提供依据。但人眼对颜色感觉力随不同的观察者或不同观察时间变化而差异较大，因此许多学者采用量化颜色和色差技术，使比色更为精确。

1. 色彩的本质　色彩是一个光的现象（如红、绿、黄、褐）和视觉的概念，颜色是视网膜的获得及由此经神经系统冲动取得感觉以区分不同的物体。①光与色的本质：光是以其波长和振幅束表达的，光在一定波长下表现出不同颜色，如可见光范围内波长为 380~390nm 时为紫色，波长为 510~550nm 时为绿色，波长为 700~780nm 时为红色等。颜色可分为基础色（又称三原色）和混合色，任何两种基础色相混合构成混合色：绿、紫、橘黄，在颜色轮相对的两种颜色称为互补色，互补色等量混合可以形成中性色即灰色。②色彩依赖 3 个因素，即观察者、物体和光源每个因素都是可变的，任何一个因素的改变都会影响被观察物体色彩的改变。③观察者：许多人属于一定类型的色盲，对一定色彩的可接受性，一个调查证明男性中约 9.8% 存在色弱，女性为 0.1%，而且红绿色弱人数低于黄色光谱区的色弱人数。

2. 视觉与颜色的关系　人类对色彩的感知是通过眼底视细胞中视紫红质实现的。视网膜上视锥细胞含有 3 种对红、绿、蓝光谱敏感的视色素、光线刺激后引起不同的敏感视细胞的兴奋，产生不同色觉。由该生理活动可知，当人眼接受不同光线、或处于视神经不同功能状态（细胞功能不全、色盲），兴奋程度等会影响色彩感知准确性。

（1）视敏感与视疲劳：人类对色彩的第一次注视往往在头几秒钟内感知最准确而灵敏，一直注视时，敏感性下降。当开始工作时，神经功能状态良好，对色彩感知好，身体疲劳时感知敏感性差。另外女性对色彩的敏感性优于男性。视力好者优于视力差者，色盲、色弱患者不能正确感知色彩。

①颜色饱和度的影响：不同的色相有不同的饱和度。明度增加会引起饱和度增加，而饱和度达到最高时，不同波长会有不同明度，如果实际明度值超过了该色相饱和度最大时应有的明度值，该颜色就会变成肉眼不可见的颜色。

②面积对颜色的影响：颜色相同的物体，较小者显得明亮鲜艳。

（2）补色与颜色适应：由于视细胞化学活动的特点，人类对颜色感知时会对一直注视的色彩产生适应，而突然把视线移到中间色（灰色）背景上，会产生补色感觉，如凝视红色物体一段时间后，再看灰色背景时会产生（红色的补色）绿色效应。

①同色异谱现象：对于特定标准观察者和特定照明体，具有不同光谱分布而有相同的颜色。由于无患牙与修复材料间存在理化性质的差异，光谱也不尽相同，要使修复体与天然牙的颜色在不同光线条件下匹配是十分困难的，再加上色彩的感知由不同医生记录，瓷冠制作中色彩再现受不同技师及其照明条件的影响，所以即使用同一块比色板，同一套颜料，完全

重复色彩再现，并与患者牙色匹配是受个体生理、客观环境条件影响的，因此，要求同一工作单元或工作组之间长期的相互习惯、适应、校正建立稳定的协作关系，减少色彩再现的误差。

②色差强调现象：因颜色对比而引起的色差比实际色差的感知更强烈。例如把亮的与暗的放在一起对比，比单独存在时对比，亮者更亮，暗者更暗，红绿色对互补色放在一起，红花更红，绿叶更绿。天然牙以红色牙龈为背景，黄牙会产生一定绿的印象，人类感知波长590nm 光（指黄色）的能力强，所以尤其应注意带黄色基调的牙冠颜色的匹配准确性。

3. 物体的颜色　被看到物体的颜色因其对光部分地或全部地吸收、反射和散射而变化，因此，同一物体的不同部分因为受墙壁、橱柜等光线的散射、反射而有不同表象。所以比色室内的颜色应为自然色，避免放置颜色厚重的物具。

4. 光源对色彩的影响　通常口腔诊室里有 3 种光源：自然光、白炽灯和荧光灯。电磁光谱可视部分的波谱为 380~750nm，每种光源将会对产生颜色的光有不同的影响。自然的阳光光线中午很少受大气层的干扰，而早晚时分较短的光谱的蓝光和绿光被散射，而红光、橙光色光线能够穿透大气层而未被散射，所以天空呈现红黄色。人工光源在颜色分布上不等，白炽灯光是红-黄光线占优势，缺少蓝光，致使红黄色增强，而蓝色减弱。相反，在荧光灯下蓝-绿光较强，红光较弱。

有一个特殊光源叫做色彩修正光，发射的色光较均匀，适合配色，但比色应在多种光源下进行以克服异光源色度差，即在不同光源下观察物体，可表现出不同的颜色。在一个特殊的光线分布光源下，来自烤瓷修复体表面和一个完整的牙体釉质表面不同的分光光谱可产生同样的颜色。然而，它们在一个不同色光的光源下可以表现出不同的颜色。所以，在三种光源下比色可获得在自然光线下完美的颜色效果。但是，也可能患者在办公室或家里不同环境里可表现出很差的配色效果。

（二）氟斑牙的颜色匹配及测色

1. 比色　由以上可以知道，要取得一个合乎牙齿颜色的记录是有很多因素的，研究牙齿颜色的匹配需要有生理学、物理学、光学、材料学等多学科的知识，需要对正常天然牙、异常牙如氟斑牙的特征、结构分析和测量等；同时对于材料及制作工艺方面也密切相关，比色是通过一些技术方法对颜色进行记录和传递，有以下几种，可结合具体情况综合应用。

（1）常规比色板：有维他（Vita）公司及松风公司等厂家生产的各种比色板，有多种色系，但其比色板材料与临床及技工制作所用材料不同，厚度也有较大差别，不能包括全部天然牙色，更不能对于颜色复杂的氟斑牙进行比色；如进行烤瓷修复时，比色板颜色未考虑金属内层；目测干扰因素较多，因此使用比色板目测要取得准确值是较为困难的。

（2）仪器测量：主要有分光光度计、色彩测量仪等，具有快速、稳定、可重复、数字化的优点，其结果可信度较高。其中奥林巴斯比色仪为目前世界先进及方便的齿科比色系统，奥林巴斯以光学研究见长，研制生产的比色仪准确度、还原度高。较之之前及目前市场上使用的比色产品主要具备以下几个特点：分光光度比色，使用遮光罩，比色结果不受任何外界因素干扰（如灯光、阳光）；数值准确；误差率低。以拍照后用软件进行数据分析，避免点状比色造成的人为操作误差。同时数据库丰富；软件内置 5 种临床上常用的比色系统，使后期使用更为直观、广泛；操作简便。操作方法简单易学，只要掌握好拍照时光斑的位置即可，避免数据偏差。软件强大，并且可以共享，可将分析软件安装在多台使用者电脑上，只要是配套比色仪拍照的照片都可以共享进行分析，方便医生之间的交流、统计。

除牙齿外，拍照器还可进行牙列、面部的拍照，并将牙齿与牙列、面部进行拼接，对形态、颜色进行判断及整体的协调。可进行牙齿的颜色、色素点及多种数据的分析出具，尤其便于进行牙色分析及数据统计，快速准确，十分利于文研究工作。

2. 氟斑牙颜色　氟斑牙临床表现为牙面失去光泽，釉质中有不透明白色斑块，呈窄条或斑点状，在不透明区可有黄色或棕黑染色存在，导致氟斑牙行烤瓷修复时的比色问题变得异常困难：一方面是无法利用具体的、准确的色彩学语言来表达所需要的氟斑牙颜色，另一方面是没有合适的、覆盖范围广的、专门用于氟斑牙比色的比色板来比拟氟斑牙的色彩。临床常用的比色板，均不能完全覆盖所有天然牙颜色所构成的空间范围，对氟斑牙颜色的覆盖范围更少。有一些学者通过分光光度计、色彩测量仪等对部分地区氟斑牙进行了一些测量，但由于样本、分布、测量标准等因素不能全面反映我国氟斑牙地区的牙色情况。

3. 氟斑牙的个性化烤瓷修复　众多的氟斑牙患者由于受经济条件、牙科恐惧、倾向自然等原因，在少数的牙体及牙列缺损的情况下大多不能接受全部前牙区的烤瓷美容修复，更愿意接受与邻牙及对侧同名牙颜色及形态相符的自然个性化烤瓷修复。氟斑牙表面形态复杂、多样，不是规则的平面，色彩和透明度的多样性，加之不同的氟中毒程度使得氟斑牙个性化烤瓷修复的比色十分困难。修复体颜色是由陶瓷的固有色决定的，体瓷是组成金瓷修复体的主体，也是形成修复体固有色的主要因素。因此需从金属烤瓷修复体的体瓷层开始来研究氟斑牙的基色调。瓷修复体的颜色修饰方法可分为外染法和内染法，内染色的方法，是将牙本质修饰瓷加入体瓷层，来达到改变体瓷层颜色的目的。

目前，对于大多数的经济不发达地区，在没有电脑比色仪的情况下，多数医生或技工遇到修复氟斑牙时多采用外染色法，即用临床常用比色板中偏红黄色调的比色片作为基本色调，在患者复诊时外染，这对依靠外加工的科室是不可行的，且实际上外染法仅为表浅着色，仅能解决部分问题，从远期效果看，外染色的修复体可因长期的刷牙磨耗与咬颌接触而使表面着色剂丧失或部分损失，从而改变修复体颜色。如何再现氟斑牙的颜色和个性化比色修复，参考氟斑牙的色度学分布范围，在"二次比色法"的基础上，研制用于氟斑牙个性化烤瓷修复的氟斑牙体瓷层比色板是十分有必要的。

（1）定制氟斑牙的烤瓷比色板：目前临床常见氟斑牙患者需行个别牙的烤瓷修复，如果采用普通方法制作，其修复体难以逼真地再现氟斑牙的特殊结构和颜色，与邻牙不协调，严重影响美观。有研究者采用内外特殊染色技术，参照相邻氟斑牙的颜色特点进行牙体区段比色，并根据牙冠表面特征制作修复体，效果满意，但缺乏规律无法推广。氟斑牙的颜色范围较广，其与正常牙相比颜色较暗、偏红偏黄，有时甚至呈黑褐色，就需要定制符合其自身特殊颜色的多变色比色板来达到理想的复合牙色。

比色板是用于修复体颜色的一个参考，Vryonis 提出好的比色板应满足：①与制作修复体的材料相同。②有金属基底。③与修复体有一样厚度。④与修复体的制作技术相同。影响定制比色板颜色的因素有很多，在制作过程中要尽量加以控制，以保证颜色的真实性和可比性。主要有以下几方面：①瓷层的厚度对定制比色板颜色的影响：为了严格控制每块比色片的瓷层厚度相同，采用特制硅橡胶阴模的方法，但在最后都要通过手工打磨抛光后上釉，在此过程中难免会在打磨瓷层的厚度上有一定误差。用游标卡尺控制在±0.02 mm的范围之内，确保瓷层的厚度在规定的范围。②烧结温度、时间、次数和真空度的大小对定制比色板颜色的影响：温度和时间是直接影响修复体色调的又一重要因素，掌握好正确温度、把握好烧结时间非常重要。烧结陶瓷的温度对修复体颜色也存在一定影响，主要表现在明度和彩度的变化上。有研究表明，温度越高，颜色越淡，这是瓷粉内的玻璃体熔融，使色素熔化的结果。同时，烧结温度还会影响陶瓷的透明度，温度不足时，陶瓷呈现白垩色（失透现象），明度降低。研究认为：随着烧结次数的增多，不透明瓷和体瓷的明度增加，体瓷彩度下降。陶瓷材料在真空下烧结较在空气中烧结的颜色变化小，在空气中烧结 5 次以上材料的明度有明显变化，而色相和彩度变化不大。这种变化的原因在于材料的结构发生了改变，主要是致密度增高所致。因为真空度会影响瓷粉烧结的致密度，真空度愈高，瓷粉结构愈致密，但颜色易减退。③表面特征：针对氟斑牙的基色调，用正方型的比色片和模具，可以使各比色片的形状一致，以保证其颜色的可比性。研究证明，光滑的表面反射更多的入射光，而粗糙的表面将入射光均匀地向各方向漫射，可降低表面光亮度，这说明表面纹理控制了照在天然牙或烤瓷修复体上的光线的散射和反射程度。另外，物体的表面形状还会影响其对光的反射角度。应对这些因素加以控制，使定制比色板的颜色具有更高的稳定性，为口腔比色和配色提供更逼真、准确的信息，提高修复体的美观度。定制氟斑牙体瓷层比色板是属于定制多变色比色板，此类比色板由牙本质修饰瓷和牙本质瓷组成，有别于用不透明瓷的色相和彩度比色板，每组多变色比色板有 8 个比色片，当比色范围超出常用比色板或色相、彩色比色板时，多变色比色板可独立的作为比色系统完成比色过程。由此可见在色彩交流和复制过程中，如果没有多变色比色板，要想达到模拟复合牙色是不可能的。定制氟斑牙金属基底体瓷层比色板对于临床氟斑牙比色有一定意义，但其精度有待于进一步改进提高。瓷修复体的颜色修饰方法可分为外染法和内染法两种方法。

（2）内染法颜色修饰：使用比色板，以牙本质的颜色为主色调，在牙体预备后，首先参照牙体预备后剩余牙体组织的牙本质颜色比色，再参照邻牙颜色及表面特殊结构进行区段比色，并详细分别记录。如果牙体颜色不在比色板中，可根据比色板相邻两种牙体颜色所对应的体瓷按一定比例混合，烧制出特殊瓷块，应用新产生瓷块的颜色与基牙或邻牙比色，可提高比色时对颜色的选择余地。金瓷修复体的颜色包括其固有色、光源色和环境色。在光源和环境一定的情况下，修复体颜色是由陶瓷的固有色决定的，体瓷是组成金瓷修复体的主体，也是形成修复体固有色的主要因素。而研究氟斑牙的基色调就从金属烤瓷修复体的体瓷层开始。

（3）特殊染色：特殊染色就是在瓷粉中按一定比例混入着色剂或单独使用着色剂，使烤瓷冠具有与天然牙着色一致的染色方法，一般着色剂多采用内外染色相结合的方法，其特点是在修复体初步成形之后可反复进行修饰，实际验证染色效果，而不影响修复体的外形与质量。但由于重度氟斑牙的着色较深，故应选择色相为褐色或灰色等较深的浓缩色。另外，重度氟斑牙常伴有釉质发育不全，可在烤瓷完成后修整形态，模拟同名牙或邻牙釉质缺损的形态及深度，磨除表面适量瓷，添加颜色后完成。对于轻度氟斑牙的白垩色，用浓缩色中白色与切端瓷来混合调节，明度越高，白色瓷粉比例应随之增加；浓缩色彩色瓷粉与切端瓷粉的混合比例应根据着色的彩度调节，彩度越大，浓缩色彩色瓷粉的比例应越高，反之亦然。在修整好形态后，在修复体表面涂着色剂，这样可以使修复体表面更加接近天然牙色。但由于着色剂在烧结前后的颜色会有差异，因此在利用同色调着色剂如棕、黄色等增加瓷修复体彩度时，应将其彩度调配得大些，以便弥补着色剂烧结后彩度减少的影响，而达到预期效果。对于个别氟斑牙伴有四环素牙的病例，应在体瓷内混合一定比例的灰色或褐色等有色瓷粉。对于伴有邻面变色、釉质裂纹、色素沉着、切端磨耗等的病例，应对其进行配色和外染色，从各个细节模拟天然牙的颜色特点。金属烤瓷修复的比色问题经常在临床遇到，其原因在于患者的牙色远比色标种类多；比色环境干扰因素使准确比色存在客观困难；在烤瓷加工后与预期的色别有微细差别等。可是在临床上常因色泽差别过大而引起医患纠纷。克服的办法是除严格遵守烤瓷比色的要求外，对特殊病例应尽量采用更客观的比色措施，如电子比色仪、数码图像传输，采用内插法铸瓷，减少本质瓷的色彩差距，必要时用表面色彩修饰染色来弥补。最后征求患者意见后再粘固，充分尊重并尽量满足患者对色彩的意见。

（4）关键点：牙体预备是修复的基础，牙体预备要充分，是再现氟斑牙颜色特点的关键环节之一。若切削量不足，制作时体瓷及釉质瓷不能达到应有的厚度，从而使遮色层颜色透出，明度增大，彩度下降，难以实现氟斑牙的特殊染色。因此，基牙预备时适当增加预留修复材料空间对金瓷修复体美观效果的改善是有效的因此，基牙预备时适当增加预留修复材料空间对金瓷修复体美观效果的改善是有效的。另外，一般常规比色时将牙齿分为几个部分，并用图表将这几个部分的颜色记录下来，但氟斑牙的染色比较特殊，在染色区与非染色区还应添加一些明度或彩度均低的混合瓷粉，使染色区与非染色区之间的过渡更加自然。最好让制作者到临床仔细观察病人的染色情况，并照相或详细画出其染色的部位、形态、颜色，为制作出逼真的修复体提供依据。

六、预防

（一）降低室内空气的氟污染

改良炉灶，降低室内空气的氟污染是现阶段可靠的预防措施。

1. 降氟炉灶的要求　降氟炉灶的基本要求可概括为：保证需要、安全卫生、节约煤炭、经济易行。

（1）燃烧充分，能保证炊事、供暖、烘烤粮食等的热量需要。

（2）炉体封闭严密，不漏烟；有可靠的排烟措施，能有效地将烟排出室外。

（3）坚固耐用，不损害建筑物构件。

（4）炉灶所用原料宜就地取材，制造安装简便，造价低，适用于当地的燃料种类，符合当地群众的生活习惯。

2. 降氟炉灶的评价

（1）卫生效果的评价：目前尚没有室内空气的卫生标准，因此，可参考大气卫生标准进行评价或进行改灶前后的对比分析。评价室内空气污染的主要指标可选用氟化物、总颗粒物、SO_2、CO 等。

（2）燃烧效果的评价：①上火时间快，在 30~40 分钟。②炉口温度在用火时间内达到640℃，可保证炭的充分燃烧。③灰渣炭损失小，灰渣为灰白色。

（3）热效率的评价：炊事热效率与供暖热效率之和应在 60% 以上，用石煤时不低于35%，炊事热效率由可用火时间内蒸发的水量求得；供暖热效率由可用火时间内，根据炉体表面温度及面积的总散热量与投入燃料的热量相比求得。

3. 降氟炉灶的结构

（1）风室：风室的容积为炉心容积的 1/3~1/2。风室必须有炉门，炉门开关方便、严密，应有风量调节装置。

（2）炉齿：炉齿间距 10~30mm 不等，视煤种及其粒度大小而定，要求既要利于通风，又要尽量减少漏煤。

（3）炉膛：上口小，下口大。上段为容煤区，下段为燃尽区，呈球带状，以利于可燃物与过剩空气的混合，加强燃烧作用，因此要求炉膛有一定的高度。炉膛材料要求有足够的强度耐高温与耐急冷骤热，其外设绝热保温层。为扩大炊具的受热面，增加煤在炉内的燃烧时间，充分利用热量，可利用拦火圈回烟道。

（4）排烟口：设在紧靠炉盖的最高处。对于端锅加煤和封火的台灶应再设副排烟口（副排烟道），位于炉膛出口下，上设盖板。端开锅时烟气自副排烟道（口）排入烟囱，坐锅时关闭此口。

（5）炉盖：大部分炉灶皆没有炉板，炉盖常指炉圈。各炉圈之间应搭接严密。

（6）过烟道：指连接炉灶出口到烟囱之间的烟气通道。总长度不超过 1.2m，以大于5%的坡度向烟囱抬高；过烟道内表面需光滑，过烟道不应伸入烟囱内腔，以免影响烟囱的有效面积。过烟道与烟囱的连接必须严密；过烟道与烟囱均不应设闸板，如设闸板，在其中部应有一直径不小于 30mm 的小孔。

（7）烟囱：是炉灶起降氟作用的关键部分。一般≤3.5m，内腔以圆形为佳，内径取决于燃煤量，一般为 150~250mm。烟气入口宜斜向上进入烟囱，自入口下沿计起，需有深大于 250mm 的烟囱根。另外，应设清渣闸门，以便定期清灰，平时封闭。出口应高出房顶0.5m 以上，若从房侧出层的烟囱，必须高出屋檐，并设丁字形防倒烟装置。出口应设帽（盖），以防雨和逆风倒烟。

（二）降低粮食的氟污染

降低粮食的氟污染也是燃煤型病区降低摄氟量的关键措施，因为单纯依靠改良炉灶并不能满意地解决粮食的氟污染。

1. 改良粮食的干燥方法　避免烟气直接接触粮食。如利用烤房烤粮或火坑坑粮；改良生活习惯，避免将粮食长期悬挂在锅台炉灶上方。

2. 储存　粮食的保存过程中，避免接触烟气。

3. 地膜育秧　尽可能地将作物的收割期提前，争取在雨季来到前利用自然条件使干燥。这样，即使仍需继续干燥，也因水分已显著减少而降低了粮食的吸氟能力。

（三）改善住房条件

住房各房间功能应明确，灶房与住室等应分开，避免相互之间空气直接流通，尽量使住室等不受或少受污染。应加强住房的保暖，以减少燃料的用量，从而使总污染物的排出明显减少。

（四）其他

应进行综合性的防治，如改变居民的不良生活习惯、某些饮食习惯，加强营养等。

七、小结

在牙齿发育期间，有明确的长期摄入过量氟病史，临床检查牙齿有白垩样变、釉质着色及釉质缺损中的一项即可诊断为氟斑牙。Smith 根据氟斑牙的临床表现分为白垩型（轻度）、着色型（中度）和缺损型（重度）三种类型，此分类适用于大面积筛选或粗略的流行病学调查。我国的氟斑牙临床诊断标准（WS/T 208-2011）是依据牙釉质表面光泽度、颜色改变程度、缺损程度将氟牙症分为 5 级。氟斑牙诊断并不难，但应注意与牙外源性染色、釉质混浊、釉质发育不全、四环素牙和龋齿相鉴别。目前氟斑牙治疗尚无标准化及完善临床路径，有一些成熟的治疗经验：对无实质性缺损的着色型氟斑牙可用药物脱色法进行治疗；对于有实质性缺损的则采用修复治疗方法较多，修复治疗主要包括光固化树脂修复、瓷贴面修复，烤瓷熔附金属全冠及瓷全冠，修复治疗中的难点是颜色的匹配问题。氟斑牙的预防主要包括改良炉灶，降低室内空气的氟污染；改良粮食的干燥、储存及育种方法；改善住房条件，将灶房与住室功能分开等。

（孟　彤）

第三章

龋病

第一节　龋病学概论

一、龋病的定义

龋病是在以细菌为主的多种因素影响下，发生在牙体硬组织的一种慢性进行性破坏性疾病。引起龋病的因素主要包括牙菌斑生物膜、食物以及牙所处的微生态环境等。龋病是人类常见、多发的口腔疾病，在各种口腔疾病的发病率中，龋病位居前列。由于龋病病程长、进展缓慢，一般情况下不危及患者生命，因此不易受到人们重视。实际上龋病的危害甚大，特别是病变向牙体深部发展后，可引起牙髓病、根尖周病、颌骨炎症等一系列并发症，以致严重影响全身健康。随着牙体硬组织的不断破坏，可逐渐造成牙冠缺损，成为残根，终至牙丧失，破坏咀嚼器官的完整性。这样不仅影响消化功能，而且在童年时期可影响牙颌系统的生长发育，使人体健康素质下降。此外，龋病及其继发病作为牙源性病灶，与全身健康有着密切的关系，其引起远隔脏器疾病的案例也时有报道。

（一）龋病的特征

患龋病时，牙体硬组织的病理改变涉及牙釉质、牙本质和牙骨质，基本过程是口腔微生物在牙面黏附形成牙菌斑生物膜，细菌在生物膜微生态环境中代谢碳水化合物产酸，造成牙脱矿致龋。

龋病的临床特征是牙体硬组织色、形、质发生变化。初期时牙龋坏部位的硬组织发生脱矿，微晶结构改变，牙透明度下降，牙釉质出现白垩色改变。继之病变部位有色素沉着，局部可呈黄褐色或棕褐色。随着无机成分脱矿、有机成分破坏地不断进行，牙齿脱矿，牙体缺损，形成龋洞。一旦形成龋洞，牙齿不能自身修复。

（二）龋病学的研究内容

由于龋病是一种多因素所致的疾病，龋病学研究的内容也涉及与龋病发生相关的多种因素，主要有：口腔微生态、口腔微生物及其所处的微环境——牙菌斑生物膜；宿主的抵抗力，包括牙结构、牙所处的环境、唾液等；细菌代谢的底物，主要是蔗糖的摄入量和频率；口腔卫生情况等。

随着分子生物学、蛋白质组学、代谢组学、基因组学、宏基因组学等新技术和手段不断被引入龋病的研究之中，学者们对口腔微生态变化特征、口腔正常菌群、细菌代谢谱、细菌黏附的分子机制、脱矿与再矿化、唾液生化变化及其对牙面的影响开展了系统研究，并运用分子生物学理论和技术对致龋菌重组，改变其遗传性状，以免疫学方法及遗传工程技术制备防龋疫苗等。

二、龋病的流行病学

龋病是发病率最高的口腔疾病，流行情况代表着牙病防治的水平。牙齿一旦萌出，在口腔微生态环境里，都有可能发生龋病。了解和掌握龋病的流行情况，对指导龋病的防治具有重要意义。

（一）龋病的好发部位

1. 好发牙位 流行病学调查资料表明，恒牙列中下颌第一磨牙的患龋频率最高，其次是下颌第二磨牙、上颌第一磨牙、上颌第二磨牙、前磨牙、第三磨牙、上颌前牙。下颌前牙患龋率最低（图3-1）。乳牙列中，患龋率最高的是下颌第二乳磨牙，其次是上颌第二乳磨牙、第一乳磨牙、上颌乳前牙、下颌乳前牙（图3-2）。

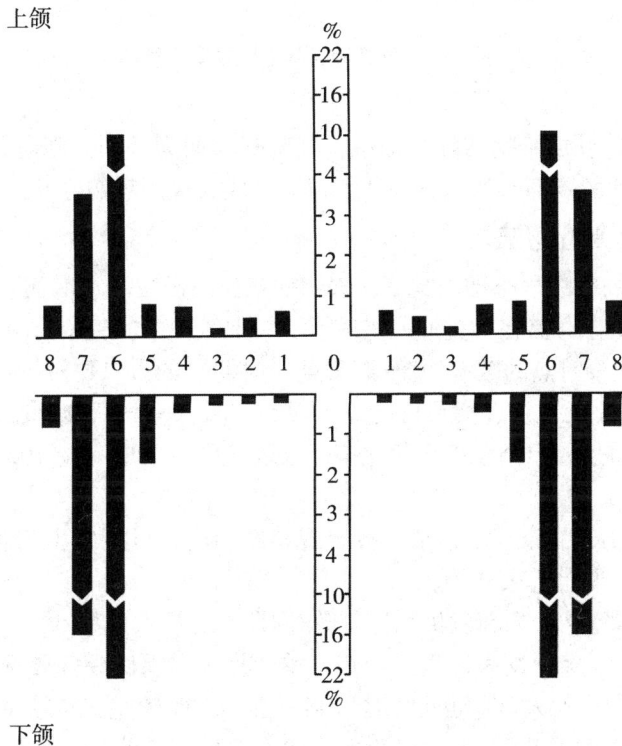

图 3-1 恒牙列各牙患龋频率示意图

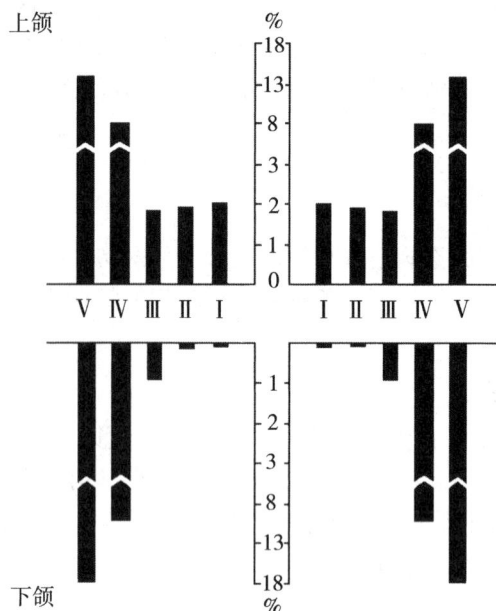

图 3-2　乳牙列各牙患龋频率示意图

2. 好发牙面　咬合面是龋病好发部位，其次是邻面和颊面。随着人口老龄化以及牙周炎患病率的增长，牙龈萎缩导致暴露的牙齿根面也成为根面龋的好发部位。

（二）龋病的评价方法

1. 患病率　龋病的患病率即患龋率，表示病程长的慢性病（龋病）存在或流行的频率。这一指标所表示的概念，是在调查或检查时点，一定人群中的患龋情况。其计算公式为：

龋病患病率=观察时点的龋病例数/该时点（时期）的人口数×k

"时点"在理论上无长度，要尽可能缩短观察时间，一般不应超过 1 个月。患病率可以理解为在某一特定时点罹患某种疾病的比率。基数 k 可为100%～（100 000/10 万），视具体情况而定。

2. 发病率　龋病发病率表示在某一特定观察期间内，可能发生某病（如龋病）的特定人群新发病的频率。其计算公式为：

龋病发病率=观察期间内新发生龋病例数/同期内受检人口数×k

"观察期间"应视疾病发病过程选择年、季、月等，龋病一般要选择"年"。"特定人群"可以是某地区的全部人口，也可以选择某一性别、年龄组人口或从事某种职业的人口。若选择"观察期间"为"年"，则分母为年平均人口数，可用上年末人口数和本年末人口数的平均数，也可用期中人口数。基数 k 概念同上。

3. 龋均　患龋率和发病率只能表达龋病的流行广度，不能反映龋病的严重程度。无论是一个人患 10 个龋齿，还是一个人患 1 个龋齿，以上述方式调查结果均只能为 1 个单位或 1 例病例，不能全面反映患龋程度的差异。

龋均即指每个患者所患龋齿的均数。在同一个体口腔中有正在发展的龋损牙，有已充填治疗的龋损牙，也有因龋病而拔除的牙，这些牙均应统计在内。每个人的患龋牙均数包含了上述 3 种情况。

目前常用的反映龋均的指数是龋失补指数（DMF），即龋齿数、因龋失牙数、因龋补牙数的总和，称龋失补指数。龋失补指数是一种不可逆指数，能反映一个人的终身龋病经历，已被广泛使用在龋病流行病学研究中，具有重要参考价值。

根据龋病记录的详细程度，又可将其分为 DMFT 指数和 DMFS 指数。DMFT 指数反映患者口腔中罹患龋病的牙数，"T"为 tooth 的缩写。一组人群的 DMFT 指数就是受检人群中平均每个个体罹患龋齿的牙数。DMFT 指数也有局限性。在没有进一步限定条件时，只能以牙为单位比较患龋的严重程度，而一个龋损可以小到难以发现的程度，也可以大到破坏整个牙冠。由于一颗牙有 4~5 个牙面，DMFT 指数不能对每个牙面的患龋情况进行比较，一颗牙的 1 个牙面患龋和 3 个牙面患龋时都只能记录为 1。

为了更准确地反映龋病流行的严重程度，可采用 DMFS 指数，"S"代表受龋病累及的牙面数。DMFS 指数较 DMFT 指数更具敏感性，特别适用于在较短期间内观察龋病的预防效果。

根面龋常发生于中老年人因牙龈退缩而暴露的牙颈部，常用的患龋率和龋均难以表达牙龈退缩与根面龋的关系。Katz 于 20 世纪 80 年代提出根龋指数（RCI），将牙龈退缩引入其中，其计算公式为：

RCI =（患龋的暴露根面+充填的暴露根面）/所有暴露的根面×100%

乳牙的龋病记录采用 dmf 指数，其内容和意义与 DMF 指数相同。视需要可选用 DMFT 或 DMFS。

（三）龋病的流行情况

龋病的流行史可追溯至百万年前。古代人的患龋情况并不严重。据考古发现，从巴勒斯坦发掘出来的旧石器时代的 55 个头颅上，仅发现 1 颗龋损牙。

龋病发病率随着人类进化及经济的发展，特别是食物摄入的种类改变而升高。在铁器时代（距今 2 000~3 000 年）前，龋病发病率不超过 2%~4%，并有着地理差异。狩猎时期（公元前 8000—公元前 7000 年）人群龋齿发病率为 1.3%。混合经济时期（公元前 4000—公元前 3000 年）为 4.84%，农业经济时期（17—19 世纪）上升至 10.43%。随着社会经济的发展，以碳水化合物为代表的精细食物消耗量增加，龋病发病率不断升高。到了近代，17—18 世纪欧洲人的患龋率普遍上升到 70%~80%，或者更高。20 世纪 60 年代时欧洲人和北美人的患龋率高达 90%。

龋病流行病学研究中，10~12 岁年龄组的资料具有代表性，能客观地反映流行情况。在 20 世纪 70 年代以前，工业化程度高的国家龋病指数较高，DMFT 约为 4.5。DMFT 超过 5.6 的国家有新西兰、澳大利亚、巴西和阿根廷。美国、苏联、墨西哥的 DMFT 位于高（>4.5）至中度（2.7~4.4）。中国、马来西亚等国 10~12 岁儿童的 DMFT 低于 2.6。WHO 1980 年对全球 107 个国家 12 岁年龄组 DMFT 的调查结果显示，51% 的国家 DMFT≤3，仍有 49% 处于较高水平。在 2000 年参与调查的 184 个国家中，68% 的国家 DMFT≤3。

随着公共口腔健康措施的实施，生活水平的改善，个人保健意识的提高，许多发达国家龋病流行情况出现下降趋势，发展中国家龋病发病率开始出现上升趋势。美国预防医学会推荐氟化水源在龋病防控方面起了关键作用，龋病呈下降趋势。一些发展中国家由于糖消耗的增加和防龋措施的不完善，龋病呈缓慢上升趋势（图 3-3，图 3-4）。2016 年 Lancet 公布全球疾病负担研究（GBD）数据显示，全球恒牙龋齿患病率居所有疾病首位，发病率居第二位，仅次于上呼吸道感染；乳牙龋齿发病率位居第五位。龋病全球防治工作任重道远。

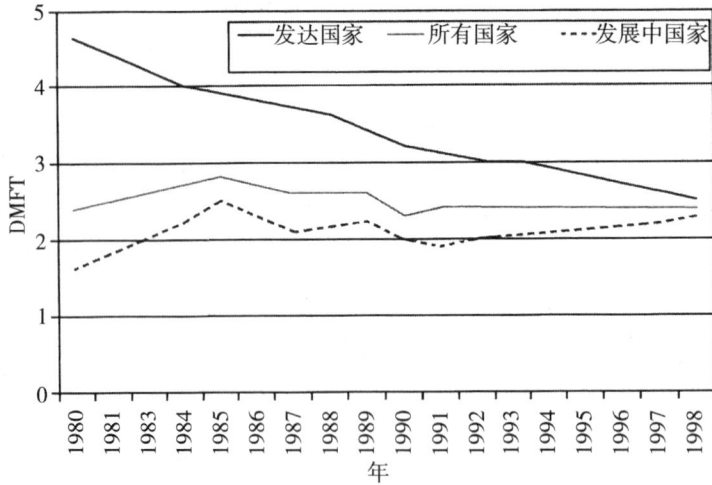

图 3-3　发达国家和发展中国家 12 岁儿童 DMFT 变化情况示意图

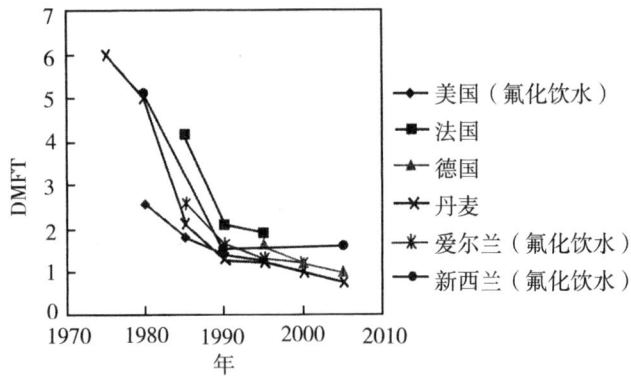

图 3-4　近 30 年发达国家的龋病流行趋势示意图

　　2017 年公布的第四次全国口腔健康流行病学调查结果显示，我国 5 岁儿童乳牙患龋率为 70.9%，较第 3 次全国口腔健康流行病学调查时上升了 5.8%；12 岁儿童恒牙患龋率为 34.5%，较 10 年前上升了 7.8%，龋病患病率农村高于城市（表 3-1）。儿童患龋情况呈现上升态势，但仍处于世界很低水平，12 岁儿童平均龋齿数为 0.86 颗，低于世界卫生组织公布的全球 12 岁儿童平均龋齿数（1.86 颗）。5 岁儿童龋齿经过充填治疗的牙齿比例为 4.1%，12 岁为 16.5%，充填率较 10 年前上升了约 50%，说明儿童家长对口腔卫生服务的利用水平在不断提升，但与发达国家相比仍存在显著差距。此外，由于中老年人牙周健康率不到 13%，65~74 岁人群根面龋的患病率仍处于较高水平（39.4%），为中老年口腔慢性病防控提出了挑战。随着深化医药卫生体制改革的持续推进，城乡居民对口腔卫生服务需求不断增长，口腔公共卫生和医疗水平不断提升，龋病的防治状况将得到不断改善。

表 3-1 我国龋病流行情况

时间	调查地区数	总调查人数	牙列/地区/年龄		平均患龋率
第三次全国口腔健康流行病学调查（2005年）	30	93 826	恒牙	12岁 城	28.9%
				12岁 乡	28.9%
				35~44岁 城	89.1%
				35~44岁 乡	87.1%
				65~74岁 城	98.2%
				65~74岁 乡	98.7%
			乳牙	5岁 城	62.0%
				5岁 乡	70.2%
第四次全国口腔健康流行病学调查（2015年）	31	172 000	恒牙	12岁	34.5%
				65~74岁（根面龋）	39.4%
			乳牙	5岁	70.9%

（郭志宏）

第二节 龋病病因与发病机制

一、龋病发生的微生物因素

现代微生物学的建立始于显微镜的发明和人类口腔微生物的发现。300多年前荷兰人列文·虎克使用自制的显微镜，取牙齿表面软垢，第一次观察到人体微小生命体，被称为微生物学的起源。刚出生的新生儿口腔一般是无菌的。通过与外环境的接触，口腔细菌数量和种类随着年龄增长、牙列更替等发生着动态演替。人类口腔中定植了超过700余种微生物，包括细菌、病毒、真菌、支原体及衣原体等。口腔微生物群落以牙菌斑生物膜的形式定植于牙齿及口腔黏膜表面。牙菌斑生物膜内的微生物之间、微生物与宿主之间存在着紧密的动态交互作用，构成了人体复杂的口腔微生态。微生态平衡与龋病的发生发展密切相关。

（一）口腔微生物

口腔是消化道的起始部分，前借口裂与外界环境相通，后经咽峡与咽、呼吸系统及消化系统延续，是人体内部与外界环境物质传递与交换的重要场所，也是病原菌及毒性物质侵入人体的第一门户。口腔各部位的微生物群体差异很大，牙面沟裂、牙邻面、龈沟、口腔黏膜表面有不同的菌群分布，在口腔疾病发生发展过程中分别起到不同作用。

1. 微生物与龋病 人类口腔是一个复杂的微生态环境，包括口腔、牙齿、唾液和微生物，多种口腔细菌与龋病发生有关系，龋病不是由某一种细菌所致，只有当微生态环境改变，细菌才可能成为优势菌，或条件致病菌。1954年Orland等首次通过无菌动物实验证实，喂食高糖食物的无菌鼠不发生龋病；同样饲养条件下，饲料中加入产酸的口腔细菌，无菌鼠则发生龋损。引起龋病的微生物均能利用蔗糖代谢产酸，但不是所有产酸的微生物都会引起龋病。1960年，Keyes实验证实微生物可以在动物间传播。将抗龋动物与龋活跃动物同一环境中饲养，让抗龋动物有机会摄入龋活跃动物的排泄物，造成微生物在动物间的传播，出现龋病。

利用碳水化合物代谢产酸是微生物引起龋病的重要生物学特征。随着牙菌斑生物膜内酸的堆积，牙菌斑生物膜与牙齿界面pH下降，达到临界pH（critical pH），即菌斑酸浓度达到使牙釉质脱矿的pH（5.4~5.5）。牙菌斑生物膜内的一些细菌在酸性环境中可以生存并持续产酸，如变异链球菌和乳杆菌等，牙菌斑生物膜的产酸活性与龋病发病密切相关。

合成细胞内外多糖是微生物引起龋病的另一个重要生物学特征。当环境中碳水化合物丰富时，牙菌斑生物膜细菌可以利用其合成细胞外多糖，其中$\alpha-1$，3链不溶性葡聚糖在龋病发病过程中意义最大。龋活跃患者牙菌斑生物膜中分离出的不溶性葡聚糖较无龋患者显著增多。变异链球菌、轻链球菌、黏性放线菌、内氏放线菌等均能合成不溶性葡聚糖。细菌还合成细胞内多糖，当外源性糖供缺乏时，细胞内多糖分解代谢，维持牙菌斑生物膜细菌的生存并继续产酸。

龈上菌斑中大多为革兰氏阳性兼性厌氧菌，主要为链球菌属。在链球菌中最常见的是血链球菌、轻链球菌、变异链球菌、罗氏龋齿菌、消化链球菌、表皮葡萄球菌，以及黏性放线菌、内氏放线菌和衣氏放线菌等。革兰氏阴性菌包括产碱韦荣菌和口腔类杆菌。韦荣菌能利用其他细菌产生的有机酸，代谢成为丙酸或其他弱酸，减少有机酸对牙面的持续脱矿。

2. 致龋微生物　牙菌斑生物膜微生物与龋病发病密切相关，随着龋病的发生，牙菌斑生物膜内细菌比例可不断变化，某些菌种数量增加时，另一些细菌数量可能减少。

龋病是多种微生物在特殊的微生态环境下共同作用的结果，细菌要致龋，或被定义为致龋菌，必须符合以下基本条件：①具有强的表面黏附力。②产酸力强。③耐酸力强，在酸性环境中能够生存和代谢。④能合成细胞内外多糖。目前认为致龋菌主要有链球菌属、乳杆菌属、放线菌属等。

（1）链球菌属：口腔中所有部位均能分离出链球菌，链球菌为革兰氏阳性兼性厌氧菌，在口腔常驻菌群中链球菌所占比例较大。在口腔中各部位所分离的链球菌比例不同，牙菌斑生物膜占28%，龈沟29%，舌面45%，唾液46%。在血琼脂平皿上，大多数链球菌为不溶血，早期的学者们称其为草绿色链球菌。根据Colman和Williams的命名学标准，常见的口腔链球菌种及其生化反应见表3-2。链球菌与龋病有一定关系。

表3-2　常见的口腔链球菌

菌群	酵解		水解精氨酸产氨	水解七叶树苷	V-P试验	产生过氧化氢	由蔗糖产生多糖	
	甘露糖醇	山梨醇					菌落外观	化学性质
变异链球菌	+	+	-	+	+	-	硬	变聚糖/葡聚糖
血链球菌	-	-	+	+	-	+	硬	葡聚糖
轻链球菌	-	-	-	+	+/-	+	硬/软	葡聚糖
米勒链球菌	-	-	+	+	+	-	软	—
唾液链球菌	-	-	-	+	-		黏液样	果聚糖

①血链球菌：是最早定植在牙面的细菌之一，也是口腔中常分离到的链球菌种。血链球菌利用蔗糖合成细胞外多糖，对细菌黏附、牙菌斑生物膜的形成和成熟有重要作用。

②变异链球菌：1924年Clarke发现变异链球菌。变异链球菌可以造成啮齿类动物和灵

长类动物实验性龋，与人类龋病密切相关。基于变异链球菌细胞壁抗原成分的差异，变异链球菌分为 8 种血清型亚种（a~h）。虽然细胞壁碳水化合物抗原具有血清型特异性，但其中一些血清型可发生交叉抗原反应。根据生化反应的生物分型，变异链球菌分为 I ~ V 共 5 种生物型（表 3-3）。

表 3-3 变异链球菌群各菌种特点

变链菌	参考命名	血清型	生物型	G+C（mol）%	宿主
S. cricetus	仓鼠链球菌	a	III	43~44	仓鼠
S. rattus	大鼠链球菌	b	II	42~43	大鼠
S. mutans	变异链球菌	c, e, f	I	36~38	人，猴
S. sobrinus	茸毛链球菌	d, g, h	IV	44~45	人，猴
S. ferus	野生鼠链球菌	c	—	44	野生鼠
S. macacae	猴链球菌	e	V	35~36	猴

变异链球菌群中的变异链球菌和远缘链球菌（茸毛链球菌）与人类龋病密切相关。变异链球菌组致龋过程中所涉及的最重要物质是蔗糖。蔗糖不仅是变异链球菌的主要能量来源，其代谢蔗糖的生化活动在致龋过程中也发挥重要作用。变异链球菌产生细胞外多糖如葡聚糖和果聚糖，使其在口腔中能选择性附着于平滑牙面。变异链球菌含有的共价结合的多肽分子也可能参与附着过程。该菌在世界范围内流行，不同种族、不同社会经济背景的人群中均可分离出此菌。在龋病流行人群中其分离率更高。

变异链球菌可通过唾液传播。母亲是传播变异链球菌给儿童的主要来源。变异链球菌的致龋性主要取决于其产酸性和耐酸性。在牙菌斑生物膜中生存的变异链球菌可使局部 pH 下降至 5.5 以下，并能维持相当长时间，避开唾液的缓冲作用，造成局部脱矿，龋病病变过程开始。

③轻链球菌：是牙菌斑生物膜中最常分离到的细菌，在生理学和血清学上具有异源性。轻链球菌利用蔗糖合成不溶性胞外聚合物和细胞内多糖，在缺乏碳水化合物的情况下可以继续代谢产酸。

（2）乳杆菌属：是革兰氏阳性兼性厌氧，或专性厌氧杆菌。乳杆菌分为两类：一类为同源发酵菌种，以干酪乳杆菌和嗜酸乳杆菌为代表，利用碳水化合物主要产生乳酸，与龋病密切相关；另一类为异源发酵菌种，以发酵乳杆菌为代表。利用碳水化合物产生乳酸、乙酸、乙醇和 CO_2。牙菌斑生物膜中最常见发酵乳杆菌，唾液中最常分离到的是嗜酸乳杆菌。

龋活跃者口腔中的乳杆菌数量很大，且能在血液中产生针对乳杆菌的抗体，随着龋病严重程度加重，乳杆菌数量亦随之增加，因此，多年来乳杆菌一直被认为是主要致龋菌。乳杆菌对牙面黏附力低，在牙菌斑生物膜中所占比例小，常低于培养总数的 0.01% ~ 1%。虽然乳杆菌能产酸耐酸，但其总量甚微，难以造成大范围脱矿破坏。当食物中蔗糖含量增高，口腔中有蔗糖滞留部位或有龋洞存在的部位，乳杆菌数量会增加。当龋洞经过修复处理，滞留乳杆菌的部位消除后，其数量下降。动物实验发现乳杆菌具有致龋性，以窝沟龋为主，更多地涉及牙本质龋，在龋病发展过程中作用较大。有学者认为，乳杆菌的增加不是导致龋病开始的原因，而是龋病进展的结果。

（3）放线菌属：是革兰氏阳性、不具动力、无芽孢形成的微生物，呈杆状或丝状，其长度有显著变化。丝状菌通常较长、较细并可能出现分枝。口腔中常发现的放线菌有两类：一类为兼性放线菌，包括内氏放线菌和黏性放线菌；另一类为厌氧放线菌，包括衣氏放线菌、迈氏放线菌和溶牙放线菌。龈上菌斑、龈下菌斑和根面龋菌斑中常分离到放线菌。内氏放线菌主要分布在舌背、唾液和少儿的菌斑中。青年人和成年人菌斑中黏性放线菌的比例较高。成人牙面彻底清洁后，黏性放线菌是在牙面龈上早期定植的细菌之一。黏性放线菌可分为2种血清型，内氏放线菌可分为4种血清型。

放线菌能代谢葡萄糖产酸，产生乳酸，少量乙酸、琥珀酸以及痕量甲酸。黏性放线菌和内氏放线菌，可造成根面龋、窝沟龋和牙周组织破坏。黏性放线菌形成胞外果聚糖和杂多糖，其主要成分为己糖胺和己糖。这些多糖仅具低度致龋性。

（4）龋病进程中微生物组成的变化及影响：清洁的牙面最初定植细菌是对牙面高度选择性的口腔微生物，主要有血链球菌、口腔链球菌和轻链球菌，还有其他细菌，如放线菌。变异链球菌在最初定植的链球菌中仅占2%或更少。血链球菌、放线菌和其他的草绿色链球菌常被称为"非变异链球菌性链球菌"，与变异链球菌相区别。随着牙菌斑生物膜老化，细菌的组成从以链球菌为主转变为以放线菌为主。光滑表面成熟菌斑内的定植菌主要是放线菌和链球菌，其中大部分是非变异链球菌，变异链球菌所占比例很小。

微生物在牙菌斑生物膜形成和成熟过程中不断发生变化，龋损表面微生物种类多样，牙釉质出现白垩色病损时，变异链球菌比例高于正常牙面。口腔早期定植微生物，如血链球菌、唾液链球菌、颊纤毛菌等也可以引起脱矿。

（二）口腔微生态

口腔是人体的重要器官，其主要生物学功能是食物的咀嚼、吞咽、消化以及语言和美观等。口腔微生态系由两部分组成，一部分是口腔组织器官本身，包括形态、功能各异的牙齿、牙周组织、舌、口腔黏膜以及唾液等；另一部分是存在于口腔中各种微生物群落，包括细菌、真菌、螺旋体、原虫和支原体。口腔解剖结构复杂多样，微生物种类多、变化大，微生态境不一。

口腔微生态是机体生态系统中重要的空间层次之一，由唇、舌、颊、腭、牙龈、牙槽骨、牙齿、唾液、义齿等，不同部分视为不同的微生态境。这些微生态区可按其结构特点及所处位置划分为生境、生态点和生态位。以牙齿为例，牙冠和牙根是不同的生境，牙冠又包括牙面和窝沟，而牙面又可分为唇（颊）面、舌（腭）面和邻面。各个牙面和窝沟又可分为多个生态点和生态位。各种口腔微生物在口腔不同的生态位点共栖、竞争和拮抗，在种群及数量甚或在功能上保持一个动态平衡的自身稳态，构成了人类最复杂的口腔微生态系，其稳态维持与宿主口腔的健康和疾病有着极为密切的关系。

（三）牙菌斑生物膜

牙菌斑生物膜是口腔微生物定植在牙面的口腔微生态，细菌在其中生长、发育、繁殖与衰亡，并在其中进行复杂的代谢活动，引起龋病、牙周病、种植体周病等。根据所在部位牙菌斑生物膜可以分为龈上菌斑和龈下菌斑。龈上菌斑位于龈缘上方，以革兰氏阳性菌为主；龈下菌斑位于龈缘下方，以革兰氏阴性菌为主。

1. 牙菌斑生物膜的结构　以龈上菌斑为例，牙菌斑生物膜的基本结构包括基底层、中间层和表层。

（1）牙菌斑生物膜基底层：一般情况下，清洁的牙面一经接触唾液，唾液糖蛋白很快选择性地吸附在牙面，形成均质性薄膜，称为获得性膜，HE 染色呈红色。基底层是连接微生物与牙面的重要载体。获得性膜可以是完整的一层，有一定的厚度和连续性，细菌黏附在获得性膜表面，有些口腔细菌直接黏附在牙釉质、牙骨质表面。

（2）牙菌斑生物膜中间层：中间层是牙菌斑生物膜的主要结构。获得性膜一旦形成，口腔微生物很快定植在其表面，从菌落结构到膜状结构。最早在获得性膜上定植的细菌是链球菌，接着是杆状菌、丝状菌等。为了扩大细菌的黏附面积，保持牙菌斑生物膜内微生物的营养和氧的供给，中间层的细菌逐渐排列成栅栏状。栅栏状结构是由丝状菌或杆菌为中心，球菌和短杆菌黏附在其表面，栅栏状结构垂直于牙面，是牙菌斑生物膜成熟的特征性结构。

（3）牙菌斑生物膜表层：牙菌斑生物膜表层靠近口腔，表层结构疏松，细胞间隙较宽，细菌相互附着形成谷穗样结构。栅栏状结构和谷穗样结构是成熟牙菌斑生物膜的重要标志。牙菌斑生物膜表层含有大量的脱落上皮细胞和食物残渣等。咀嚼限制牙菌斑生物膜生长高度，但对邻面或龈区菌斑的影响不大。

窝沟特殊的解剖结构是细菌定植的最佳场所，窝沟菌斑微生物类型更为有限。在均质性基质中以革兰氏阳性球菌和短杆菌为主，可见酵母菌和食物残渣，一些区域仅见细胞躯壳，在细菌细胞内及其周围可能发生矿化。

2. 牙菌斑生物膜的组成　牙菌斑生物膜组成包括 80%水和 20%固体物质。固体物质主要有蛋白质、碳水化合物、脂肪和钙、磷、氟等无机成分。蛋白质占菌斑干重的 40%～50%，碳水化合物占 13%～18%，脂肪占 10%～14%。菌斑抽提物中所含蛋白质的量相当于主要菌斑细菌混合物中蛋白质量的 4 倍。菌斑脂肪多来自微生物。菌斑碳水化合物和蛋白质含量变化与食物有关。

（1）蛋白质：牙菌斑生物膜中蛋白质来源于细菌、唾液、龈沟液，已鉴定出一些唾液蛋白质如淀粉酶、溶菌酶、IgM、IgA、IgG 和清蛋白等，IgG、IgA 和 IgM 来源于龈沟液。细菌酶包括葡糖基转移酶、葡聚糖水解酶、透明质酸酶、磷酸酶和蛋白酶。

（2）碳水化合物：葡萄糖是牙菌斑生物膜的主要碳水化合物，其次为阿拉伯糖、核糖、半乳糖和岩藻糖。碳水化合物以胞外聚合物形式存在，如葡聚糖、果聚糖和杂多糖，多糖由牙菌斑生物膜微生物合成。

葡聚糖包括水溶性葡聚糖和非水溶性葡聚糖，前者主要为 α-1，6 链，后者多数为 α-1，3 链，又称变聚糖。牙菌斑生物膜中还包含不同类型的果聚糖，如（2，6 键）的左聚糖和（1，2 键）的右旋糖。葡聚糖和果聚糖均用作牙菌斑生物膜代谢的碳水化合物贮库，葡聚糖还具有促进细菌附着至牙面及细菌间选择性黏附的功能。杂多糖由 N-乙酰葡糖胺、半乳糖、葡萄糖和糖醛酸构成。牙菌斑生物膜碳水化合物也以细胞壁肽聚糖和细胞内糖原形式存在。当外源性碳水化合物缺乏时，微生物通过降解其胞内多糖产酸。

（3）无机成分：牙菌斑生物膜中含有钙、磷酸盐和高浓度的氟，氟浓度为 14～20ppm（1ppm＝1mg/L），高于唾液氟浓度（0.01～0.05ppm）和饮水氟浓度（0～1ppm）。大多数氟化物与无机成分或细菌结合。细菌发酵碳水化合物时，菌斑 pH 下降，释放出氟离子，阻止 pH 下降和/或形成氟磷灰石，提高牙齿抗酸能力。

3. 牙菌斑生物膜的形成和发育　牙菌斑生物膜形成可分为获得性膜形成、细菌黏附、菌斑成熟 3 个阶段，每个阶段连续发生，很难截然分开。

（1）形成获得性膜：唾液糖蛋白选择性吸附在牙齿表面形成的均质性膜称为获得性膜。清洁的牙面，20分钟内即可形成获得性膜，厚度为5~20μm。之后细菌开始在其表面黏附。1小时后，细菌菌落数量增加，互相融合；24小时内细菌菌落完全融合，覆盖牙面。

羟基磷灰石表面形成的获得性膜有3种形态，分别为球状、毛状和颗粒状。羟基磷灰石表面结构与牙釉质表面相同，固体表面性质对蛋白吸附类型有重要影响，各种形态学类型与此有关。牙面获得性膜分为表面膜和表面下膜。表面下膜由树枝状突起构成，扩散至牙釉质晶体间隙，进入牙釉质深度为1~3μm。

获得性膜由蛋白质、碳水化合物和脂肪组成。甘氨酸、丝氨酸和谷氨酸含量高，占氨基酸总量的42%，其次为天冬氨酸、脯氨酸、丙氨酸、亮氨酸。含硫氨基酸和芳香族氨基酸含量较低。胞壁酸和二氨基庚二酸含量更低，在新形成的获得性膜中无法检测。碳水化合物主要有葡萄糖、半乳糖、葡糖胺、半乳糖胺、甘露糖和岩藻糖。获得性膜的脂肪含量约为20%，其中主要是糖脂（13%），中性脂肪和磷脂共占5%。

获得性膜的功能具有双向性。获得性膜具有修复或保护牙釉质表面的作用，获得性膜改变了吸附部位牙面的物理和化学性质，包括牙釉质溶解性、化学反应性和通透性等，为细菌在牙面的定植提供条件，成为牙菌斑生物膜形成的初期阶段。获得性膜组成成分为牙菌斑生物膜中的微生物提供了丰富的底物和营养等，促进细菌对牙面的定植和代谢，有利于牙菌斑生物膜的形成。

（2）细菌黏附：获得性膜形成后，很快细菌在其表面黏附，血链球菌是最早黏附的细菌。不同的菌种以不同的速率黏附至获得性膜上。细菌选择性黏附的原因与细菌表面含有与获得性膜互补的受体有关。

蔗糖可以促进变异链球菌的黏附聚集。变异链球菌的表面黏附包括两个过程，黏附初期是细菌细胞壁蛋白与获得性膜的唾液糖蛋白之间产生微弱的黏附。此后，由葡聚糖同细胞表面受体以配位体形式的黏附结合（图3-5）。口腔链球菌的选择性附着开始是非特异性、低亲和力、迅速的结合反应；之后是特异性、高亲和力、缓慢的，而对获得性膜强有力的黏附。在蔗糖诱导牙菌斑生物膜形成过程中葡糖基转移酶（GTF）起到关键作用。葡糖基转移酶能吸附至获得性膜上，也可存在于变异链球菌表面。葡糖基转移酶产生的葡聚糖链在细菌表面和牙面之间相互作用并形成强有力的结合。

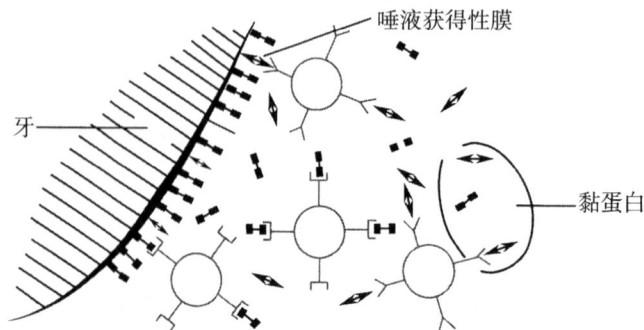

图3-5　细菌附着的配位体理论示意图

唾液黏蛋白在细菌附着于牙面的过程中也发挥了重要作用。唾液中有两种不同类型的黏蛋白，分别为 MG1 和 MG2。MG1 构成获得性膜的主要成分。MG1 黏蛋白可作为获得性膜的主体形式接受细菌的选择性黏附，同时作为营养底物供细菌生长和代谢。MG2 黏蛋白能够结合至细菌表面的黏附素，促进细菌凝聚形成细菌团块，使细菌从口腔中清除。

（3）菌斑成熟：已在获得性膜上牢固黏附的细菌自身繁殖，加之细菌附着力的影响，细菌在局部聚集为若干层。葡聚糖能促进变异链球菌细胞间附着和黏性放线菌聚集。约 2 天后牙菌斑生物膜开始成形，早期以链球菌为主，继之有较多更为厌氧的细菌和丝状菌丛，特别是放线菌数量增加。丝状菌与牙面垂直排列，形成栅栏状结构，扩大细菌附着面积，构成营养通道，在靠近牙面的部位氧气密度降低，适宜兼性厌氧菌繁殖。早期牙菌斑生物膜中主要微生物包括链球菌、放线菌、梭状杆菌、韦永菌、奈瑟菌等，至第 9 天时链球菌仍然是主体，其次是放线菌、各种革兰氏阴性菌如类杆菌、梭状杆菌和密螺旋体等。牙菌斑生物膜成熟的标志是形成栅栏状结构和谷穗样结构。

发育中的牙菌斑生物膜和定居的微生物群体不断改变微生态环境，一些菌种被另一些对环境更适应的菌种所取代。培养不同细菌时，氧化还原电势（Eh）亦发生改变。菌斑 Eh 下降可通过氧化还原指示剂如亚甲蓝或氯化三苯基四氮唑显示，也可通过电位计直接测定。不同的菌斑微生物降低 Eh 的能力亦不相同。

4. 牙菌斑生物膜的物质代谢 牙菌斑生物膜的物质代谢包括糖代谢、蛋白质代谢和无机物代谢。这些代谢活动与龋病有着密切的关系，其中糖代谢最为重要。

（1）糖的分解代谢：口腔及牙菌斑生物膜是口腔细菌生长代谢的外环境，食物中的碳水化合物是其能量代谢的底物。细菌通过代谢酶的作用，如 α-淀粉酶、糖苷酶等，切断多糖链上各单糖之间的糖苷键，将多糖转变为单糖。多糖降解成单糖或双糖被细菌利用。胞外蔗糖酶，又称转化酶，可将胞外的蔗糖直接转化为葡萄糖和果糖，为细菌提供能源。

口腔细菌主要通过糖酵解途径代谢摄入胞浆的糖，为细菌提供能量和合成细胞内物质的前体。嗜酸乳杆菌仅有糖酵解途径，乳酸是其代谢的唯一产物。口腔链球菌细胞内糖代谢途径包括有氧氧化和无氧酵解，两种途径有一共同过程是产生丙酮酸。在有氧的条件下，丙酮酸完全氧化生成 CO_2 和 H_2O，并产生大量能量。在无氧条件下，丙酮酸则通过酵解方式最终生成有机酸。牙菌斑生物膜生成的有机酸主要有乳酸、乙酸、甲酸、丙酸等，细菌种类不同，发酵的最终产物也不同。

（2）糖的合成代谢

①细胞内聚合物：口腔细菌通过分解代谢获得能量的同时，还进行合成代谢，形成细胞内聚合物贮存能源。在外源性能源缺乏时，细胞内聚合物发挥作用，维持细菌细胞生存。口腔细菌的细胞内聚合物包括细胞内多糖、聚-β 羟丁酸、聚磷酸盐等。细胞内多糖合成是由酶催化的化学反应，需要 Mg^{2+} 和 K^+ 参加，并消耗能量。细胞内多糖合成由葡萄糖开始，经过 6-磷酸葡萄糖、1-磷酸葡萄糖、二磷酸腺苷葡萄糖、1，4-糖苷键葡萄糖聚合物生成过程，最后生成细胞内多糖。细胞内多糖是细菌致龋的重要条件之一。缺乏细胞内多糖的变异链球菌突变株在定菌鼠齿的沟裂及平滑面的致龋力明显减弱。在"饥饿"状态下，即外源性能源缺乏时，细胞内多糖对维持细菌的生存具有重要作用。

②细胞外聚合物：口腔细菌的胞外聚合物主要是细胞外多糖，包括葡聚糖、果聚糖和杂多糖。葡聚糖和果聚糖是由变异链球菌和其他少数口腔细菌结构酶，如葡糖基转移酶（GTF）和果糖基转移酶（FTF），利用蔗糖合成的胞外多糖。

变异链球菌主要有 3 类 GTF，即 GTF-B、GTF-C 和 GTF-D，分别由 GTF 基因 gtfB、gtfC、gtfD 编码合成。GTF-B 主要合成非水溶性葡聚糖，结构上主要通过 $\alpha-1，3-$ 糖苷键将葡糖基彼此相连形成葡聚糖。非水溶性葡聚糖具有很强的黏性，在细菌黏附过程中起重要作用，是变异链球菌主要毒力因素之一。GTF 对蔗糖具有高度特异性，催化蔗糖的葡糖基部分，以一定形式的糖苷键相连而成葡聚糖，对葡萄糖或其他双糖或多糖的葡糖基没有催化聚合作用。

水溶性葡聚糖，又称右旋糖酐，通过 $\alpha-1，6-$ 糖苷键将葡糖基彼此相连形成葡聚糖。水溶性葡聚糖的作用主要是作为细菌胞外能源贮库及底物。

果糖基转移酶是变异链球菌组产生的另一种胞外多糖合成酶，其作用是将蔗糖的果糖基部分转运到 $\beta-1，2-$ 果聚糖链上形成果聚糖，同时释放出游离的葡萄糖。果聚糖主要是作为细胞外碳水化合物贮库，使细菌在缺乏营养物质时仍能持续代谢生存。

5. 牙菌斑生物膜的致龋性　牙菌斑生物膜的致龋作用可以概括为细菌代谢碳水化合物产酸，由于菌斑基质的屏障作用，酸不易扩散，局部 pH 下降，造成脱矿，形成龋齿。

（1）牙釉质脱矿过程：细菌产生的酸在牙菌斑生物膜内形成一种浓度梯度，酸通过牙釉质内的釉柱连接处、柱鞘等通道到达牙釉质表面，造成脱矿。细菌产生的酸是一些弱酸，以非离子化形式存在，与其各自的阴离子乳酸根（L^-）或乙酸根（A^-）和氢离子平衡。

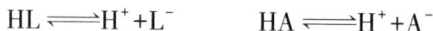

$$HL \rightleftharpoons H^+ + L^- \qquad HA \rightleftharpoons H^+ + A^-$$

在各种 pH 条件下，单独或合并使用乙酸或乳酸作用于牙釉质，其损害形成程度均取决于酸扩散时的解离程度，而未解离的酸则具有缓冲作用，是氢离子的贮库。酸的解离程度由各种酸的解离常数（Ka）决定，乳酸是一种较强的酸，在特定 pH 条件下，乳酸分解成 H^+ 和 L^-，扩散进入牙釉质。氢离子和少量乳酸根、乙酸根离子（L^- 和 A^-）扩散进入羟基磷灰石晶体周围，攻击晶体的矿化薄弱部位，溶解牙釉质的碳酸盐-磷灰石结构。牙釉质在弱酸中的溶解率与晶体中的碳酸盐直接相关。早期牙釉质龋的碳酸盐和镁最易丧失，是酸攻击的重要目标。

酸的持续作用造成牙釉质中 CO_3^{2-}、Mg^{2+}、Ca^{2+}、OH^-、PO_4^{3-}、F^-、Na^+ 由晶格中移出，并扩散至晶体间的液相环境中。这些离子及其复合物，如乳酸钙、磷酸钙、磷酸二氢钙等将按其浓度梯度，通过牙釉质内新扩大的孔隙扩散，使钙和磷酸盐等矿物质丧失至外环境中。牙菌斑生物膜的细菌不断产酸并扩散至晶体周围，脱矿过程持续进行。

早期龋的主要化学反应过程：①酸的进入，碳酸盐和镁的丧失。②矿物质中钙的移出，Ca/P 降低，矿物质密度降低。③牙釉质表层氟离子浓度的增加。④羟基磷灰石（HAP）溶解，脱矿形成龋损。

（2）细菌的作用：细菌在龋病发生的作用有两种学说解释，即非特异性菌斑学说和特异性菌斑学说。非特异性菌斑学说认为龋病不是由某些特异性细菌引起，而是由所有细菌产生的毒性物质所致的。特异性菌斑学说认为龋病是由特异性的细菌引起，变异链球菌主要引起点隙沟裂龋、平滑面龋和根面龋；放线菌主要引起根面龋；血链球菌、唾液链球菌、乳杆菌、肠球菌等也可引起点隙沟裂龋。特异性菌斑学说无法解释的是无龋者口腔中也能分离到这些细菌，它们是口腔的常驻菌。

二、龋病发生的宿主因素

影响龋病发病的宿主因素主要包括牙和唾液。发育良好的牙，即使其他致龋因素很强也不会发病。唾液对维持口腔正常 pH，保持牙面完整性，促进已脱矿牙的再矿化等方面具有重要影响。唾液腺因各种因素遭到破坏后，很容易发生龋病。

（一）牙齿

牙齿和牙弓形态在龋病发病过程中有重要影响，没有缺陷或缺陷很少的牙一般不发生龋病。动物犬牙形态呈圆锥形，缺少窝沟，牙间隙较宽，易清洁，不易发生龋病。后牙深窝沟对龋病高度敏感，窝沟菌斑不易清除，食物碎片和微生物也容易在窝沟内滞留（图 3-6）。牙对龋病的敏感性与窝沟深度呈正相关。

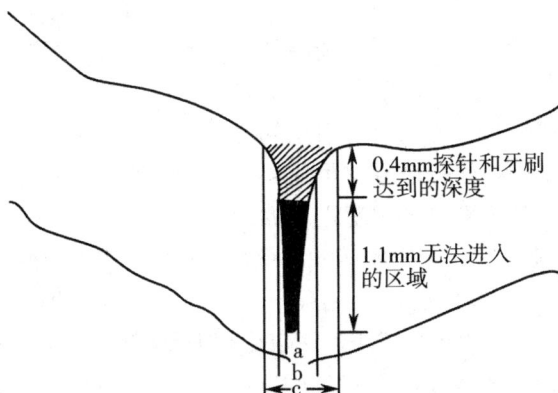

图 3-6　探针及牙刷均难达到窝沟底部

a. 0. 1mm；　b. 0. 2mm；　c. 0. 5mm

牙齿的各表面对龋的易感性不同，一些牙面易患龋，一些牙面很少波及，凡有滞留区形成的牙面易形成龋病。牙排列不整齐、拥挤和牙重叠也利于龋病发生。

下颌第一磨牙各表面龋易感的顺序依次为𬌗面、颊面、近中面、远中面和舌面；上颌第一磨牙依次为𬌗面、近中面，腭面、颊面和远中面。上颌侧切牙的舌面较唇面更易患龋。下颌磨牙颊沟、上颌磨牙腭沟、上颌切牙舌窝等部位形成的滞留区易于患龋。下颌第一恒磨牙远中面在萌出后 4~5 年内受到唾液清洗，直至 10 岁左右才萌出第二磨牙，近中面龋易感较高。

牙齿的理化性质、钙化程度、微量元素含量等因素也影响龋病的发生发展。矿化良好的牙不易患龋。牙釉质中氟、锌含量较高时，患龋率较低。

牙釉质表层较表面下层更具抗龋能力。初期龋损部位的显微放射照片经常发现牙釉质表层下已显著脱矿，而其表层仅轻度受累。龋病发病过程中内层牙釉质脱矿的矿物质被转运至表层，继而扩散至菌斑液和唾液，一旦菌斑液中的酸被唾液中的碱性缓冲体系所中和，表层所处的液相环境中 pH 上升，钙和磷酸盐达到饱和状态后，矿物质就会在原已脱矿的表层沉积下来发生再矿化，故而表层显得相对完整。表层牙釉质具有更多矿物质和有机物，水含量相对少，一些元素包括氟、氯、锌、铅和铁也多聚集在牙釉质表面，碳、镁则相对稀少，这些因素也增强了牙釉质表层的抗龋能力。随年龄增长，牙釉质密度和渗透性降低，氮和氟含量增加。这些变化是牙萌出后的"成熟"过程。随着年龄增长或时间推移，牙齿对龋病抵抗力随之增加，成年后龋病发病可处于相对稳定状态。饮用氟化水使牙釉质表层的氟浓度增加，牙釉质抗酸能力亦随之增强。

（二）唾液

唾液是人体最重要的体液之一，是由口腔附近各类大小唾液腺分泌液、龈沟液以及混悬其中的食物碎片、微生物和口腔上皮脱落细胞等构成的混合性液体。唾液本身的理化性质以及成分在不同个体间存在差异，同一个体不同腺体的分泌液在质和量方面均有很大差别。在维持口腔正常生理方面，唾液质和量的改变、缓冲能力的大小以及抗菌系统的变化都与龋病发生过程有着密切关系。

1. 唾液流速　唾液抗龋作用最重要的是清洁和缓冲作用，用唾液清除率或口腔清除率来表示，唾液流速越大，缓冲能力越强，清除效力越高。唾液流量减少可引起口腔防御能力下降，导致龋病和口腔黏膜感染。唾液量过少的患者，如口腔干燥综合征患者、头颈部肿瘤接受放射治疗后唾液腺受到破坏者，常易发生龋病。

唾液的流速和缓冲能力与龋敏感性呈负相关。增龄性改变使唾液腺细胞萎缩，唾液流量减少，缓冲能力下降，老年人对龋的敏感性增加。

2. 唾液缓冲系统　唾液中 3 个主要缓冲系统使唾液 pH 处于中性，包括重碳酸盐、磷酸盐和蛋白缓冲系统，这 3 个系统对 pH 变化有不同的缓冲能力。重碳酸盐缓冲系统和磷酸缓冲系统的 pH 分别为 $6.1 \sim 6.3$ 和 $6.8 \sim 7.0$。在咀嚼和进食时唾液的缓冲能力主要依靠重碳酸盐缓冲系统，其缓冲能力占唾液缓冲能力的 $64\% \sim 90\%$。在非刺激状态，唾液中重碳酸盐的浓度很低，唾液的缓冲力弱。若刺激唾液分泌，重碳酸盐的含量增多，唾液 pH 上升，当唾液流速增加到 1mL/min 时，重碳酸盐的浓度上升到 $30 \sim 60$mmol/L，发挥缓冲作用。重碳酸盐还可扩散入牙菌斑生物膜，中和细菌产生的酸。

唾液缓冲能力与性别、健康状况、激素水平以及新陈代谢有关。男性唾液的缓冲能力强于女性。妊娠期妇女唾液缓冲力下降，生产后又逐渐恢复，其变化与唾液的流速、流量无关。更年期妇女应用激素替代或口服小剂量避孕药可增加唾液的缓冲能力。

3. 碳酸酐酶　碳酸酐酶（CA）通过催化可逆的二氧化碳水合反应参与维持人体各种组织液和体液 pH 的稳定。哺乳类动物的消化道已鉴定出 11 种 CA 同工酶，其中至少两种参与了唾液的生理活动。CAVI 的浓度与 DMFT 值呈负相关，与唾液的流速、流量呈正相关。无龋儿童唾液中的 CA 活性明显高于龋活跃儿童，CAVI 对唾液 pH 及缓冲力无调节作用，CAVI 浓度与唾液变异链球菌和乳杆菌的水平无关。

4. 唾液有机成分　唾液主要成分是水，占 $99\% \sim 99.5\%$，固体成分不足 0.7%，其中有机物为 $0.3\% \sim 0.5\%$。唾液有机成分包括蛋白质、脂肪和痕量碳水化合物，唾液蛋白质与龋病发病有密切关系。

不同龋易感性人群唾液蛋白的种类和数量存在差异，不同个体甚至同一个体口腔的不同部位唾液蛋白也存在质和量的差异。唾液蛋白质在口腔中可以合成、降解和相互结合，其功能状态决定口腔细菌的定植，影响龋病的发生发展。唾液中各种抗菌因子和/或蛋白浓度较低，单独作用可能不足以对口腔致龋菌系造成很大影响，但它们之间构成一个有机的整体，当相互协同作用时，能有效地抑制或杀灭致龋菌，进而阻止龋病的发生和发展。

（1）唾液中黏附、凝集相关蛋白与龋易感性：牙齿萌出到口腔即与唾液接触，唾液糖蛋白吸附致牙面形成获得性膜。获得性膜形成后不久，很快便有细菌选择性地吸附到牙面，细菌迅速生长繁殖形成菌斑致龋。口腔中的细菌除了与牙面黏附致龋之外，还会相互凝聚而从口腔排出，有利于减少龋病的发生。细菌的黏附和凝聚的过程受某些唾液蛋白的影响。这些与黏附和凝集相关的蛋白主要有凝集素、黏蛋白、α-淀粉酶、酸性富脯蛋白和唾液免疫球蛋白等。这些蛋白参与获得性膜的形成，具有修复和保护牙釉质、降低牙釉质溶解度、降低细菌酸性产物的脱矿能力等作用。唾液蛋白具有调节细菌与牙面附着和促进唾液中细菌凝聚以利于细菌排出口腔的作用。影响变异链球菌与牙面黏附的最主要蛋白是高分子量的腮腺液凝集素和某些小分子量的下颌下腺蛋白。

促进唾液中细菌凝聚的主要蛋白除了来源于腮腺的高分子量凝集素外还有黏蛋白 MG1、MG2。MG1 属于高分子量黏蛋白，分子量大于 1 000kDa；MG2 为低分子质量蛋白，分子量为 200~500kDa。MG1 对人工合成的羟基磷灰石的亲和力大于 MG2，故 MG1 的主要功能是参与获得性膜形成，促进致龋菌与牙面黏附，而 MG2 能在溶液中与变异链球菌相互作用，导致变异链球菌凝集，有助于细菌的清除。先天性免疫蛋白 gp-340，又称唾液清道夫受体蛋白，其中 gp-340 Ⅰ 也有促进变异链球菌与牙面黏附和促进龋病形成的作用，可能是龋易感蛋白之一，而 gp-340 Ⅱ 和 gp-340 Ⅲ 的作用正好相反。唾液蛋白调节细菌黏附和促进细菌凝聚的能力存在明显个体差异，推测唾液蛋白具有较强的促进细菌凝集能力和较低的促进细菌与牙面黏附能力的个体对变异链球菌的防御能力较强，反之则龋易感性较强。

（2）唾液抗菌蛋白和多肽与龋易感性：变异链球菌被认为是最主要的致龋菌。因此，能抑制或杀灭变异链球菌的因素均有可能影响龋病的发生。唾液中含有大量的抗微生物蛋白和多肽（抗菌肽 AMPs），能杀灭包括变异链球菌等致龋菌在内的多种革兰氏阳性和阴性菌及真菌等，构成先天免疫系统的一部分，影响龋病的发生。唾液中的抗菌蛋白和多肽主要包括上皮来源的 α-防御素（HNPs）、β-防御素（HBDs）和唯一的人组织蛋白酶抑制素（hCAP-18，LL-37）等成分，以及唾液腺来源的富组蛋白（HRPs）、分泌型免疫球蛋白 A（SIgA）、黏蛋白、溶菌酶、乳铁蛋白、过氧化物酶等。这些抗菌蛋白和多肽与口腔黏膜上皮、中性多核白细胞以及唾液相互配合共同维护着口腔健康。

口腔溶菌酶是一种水解酶，来源于大小唾液腺、吞噬细胞和龈沟液，能水解细菌细胞壁肽聚糖中N-乙酰胞壁酸与 N-乙酰葡糖胺之间的 β-1，4-糖苷键，使细胞膜变脆，易于破裂。溶菌酶以细菌的细胞壁为底物，龋病发展过程中，唾液溶菌酶的水平下降显著。

口腔乳铁蛋白是中性粒细胞和浆液性腺上皮细胞合成的一种与铁结合的糖蛋白，存在于人类外分泌液中。乳铁蛋白可通过与铁形成螯合物夺取细菌生长所必需的铁离子而起到抑制细菌生长的作用。乳铁蛋白能直接杀灭部分细菌，包括变异链球菌。此外，牛乳铁蛋白和变异链球菌表面蛋白均可与凝集素 SRCRP2 氨基酸区域特异性结合，故乳铁蛋白可以竞争性地抑制凝集素与变异链球菌的结合，阻止变异链球菌在牙面获得性膜的定植，预防龋病发生。

（3）脂类与龋易感性：龋病易感者的刺激性腮腺液和全唾液中脂肪种类与无龋者基本相似，但龋易感者刺激性腮腺液和全唾液中脂类总含量明显高于无龋者，而且龋易感者的中性脂肪和自由脂肪酸及三酰甘油的含量显著高于非易感组。唾液中脂质水平和脂肪酸成分可能与龋病的发生和发展有关。

5. 唾液无机成分　唾液无机成分仅占 0.2%，主要是钾、钠、钙、氯化物、重碳酸盐和无机磷酸盐。唾液无机成分维持牙体组织的完整性，促进萌出后牙釉质成熟，富含钙和磷酸盐的环境也促进早期龋损和脱矿牙釉质的再矿化。

（三）机体的免疫功能

口腔是人体消化道的起始端，常常受到外来抗原侵扰。在人类进化过程中，逐渐形成保护自身的免疫体系，不仅有效地保护口腔，减少疾病，同时对预防全身感染亦有重要意义。

口腔免疫可分为特异性免疫和非特异性免疫两类。非特异性免疫指机体与生俱来的防御功能，作用无选择性，受遗传控制，有很大的个体差异，但相对稳定。特异性免疫则是指个体与抗原物质接触后所产生的针对相应抗原的免疫。这类免疫反应的特异性能包括体液免疫和细胞免疫，不能遗传。口腔非特异性免疫主要包括口腔黏膜的屏障作用以及唾液的抗菌蛋白。

目前认为，变异链球菌是龋病的主要致病菌，与人类龋病相关的细菌还有黏性放线菌和乳杆菌。由于致病菌明确，免疫防龋已成为可能。人类自身的免疫状态，以及人工主动免疫和被动免疫都将影响龋病的发生和发展。

1. 变异链球菌抗原　已鉴定出变异链球菌的抗原，包括细胞壁表面抗原和一些蛋白质，如葡糖基转移酶等。以变异链球菌各种抗原成分作为疫苗主动免疫防龋。在这一领域已进行了大量研究，经历了全菌疫苗、亚单位疫苗，如变异链球菌主要表面蛋白抗原（Ag I / II 或 PAc、SpaA 等）以及葡糖基转移酶等，进一步发展为多肽疫苗、基因重组疫苗以及核酸疫苗。为了避免疫苗可能产生的不良反应，被动免疫也具有防龋效果。

2. 人体抗龋免疫反应　人体自身免疫状态对龋病有一定的影响。通过人工免疫方法增强机体免疫防御能力，亦可影响龋病。高龋者全唾液中 IgA 浓度显著低于低龋或无龋者。低龋者唾液抗变异链球菌 IgA 抗体水平并非稳定地升高，而是随龋损数量的增加而升高。因此，SIgA 水平可以反映患龋经历。

以编码 GTF 和 PAC 基因构建的 DNA 疫苗经鼻腔或全身途径免疫使实验动物唾液特异性 SIgA 抗体水平升高，达到预防龋病的效果。与变异链球菌细胞、细胞壁、抗原 I / II 和 GTF 相关的血清抗体为 IgG、IgM 和 IgA。无龋者或经过治疗的患龋者的血清抗体水平与龋病指数呈负相关，患龋者为正相关。龋病发生时，血清 IgG 和 IgM 有轻度但显著性增加。

3. 细胞免疫反应　细胞免疫反应与龋病关系的研究不多，但变异链球菌可以刺激人类淋巴细胞增殖并释放细胞因子，如巨噬细胞移动抑制因子，说明细胞免疫在龋病过程中具有一定作用。唾液中变异链球菌经吞咽进入消化道，通过肠道相关淋巴组织诱导免疫反应，致敏的淋巴细胞可停留在唾液腺，产生 IgA 抗体进入唾液，唾液中抗体水平随龋病指数增加而上升。因此，唾液抗体水平上升并不能反映对龋病的保护性评价指标关系，只能作为变异链球菌感染频率和聚集增加的间接指标。

三、龋病发生的食物因素

食物对龋病的影响一直受到关注。但是食物的种类繁多，结构复杂，不同人群，不同进食方式下的观察可以得出完全相反的结论。食物为口腔微生物致病提供重要的物质基础，成为龋病发生的重要因素。

（一）碳水化合物

碳水化合物是多羟基醛或多羟基酮及其缩聚物和某些衍生物的总称。由于大部分碳水化合物都能为人体提供可以直接使用的热量，人们每天摄入的 50%~60% 的热量来自碳水化合物。碳水化合物即我们通常所说的糖类，与龋病发生有着密切关系。

1. 碳水化合物种类 根据分子组成的复杂程度，碳水化合物分为单糖、寡糖、多糖和糖衍生物。碳水化合物有多种组成，其生物性状和在口腔内被细菌所利用的能力不同，对龋病的影响也不同。

蔗糖是寡糖中最简单的双糖，也称二糖，即由一分子葡萄糖和一分子果糖缩合而成。红糖（黑糖）、绵白糖、白砂糖、冰糖的主要成分都是蔗糖，纯度依次升高。早在 50 年前，人们就发现在诸如爱斯基摩人和非洲班图人等农业群体中，食物中几乎不含蔗糖，龋病发病率极低。然而，当他们的食谱中含有越来越多的外来食品时，饮食中蔗糖含量增加，龋齿的发生率开始上升。

食糖消耗与龋病流行呈正相关。高糖消耗组具有很高的龋病流行率，无龋人群的比例很低。与此相反，食糖消耗量低，龋病流行率亦低，无龋人群比例增加。

蔗糖作为细菌代谢的底物，在代谢过程中，为细菌提供营养，其终末产物又可造成牙的破坏。变异链球菌通过 3 条途径代谢蔗糖：①将蔗糖转变为细胞外多糖。②经糖酵解途径产生乳酸，并为细菌活动提供能量。③合成糖原作为细胞内多糖贮藏。GTF 对蔗糖具有高度特异性。变异链球菌对蔗糖的代谢活动产生乳酸，其终末 pH 可达到 4.5 以下，这种低 pH 的酸性环境，变异链球菌和乳杆菌可以耐受和生存。

其他糖类，如果糖、葡萄糖、麦芽糖和乳糖，能渗入牙菌斑生物膜，被细菌直接利用产酸，合成细胞壁多糖、荚膜多糖，但合成能力低于蔗糖。

糖醇类特别是木糖醇致龋力最弱。木糖醇具有抑制致龋菌生长、产酸、积聚和抑制牙菌斑生物膜生长的作用。变异链球菌不能利用木糖醇供其生长需要，细菌摄取木糖醇可转化为磷酸木糖醇，后者可抑制细菌的生长。山梨醇甜度低，可以被变异链球菌利用。赤藓糖醇可以限制变异链球菌生长，是一种可以减少龋病的食用糖醇。

食物中的多糖不易被细菌利用，致龋力更低。常见多糖有淀粉和膳食纤维。淀粉是 D-葡萄糖单体组成的同聚物，包括直链淀粉和支链淀粉两种类型，是植物中糖类的主要贮存形式。只有烹饪加热，链状结构破坏，淀粉才能被唾液和细菌淀粉酶代谢，水解为麦芽糖、麦芽三糖和低分子量糊精。膳食纤维主要来自植物的细胞壁，包括纤维素、半纤维素、树脂、果胶及木质素等，不被人体消化吸收，在咀嚼过程加强牙的自洁作用，清除牙间隙的食物残渣。膳食纤维也可以刺激唾液分泌，减少患龋的机会。

2. 碳水化合物的摄入量和摄入频率 碳水化合物的种类、生物性状、摄入量和摄取频率对龋病的发病有重要作用。限制糖的摄取可以减少龋病的发生。进食频率能够促进龋病的活跃性。高进食频率可为口腔微生物持续提供营养，并维持低 pH 环境，使牙长时间处于脱矿状态。

（二）蛋白质

蛋白质对牙的影响主要体现在牙萌出前的生长发育期。在此期间缺乏蛋白质直接影响牙的形态和萌出模式，增加对龋病的敏感性。动物实验发现，给大鼠用胃管喂缺乏蛋白质的食物，其子代牙的牙釉质基质缺陷，萌出模式发生改变，抗龋力下降。这些改变一旦形成，即使以后再饲以富含蛋白质的食物也不可逆转。牙发育期蛋白质的缺乏也可造成唾液腺发育异常，失去唾液的保护更易患龋。

奶制品中，角蛋白提取物——酪磷肽（CPP）是运输钙离子、氟离子和磷酸根到牙面的最佳载体，限制钙流失，提供再矿化钙源。食用奶酪，菌斑 pH 变化很小，是一种不致龋的食物。人工奶酪有抑制细菌产酸，防止脱矿和促进再矿化的作用。

（三）脂类

食物中补充脂肪可以减少龋病。中链脂肪酸及其盐类在低 pH 条件下具有抗龋性质。月桂酸、亚油酸与油酸能抑制牙面生物膜的形成，亚油酸和棕榈油酸能抑制变异链球菌产酸。在饲料中加入甘油月桂酸酯有明显抑制动物鼠龋的形成。

（四）维生素

维生素 D 与体内钙化组织和器官的发育、代谢密切相关。缺乏维生素 D 会使牙齿钙化发生障碍。缺乏维生素 A 会影响发育中牙釉质角蛋白样物质的代谢，缺乏维生素 A 的田鼠患龋率比不缺乏维生素 A 者高 3 倍多。当维生素 A 缺乏时，田鼠唾液腺有萎缩性变化。缺乏维生素 C 则会影响牙本质的胶原代谢。所有这些都会降低萌出后牙的抗龋力，这些物质的缺乏所造成的影响只在牙发育时期。

（五）无机盐

1. 钙磷　对骨和牙发育最重要的矿物质是磷与钙，是钙化组织的重要组成部分。在牙齿发育过程中给予足够的钙磷，可以增强牙的抗龋力。磷酸盐可以缓冲菌斑 pH，增强牙的抗龋力，促进再矿化。

2. 氟　氟是重要的防龋微量元素。在美国及世界的很多城市，饮用含氟水（每升中 1mg 氟）使患龋率明显下降，氟使牙齿羟基磷灰石转化为氟磷灰石，增强牙齿的抗酸力。牙齿萌出后，局部用氟可以减少细菌对牙齿表面的黏附、增加牙齿的抗酸力、抑制龋病。

3. 其他无机物　硒、锂、钡、钒、硼、铁、锶、铝等元素也与龋病发病有关，它们能降低机体对龋病的易感性。锰、镁、铜、镉、钠等元素则可增加机体对龋病的易感性。

四、影响龋病发生和发展的其他因素

其他一些因素，如年龄、性别、种族、家族遗传、地理分布等与龋病的发生发展也有一定的关系。

（一）年龄因素

龋病在儿童中甚为流行，牙萌出后很快可能患龋。发育过程中胎儿经胎盘可自母体获得抗链球菌抗体 IgG，新生儿自出生后即有抗体，但抗体半衰期有限，出生后 3~6 个月内抗体即被清除。研究发现，若母体淋巴细胞被变异链球菌致敏，则新生儿的淋巴细胞也会被致敏。尚不清楚这些淋巴细胞能在多长时间内保持致敏状态。

由于婴儿与母体密切接触，婴儿变异链球菌感染的最可能来源是母亲。婴儿通过母体唾液接触大量变异链球菌，可能导致细胞消化吸收并产生抗体。唾液中抗链球菌 IgA 抗体仍可通过两条途径诱导：①抗原直接进入小唾液腺在黏膜下传播。②间接途径，吞咽入肠道的链球菌，刺激肠道相关淋巴组织产生免疫反应。由于新生儿肠道上皮对外源性蛋白具有良好渗透性，而此时幼儿的抗原排除机制尚未发挥作用，进入的抗原立即被封闭，血清中很容易产生抗链球菌抗体。这些抗体可阻止链球菌聚集在新萌出的乳牙上。唾液 IgA 可能直接干预链球菌附着，血清 IgM 或 IgG 也可能经牙萌出造成的创伤部位进入牙龈或龈沟液起作用。

婴幼儿的免疫保护期不会很长，一些因素可能导致变异链球菌在牙面聚集，聚集的时间越早，引起龋病发病的危险性越大。虽然在婴幼儿和儿童时期均可通过不同途径产生免疫保护，但保护力度甚微，因此儿童时期患龋率一直很高。

新萌出的牙齿𬌗面窝沟较深，矿化程度低，患龋的概率很高。随着年龄增长，牙龈逐渐退缩，牙根面外露，细菌易于聚集，老年人根面龋发病率高。

（二）性别因素

一般认为，女性患龋率略高于男性。女性牙萌出时间早于男性，由于牙萌出较早，牙与口腔环境接触时间相对延长，患龋的概率随之增加。

（三）家族与遗传因素

同一家族龋病以相类似的模式流行，很难区分是遗传因素还是生活习惯，或对口腔保健持有相同的态度所致。

对相同年龄组的同卵和双卵双胞胎的龋病流行情况调查表明，遗传因素对龋病的发生和发展只产生一定程度的影响，而环境因素更为重要。龋病独特的家庭模式可在三代人中连续存在，尚不能确定是遗传因素或母亲对儿童的细菌传播，还是行为模式的影响所致。

（四）地理因素

流行病学研究已经证实，不同国家，同一国家的不同地区，龋病流行情况有很大差异。世界范围内龋病流行率主要随社会经济发展、文化程度、对卫生的重视程度而变化，而不是单纯依靠地理环境而改变。

五、龋病病因学说

不同时期考古研究为了解人类进化、牙颌面发育、龋病提供了科学证据和充实内容，人类最早有关龋病和牙痛的记载约在公元前 5 000 年。古老的东方医学中，"虫牙学说"也一直占主导地位。中国和日本的古代医学书籍中均有类似的记录。印度和埃及的早期历史书籍中也有关于蠕虫是牙痛病因的记载。

（一）Miller 化学细菌学说

1889 年巴斯德发现微生物使蔗糖转换为乳酸的过程，成为 W. D. Miller 提出龋病化学细菌学说的重要基础。Miller 将牙齿、唾液与碳水化合物一起培养，唾液中的细菌利用碳水化合物产生酸，引起牙齿龋样损害，证实龋病是细菌引起的。该学说第一次将牙齿–细菌–碳水化合物与龋病联系起来，口腔细菌代谢碳水化合物，产生有机酸使牙釉质脱矿。酸也可以沿牙本质小管进入，造成牙本质脱矿，细菌产生的蛋白溶解酶溶解牙本质有机质，使牙本质崩溃，形成龋洞，即 Miller 化学细菌学说。

Miller 化学细菌学说提出龋病的发生是细菌产酸和牙体硬组织脱矿过程，成为现代龋病病因学的重要基础。该学说的局限性在于：①未提出牙菌斑生物膜，口腔中游离的细菌是无法致龋的，细菌只有在牙菌斑生物膜特定的微生态环境中才能致病。②龋病由多种细菌所致，是否有特异性细菌未予明确。③未解释龋病发生的部位差异性。④不能解释为什么人口腔都有细菌，但不是所有的人都患龋病等现象。

（二）四联因素学说

龋病是一种多因素引起的口腔细菌性疾病，从唾液糖蛋白选择性吸附在牙齿表面形成获得性膜、细菌黏附定植、形成牙菌斑生物膜，到发生临床可见的龋损，都需要时间。因此，易感的宿主、口腔细菌、产酸的食物和足够的时间是龋病的四个重要因素，相互作用，缺一不可，即龋病病因的四联因素学说（图3-7）。只有四种因素同时存在，龋病才会发生。

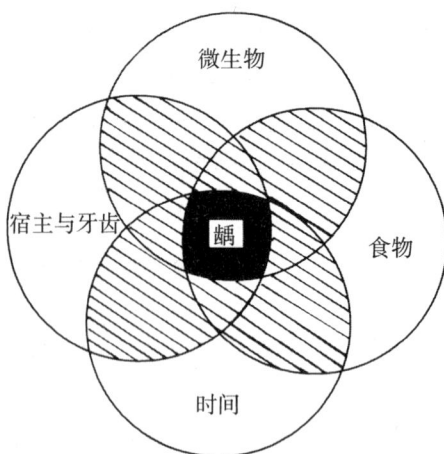

图3-7　龋病四联因素学说

1. 宿主因素　宿主因素是指个体对龋病的易感程度，包括全身状况、牙的形态、牙列结构、唾液成分和流速流量等。

全身状况与龋病发病有一定关系，全身状况又受到营养、内分泌、遗传、机体免疫状态和环境等因素的影响。只有在牙结构、形态存在某种缺陷或不足，牙对龋病的敏感性增高的前提下，龋病才会发生。

牙齿形态结构、牙的排列、牙矿化程度、蛋白质和微量元素等受遗传、环境、食物等的影响，这些均影响牙的抗龋能力。

唾液是一种复杂的体液，在龋病发病方面能起到重要作用。一些唾液蛋白又参与牙菌斑生物膜形成；唾液的缓冲系统能中和细菌产生的酸；唾液SIgA等抗菌物质有对抗致龋菌的作用；唾液无机盐通过离子交换途径可使牙釉质中某些脱矿区域再矿化。唾液的缓冲系统和机械冲洗作用，使细菌利用产生的有机酸很难达到造成牙釉质脱矿的浓度。唾液腺疾病、头颈肿瘤放射治疗等导致唾液分泌减少，患龋率明显增加。

2. 细菌因素　细菌是龋病发生的主要因素，没有细菌不发生龋病。未萌出的牙齿不发生龋病，只有当牙暴露到口腔微生态环境中才发生龋病。离体牙体外实验证实口腔细菌能造成脱矿，产生龋样损害。抗生素能降低龋病发生。从龋损部位分离出来的微生物，接种于动物，可使动物发生龋病。

牙菌斑生物膜是细菌致龋的重要微生态境，游离在口腔的细菌容易被排除，无法引起龋病。细菌只有在牙菌斑生物膜特定微生态环境中才能引起龋病，成为龋病的始动因子，没有菌斑就不发生龋病。电镜下牙菌斑生物膜下方的牙釉质表面出现脱矿的凹痕，这就是龋病的开始。有效控制菌斑，即能有效控制龋病。

3. 食物因素　随着人类进化，食物逐渐精细，碳水化合物的摄入量增加，也增加了龋病的发病机会。粗制食物不易黏附在牙面，良好的清洁作用，有一定的抗龋力。

碳水化合物类食物，尤其是蔗糖在龋病发病中具有重要地位，糖的致龋作用与其种类、摄入量和摄入频率有关。糖的种类、食糖生物性状不同，致龋力亦不相同，单糖和双糖易被细菌利用产酸，多糖则不易被细菌所利用；黏度大的糖比糖溶液致龋力强。进食糖类的频率和方式等也影响龋病发病。糖的致龋作用只有通过牙菌斑生物膜微生态环境才能实现。牙菌斑生物膜的深层质地致密，氧气稀少，不易被唾液缓冲，有利于酸的堆积，使菌斑深层持续保持低 pH 环境，造成牙齿脱矿。

蔗糖是重要的致龋食物，蔗糖消耗水平与龋病发病呈正相关关系，蔗糖消耗量大的国家龋病发病状况较为严重。葡萄糖扩散进入菌斑和产酸力与蔗糖相似，但细菌利用蔗糖合成细胞外多糖的速度较葡萄糖和果糖混合物要快，其原因是细菌的葡糖基转移酶能断裂双糖链，并利用其释放的能量合成细胞外多糖。菌斑细菌也能利用食物中的糖产生细胞内多糖，储存能量，确保糖供缺乏时牙菌斑生物膜细菌的持续代谢和产酸。

4. 时间因素　龋病发病的每个过程都需要时间。从清洁的牙面上形成获得性膜，到细菌黏附形成牙菌斑生物膜；从细菌代谢碳水化合物产酸到造成牙釉质脱矿等均需要一定时间。时间因素还包括牙萌出之后的时间、碳水化合物滞留于牙面上的时间等。外环境的改变，如减少糖的摄入量与频率、有效控制菌斑、唾液缓冲、口腔细菌代谢产碱等，导致菌斑 pH 上升，牙菌斑生物膜与牙齿界面间羟基磷灰石的脱矿/再矿化平衡向再矿化方向移动，导致早期脱矿病损的再矿化。因此，只有当口腔微生态失衡，口腔微生物代谢碳水化合物持续产酸，菌斑 pH 长期低于临界 pH 时，才能最终导致牙体硬组织脱矿，形成龋损。

（三）微生态学说

随着口腔微生态学研究的不断深入，口腔微生态在龋病发生中的作用已得到广泛认同。龋病微生态学说认为，定植在人口腔的细菌多为口腔常驻菌，在发育生长过程中与人形成了良好的生态关系。健康状态下，牙菌斑生物膜中的产酸、耐酸菌，如变异链球菌与其他产碱共生菌，如血链球菌、唾液链球菌等维持着生理动态平衡，牙菌斑生物膜内细菌产酸代谢与产碱代谢平衡，不发生龋病。当局部、全身、环境等因素改变，如全身系统性疾病、口腔卫生差、长期频繁进食糖食、口腔产酸耐酸菌过度生长、牙菌斑生物膜内酸性代谢产物堆积，竞争性抑制牙菌斑生物膜内不耐酸的产碱共生菌生长，导致口腔微生态失衡，pH 持续降低至临界 pH（5.5）以下，牙体硬组织脱矿/再矿化的平衡破坏，最终导致牙体硬组织持续脱矿，形成肉眼可见的龋洞（图 3-8）。龋病微生态学说科学地解释了为什么存在牙菌斑生物膜、口腔微生物和碳水化合物，而只有部分人患龋病的现象。

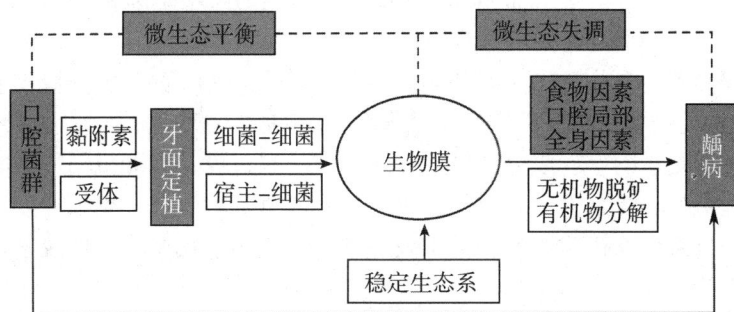

图 3-8　龋病病因微生态学说

(四) 早期病因学说

龋病是一种古老的疾病，关于龋病和龋病病因的研究一直没有停止过。不少学者在对龋病病因的早期研究中，提出了一系列其他学说，在特定的历史时期，对龋病病因的认识也起到了积极的推动作用。

1. 体液学说　体液学说认为人体有 4 种基本液体，即血液、痰液、黑胆汁和黄胆汁。根据希腊古代名医和哲学家 Galen 的观点，认为"龋病是由于辛辣和腐蚀性液体的内部作用而发生的"，由于这些体液失调造成疾病。1909 年 Guerini 提出龋病的治疗必须针对不同情况，通过全身和局部用药作用于这些有害液体，同时采用收敛剂和滋补剂增强牙齿本身结构。医学之父希波克拉底也赞成体液病理学说，认为牙齿周围碎片聚集及其腐蚀作用是龋病发病的原因。

2. 活体学说　中世纪的许多希腊医师认为牙齿是人体的整体组成部分之一，其结构受到人体健康的影响。龋病和骨疡一样，由牙齿内部变化所致。牙齿的内吸收和潜行性龋洞在窝沟处仅能见到针头大小的入口，龋病是由内部破坏开始的。

3. 化学（酸）学说　在 17 和 18 世纪，随着化学的发展，一些学者认为龋病是口腔中形成的酸所引起的，并认为这些酸是无机酸，但不知道酸的来源。被认为是蛋白质腐败后增加胺含量，胺被氧化成硝酸，破坏牙齿。也提出唾液中食物分解形成硫酸、硝酸和醋酸。1935 年 Robertion 提出龋病是由于牙周围的食物发酵产酸所致。由于当时认为发酵过程是严格的无生命过程，未涉及口腔微生物的作用。化学学说最先提出了酸的作用，推动了龋病研究的发展。

4. 寄生腐败学说　1843 年 Erdl 在牙面附着膜内发现了丝状微生物。1847 年 Ficinus 在釉护膜中也观察到了丝状微生物，提出龋病是微生物入侵，分解釉护膜和釉柱内物质所致。1954 年 Dubos 提出微生物的毒性对组织的破坏性影响，并提出龋病是被微生物所生成的化学物质破坏牙齿的设想。

5. 蛋白溶解学说　Gottlieb 提出蛋白溶解学说，认为牙齿表面的覆盖物和窝沟中的物质是有机质，牙釉质本身也含有少量有机质。蛋白溶解学说认为龋病是蛋白溶解，牙釉质有机基质的溶解和液化，牙齿有机结构破坏，无机质崩解的结果。龋病发生是细菌产生的蛋白溶解酶先溶解牙齿的有机质，无机质崩解在后。该学说的局限性在于未能证实细菌产生的哪种蛋白溶解酶发挥的溶解作用？蛋白溶解酶如何进入牙体硬组织？以及牙釉质少量的蛋白质溶解造成牙体硬组织丧失等问题。而 Miller 学说认为龋病的发生是细菌产生的酸造成牙体硬组织脱矿在先，有机质的溶解在后的过程。

6. 蛋白溶解-螯合学说　Albert Schatz 等 1955 年提出蛋白质溶解，螯合学说，认为蛋白溶解-螯合是一种生物学现象，口腔细菌首先分解牙釉质有机成分，破坏后的有机产物具有螯合特性，溶解牙釉质的矿物成分，最后使牙釉质的有机成分和无机结构同时破坏。该学说认为，脱矿过程由各种复合物介导，如酸离子、氨、氨基酸、肽、聚磷酸盐和碳酸盐衍生物等。这些物质来自微生物代谢产物、组织破坏产物、食物消化产物，以及通过牙菌斑生物膜扩散的有机成分等。

该学说认为龋病是定植在牙面的细菌产生蛋白溶解酶，先溶解牙釉质有机质，产生螯合剂使牙釉质脱矿，有机质溶解在先，无机质脱矿在后。通过蛋白质溶解释放出各种螯合剂，如氨基酸、聚磷酸盐、有机酸等，螯合羟基磷灰石晶体形成龋病。该学说的局限性在于哪些细菌产生蛋白溶解酶？蛋白溶解酶怎样进入牙釉质溶解有机质？牙釉质有机质含量少于1%，这样少量的有机质溶解会造成牙釉质破坏等问题还缺乏科学证据。

（郭志宏）

第三节　临床表现与诊断

龋病发生在牙齿硬组织，从获得性膜、细菌黏附、牙菌斑生物膜形成到引起牙齿的颜色、形态和质地损害，一般需要1年左右的时间。因此，在现代龋病病因学中，时间也被认为是主要发病四联因素之一。由于龋病的发病时间长，使得医师有足够的时间，通过口腔检查，对龋病进行早期发现、早期诊断和早期防治。

一、龋病的病理过程

龋病是牙齿对牙菌斑生物膜及其代谢产物的动态反应的结果。这种反应过程，形态学上表现为初期超微结构水平的脱矿和再矿化以及晚期的龋洞形成。研究龋病病变过程的方法主要有：普通光镜、偏光显微镜、显微放射摄影、扫描电镜、氩离子减薄技术、高分辨电镜、micro CT等。初期牙釉质龋的脱矿和再矿化主要表现为牙釉质内微孔的改变，偏光显微镜是有效的研究手段。人牙釉质由紧密排列的羟基磷灰石晶体构成，其中含有一定数量的微孔，具有使平面偏光分解为两束光的特性。正常牙釉质呈负性内在双折射。龋病发生、发展过程中，矿物质移出形成溶解性间隙，牙釉质晶体破坏使组织中微孔容积增大，牙釉质的双折射由负性转变为正性。如使用不同折射指数的浸渍物浸渍这些微孔，能产生另一种类型的双折射，这种类型的双折射称为"形成双折射"。

（一）牙釉质龋

1. 牙釉质龋分区　牙釉质是全身最硬的矿化组织。龋病早期阶段，牙釉质的表面层损害极少，在表面层下方表现为脱矿。早期牙釉质龋可分为几个区（图3-9），代表牙釉质内不同程度的病理变化过程。以奎宁作为浸液，偏光显微镜下观察牙釉质早期龋，从损害进展的前沿开始，可分为4个区。①透明带：是损害进展的前沿。②暗带：位于透明带与损害体部之间。③损害体部。④相对完整的表面带。

2. 龋病病理过程　龋病病损区不是独立的，而是龋病发展的连续性改变。整个龋病的发生、发展过程可分为以下6期。

（1）龋齿脱矿最早的表现是表层下出现透明带，此时临床表现和X线片均不能发现。

（2）透明带扩大，部分区域有再矿化现象，其中心部出现暗带。

（3）随着脱钙病变的发展，暗带中心出现病损体部，病损体部相对透明，芮氏线、釉柱横纹明显。临床上表现为龋白斑。

（4）病损体部被食物、烟和细胞产物等外源性色素着色，临床上表现为棕色龋斑。

（5）龋病进展到釉牙本质界时，病损呈侧向扩展，发生潜行性破坏，临床上表现为蓝白色。侧向扩展与釉牙本质界有机成分多、含氟量低有关。

（6）牙齿表面的龋坏，龋洞形成。

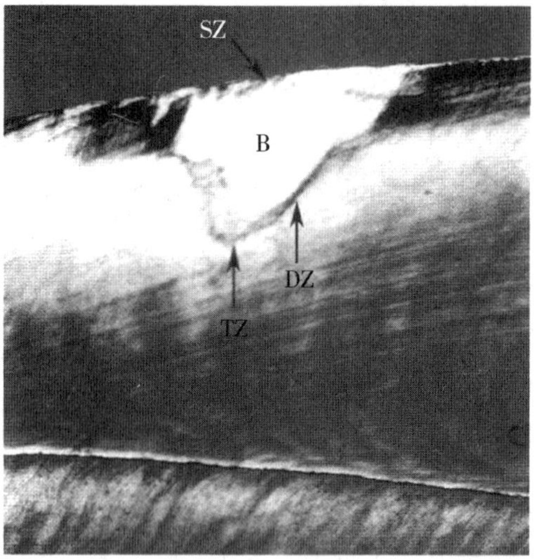

图 3-9 牙釉质龋的 4 个组织学分区
TZ：透明带；DZ：暗带；B：损害体部；SZ：表面带

（二）牙本质龋

牙髓和牙本质组织可视为一独立的生理性复合体，当龋损到达牙本质后也会累及牙髓组织。龋损潜行性破坏牙釉质后，沿牙本质小管方向侵入牙本质，沿着釉牙本质界向侧方扩散，在牙本质中形成锥形损害，其基底在釉牙本质界处，尖指向牙髓（图 3-10）。

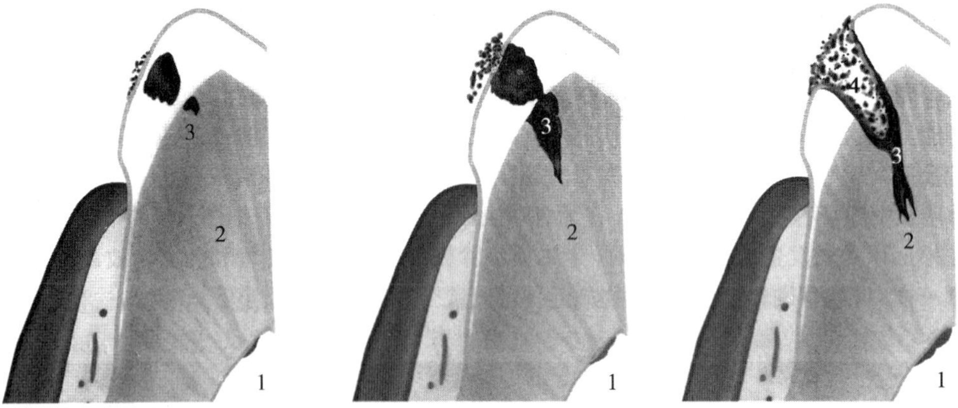

图 3-10 深部牙本质龋示意图
1. 第三期牙本质层；2. 透明层（硬化区）；3. 脱矿层；4. 细菌侵入层和坏死崩解层

牙本质龋早期阶段，在成牙本质细胞层下方能观察到炎症细胞浸润，说明刺激已到达成牙本质细胞。龋病损害的前沿产生脱矿，进而有细菌入侵。牙髓和牙本质中的变化主要取决于损害进展速度，也取决于脱矿程度和侵入组织的细菌数量。对细菌侵入牙本质后造成的深层活动性损害已进行了广泛研究，其病理变化在光镜下可分为坏死崩解层、细菌侵入层、脱矿层、透明层（即硬化区）以及第三期牙本质层（图 3-11）。

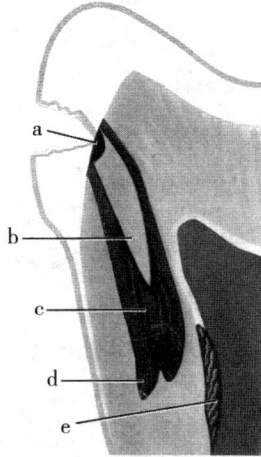

图 3-11 牙本质龋的病理变化示意图

a. 坏死崩解层；b. 细菌侵入层；c. 脱矿层；d. 透明层；e. 第三期牙本质层

在活动性龋病损害时，坏死区由结构遭破坏的牙本质小管、混合性口腔微生物群以及被降解的无结构基质所构成。该部分损害质地较软，易被去除。坏死区下方为感染层，该层中微生物已渗透至牙本质小管，但管周牙本质无大的破坏。靠近感染层的是脱矿区，该区矿物盐已被溶解，留下相对完整的牙本质小管。在脱矿区表层可发现少量细菌，但深层的大部分组织无菌。这一部分组织，由于其硬度的原因亦被称为革样牙本质。牙本质龋的前沿有脱矿区，但相对完整的硬化层的存在具有重要的临床意义。

当牙本质深龋进展较慢时，在脱矿区的下方可形成一硬化层。该层的管腔比正常牙本质管腔狭小，可能是被晶体堵塞之故。硬化层的牙本质小管可因管内钙化而完全闭合，使该层的渗透性降低，矿化水平增高且超过正常牙本质。硬化层的下方，成牙本质细胞继续形成一层第三期牙本质，不仅增加了牙本质的厚度，也使成牙本质细胞退到牙髓腔中远离损害区的部位。

牙髓对龋病的侵袭具有较强的自我恢复和修复能力，进展较慢的龋损可以停止。对无停止迹象的深龋损，如果能仔细地去除坏死和感染的牙本质，用氢氧化钙处理形态上完整的脱矿层后，就能成功地保护牙髓。通过盖髓治疗，可以诱导修复性牙本质形成。

（三）牙骨质龋

牙骨质的龋损过程与牙本质龋相同。临床上牙骨质龋呈浅碟形，常发生在牙龈严重退缩，根面自洁作用较差的部位。初期牙骨质龋的显微放射摄影表明，在牙骨质中也发生表面下脱矿，伴有致密的矿化表面，表明这种再矿化过程类似于硬化牙本质的再矿化过程。

临床无法检测单纯的牙骨质龋。在接近釉牙骨质界处，牙骨质厚度通常仅为 $20\sim50\mu m$，若发生龋损波及牙本质，称为根面龋（图 3-12）。根面龋可同时发生于牙骨质和牙本质，在根部所见的牙本质组织病理变化与缓慢进展的冠部龋类似，随着牙本质小管的闭塞形成硬化层，其下方可能出现第三期牙本质。初期损害，光学显微镜和显微放射摄影可看到牙骨质中出现裂缝，微生物偶尔可穿过脱矿的裂缝，导致牙骨质的分段破坏。此后，损害沿着牙骨质前沿广泛扩散，有时表现为"分层损害"。损害可能沿穿通纤维的走向进展，与牙根面垂直。显微放射摄影表明，由于矿物质分布的区域性差异，在 X 线片上表现为透射和阻射影像交替出现，龋损的牙骨质区域可能呈刷状外观。混浊的外表面层覆盖着下方脱矿的牙骨质。约有 1/3 根面龋标本表现为牙本质小管反应，出现死区，形成透明牙本质。超微结构观察表现为羟基磷灰石晶体呈板状，某些区域的晶体明显空虚，有些小区域无晶体，在牙骨质表面或表面下腔隙中有细菌入侵的痕迹。

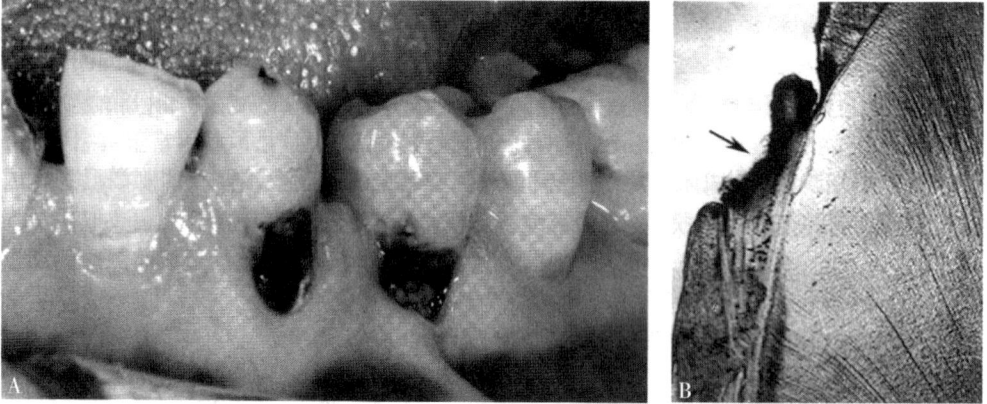

图 3-12　根面牙骨质龋
A. 根面龋口内观；B. 根面龋病理表现（箭头示）

在根部牙本质发生进行性损害时，牙本质小管被细菌感染，其主管和侧支均被累及，与冠部牙本质龋一样，可能有硬化性反应，矿物质晶体部分或全部封闭牙本质小管。

（四）脱矿和再矿化

牙齿是人体最硬的器官，承担咀嚼、发音、语言、美容等功能。牙齿来源于外胚叶和间质，成年时期的牙釉质既无细胞和血管，也没有神经。成釉细胞在完成牙釉质形成后便萎缩，仅留下一层有机薄膜。牙釉质没有细胞活动的防御机制，无法对微生物入侵产生炎症反应，也不能通过细胞修复而达到自愈。无细胞的成人牙釉质不能进行生命活动，如糖酵解或呼吸。牙釉质的代谢活动独特，进行着物理-化学交换反应，如脱矿和再矿化。

1. 脱矿　在酸的作用下，牙齿矿物质发生溶解，钙和磷酸盐等无机离子由牙中脱出称为脱矿。脱矿过程由扩散控制，反应的始动阶段取决于氢离子达到牙釉质表面的速度。氢离子的主要来源是未解离的酸。氢离子和少量乳酸根、乙酸根离子攻击羟基磷灰石晶体，特别是较薄弱的部位，致使钙和磷酸盐丧失至外环境中。只要有新产生的酸存在，这一脱矿过程就一直进行。随着钙和磷酸盐向外扩散，牙釉质表层可出现再矿化，导致牙釉质外层似有完整外观，厚度为 $20\sim40\mu m$，此处的矿物质含量高于损害体部。若菌斑微生物不断产酸，则牙釉质表面下脱矿仍继续进行，修复过程不能与之同步，脱矿大于再矿化，导致晶体结构广泛损伤、崩溃，形成龋洞。

2. 再矿化　发育尚未成熟的牙釉质亦可在口腔中继续再矿化。再矿化的概念应该包括使钙、磷和其他矿物离子沉积于正常或部分脱矿的牙釉质中或其表面的过程。这些离子可以来自唾液或合成的再矿化液等，也可以是内源性的，由牙组织早期脱矿溶解的矿物质再沉积，或者是这些因素的结合。局部钙离子和氟离子浓度可促进再矿化。

二、龋病的临床表现及分类

龋病是一种慢性破坏性疾病，并不累及所有牙面，对牙齿的不同解剖部位具有某种倾向性。根据龋病的临床损害模式，从动力学角度，可以按照龋病发病情况和进展速度分类；从形态学角度，可以根据损害的解剖部位分类；也可以按照病变程度分类。

不论哪种临床类型，引起龋损的微生物和底物大体相同，但在不同个体之间，牙齿的各解剖部位的敏感性和损害进展速度均有很大差异。牙齿解剖外形及其在牙弓中的位置，以及其他因素，如氟、唾液、口腔卫生等，均可对龋病发病造成影响。

（一）龋病的临床表现

患龋病时，牙齿硬组织的病理改变涉及牙釉质、牙本质和牙骨质，临床特征是牙齿硬组织发生颜色、形态及质地的变化。以质变为主，色、形变化是质变的结果。随着病程的发展，病变由牙釉质侵入牙本质，组织不断被破坏、崩解而逐渐形成龋洞。龋损破坏程度不同，临床表现不一。龋坏的牙齿一般无自发性疼痛，但对冷、热或酸、甜刺激敏感，有时会有难忍的酸疼。

1. 临床特征　龋病的临床特征为患牙的硬组织发生色、性、质的渐进性变化，患牙逐渐出现感觉异常。

（1）色泽变化：龋坏的牙表面色泽的改变是临床上最早出现的变化，病变的早期呈现白垩色，病损区着色则会呈棕黄色或黑褐色。病损进一步发展，在窝沟处表现为浸墨样改变，提示龋损深度达到了牙本质层，实际的病损区范围甚至超过呈现色泽改变的区域。

（2）外形改变：病变不断进展，牙体硬组织不断被破坏、崩解而逐渐形成龋洞，这是龋病最显著的临床特征。

（3）质地改变：由于硬组织遭到破坏，龋洞中充满感染脱矿组织和食物残渣，称为腐质。脱矿的牙体硬组织质地松软，探诊时容易与正常牙体组织区别。

（4）感觉变化：仅波及牙釉质的早期龋损，患牙没有疼痛和不适的症状。当龋坏进展到牙本质层形成龋洞时，患牙会出现对冷热刺激敏感，饮食时食物嵌塞或食物嵌入龋洞时疼痛等症状，但均为一过性表现，刺激消失，症状随之消失。

2. 龋病好发的牙齿及部位　龋的易感性是多因素的，牙齿的解剖结构、形态、在牙列中的位置和排列以及牙齿硬组织的发育、矿化程度都对龋病的发生起着重要的作用。牙菌斑生物膜能够长期存在并不断代谢产酸的牙齿部位往往是龋病的好发部位；牙尖、牙嵴、牙冠轴角等自洁区不易发生龋坏。

（1）好发牙齿：磨牙点隙裂沟丰富，邻面不易清洁，患龋率高；邻近唾液腺导管开口的下前牙患龋率低；义齿基牙、安放固定矫治器的正畸牙齿和排列不整齐的牙齿都存在菌斑滞留区，也是易患龋的牙齿。

（2）好发牙面和部位：龋好发的牙面依次为𬌗面、邻面、牙颈部根面、唇/颊面。

（二）龋病的分类

根据龋发生在牙齿硬组织上不同的部位，在组织学上分为牙釉质龋、牙本质龋和牙骨质龋。在临床中为了能够准确反映龋病的损害程度和进展情况，为了清楚表明龋损发生的部位，为了获得正确的病因分析，为了给治疗方案提供依据，在对龋病诊断时出现了龋病的多种分类方法，其中按照病变侵入深度的分类在临床上最为常用。

1. 按龋损深度分类 根据病变侵入深度可分为浅龋、中龋和深龋（图3-13）。这一分类方法在临床上最为适用。

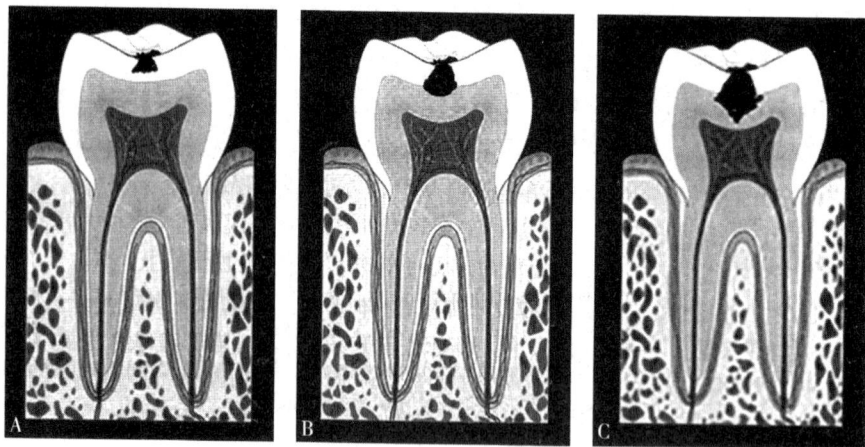

图3-13 龋病按病变侵入深度分类示意图
A. 浅龋；B. 中龋；C. 深龋

（1）浅龋是指局限于牙釉质或牙骨质的龋，一般无自觉症状，仅在检查时发现局部有颜色改变。

（2）中龋是指发生于牙本质浅层的龋，除了颜色变化外，大多有冷热酸甜敏感症状。

（3）深龋是指龋损已发展到牙本质深层，此时刺激症状明显，检查时常可见较深的龋洞。

2. 按发病情况和进展速度分类 这种分类方法有利于对患者的整体情况综合考虑，有利于及时采取有针对的治疗和干预措施。

（1）慢性龋：进展慢，龋坏组织染色深，呈黑褐色，病变组织较干硬，又称干性龋。一般龋病都属此种类型。

龋病发展到某一阶段时，由于病变环境发生变化，隐蔽部位变得开放，原有致病条件发生了改变，龋病不再继续进行，损害保持原状，这种特殊龋损称为静止龋，也是一种慢性龋。由于相邻牙被拔除，邻面龋的表面容易清洁，牙面菌斑易受到唾液缓冲作用和冲洗力的影响，病变进程自行停止。例如牙齿咬合面龋损，咀嚼作用可能将龋病损害部分磨平，菌斑不易堆积，病变停止，成为静止龋。

（2）急性龋：多见于儿童或青年人。病变进展较快，病变组织颜色较浅，呈浅棕色，质地较软且湿润，很容易用挖器剔除，又称湿性龋。急性龋因病变进展较快，牙髓组织来不及形成修复性牙本质，或者形成较少，牙髓组织容易受到感染，产生牙髓病变。

猛性龋（旧称猖獗龋）是急性龋的一种类型，病程进展很快，多数牙在短期内同时患龋，常见于𬌗面及颈部接受放射治疗的患者，又称放射性龋。Sjogren综合征患者及一些有严重全身性疾病的患者，由于唾液分泌量减少或未注意口腔卫生，亦可能发生猛性龋。

（3）继发龋：龋病治疗后，由于充填物边缘或窝洞周围牙体组织破裂，形成菌斑滞留区，或修复材料与牙体组织不密合，留有小的缝隙，这些都可能成为致病条件，产生龋病，称为继发龋。继发龋也可因治疗时未将病变组织除净，之后再发展而成，这种继发龋比较隐蔽，单纯临床检查不易查出，需借助 X 线片的检查。

3. 按龋病损害的解剖部位分类 龋病好发于窝沟、邻面、牙颈部等难以自洁的部位。根据牙齿解剖部位对龋病敏感性分类也是最常见和最简单的分类方法。

（1）殆面（窝沟）龋和平滑面龋：牙面窝沟是牙釉质的深通道，个体之间的形态差异很大，常影响龋病发生。窝沟类型分为以下几种类型。①V 形：顶部较宽，底部逐渐狭窄，占 34%。②U 形：从顶到底部宽度几乎相同，约占 14%。③I 形：呈一非常狭窄的裂缝，占 19%。④IK 形：非常狭窄的裂缝，但底部带有宽的间隙，占 26%。⑤其他类型占 7%（图 3-14）。

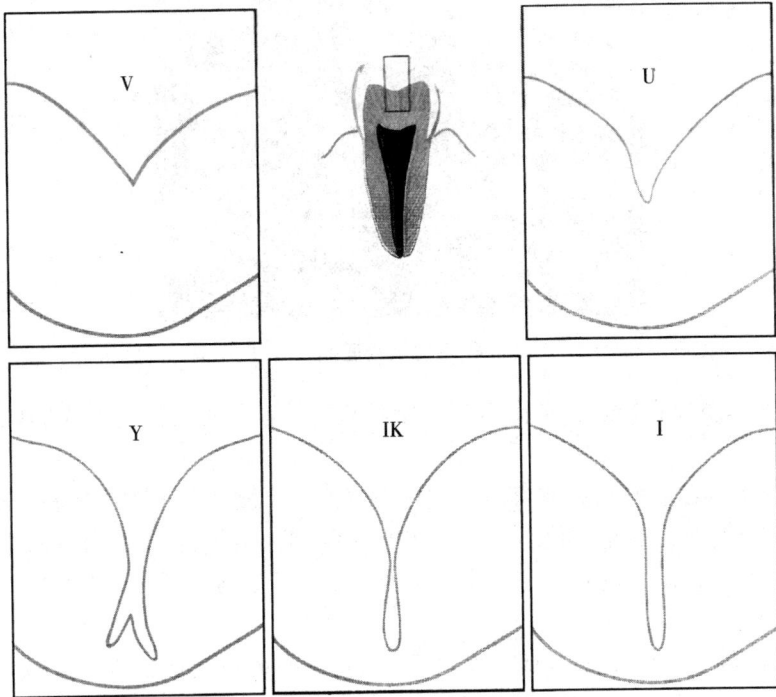

图 3-14 窝沟形态示意图

窝沟的形态与龋病发病和进展速度密切相关。窝沟龋限指磨牙和前磨牙咬合面、磨牙颊面沟和上颌前牙舌面的龋损。这些不规则的表面，由于先天性特征，缺少自洁作用，对龋病更具敏感性。在窝沟发生龋坏时，损害并非从窝沟基底部位开始，而是首先在窝沟侧壁产生损害，最后扩散到基底。龋损沿着釉柱方向发展而加深，达到牙本质，然后沿釉牙本质界扩散。

有的窝沟龋损呈锥形，底部朝牙本质，尖向牙釉质表面，狭而深的窝沟处损害更为严重，龋病早期，牙釉质表面无明显破坏。具有这类临床特征的龋损又称潜行性龋。

除窝沟外的牙面发生的龋病损害均为Ⅱ型，称为平滑面龋。平滑面龋可进一步分为两个亚类：发生于近远中触点处的损害称为邻面龋；发生于牙颊或舌面，靠近釉牙骨质界处的损害为颈部龋。牙釉质平滑面龋病损害呈三角形，其底朝牙釉质表面，尖向牙本质。当损害达到釉牙本质界时，损害沿釉牙本质界部位向侧方扩散，在正常牙釉质下方逐渐发生潜行性破坏。

（2）根面龋：龋病过程大多从牙釉质表面开始，但亦有从牙骨质或直接从牙本质表面开始的龋损（图3-15）。在根部牙骨质发生的龋病损害，称为根面龋，常发生于牙根的颊面和舌面。这种类型的龋病损害主要发生于牙龈退缩、根面外露的牙，常见于老年人。在50~59岁年龄组中，60%以上的受检者有根面龋损。根面龋始于牙骨质或牙本质表面，这两种牙体组织的有机成分多于牙釉质，基于这一原因，引起根面龋的菌群可能有别于产生牙釉质龋的菌群。

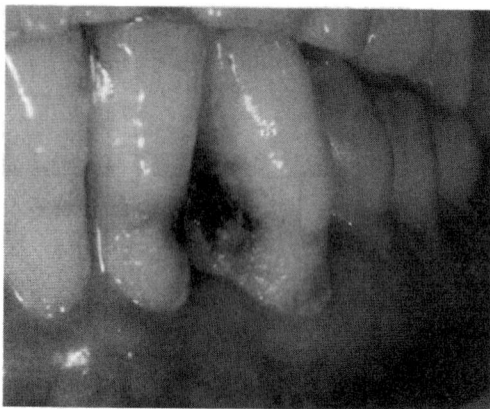

图 3-15　根面龋

4. 其他　牙釉质发育缺陷、矿化不良的牙齿部位或者不易自洁的牙齿隐匿区域也容易发生龋损变化。

（1）线形牙釉质龋：是一种非典型性龋病损害，主要发生于上颌前牙唇面的新生线处，或更确切地说是新生带。新生带代表出生前和出生后牙釉质的界限，是乳牙具有的组织学特征。上颌乳前牙牙釉质表面的新生带部位产生的龋病损害呈新月形，其继承恒牙对龋病的易感性也较强。

（2）隐匿性龋：牙釉质脱矿常从其表面下层开始，有时可能在看似完整的牙釉质下方形成龋洞，因其具有隐匿性，临床检查常易漏诊。隐匿性龋（图3-16）好发于磨牙沟裂下方和邻面。仔细检查可发现病变区色泽较暗，有时用探针尖可以探入洞中。X线片可以确诊。

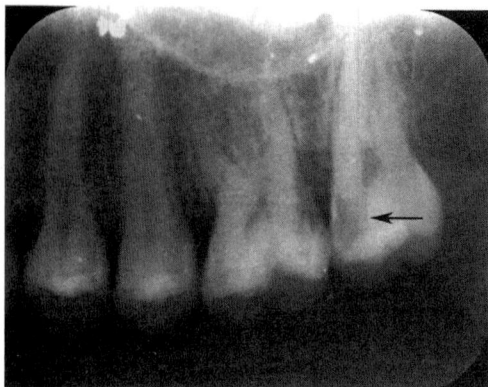

图 3-16　隐匿性龋（箭头示）

三、龋病诊断

龋病作为诊断名词，限定于已经造成牙齿硬组织损害但在临床上尚无牙髓病变的活髓牙。

（一）诊断方法

临床上常用的诊断方法包括：问诊、视诊、探诊、牙髓活力温度测验、X线检查及透照检查等。

1. 问诊　诊断龋病时，除了询问患牙有无敏感、疼痛、食物嵌塞等症状外，还应该了解与龋病发生相关的因素，全面掌握患者的口腔整体情况、卫生保健状态及全身健康状况。

2. 视诊　观察牙面有无黑褐色改变和失去光泽的白垩色的斑点，有无腔洞形成。当怀疑有邻面龋时，可从𬌗面观察邻近的边缘嵴有无变暗的黑晕出现。

3. 探诊　利用尖头探针探测龋损部位有无粗糙、勾拉或插入的感觉。探测洞底或牙颈部的龋洞是否变软、酸痛或过敏，有无剧烈探痛。还可探测龋洞部位、深度、大小及有无穿髓孔等。

邻面的早期龋损，探针不易进入，可用牙线自咬合面滑向牙间隙，然后自颈部拉出，检查牙线有无变毛或撕断的情况。如有，则可能有龋病病变。

4. 牙髓活力温度测验　当龋洞深达牙本质时，患者可能述说对冷、热或酸、甜刺激敏感，甚至有难忍的酸痛。医师可用牙髓活力温度测验和牙髓活力电测定，以此判断牙髓的病变状态和牙髓的活力。

5. X线检查　邻面龋、继发龋或隐匿龋不易用探针查出，此时可用X线片进行检查。龋病在X线片上显示透射影像。检查龋洞的深度及其与牙髓腔的关系时，也可借助于X线检查。

6. 透照　用光导纤维装置进行，对检查前牙邻面龋洞甚为有效，可直接看出龋损部位和病变深度及范围。

（二）诊断标准

临床上最常使用的诊断标准按病变侵入深度分类进行。

1. 浅龋　浅龋位于牙冠部时，一般均为牙釉质龋或早期牙釉质龋，但若发生于牙颈部，则为牙骨质龋。

位于牙冠的浅龋又可分为窝沟龋和平滑面龋。前者的早期表现为龋损部位色泽变黑，进一步仔细观察可发现黑色色素沉着区下方为龋白斑，呈白垩色改变。用探针检查时有粗糙感或能钩住探针尖端。

平滑牙面上的早期浅龋一般呈白垩色点或斑，随着时间延长和龋损继续发展，可变为黄褐色或褐色斑点。邻面的平滑面龋早期不易察觉，用探针或牙线仔细检查，配合X线片可能作出早期诊断。

浅龋位于牙釉质内，患者一般无主观症状，遭受外界的物理和化学刺激，如冷、热、酸、甜刺激时亦无明显反应。

早期诊断疑为浅龋时，可定期追踪复查，或借助于其他诊断手段，如用荧光显示法检查，以一种氯化烃类染料涂布牙面，让其浸透2~3分钟，后用清水洗净，紫外光照射局部，龋损部位发出的荧光有助于早期诊断。还可采用显微放射摄影方法、氩离子激光照射法帮助诊断。最常使用的常规诊断方法是行 X 线片检查，有利于发现隐蔽部位的龋损。

浅龋诊断应与牙釉质钙化不全、牙釉质发育不全和氟牙症相鉴别。

（1）牙釉质钙化不全：亦表现有白垩状损害，表面光洁，同时白垩状损害可出现在牙面任何部位，浅龋有一定的好发部位。

（2）牙釉质发育不全：是牙发育过程中，成釉器的某一部分受到损害所致，可造成牙釉质表面不同程度的实质性缺陷，甚至牙冠缺损。牙釉质发育不全时也有变黄或变褐的情况，但探诊时，损害局部硬而光滑，病变呈对称性，这些特征均有别于浅龋。

（3）氟牙症：又称斑釉症，受损牙面呈白垩色至深褐色，患牙为对称性分布，地区流行情况是与浅龋相鉴别的重要参考因素。

2. 中龋　当龋病进展到牙本质时，由于牙本质中所含无机物较牙釉质少，有机物较多，构造上又有很多小管，有利于细菌入侵，龋病进展较快，容易形成龋洞。牙本质因脱矿而软化，随色素侵入而变色，呈黄褐或深褐色，同时出现主观症状。

中龋时患者对酸甜饮食敏感，过冷过热饮食也能产生酸痛感觉，冷刺激尤为显著，刺激去除后症状立即消失。龋洞中除有病变的牙本质外，还有食物残渣、细菌等。

由于个体反应的差异，有的患者可完全没有主观症状。颈部牙本质龋的症状较为明显，这是由于该部位距牙髓较近之故。中龋时牙髓组织受到激惹，可产生保护性反应，形成修复性牙本质，它能在一定程度上阻止病变发展。

中龋有其典型的临床特征，因此诊断并不困难。

3. 深龋　龋病进展到牙本质深层时为深龋，临床上可见很深的龋洞，易被探查到。但位于邻面的深龋洞以及有些隐匿性龋洞，外观仅略有色泽改变，洞口很小而病变进展很深，临床检查较难发现，应结合患者主观症状，仔细探查。必要时需在处理过程中除去无基牙釉质，然后再进行诊断。

若深龋洞洞口开放，则常有食物嵌入洞中，食物压迫使牙髓内部压力增加，产生疼痛。遇冷、热和化学刺激时，产生的疼痛较中龋时更加剧烈。

深龋时一般均能引起牙髓组织的修复性反应，包括修复性牙本质形成，轻度的慢性炎症反应，或血管扩张、成牙本质细胞层紊乱等。

根据患者主观症状、体征，结合 X 线片易于确诊，但应注意与可复性牙髓炎和慢性牙髓炎相鉴别。

（郭志宏）

第四节　龋病的治疗计划

龋病治疗目的是终止病变发展，保护牙髓，恢复牙齿形态和功能，维持与邻近软硬组织的正常生理解剖关系。龋病治疗原则是针对龋损的不同程度，采用不同的治疗方法。

一、龋病综合治疗的理念

龋病是进行性发展的疾病，龋病的治疗不能仅局限于对龋齿进行简单的充填治疗，应针对病因采取积极有效的措施控制牙菌斑，阻止龋病的发展和蔓延，发现并指出患者口腔卫生态度和行为存在的问题并给予具体指导，这对于防控龋病的发展具有极其重要的意义，同时也是维持龋病治疗效果的基础。龋病的治疗计划应包括对病因的控制和消除，龋损的修复以及功能的恢复。同时，除了考虑主诉患牙，还应充分了解患者整体口腔情况，非主诉龋齿也应纳入全面的治疗计划中。

在龋病发展过程中，其他学科的疾病可能对其产生一定的影响，在病因分析和制订治疗计划时应加以考虑；同时在龋病治疗过程中，交叉学科如美学、殆学等都应纳入治疗计划的考量中。龋病的临床特点决定了其仅靠单次的修复远远不够，还需定期随访，防止复发。

二、龋病风险评估与管理

随着口腔医学向龋病早期诊断和预防的方向发展，采集分析患龋病风险信息，预测人群的龋病风险，特别是高风险人群，有针对性实施无创、微创、有创的递进式龋病防治技术，已成为现代龋病临床治疗的趋势。

基于龋病风险评估的临床决策是龋病管理的重要组成部分。龋病治疗开始前应对患者进行龋病风险评估，并将龋病风险管理贯穿于龋病防治始终。龋病风险评估通过对患者龋危险因素和保护因素进行分析，确定个体在一定时间内发生新龋的可能性，进而对人群患龋的风险进行分级，给予相应的预防和治疗措施以阻止龋病的发生和发展。

（一）龋病风险评估的概念

龋病风险评估可以帮助临床医生分析龋病的发病原因，有助于确定随访的频率及治疗方案；风险评估的结果也会影响治疗过程中充填材料的选择及窝洞预备方案的设计。此外，风险评估过程和结果有利于口腔卫生宣教和医患沟通，提高患者的依从性，进而提高龋病管理效果。基于龋病风险评估的龋病管理有利于控制龋危险因素，加强健康教育，强化规范诊疗，促进医防协同，推动实现人群全生命周期健康。

龋病是一种多因素影响的牙体硬组织疾病，一个理想的龋病风险评估系统应具备高效性、可靠性，以及使用简便、花费低等特点。龋病风险评估的提出是基于龋病平衡的概念，导致牙齿脱矿的危险因素和促进牙齿矿化的保护因素之间的平衡关系决定了个体新龋发生的风险（图3-17）。一般来说，相比于用单个或几个风险因素的预测方法，使用龋病风险评估系统能更为准确地预测龋病发生，其准确率约为60%~90%。常用的龋病风险评估系统见表3-4所示。

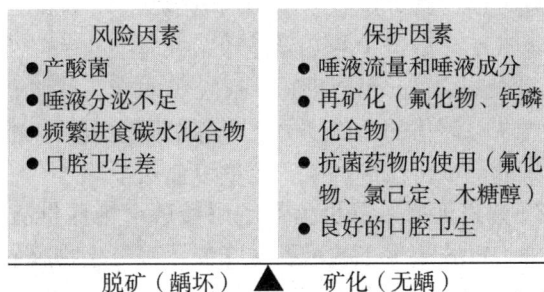

风险因素	保护因素
●产酸菌 ●唾液分泌不足 ●频繁进食碳水化合物 ●口腔卫生差	●唾液流量和唾液成分 ●再矿化（氟化物、钙磷化合物） ●抗菌药物的使用（氟化物、氯己定、木糖醇） ●良好的口腔卫生

脱矿（龋坏）　▲　矿化（无龋）

图 3-17　龋病平衡示意图

表 3-4　常用的龋病风险评估系统

龋病风险评估系统名称	时间	开发者	主要特点
Cariogram	1997 年	瑞典学者	是一种计算机模型，通过权重评估来预测，并提出针对性的新龋预防方法
CAMBRA (Caries management by risk assessment)	2002 年	美国加利福尼亚牙科协会提出，后经 Featherstone 等进行改良	以 6 岁为界限，根据个体的风险类别，提出相应的干预措施
CAT (Caries-risk assessment tool)	2002 年	美国儿童牙科学会	多应用于婴幼儿、儿童、青少年
ADA (American dental association)	2004 年	美国牙医协会	有分别适用于 0~6 岁和大于 6 岁患者的两个表格

（二）龋病风险因素分析

龋病风险因素包括致龋的危险因素和保护因素。危险因素可以直接增加龋病发生的可能性，在缺乏或去除后可减少龋病发生；保护因素可以减少龋病发生的可能性，在缺乏或去除后可增加龋病发生。

1. 社会、经济与教育因素　患者的依从性和龋病风险行为管理都会受到社会经济地位与教育水平的影响。良好的依从性与行为管理能够有效降低患者的患龋病风险。社会、经济与教育情况在群体水平具有一定的预测性，但在个体水平通常不太准确。

2. 全身因素　患者的全身健康状况可影响患龋病风险。例如接受放疗或化疗的患者免疫功能受损，进而导致其患龋病风险升高。患者免疫功能的降低需要采取更多的预防措施，其中包括更频繁的复诊。

3. 口腔局部因素　口腔局部因素是直接判断龋活跃性的重要参考指标，为临床医师制订治疗方案提供有力的参考，是龋病风险评估中的重要因素。口腔局部危险因素包括可见的龋洞、白垩斑、牙釉质棕色斑块、根面暴露、深窝沟、固定或活动义齿、正畸托槽、接触不良及存在悬突的不良修复体等。

4. 唾液因素　唾液能抑制、稀释及杀灭细菌，缓冲细菌产生的酸，以及为脱矿的牙釉质提供再矿化所需的钙磷离子。唾液分泌减少更易患龋，在口干症患者人群中，唾液分析结果可以作为龋病风险预测因素，尤其适用于牙龈退缩的老年人群根面龋的风险预测。

5. 微生物因素　微生物是龋病发生的主要病因。微生物通常以牙菌斑的形式存在于牙面，因此，牙菌斑的聚集量、牙菌斑的位置是龋病风险评估的重要因素。利用补充实验分析菌斑生物膜中细菌的组成可以帮助确定患者的龋病风险水平。CAMBRA、CAT、Cariogram 等龋病风险评估系统均将唾液或牙菌斑中的变异链球菌和乳酸杆菌作为检测指标。

6. 氟保护因素　氟化物能增加牙体组织抑制脱矿的能力，降低龋病的发病率。因此，氟化物的使用情况是龋病风险评估的组成部分。氟保护因素包括氟的使用频率以及氟的使用形式，如含氟牙膏、含氟漱口水、饮水加氟、定期专业用氟等。

7. 饮食因素　过量和频繁地摄入蔗糖为产酸耐酸菌定植提供有利条件，致龋菌数量和代谢产物明显增加，打破了口腔微生态的平衡，降低牙菌斑生物膜 pH，增加了患龋的风险。

8. 6 岁以下儿童的风险因素　除了上述风险因素外，对 6 岁以下的儿童群体也应考虑与年龄有关的特有风险因素，这些因素包括：过去一年内主要照料者有活跃性龋，睡前进食，无人指导刷牙，以及有严重的牙釉质发育不全等。

（三）龋病管理策略和措施

龋病管理是以龋病风险评估为基础，调控影响龋病发生发展的多种因素，恢复口腔微生态平衡，进而控制龋病进展和恢复牙齿结构与功能的过程。传统的龋病管理为治疗模式，包括去除龋损、进行牙体预备及充填修复治疗。这种模式只是针对龋损组织的治疗，而非针对每位患者的病因进行决策，并不能有效地控制龋病的发展过程。

现代医学模式认为，传统的治疗模式并不成功，龋病管理需要更完善的系统。该系统根据个体化的龋病风险评估结果来设计治疗方案，即对患者的患龋风险进行分级，为其制订适当的管理和治疗措施。

在龋病管理的因素中，患者能自行控制的因素有饮食、口腔卫生、抗菌药物的使用、口腔日常护理等。对这些患者能自行控制的因素进行管理，可以减少患龋或再患龋的风险。

龋病管理需要涵盖全生命周期。因为龋病的发生与口腔微生物密切相关，同时龋病的发生发展又受到多种因素的影响，所以从孕前期、孕期到不同年龄阶段的管理均可能影响到患龋风险。不同年龄阶段的龋病风险评估和龋病管理存在着一定的差异性。

1. 孕前期　孕前期需要加强口腔健康教育，了解不良口腔卫生状况可能导致的危害（如龋损、妊娠期龈炎等），以及其可能导致的对胎儿的影响（早产儿、低体重出生儿、婴幼儿龋风险的增加等）；同时了解妊娠期间由于激素水平改变，偏食及饮食次数、数量的增加使口腔卫生状况差，易患龋病和牙龈炎等口腔疾病。因此，孕前期应掌握正确的刷牙方式，每天至少刷牙两次，每次3~5分钟；使用含氟牙膏、含氟漱口水以及局部用氟，使用牙线清除牙齿邻面菌斑。建立良好的生活卫生习惯，合理膳食，少吃甜食，减少零食，避免过量摄食酸性食物以造成牙本质敏感，慎用药物，戒除烟酒，预防感染性疾病。

孕前期进行系统、全面的口腔检查，可以预防孕期口腔疾病的发生。最好的治疗即是预防，备孕期进行全面的口腔检查和治疗是预防和消除孕期发生口腔疾病隐患的最佳时期。建议准备怀孕的妇女在怀孕前6个月进行一次全面的口腔检查，彻底治疗龋齿等口腔疾病。加强口腔卫生措施，改变饮食习惯和不良的口腔卫生习惯，预防龋病发生。

2. 孕期　女性在怀孕期间所处于的特殊生理状态，以及所存在的饮食习惯的改变和激素分泌及代谢水平的变化，使其更容易罹患某些口腔疾患，因此孕期口腔卫生的日常护理和保健意识的提高就显得尤为重要。怀孕期间注意口腔清洁，掌握正确的口腔清洁方法，使用不含蔗糖的口香糖清洁牙齿（如木糖醇口香糖），可促进唾液分泌，抑制细菌和清洁牙齿，利于减少龋病发生率。如孕期出现牙齿不适症状，应及早就医，定期检查，保证做到早发现早治疗。

孕前期（前3个月）是胚胎发育的关键时期，易流产，此阶段不建议进行口腔治疗，对于较严重的口腔疾病，应选择合适的时期治疗。孕中期（4~6个月）是治疗口腔疾病的相对适宜时期；孕晚期（7~9个月）阶段子宫较敏感，外界刺激易引起子宫收缩，治疗时的卧姿易使孕妇出现躺卧性低血压，应尽可能避免口腔治疗。

3. 新生儿和婴儿期（0~3岁）　对于母乳喂养的婴儿，应让孩子学习在吸奶的过程中如何用鼻呼吸，并确保舌头和牙弓的正确位置。使用奶瓶喂养的婴儿，可以通过专业人士引导挑选最适合的奶瓶，应使奶嘴大小与婴儿口腔尺寸成正比。经过专业设计的奶瓶奶嘴，可以帮助婴儿在吸吮时锻炼口面部肌肉；每次使用后，奶嘴需要消毒。婴儿使用奶瓶喝奶时需要有成年人在一旁照看，延长奶瓶喂养或者母乳喂养时间，都会增加孩子患龋齿的风险。通常在6个月左右，孩子可以开始吃糊状食物并减少奶量，家长应该在孩子一周岁左右停止奶瓶喂养。目前并不推荐婴儿安抚奶嘴的使用，如果有需要用，也不能孩子一哭闹就立即使用。停用安抚奶嘴的最佳时期取决于婴儿生理和心理的成熟度，通常建议在孩子2周岁左右停用。

在婴儿牙齿萌出前，口腔清洁工作都是由家长完成，可以用小块的纱布或棉花棒，蘸水后轻轻地擦拭舌头、牙龈以及口腔黏膜等部位。6个月左右乳牙萌出时建议进行一次口腔健康评估，在第一颗牙萌出的6个月内建议由儿童口腔医师检查。乳牙萌出后可以用婴幼儿专用牙刷清洁牙齿。牙刷要按照婴儿的年龄选择，一开始最好选择刷头小且刷毛较软的牙刷，并让婴儿以躺下的姿势由家长帮忙刷牙。清洁时可以将牙齿依上、下与左、中、右分成6个单位，以门字形的顺序来刷牙，清洁位置为牙齿表面、内侧及咬合面。在婴儿还不会自己吐水之前，牙膏量如米粒大小，牙膏中含适量的氟可以有效预防龋齿。家长可以为婴儿建立一张饮食计划表，规定每餐的间隔；建议避免果汁、巧克力奶、葡萄干等含有大量蔗糖和酸性食物；婴儿晚上睡觉前必须刷牙；孩子身体不适时尽量服用无糖药物。

4. 乳牙期和替牙期（3~12岁）　在3~12岁期间，父母应帮助儿童养成良好的习惯，比如如何选择合理的食物以及合适的摄入量和频率，控制含糖食物摄入并仅在正餐时间食用，不喝含糖饮料、柠檬以及其他酸性饮料。家长应该鼓励并引导孩子们养成刷牙习惯，让刷牙成为起床后的第一件事，睡觉前的最后一件事。7岁之前孩子需要在家长的帮助下清洁牙齿。7岁之后孩子可以在家长的监督下清洁自己的牙齿。到了10岁左右就可以自己独立刷牙。儿童牙膏需要含有一定的氟化物，牙膏用量如下。①无法吐出泡沫的儿童：生米粒大小（0.1g）。②能够吐出泡沫的儿童：豌豆大小（0.3g）。

对乳磨牙和恒磨牙进行颊、舌、𬌗面的窝沟封闭，可阻止菌斑滞留及减少龋病的发生率。对小的窝沟龋和窝沟可疑龋进行预防性树脂充填术。建立合理的饮食习惯，增强儿童咀嚼功能，可促进颌骨发育。保证牙的正常替换，减少因牙替换异常而造成的牙列不齐。在乳牙期建议每3~6个月进行定期口腔检查。

5. 青春期（12~18岁）　青春期除智齿外，口内恒牙一般已萌出，但形态和结构尚未完全成熟，颌面部正在生长发育，坚持每日早晚刷牙、饭后漱口，建议选择适合自己的、刷头小、刷毛柔软的保健牙刷，采用改良的巴氏刷牙法，避免"拉锯式"横刷法，每次刷牙不少于2分钟，可以选用含氟牙膏，牙齿过敏者可选抗过敏牙膏等，使用牙线清洁牙齿邻面。

建议恒牙萌出后，去医院及时进行窝沟封闭。控制糖的摄入量和摄入频率。使用含氟牙膏，或遵医嘱结合使用其他用氟方法。发现龋齿要尽早治疗。若发现有恒牙未萌出，要进行X线片检查，早期发现问题及时处理。建议每6~12个月去医院进行一次口腔检查。

6. 成年人（18~65岁）　根据风险评估等级采取不同的管理措施，包括了诊室干预措施和家庭干预措施（表3-5）。

表 3-5 根据龋病风险等级制订的管理措施（成人）

龋病风险等级	诊室干预措施	家庭干预措施
高	1. 每 3 个月复查及口腔预防措施 2. 每 3 个月涂氟治疗 3. 个性化的口腔卫生维护方案制订 4. 饮食控制方案制订 5. 每隔 6~12 个月拍摄 X 线片监测	1. 含氟牙膏刷牙 2. 使用糖替代品（如木糖醇、山梨醇等） 3. 使用钙磷化合物 4. 使用抗菌药物 5. 如果有口腔干燥，需增加唾液功能（如嚼口香糖，使用口腔湿润剂等）
中	1. 每 4~6 个月复查及口腔预防措施 2. 每 4~6 个月涂氟治疗 3. 强化正确的口腔卫生维护方式 4. 饮食控制	1. 含氟牙膏刷牙 2. 非处方氟化物漱口（如 0.05%NaF）
低	1. 每 9~12 个月复查及口腔预防措施 2. 强化正确的口腔卫生维护方式	含氟牙膏刷牙

7. 老年期（65 岁以上） 老年人应提高自我保健意识，消除"老掉牙"的旧观念，积极有效地进行口腔健康维护。注重个人口腔卫生，坚持每日早晚刷牙、饭后漱口，可以选用含氟牙膏，牙齿过敏者可选用抗过敏牙膏等。老年人可使用间隙刷、牙线、冲牙器等清除残留在邻面、牙根面的食物残渣及牙菌斑。长期卧床者，应加强口腔护理，对于生活不能自理或手功能障碍的老年人，可选用电动牙刷。建议最好 1 年 2 次，至少 1 年 1 次去医院进行口腔检查并洁牙。

龋病管理的目标是通过龋风险评估方案识别龋病高危人群，从而采取相应预防或治疗措施。龋病管理不应该只停留在牙齿层面，也应该根据患者的生活习惯进行有效干预。传统的治疗模式不能有效控制龋病的发生和进展，识别和消除龋病的危险因素应是龋病管理关注的焦点。

三、非手术治疗

非手术治疗是采用药物或再矿化等技术终止或消除龋病的治疗方法。非手术治疗主要适用于：

1. 牙釉质早期龋，未出现牙体组织缺损者。

2. 牙釉质早期龋，形成较浅的龋洞，损害表面不承受咀嚼压力，也不在邻面触点内。

3. 静止龋，致龋环境消失，龋损不再进展。点隙内的龋损，由于𬌗面磨损，已将点隙磨掉；邻面龋由于邻接牙已被拔除，龋损面容易清洁，不再有菌斑堆积。

（一）药物治疗

药物治疗是采用化学药物治疗龋损，终止或消除病变。

1. 适应证

（1）恒牙牙釉质早期龋，尚未形成龋洞者，特别是位于易清洁的平滑面，如颊、舌面龋损。

（2）静止龋，如𬌗面点隙龋损，由于咬合磨耗，将点隙磨掉，呈一浅碟状，使龋损环境消失。

2. 常用药物

（1）氟化物：常用的氟化物有75%氟化钠甘油糊剂、8%氟化亚锡溶液、酸性磷酸氟化钠（APF）溶液、含氟凝胶（如1.5%APF凝胶）及含氟涂料等。氟化物对软组织无腐蚀性，不使牙变色，安全有效，前后牙均可使用。

（2）硝酸银：常用制剂有10%硝酸银和氨硝酸银。硝酸银与人体组织和细菌的蛋白结合形成蛋白银沉淀，低浓度时有收敛、抑菌作用，高浓度时能杀灭细菌，有强的腐蚀性。也可造成牙齿变色，只用于乳牙和后牙，不用于牙颈部龋，避免对牙龈的损伤。

3. 治疗方法

（1）磨除牙表面浅龋，暴露病变部位。

（2）清洁牙面，去除菌斑和牙石。

（3）隔湿，吹干牙面。

（4）涂布药物。

（二）再矿化治疗

再矿化治疗是采用人工方法使脱矿的牙釉质或牙骨质再次矿化，恢复其硬度，终止或消除早期龋损。

牙釉质早期龋再矿化多采用人工再矿化液来治疗，可以获得一定疗效。

1. 再矿化液的组成　再矿化液的主要成分为含有不同比例的钙、磷和氟。再矿化液中钙与磷的含量和比例对龋损再矿化的程度和范围有明显影响。再矿化液 pH 一般调至7。

2. 适应证

（1）光滑面早期龋，白垩斑或褐斑。

（2）龋易感者可作预防用。

3. 治疗方法

（1）配制成漱口液，每日含漱。

（2）局部应用。清洁、干燥牙面，将浸有药液的棉球置于患处，每次放置几分钟，反复3~4次。

（三）渗透树脂治疗

渗透树脂治疗是一种阻止早期龋发展的新技术，为龋病光滑面和邻面的非洞病损提供了微创的治疗方法。高渗透性、低黏度、高表面张力的光固化渗透树脂材料通过毛细虹吸作用浸润到脱矿牙釉质的多孔隙结构中，封闭酸性物质入侵和矿物质溶解流失的通道，在病损内部形成屏障，最终起到再矿化和治疗早期龋的作用。

1. 适应证　牙光滑面或邻面早期未成洞的牙釉质白垩斑病损。

2. 材料组成　目前常用的渗透树脂治疗，其材料主要包括酸蚀剂（15%HCl）、干燥剂（乙醇）和渗透树脂三部分。渗透树脂主要由双酚A甲基丙烯酸缩水甘油酯、二甲基丙烯酸三甘醇酯、光敏剂和溶剂乙醇组成。

3. 治疗方法

（1）清洁牙面。

（2）术区隔湿隔离唾液，干燥患龋牙面。对于邻面早期龋的患牙，需用楔子将患牙和邻牙分离开。

(3) 患龋牙面涂布酸蚀剂酸蚀 2 分钟。

(4) 清水冲洗 30 秒，吹干，涂布干燥剂 30 秒，再吹干。

(5) 用专用装置涂布渗透树脂，静置 3 分钟后去除表面多余的树脂材料。

(6) 光固化 40 秒，邻面龋需从颊、舌、𬌗面多角度光照。

(7) 再次用专用装置涂布渗透树脂，静置 1 分钟后去除表面多余树脂材料。

(8) 光固化 40 秒。

(9) 抛光。

四、牙体修复与材料选择的原则

牙体修复包括手术和治疗两个部分，首先通过牙体手术过程清除已病变或失去支持的牙体组织及细菌，将牙体制备成一定形状的窝洞，使充填体能够长期保持而不松动脱落。为了使牙体组织和充填体能够承受一定的咀嚼压力，选用适当的材料，或充填治疗，或选择嵌体、冠修复恢复牙齿的形态与功能。

（一）牙体修复的原则

牙体修复必须遵循一定的原则，在恢复牙体形态与功能的同时，必须兼顾其作为口腔牙颌体系的一部分，使整个口腔牙颌体系处于生理平衡状态，做到真正意义上恢复健康的治疗目的。牙体修复的基本原则。

1. 去净龋坏牙体组织、感染牙本质，消除感染源，终止龋病过程，避免产生继发龋。

2. 牙体修复是一种生物性治疗技术，在活的牙齿组织上进行治疗。在治疗的全过程中必须充分考虑牙体和牙齿周围组织的特殊生物学特性，严格遵守保守治疗的原则，尽可能地保留健康的牙体组织，在保护牙髓牙本质复合体的前提下开展手术治疗。

3. 采用生物力学和机械力学的基本原理预备窝洞，包括抗力形和固位形结构，确保既防止充填体的松动、脱落，又防止因过度磨除牙体组织造成的牙齿折裂。

（二）充填材料选择的原则

正确选择和使用充填材料是牙体修复治疗的关键。用于牙体修复的材料种类很多，有金属材料、复合材料、陶瓷材料等。临床上根据牙齿的部位、窝洞的位置、材料的性能以及患者口腔状况等多因素，选择适当的材料，恢复牙齿的形态与功能。

1. 充填材料的性能要求 直接用于充填窝洞的修复材料叫充填材料。从充填体的临床要求出发，为达到最佳的修复效果，充填材料要求具备以下性能。

（1）物理和机械性能：充填材料必须有足够的机械强度，包括抗压强度、抗张强度、抗弯强度和抗冲击强度，且耐磨。弹性模量大，受力后变形小。热膨胀系数与牙体组织相近。绝缘性好，不传导温度和电刺激。色泽与牙接近，抛光性好，X 线阻射。

（2）化学性能：充填材料必须有稳定的化学性能，在口腔内不溶解、不腐蚀、不变色，固化收缩小，对牙体组织有化学粘接性。充填后在适当的时间固化，固化前可塑性好，操作方便。

（3）生物学性能：充填材料必须有较好的生物相容性，对机体无毒、安全。对牙髓、黏膜和牙龈无刺激性。必要时易于去除。价格便宜。

（4）美学和功能：充填材料的根本目的是恢复患牙的功能和美观。良好的色泽和外形是恢复自然美的两大要素。而功能的恢复除了外形的考量，还应与邻牙、对颌牙有良好的邻接和咬合关系。

理想的充填材料应该具有足够的机械强度、稳定的化学性能、与牙体组织相近的物理性能，如热膨胀系数、导电性、导热性、色泽与牙齿接近、生物安全、方便操作等特点。目前，尚无一种充填材料完全符合上述要求。近年来，随着生物材料的迅速发展，牙体充填材料已有很大进展，新产品不断问世，如树脂改良型玻璃离子自粘接树脂、大块充填树脂、自修复复合树脂等。充填材料的改进必将为牙体修复带来巨大的变革。

2. 充填材料的选择

（1）牙齿的部位：前牙充填材料重点考虑美观，应选与牙颜色一致的牙色材料，如复合树脂、玻璃离子水门汀。后牙首先保证有足够的机械强度和耐磨性能，可选用银汞合金或后牙复合树脂。对龋易感患者，可选用含氟化物的防龋充填材料。

（2）窝洞所在部位和承受的咬合力：后牙涉及殆面的缺损，因承受咬合力，应选用耐磨性强的后牙复合树脂或银汞合金；前牙唇面的缺损，应选用美学性能更好的复合树脂；牙颈部的缺损，可选用通用型复合树脂。

（3）患者情况：根据患者健康状况、经济情况、对美观的要求和个体龋易感性选用不同的充填材料。

（4）其他因素：考虑所充填的牙齿在口腔的存留时间以及对颌牙已采用的充填材料的种类。保留短时间的牙选用暂时性充填材料。有金属嵌体或冠修复的对颌牙，原则上不选用银汞合金，以防止不同金属充填体接触时产生的电流刺激牙髓。

（郭志宏）

第四章

牙周炎

定植在龈牙结合部的牙菌斑可引起宿主的免疫炎症反应，导致菌斑性龈炎，若不及时治疗，则有一部分人的牙龈炎症可向牙周深部组织发展，导致牙齿支持组织（牙龈、牙周膜、牙槽骨和牙骨质）的进行性破坏，临床表现为牙周袋形成并有出血、附着丧失和牙槽骨吸收。随着病变逐渐向根方发展加重，会出现牙松动移位、牙龈退缩、咀嚼困难、急性肿胀疼痛等症状，最终可导致牙齿丧失。

牙周炎是成人牙齿丧失的首要原因。牙周炎和龈炎都是由牙菌斑生物膜所引起的慢性感染性疾病，中度以上的牙周炎诊断并不困难，但早期牙周炎与龈炎的区别不甚明显，常易被患者甚至医师忽略，须通过仔细检查而及时诊断，以免贻误治疗（表4-1）。

表4-1　龈炎和早期牙周炎的区别

	牙龈炎症	牙周袋	附着丧失	牙槽骨吸收	治疗结果
龈炎	有	假性牙周袋	无*	无	恰当治疗后牙龈恢复正常
早期牙周炎	有	真性牙周袋	有，附着丧失 1~2mm	骨嵴顶吸收，或硬骨板消失	炎症消退，病变静止，但已破坏的支持组织难以完全恢复正常

注：*1999年分类法对龈炎的定义是在一定条件下可有附着丧失。

龈炎和牙周炎的主要区别在于龈炎不侵犯支持组织（没有附着丧失和牙槽骨吸收），经过正规治疗后，牙周组织可完全恢复正常状态（无牙周组织丧失、无探诊出血），是可逆性病变。但是，若维护不良，仍较易复发。而牙周炎则有牙周支持组织的破坏（附着丧失、牙周袋形成和牙槽骨吸收），若不及时治疗，病变一般呈缓慢加重，直至牙松动脱落。牙周炎经过规范的治疗可以控制病情，但已破坏的软、硬组织难以恢复到正常的完好状态。因此，有人把牙周炎冠名为破坏性牙周病。预防和治疗龈炎，对于牙周炎的预防有着重要意义。Lang等学者报告对挪威565位16~34岁的健康男性（他们自幼接受良好的口腔保健）进行长达26年的牙周状况随访（共检查6次），结果表明，26年中每次检查都有牙龈炎症（探诊后出血）的牙齿比始终无炎症的牙有更多的附着丧失，且失牙的概率更大。他们的结论是："牙周炎只发生于长期存在龈炎的部位""牙龈的炎症不仅是牙周炎的前驱，还是病情加重和导致失牙的临床重要的危险因素。"然而也不是所有龈炎患者都必然发展成牙周炎。Loe等对斯里兰卡480名无口腔保健措施的人群进行15年的纵向观察中，发现81%个体的牙周病情缓慢加重，8%快速加重，而11%的个体则病情稳定，不发展为牙周炎。这种疾病进展的个体差异与各自菌斑的量并无关联。目前的共识是由于机体本身的先天和后天免疫机制以及遗传背景的差异，对菌斑微生物的挑战可呈现不同方式和不同程度的反应，对牙周组织所造成的作用也不同，因而在临床上呈现不同的病情和类型。一些环境因素如吸烟、心理压力等也对牙周炎的发生和发展起着一定作用。

各型牙周炎的基本病理变化和主要表征基本一致，但也可以看到有不同类型的临床表现、转归、对治疗的不同反应以及有不同的全身背景等。因此，1999 年在美国召开的牙周病分类临床研讨会上，学者们将牙周炎分为慢性牙周炎（CP）、侵袭性牙周炎（AgP）、反映全身疾病的牙周炎、坏死溃疡性牙周炎等类型。本章主要讲述前三种。

第一节　慢性牙周炎

慢性牙周炎（CP）是最为常见的一类牙周炎，约占牙周炎患者的 95%。1999 年以前称此类牙周炎为成人牙周炎，实际上它也偶可发生于青少年和儿童，且病情进展较平缓，因此学者们主张将其更名为慢性牙周炎。从我国人口的流行病学调查结果来看，轻、中度牙周炎较普遍存在，而重度牙周炎则主要集中在少数人和少数牙，因此早期诊断和早期治疗牙周炎就显得特别重要和有意义。

一、临床表现

1. 年龄和性别　本病可发生于任何年龄，但大多数患者为成年人，35 岁以后患病率明显增高，男女性别无差异；慢性牙周炎的起病和发展非常缓慢，加之其是由慢性龈炎发展而来，患者往往不能明确说出它的起病时间，其早期症状也常被忽视，多在中、晚期症状明显时才就诊。随着年龄增长，患病率和疾病的严重程度也增加，这也可能是由于多年的病情积累加重或新增加了患牙。

2. 牙周袋的炎症和附着丧失　患者可有刷牙或进食时的牙龈出血或口内异味，牙龈可表现为鲜红或暗红色，水肿松软，并可有不同程度的肿大甚至增生。患牙探诊有>3mm 的牙周袋，并有探诊后出血，甚至溢脓。炎症程度一般与菌斑牙石的量以及局部刺激因素相一致。少数患者病程较长或曾经接受过不彻底的治疗（例如只做龈上洁治，未除去龈下牙石），其牙龈可能相对致密，颜色较浅，但用探针可探到袋内有龈下牙石，并可引发出血，这是因为受龈下菌斑和牙石的刺激，牙周袋内壁常有上皮溃疡和结缔组织的炎症，严重的炎症导致牙龈结缔组织中的胶原纤维降解、结合上皮向根方增殖以及牙槽骨吸收，造成附着丧失。严重的附着丧失可使牙松动和病理性移位，多根牙发生根分叉病变。

3. 分型和分度　根据附着丧失和牙槽骨吸收波及的范围（患牙数）可将慢性牙周炎分为局限型和广泛型。全口牙中有附着丧失和骨吸收的位点数≤30%者为局限型，若>30%的位点受累，则为广泛型。也可根据牙周袋深度、结缔组织附着丧失和骨吸收的程度来分为轻、中、重度。上述指标中以附着丧失为重点，因为附着丧失较为准确地反映了牙周组织的破坏程度。附着水平与炎症的程度大多一致，但也可不完全一致。

（1）轻度：牙龈有炎症和探诊出血，牙周袋≤4mm，附着丧失 1～2mm，X 线片显示牙槽骨吸收不超过根长的 1/3。可有或无口臭。

（2）中度：牙周袋≤6mm，附着丧失3~4mm，X线片显示牙槽骨水平型或角型吸收超过根长的1/3，但不超过根长的1/2。牙齿可能有轻度松动，多根牙的根分叉区可能有轻度病变，牙龈有炎症和探诊出血，也可有溢脓。

（3）重度：牙周袋>6mm，附着丧失≥5mm，X线片显示牙槽骨吸收超过根长的1/2甚至根长的2/3，多根牙有根分叉病变，牙多有松动。炎症较明显或可发生牙周脓肿（图4-1）。

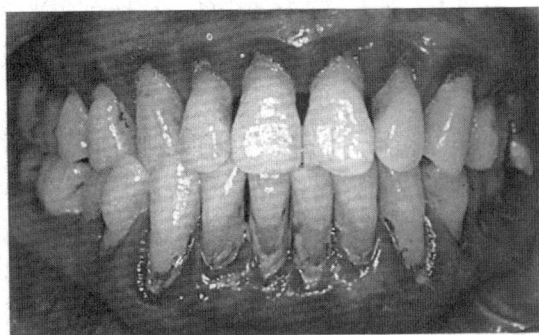

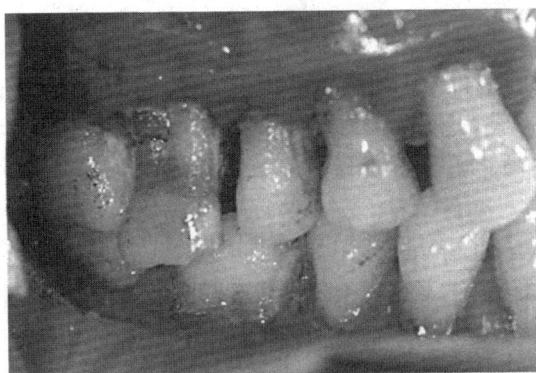 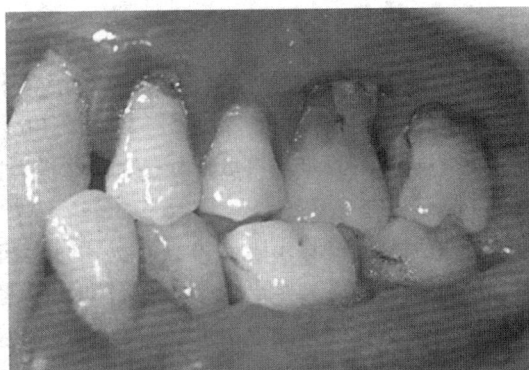

A

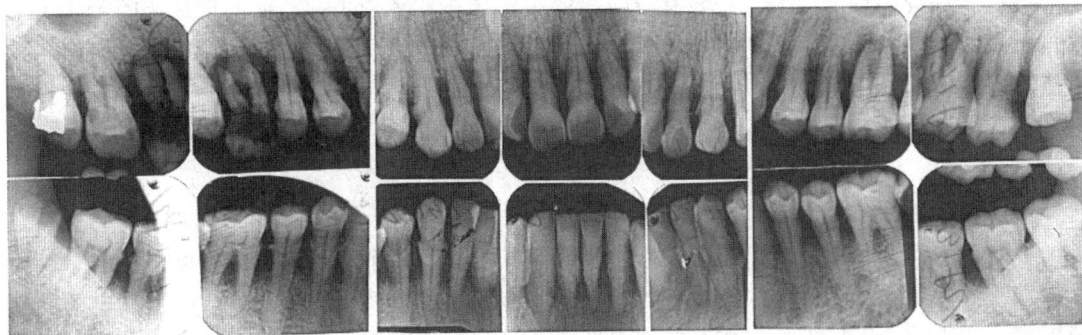

B

图4-1 重度慢性牙周炎

A. 患者男，59岁，牙龈肿痛2周伴牙龈出血40年。口内像可见全口大量牙石菌斑，牙龈红肿伴有明显退缩，普遍溢脓和出血，探诊深度5~9mm；B. 同一患者的X线片示全口牙槽骨水平型吸收达根长的1/2~2/3，16和26骨吸收达到或超过根尖区，磨牙根分叉区见骨低密度影像或透射影像

慢性牙周炎患者除有上述主要特征（牙周袋形成、牙龈炎症、牙周附着丧失、牙槽骨吸收）外，晚期常可出现其他伴发病变和症状，如：①牙齿移位、倾斜。②由于牙松动、移位和龈乳头退缩，造成食物嵌塞。③由于牙周支持组织减少，造成继发性𬌗创伤。④牙龈退缩使牙根暴露，对温度刺激敏感，还可发生根面龋。⑤深牙周袋内脓液引流不畅时，或身体抵抗力降低时，可发生急性牙周脓肿。⑥深牙周袋接近根尖时，可引起逆行性牙髓炎。⑦牙周袋溢脓和牙间隙内食物嵌塞，可引起口臭等。

牙周炎一般同时侵犯口腔内多个牙，且有一定的对称性。各部位的牙齿患病概率和进展速度也不一致。磨牙和下颌前牙以及牙齿邻面因为菌斑牙石容易堆积，较易发病，且病情较重。因此说牙周炎具有牙位特异性和位点特异性。

4. 病程进展　顾名思义，慢性牙周炎的病程是个缓慢过程。常常起始于菌斑性龈炎缓慢隐匿地发展而来，患者就诊时多已在 30 岁以后，且不能明确叙述起病时间。若不治疗，本病可以延续十多年甚至数十年，病变缓慢、持续加重，直至失牙。在疾病过程中有些个体的有些牙齿或牙位（例如邻面、根分叉处、不良修复体、错𬌗等菌斑滞留区）可能发生不规则、间段性加快的附着丧失，使疾病在短时间内进入活动期，随后又回归静止或缓慢进展的状态。

二、诊断

牙周炎的特征是附着丧失（CAL），而未经治疗的牙周炎通常都并存牙周袋和炎症。2018 年牙周病新分类中，对于牙周炎病例的临床诊断标准定义为：两个或两个以上不相邻牙齿的邻面有附着丧失（CAL）或有 ≥2 个牙的颊（舌）面出现 ≥3mm 的附着丧失，并有 >3mm 的牙周袋。

需要强调的是除了附着丧失外，牙周袋和炎症也是诊断牙周炎的必要条件。如果只有附着丧失而无牙周袋，则可能是：①因机械因素如牙刷、不良习惯等导致牙龈退缩。②原有的牙周炎经过治疗后牙龈退缩而无牙周袋及炎症，此时可称为"健康但降低了的牙周支持组织"。

慢性牙周炎多见于成人，一般有较明显的菌斑牙石和牙龈炎症。而出现牙周附着丧失和牙槽骨吸收则是其区别于龈炎的重要标志。根据罹患牙数（范围）和牙周支持组织破坏的程度可以确定病变的轻、中、重。还应寻找局部和全身的危险因素，例如牙解剖异常、吸烟、精神因素、系统性疾病等，以便在治疗计划中加以调整和控制。

三、治疗

在确诊为慢性牙周炎后，还应根据病情确定其全口和每个患牙的严重程度、目前是否为活动期等；还要通过问诊、仔细的口腔和全身检查等，尽量找出与牙周病或全身病有关的易感因素，如吸烟、不良生活习惯、解剖因素、全身健康状况等，以利判断预后和制定相应的治疗计划。

慢性牙周炎的治疗目标应是彻底清除菌斑、牙石等病原刺激物，消除牙龈的炎症，使牙周袋变浅和改善牙周附着水平，并尽可能争取一定程度的牙周组织再生。应把消除易感因素列入治疗计划中，而且要取得患者的合作以及定期复查，使这些疗效能长期稳定地保持。由于口腔内各个牙的患病程度、解剖条件、局部刺激因子的多少各异，因此还须针对各个患牙的具体情况，制定适合于总体病情及个别牙的治疗计划。而且在治疗过程中和维护期间，应根据患者的反应和病情变化及时对治疗计划进行调整和补充。

经过积极规范的治疗和维护，虽然牙周支持组织不可能恢复到完全正常的状态和水平，但多数慢性牙周炎患者病情可以达到稳定，即牙周袋<3mm、没有探诊后出血、临床附着水平和牙槽骨水平保持稳定，此所谓"健康但降低了的牙周组织"。对于一些重症牙周炎，或伴有一些难以掌控的易感因素者（如糖尿病等全身疾病、牙解剖畸形等），牙周治疗效果可能不易达到完全稳定，但也应采用其他疗法或加强维护（牙周支持疗法，SPT）使患者处于牙周炎低活跃期，减缓病情的进展，此所谓"缓解/控制"。

1. 清除牙菌斑生物膜，控制感染　牙菌斑及其矿化后形成的牙石是导致牙周感染的根本原因，因此清除牙面的细菌生物膜和牙石是控制牙周感染的第一步，也是最基础的治疗。用机械方法清除牙石和菌斑仍是目前最有效的基础治疗手段。除了清除龈上牙石外，最重要的是通过龈下刮治术清除龈下牙石和菌斑，同时将暴露在牙周袋内的含有细菌内毒素的病变牙骨质刮除，使根面符合生物学要求，有利于牙周支持组织重新附着于根面，亦称为根面平整术。有研究表明单纯做龈上洁治而不做龈下刮治，其远期疗效不佳。近年来的研究结果强调了龈下深部刮治的主要目的是尽量清除牙石、搅乱牙菌斑生物膜和减少细菌数量，以利于机体的免疫防御系统来消灭残余细菌，并防止或延缓龈下菌斑的重新形成，而清除内毒素则是相对容易的。因此在深部刮治时不需过度刮削根面牙骨质，也不过分强调根面的光滑平整，以免发生牙齿敏感。为此提出将龈下刮治术称为龈下清创术。

经过彻底的龈下清创术后，临床上可见牙龈的炎症和肿胀消退，出血和溢脓停止，牙周袋变浅、变紧，这是由于牙龈退缩以及袋壁结缔组织中胶原纤维的新生使牙龈变得致密，探针不再穿透结合上皮进入结缔组织内，也可能有新的结缔组织或长结合上皮附着于根面。洁治术和刮治术虽然已有数百年的历史，但迄今大量的临床研究和系统性回顾仍都证明其有效性。2015年美国牙医协会关于慢性牙周炎非手术治疗的临床指南指出，洁治术和刮治术是慢性牙周炎的非手术基础治疗，其他治疗手段如药物、激光等只能作为洁治术和刮治术的辅助手段，且效果也不甚确切。2017年，国内大样本研究也报告慢性牙周炎患者非手术治疗后深牙周袋和出血指数均有明显改善。

此外，凡是能促进菌斑堆积的因素例如粗糙的牙石或修复体表面、不合理的修复体、牙齿解剖异常、未充填的龋齿等均是牙周炎发生和复发的危险因素，在治疗过程中也应尽量消除或纠正这些因素。基础治疗后，若有残存的探诊深度≥5mm并有出血的患牙，也是复发的危险部位。基础治疗对大多数牙周炎患者的效果是肯定的，但它不是一劳永逸的，需要定期复查和必要的维护治疗，基础治疗一结束就应进入维护期。

2. 牙周手术　基础治疗后6~12周时，应复查疗效，若仍有5mm以上的牙周袋，且探诊仍有出血，或有些部位的牙石难以彻底清除，则可视情况决定再次龈下刮治，或需进行牙周翻瓣手术。手术可在直视下彻底刮除根面或根分叉处的牙石及不健康的肉芽组织，还可修整牙龈和牙槽骨的外形，植骨，或截除病情严重的患根等，通过手术改正牙周软硬组织的外形，形成一种有利于患者控制菌斑的生理外形。近年来，通过牙周组织引导性再生手术能使病变区的牙根面形成新的牙骨质、牙周膜和牙槽骨的正常附着关系。利用组织工程学原理，进行了大量研究来促进牙周组织的再生，使牙周炎的治疗达到了一个更高的层次。

3. 建立平衡的𬌗关系　可通过松动牙的结扎或粘接固定、各种夹板、调𬌗等治疗使患牙消除继发性或原发性咬合创伤而减轻松动度、改善咀嚼功能并有利于组织修复。但夹板的设计和制作绝不能妨碍菌斑控制。对于有缺失牙需要修复的患者，可利用固定式或可摘式修复体上的附加装置，使松动牙得到固定。有些患者还可通过正畸治疗来矫正错𬌗或病理移位的牙齿，以建立合理的咬合关系。咬合创伤曾被认为是牙周炎的致病原因或协同破坏因素，但20世纪后期以来调𬌗在牙周炎的预防和治疗中的意义未得到重视。近年来有学者报告表明在基线时无咬合创伤、或虽有咬合创伤但已经调𬌗治疗的牙周炎患者，在牙周治疗后的远期发生病情加重的概率仅为有创伤而未加调𬌗者的60%。因此，在治疗计划中仍应考虑对咬合创伤进行干预和治疗。咬合治疗应在牙周基础治疗后、炎症控制后开始进行。

4. 药物治疗　大多数患者在规范的龈下清创术后，牙周组织能顺利恢复健康状态，不需使用抗菌药物。少数患者对基础治疗反应不佳，或仍有个别深牙周袋以及器械不易到达的解剖部位，刮治难以彻底，残留的炎症得不到控制，或有急性发作等，则可适当地局部或全身应用抗菌药物。但药物治疗只能作为机械清除菌斑牙石的辅助治疗，一般只在龈下刮治后视需要才用药，抗菌药物绝不能取代除石治疗，因为只有刮治后，龈下生物膜被搅乱，细菌量大大减少的状态下，药物才得以接触微生物并杀灭之。

对于一些有全身疾病的牙周炎患者，如某些心血管疾病、未控制的糖尿病等，在牙周治疗过程中也需要给予特殊处理，如在进行牙周全面检查和治疗（尤其是手术）前后需给予抗生素，以预防和控制全身和局部的感染，一般使用全身给药。同时应积极治疗并控制全身病，以利牙周组织愈合。

吸烟者对牙周治疗的反应较差，应劝患者戒烟。在戒烟的初期，牙龈的炎症可能有一过性的"加重"，探诊后出血有所增加。这是由于烟草使小血管收缩、使牙龈角化加重的作用被消除的结果。经过戒烟和彻底的牙周治疗后，将出现良好的疗效。

5. 拔除患牙　对于有深牙周袋、过于松动的严重患牙，如确已无保留价值者，应尽早拔除，这样可以：①消除微生物聚集部位。②有利于邻牙的彻底治疗。③避免患处牙槽骨的继续吸收，保留牙槽嵴的高度和宽度，以利义齿或种植义齿修复。④避免牙周脓肿反复发作。⑤避免因患牙松动而使者只用另一侧咀嚼。拔牙后，最好在第一阶段治疗结束、第三阶段永久修复之前，制作暂时性修复体，以达到改善咀嚼功能、松牙固定和美观的要求。

6. 疗效维护和防止复发　大量研究表明，菌斑在牙面上不断快速地形成着，在刚清洁过的牙面上数秒钟内即可有新的细菌黏附，若停止刷牙8小时后细菌数即可达到$10^3 \sim 10^4/mm^2$，24小时后可增加100~1 000倍。因此不能单靠医师的治疗，必须向患者仔细讲明菌斑的危害，如何发现菌斑并有效地清除之；使患者充分理解坚持不懈地清除菌斑的重要性，并掌握正确的方法。此种健康教育应贯穿于治疗的全过程。患者每次就诊时，医师应检查和记录其菌斑控制的程度，并反馈给患者。尽量使有菌斑的牙面只占全部牙面的15%~20%以下。只有患者的积极配合才能使治疗效果长久保持。

大多数慢性牙周炎在经过恰当的治疗后，炎症消退，病情得到控制。为了防止病情的复发，应在基础治疗结束时即进入维护期。维护期的监测内容包括口腔卫生情况、牙周袋探诊深度、牙龈炎症及探诊后出血情况、根分叉病变、牙槽骨情况、修复体情况等，并对新发现的病情进行相应的、必要的治疗。复查的间隔期可根据病情和患者控制菌斑的程度来确定。

简而言之，牙周炎维护治疗（亦称牙周支持治疗，SPT）包括两个方面：一是患者具有持续地自我控制菌斑以及定期复查的良好依从性；另一方面是医师对治疗后病情的长期监控和后续治疗。只有两者完美的结合才能使疗效长期维持。近期一项对 19 个长期临床研究的综述报告表明，在 3 年和 12 年中能坚持牙周复查、复治者，失牙率仅分别为 0.15 牙/年和 0.09 牙/年。不能坚持维护治疗者，5 年内失牙率高于依从性好者（1.8 牙/年 vs. 0.6 牙/年）。因此，鼓励和动员患者坚持维护期治疗是使牙周炎疗效长期保持的关键条件之一。只要坚持消除和控制菌斑感染，牙周炎是可防、可治、可控的疾病。

（郭志宏）

第二节　侵袭性牙周炎

牙周炎被认为是一组有不同临床表现、对治疗反应有差异、进展速度不同、实验室所见不尽相同的牙周破坏性疾病。临床上可见一类牙周炎，发生在全身健康的年轻人，疾病进展快速，有家族聚集性。在 1999 年的国际分类研讨会上学者们提出将其命名为侵袭性牙周炎（AgP），它包含了 1989 年旧分类中称为早发性牙周炎（EOP）的三个类型，即青少年牙周炎（JP）、快速进展性牙周炎（RPP）和青春前期牙周炎（PPP）。该分类还将侵袭性牙周炎分为局限型和广泛型。

一、局限型侵袭性牙周炎

（一）历史背景

Gottlieb 于 1923 年首次报告 1 例死于流感的年轻男性，其牙周组织有严重的变性和牙槽骨吸收。他认为这是不同于单纯性牙周炎的一种疾病，将其命名为弥漫性牙槽萎缩。1928 年他又提出牙骨质的先天发育不良可能为本病的病因。Wannenmacher 于 1938 年描述本病的特点为切牙和第一磨牙受累。Orban 和 Weinmann 于 1942 年提出牙周变性的命名，并根据 1 例尸体解剖的结果，提出该病首先发生牙周膜主纤维的变性，导致牙骨质停止新生和牙槽骨吸收，然后才发生结合上皮的增生和炎症。此后一段时期内普遍认为本病是由于某种全身因素引起的牙周组织变性，而炎症是继发的。但大量的临床观察和动物实验未能找到变性的证据。1966 年世界牙周病专题讨论会提出摒弃牙周变性的名词，但同时也指出的确在青少年中存在着一种与成人型不同的牙周炎。1969 年 Butler 引用 Chaput 等在 1967 年提出的法文名称，将本病命名为青少年牙周炎。Baer 在 1971 年仍坚持牙周变性的名称，提出本病的定义为"发生于全身健康的青少年，有一个以上恒牙的牙槽骨快速破坏。牙周破坏的程度与局部刺激物的量不一致"，并提出 7 条长期被引用的诊断标准。20 世纪 70 年代后期，普遍认为该病是由微生物感染所致，清除菌斑能获良好疗效。1989 年世界牙周病研讨会将其定名为局限型青少年牙周炎（UP），并归入早发性牙周炎。1999 年的国际分类法则进一步明确了局限型侵袭性牙周炎的定义："牙周病变局限于切牙和第一恒磨牙，至少两颗恒牙有邻面附着丧失，其中一颗是第一磨牙，非第一磨牙和切牙不超过两个"。

（二）流行病学

关于侵袭性牙周炎的流行病学调查资料大多来自对青少年牙周炎（早发性牙周炎）的调查。由于诊断标准不统一和不准确、调查对象的条件不同，各项调查的结果差异很大，资料可比性差。既往有报告在 10~19 岁青少年中患病率约为 0.1%~3.4%。本病患病率似有较

— 99 —

明显的种族和地域差异。Saxbv 报告 7 266 名 15~19 岁英国学生中总患病率为 0.1%，但其中不同种族之间有区别：白种人为 0.02%，非洲裔为 0.8%，亚裔人为 0.2%。近 10 余年来的流行病学调查资料显示非洲和中东地区后裔的患病率相对较高，而白种人相对较低。提示可能种族和社会经济因素均与该病的易感性有关。国内相关资料较少，20 世纪三项局部地区的调查报告显示，在 11~20 岁的青少年中，青少年牙周炎的患病率约为 0.12%~0.47%。能够按照严格定义诊断的局限型侵袭性牙周炎（LAgP）患者在我国很少见。近年来，北京大学口腔医学院牙周科收集了来自全国各地近 300 例侵袭性牙周炎患者的临床资料，其中仅有数例被诊断为典型的局限型侵袭性牙周炎，但病变以切牙和第一磨牙为重的广泛型侵袭性牙周炎（GAgP）则相对较多见，约占总 AgP 患者的 25%。

（三）病因

侵袭性牙周炎的病因虽未完全明了，但某些高毒力的特定微生物的感染以及宿主免疫应答反应的特点可能是引起本病的两个主要因素。

1. 微生物　20 世纪中期以来，国外大量的研究表明伴放线杆菌是侵袭性牙周炎的主要致病菌，其主要依据如下。

（1）从青少年牙周炎（相当于侵袭性牙周炎）患者的龈下菌斑中 Aa 的检出率明显高于慢性牙周炎和健康牙。经过有效的牙周治疗后，该菌消失或极度减少；当病变复发时，该菌又复出现。Aa 能产生可杀伤白细胞的外毒素及其他毒性产物，造成牙周组织的损伤。Aa 不同的血清株具有不同的毒性，其中主要为 b 型的 JP_2 毒性最大，能产生 10~20 倍多的白细胞毒素。有研究表明，携带该型 Aa 者发生 LAgP 的概率与携带非 JP_2 型者的 OR 值为 18.0 vs. 3.0。但是亚洲地区（包括中国）的许多研究表明，Aa 在中国、日本和韩国 AgP 患者中的检出率明显低于欧美国家，且检出的 Aa 多为低毒性的血清株 c，而牙龈卟啉单胞菌 Pg 在这些患者中则相对较多见。2017 年研讨会的与会专家们提出，需要研究在 AgP 发病前、病程中以及治疗后的伴放线聚集杆菌检出情况，才能确定该菌为致病菌，而这种研究是十分困难的。由于致病因子的不确定，2018 年牙周病新分类否决了侵袭性牙周炎作为独立疾病。

（2）Aa 引发宿主的免疫反应而致病：微生物主要是通过激惹宿主、引发免疫炎症反应，适度的反应起保护作用，而中性粒细胞和单核（吞噬）细胞对细菌的过度反应，产生过量的细胞因子、炎症介质，可能导致严重的牙周炎症和破坏。有研究报告 AgP 患者龈沟液（GCF）内多种炎症介质增高，如巨噬细胞炎症蛋白（MIP1a）、IL-6、IL-1b、TNF-α 等，可促进局部的免疫反应。局限型 AgP 患者的血清中有明显升高的抗 Aa 抗体，牙龈局部也产生大量的特异抗体，并进入牙周袋内，使龈沟液内特异抗体水平高于血清的水平。有研究称抗体反应强的局限性患者不会发展为广泛型。研究还表明对 Aa 的糖类抗原发生反应的主要是 IgG_2 亚类，起保护组织的作用。但有学者认为也可能 Aa 的毒素抑制了宿主的反应，或与其他细菌所产生相似的毒性因子（LPS，白细胞毒素，细胞死亡因子等）联合起破坏作用。

2. 全身背景　有一些早期研究表明本病患者有周缘血的中性粒细胞和/或单核细胞的趋化功能降低，有的学者报告白细胞的吞噬功能也有障碍，这种缺陷带有家族性，患者的同胞中有的也可患 LAgP，或虽未患牙周炎，却也有白细胞功能缺陷。然而，这些异常主要集中在美国的黑人 LJP 患者。英国学者对欧洲白种人患者的研究未发现白细胞趋化异常。我国较大样本的研究亦未发现外周血的中性粒细胞和单核细胞趋化功能的异常。

LAgP 存在家族聚集性。有家系研究显示，AgP 先证者的家属中患 AgP 的概率明显增高，可能和遗传基因有关。近年来对 LAgP 患者的基因多态性有大量研究报告，但由于样本量和对照不足、诊断标准不统一、检测方法不同等原因，尚缺乏一致的科学结论。正像很多慢性病一样，AgP 是多因素、多基因的复杂疾病，不可能用某单一危险因素概括所有 AgP 的病例，而每一个病例可能是不同的基因与环境、生活方式、局部因素等共同作用的结果。宿主自身的易感因素可降低宿主对致病菌的防御力和组织修复力，也可加重牙周组织的炎症反应和破坏。

Gottlieb 曾提出本病的原因是牙骨质的不断形成受到抑制，妨碍了牙周膜纤维附着于牙体。此后有少量报道发现局限型青少年牙周炎患者的牙根尖而细，牙骨质发育不良，甚至无牙骨质，不仅已暴露于牙周袋内的牙根如此，在其根方尚有牙周膜附着的、未暴露于牙周袋内的牙根也有牙骨质发育不良，说明这种缺陷不是疾病的结果，而是发育中的问题。国内也有研究显示，AgP 患者有较多的牙根形态异常（如锥形根、弯曲根、冠根比过大和融合根等），且牙根形态异常的牙齿其牙槽骨吸收程度重，牙根形态异常的牙数与重度骨吸收牙数呈正相关。

（四）病理

局限型侵袭性牙周炎的组织病理及免疫病理学变化与慢性牙周炎无明显区别，均以慢性炎症为主，只是患者的易感度不同。免疫组织化学研究发现本病牙龈结缔组织内仍以浆细胞浸润为主，但其中产生 IgA 的细胞少于慢性牙周炎者，游走到袋上皮内的中性粒细胞数目也较少。电镜观察到在袋壁上皮、牙龈结缔组织甚至牙槽骨的表面可有细菌入侵，主要为革兰氏阴性菌及螺旋体。

（五）临床特点

1. 年龄和性别　发病一般开始于青春期前后（有文献报告 11~13 岁），因早期无明显症状，患者就诊时常已 20 岁左右，所以本病难以确定始发年龄。女性多于男性，但也有学者报告性别无差异。本病也可发生在青春期前的乳牙列。

2. 牙周组织破坏程度与局部刺激物的量不成比例　这是本病一个突出的表现。患者的菌斑、牙石量很少，牙龈表面的炎症轻微，但却已有深牙周袋和牙槽骨破坏。牙周袋内有菌斑牙石，而且有探诊后出血，晚期还可以发生牙周脓肿。

3. 好发牙位　典型的 LAgP 患牙局限于第一恒磨牙和上下颌切牙，多为左右对称。但早期的患者不一定波及所有的切牙和第一磨牙。1999 年分类法规定，LAgP 的特征是"局限于第一恒磨牙或切牙的邻面有附着丧失，至少波及两个恒牙，其中一个为第一磨牙。其他患牙（非第一磨牙和切牙）不超过两个"。

4. X 线片的典型表现　牙槽骨吸收局限于第一恒磨牙和切牙。第一磨牙的邻面有垂直型骨吸收，若近远中均有垂直型骨吸收则形成"弧形吸收"，在切牙区由于牙槽间隔窄，一般表现为水平型骨吸收（图 4-2）。

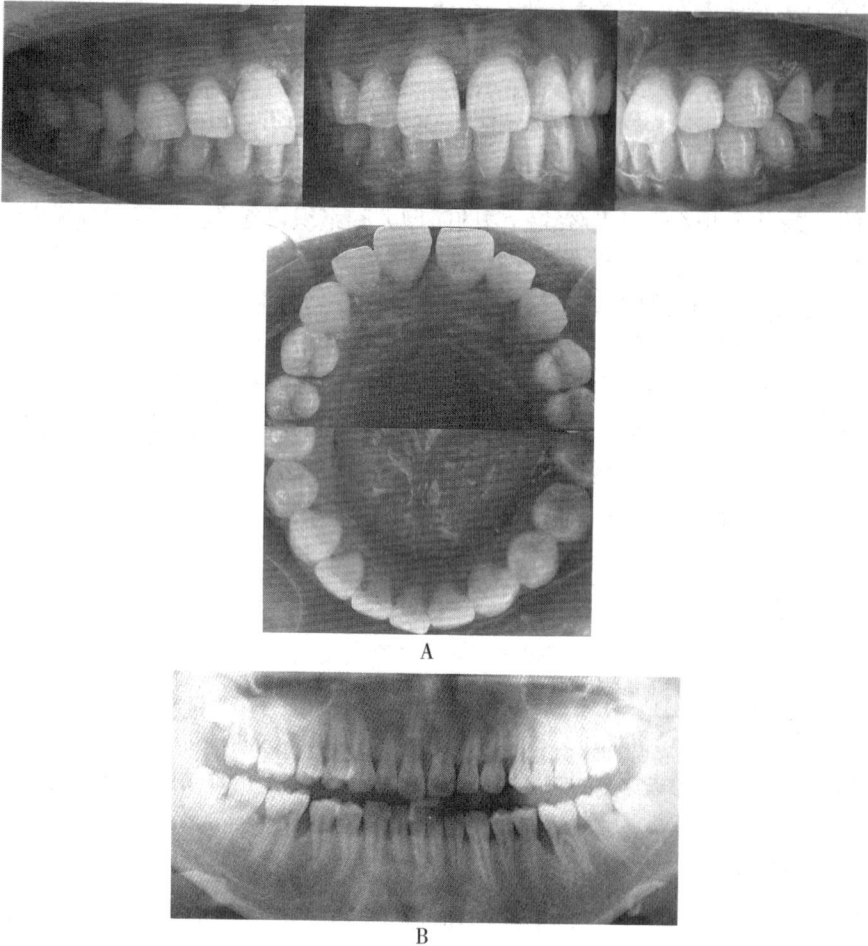

图 4-2 局限型侵袭性牙周炎

A. 患者女，16 岁，前牙出现间隙并伸长、后牙咬硬物无力 6 个月。口腔卫生良好，仅在 11 探及龈下牙石，牙龈粉红，形态未见异常。11、16、36、46 探诊深度 6~8mm，BI 3~4，其余探诊深度<3mm；B. 16、36、46 牙槽骨角型吸收达根长的 1/3~1/2，11 牙槽骨吸收达根长 1/3

5. 病程进展快　本病发展很快，Baer 估计本型患者的牙周破坏速度比慢性牙周炎快 3~4 倍，在 4~5 年内，牙周附着破坏可达 50%~70%，患者常在 20 岁左右即已须拔牙或牙自行脱落。但真正确定病变是否快速进展，需要根据患者不同时期连续的检查记录才能确定。一部分患者牙周破坏的进展可自限。

6. 早期出现牙齿松动和移位　在炎症不明显的情况下，患牙可出现松动，咀嚼无力。切牙可向唇侧远中移位，呈扇形散开排列，出现牙间隙，多见于上颌切牙。后牙可出现不同程度的食物嵌塞。

7. 家族聚集性　患者健康无全身疾病，家族中可有多代、多人患本病，患者的同胞有 50% 的患病概率，说明有较强的遗传背景。有人认为是 X 连锁性遗传或常染色体显性遗传（隐性遗传）等。但也有一些学者认为可能是由于牙周致病菌在家庭成员中的传播所致。符合上述标准的典型的局限型侵袭性牙周炎诊断不难，但临床上此型很少见。

LAgP 患者并非每人都具备上述全部特征。2018 年牙周病新分类虽然否定其作为独立疾病，但还是指出有一些患者具有发病早、患牙位置局限，以及快速进展的特点，还有 PMN 和巨噬细胞的高活性、抗体反应增强、特殊菌群存在于龈下很薄的生物膜中、家族聚集倾向、种族等特点。目前虽不足以将其定为独立疾患，但值得深入研究。

二、广泛型侵袭性牙周炎

广泛型侵袭性牙周炎（GAgP）主要发生于 30 岁以下的年轻人，但也可见于 30 岁以上者。其受累的患牙广泛，1999 年分类法规定其特征为"广泛的邻面附着丧失，侵犯第一磨牙和切牙以外的牙数在三颗以上"。广泛型和局限型究竟是两个独立的类型，抑或前者是局限型发展和加重的结果，尚不能肯定。但有一些研究结果支持二者为同一疾病不同阶段的观点。例如：①局限型以年幼围青春期者较多，而广泛型多为 30 岁左右的青年人，患牙数目增多而呈广泛型。②局限型患者血清中的抗 Aa 特异抗体水平明显地高于广泛型患者，起保护作用的 IgG_2 亚类水平也高于广泛型。可能机体对致病菌所产生的免疫反应使 LAgP 的感染局限，而 GAgP 患者的特异抗体反应较弱，使病变扩大。③有些广泛型侵袭性牙周炎患者的第一磨牙和切牙病情较其他患牙为重，且有典型的"弧形吸收"表现，提示这些患者可能由局限型病变发展而来。然而，1999 年分类法提出的"对病原菌的血清抗体反应较弱是 GAgP 的特异性表现"在国内的数项研究中并未得到证实。国内近期的研究显示，切牙-磨牙型 AgP 患者抗 Aa 血清 c 型抗体滴度与非切-磨牙型 AgP 患者无显著性差异。这可能与 Aa 不是国人的主要致病菌有关。近来有学者提出局限型和广泛型可能是同一疾病的不同表型，或者说不同类型的 AgP 具有共同的临床表征。

（一）临床特点

1. GAgP 通常发生于 30 岁以下者，但也可见于年龄更大者。

2. 1999 分类法的定义为"广泛的邻面附着丧失，累及除切牙和第一磨牙以外的恒牙至少三颗"，实际上 GAgP 通常累及全口大多数牙。

3. 有严重而快速的附着丧失和牙槽骨破坏，牙龈有明显的炎症，呈鲜红色，并可伴有龈缘区肉芽性增殖，易出血，可有溢脓。但某些病例可有阵发的静止期。

4. 多数患者有大量的菌斑和牙石，也可较少。

5. 一般患者对常规治疗如刮治和全身药物治疗有明显的疗效，但也有少数患者经任何治疗都效果不佳，病情迅速加重直至牙齿丧失（图 4-3）。

临床上常以年龄（35 岁以下）和全口大多数牙的重度牙周破坏，作为诊断广泛型侵袭性牙周炎的标准，也就是说牙周破坏程度与年龄不相称。但必须明确的是，并非所有年轻患者的重度牙周炎均可诊断为本病，应先排除一些明显的局部和全身因素。如：①是否有严重的错牙合导致咬合创伤，加速了牙周炎的病程。②是否曾接受过不正规的正畸治疗，或在正畸治疗前未认真治疗已存在的牙周病。③有无食物嵌塞、邻面龋、牙髓及根尖周病、不良修复体等局部促进因素，加重了菌斑堆积和牙龈的炎症。④有无伴随的全身疾病，如糖尿病、白细胞功能缺陷、HIV 感染等。上述①~③的存在可以加速和加重慢性牙周炎的牙槽骨吸收和附着丧失；如有④则应列入反映全身疾病的牙周炎中，其治疗也不仅限于口腔科。如有条件检测患者周缘血的中性粒细胞和单核细胞的趋化、吞噬功能，血清特异 IgG_2 水平，或微生物学检测，则有助于诊断。阳性家族聚集史也有助于诊断本病。

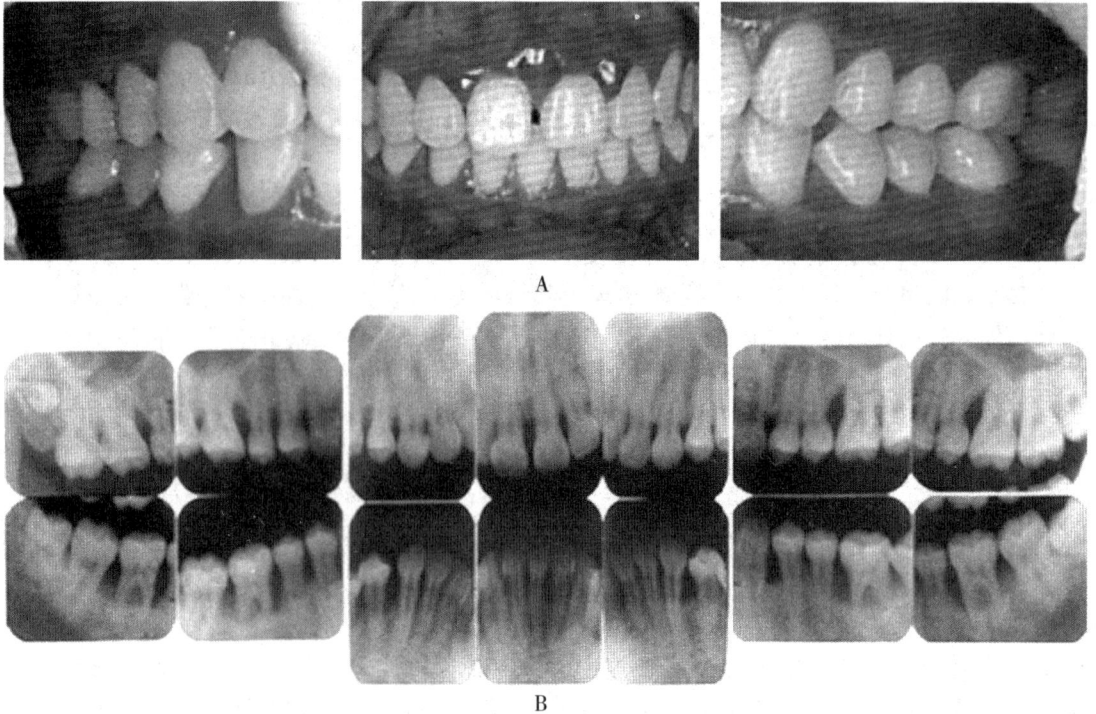

图 4-3　广泛型侵袭性牙周炎

A. 患者女，18 岁，刷牙出血 3 年牙龈红肿，邻面深袋 6~10mm，多个牙松动。上颌中切牙有间隙。父母均有重度牙周炎；B. 牙槽骨不同程度广泛吸收，以第一磨牙和切牙为重，除此以外的患牙超过 3 颗

（二）诊断

牙周炎是一组病理变化相似而临床表现有不同特点的疾病。各类型之间的共同点是，它们都是由牙菌斑生物膜（虽然菌斑中的微生物构成和它们的致病机制很不同）激惹起那些易感的个体（虽然易感的因素不尽相同）的免疫炎症反应，导致牙周软硬组织的破坏（机制和背景不同）所形成的复杂疾病。至今对各型牙周炎的发生和发展的机制仍不完全清楚，1999 年的分类标准又有相当部分的重叠和自相矛盾处，因此 2017 年研讨会认为，从病理生理角度来看慢性牙周炎和侵袭性牙周炎均由牙菌斑生物膜引起炎症，其结局也相同，即导致骨吸收和附着丧失。在现阶段，建议取消侵袭性和慢性的名称，而将其归并为单一的牙周炎，进一步根据病情严重程度以及治疗复杂度来分期和根据病情加重的风险以及对治疗的反应来分级。临床诊断在很大程度上还有赖于对患者病史的了解以及各种常规检查和特异检查的综合分析和判断。

在依旧使用 1999 年分类法时，要注意：典型的局限型侵袭性牙周炎虽然罕见，但相对容易诊断，而广泛型侵袭性牙周炎则临床表现多变，有时难以和重症广泛型慢性牙周炎鉴别。应根据具体患者的综合情况来分析。例如：①青少年患者诊断为侵袭性牙周炎时，应排除明显的局部或全身因素的影响。②我国的独生子女家庭中，判断家族聚集性的难度增加。③有些广泛的重度牙周病变，虽然年龄超过 30 岁，但若伴有切牙-磨牙区加重的表现，则也支持 GAgP 的诊断，因为它可能由 LAgP 发展而来。有学者主张，在作出广泛型侵袭性牙

周炎的诊断前，应先排除重症广泛型慢性牙周炎。实际上两者的治疗原则和基本手段都相差不多，而对于侵袭性患者应采取更为积极和彻底的综合治疗手段，例如辅用抗生素可提高疗效，更严格的维护治疗等。主要应针对每位患者的病情来制定个性化的治疗计划。

总之，不管各种牙周病分类法如何变更病名，各型牙周炎的基本病理生理学改变是基本相似和不会随着命名而改变的。临床上对年轻的重度牙周炎患者应抓住早期诊断这一环，以免延误治疗：如果一位年轻患者的菌斑牙石等刺激物不多，炎症不明显，但发现有少数牙松动、移位或邻面深袋，局部刺激因子与病变程度不一致等，则应引起高度重视。重点检查其切牙及第一磨牙邻面，并拍摄 X 线片，殆翼片有助于发现早期病变。有条件时，可做微生物学检查发现牙周致病菌，或检查中性粒细胞有无趋化和吞噬功能的异常，有助于本病的诊断。早期诊断及治疗对保留患牙极为重要。对于年轻牙周炎患者的同胞进行牙周筛查，也有助于早期发现其他病例。

（三）治疗

1. **首要的治疗是彻底消除感染** 牙周炎是牙菌斑生物膜引起的牙周支持组织慢性炎症和持续破坏。虽然临床可以表现有差异，但洁治和龈下刮治是各型牙周炎的必不可少的基础治疗。大多数患者在规范的基础治疗后有较好的疗效，Aa、Pg 等主要致病菌明显减少，病变可转入静止期。但有些深牙周袋不易清除菌斑，加上伴放线聚集杆菌可入侵牙周组织，在基础治疗结束后 4~12 周复查时，根据检查所见和需要，可以再次龈下刮治或翻瓣手术清除入侵组织的微生物。

2. **抗菌药物的应用** AgP 病原微生物的控制，不只是减少菌斑的数量，更重要的是改变龈下菌群的组成。一些学者报告，刮治术后一些入侵牙龈中的细菌仍然残留，它们容易重新在牙面定植，使病变复发。此时，在洁治和刮治后辅助服用抗菌药物可能取得优于单纯刮治的效果。Guerreto 等报告 AgP 患者在全口龈下清创后即刻口服甲硝唑和阿莫西林 7 天，与只接受龈下清创者对照。6 个月后服药组的深牙周袋效果好于不服药的对照组，而对浅牙周袋的效果则不明显。2008 年第 6 次欧洲牙周研讨会共识报告也表明单独服用抗菌药的效果不如龈下刮治。考虑到牙菌斑生物膜对细菌有保护作用，在需要辅助用药时，建议在机械治疗或手术治疗后立即口服甲硝唑和阿莫西林，此时龈下菌斑的数量最少且生物膜也已被破坏，能发挥药物的最大疗效。理想的情况下，应先检查龈下菌斑中的微生物，有针对性地选用药物，在治疗后 1~3 个月时再复查龈下微生物，以判断药物的疗效文献报告在龈下清创术后的深牙周袋内放置缓释的抗菌制剂也可减少龈下菌斑的重新定植，减少病变的复发。须要强调的是：抗菌药物无论是全身或局部使用、无论在刮治后即时或以后应用，都只能是作为 SRP 的辅助治疗而不能替代之。

3. **调整机体防御功能** 宿主对细菌感染的防御反应在侵袭性牙周炎的发生、发展方面起重要的作用，近年来人们试图通过调节机体的免疫和炎症反应过程来减轻或治疗牙周炎。例如，亚抗菌剂量的多西环素不具有抗菌作用，却可抑制胶原酶，减轻牙周支持组织的破坏。非甾体消炎药可抑制花生四烯酸产生前列腺素，抑制骨吸收，这些均有良好的前景。祖国医学强调全身调理，国内有些学者报告用六味地黄丸为基础的补肾固齿丸（膏），在牙周基础治疗后服用数月，可明显减少复发率；服药后，患者的白细胞趋化和吞噬功能以及免疫功能也有所改善。吸烟是牙周炎的危险因素，应劝患者戒烟。还应努力发现有无其他全身因素及宿主防御反应方面的缺陷。

4. 正畸治疗　牙周炎病情不太重而有患牙移位、倾斜的患者，可在炎症控制后，用正畸方法将患牙复位排齐。但正畸过程中务必加强菌斑控制和牙周病情的监控，加力也宜轻缓。

5. 定期维护，防止复发　GAgP 治疗后较易复发（国外学者报告复发率约为 1/4），疗效能否长期保持取决于患者自我控制菌斑的依从性和维护治疗的措施，也就是说定期的监测和必要的后续治疗是保持长期疗效的关键。根据每位患者菌斑和炎症的控制情况，确定个体化的复查间隔期。开始时约为每 1~2 个月 1 次，半年后若病情稳定可逐渐延长。复查时若发现有复发或加重的牙位，应重新全面评价局部和全身的危险因素和促进因子，并制定相应的治疗措施，如必要的再刮治、手术或用药等。

（郭志宏）

第三节　反映全身疾病的牙周炎

在 1989 年制定的牙周炎分类法中，有一项"伴有全身疾病的牙周炎"。它是指一组伴有全身性疾病的、有严重而迅速破坏的牙周炎。1999 年和 2018 年的牙周病分类法基本保留了此范畴，而将名称改为"反映全身疾病的牙周炎"。这个改动似乎更强调了它所涵盖的是一组以牙周炎作为其突出表征之一的全身疾病，而不仅仅是"相伴"或牙周炎受某些全身因素的影响而改变病情，例如内分泌、药物等对牙周病的影响。现已知道，过去大多数被诊断为广泛型青春前期牙周炎的患儿实际上都患有某种全身疾病，这些疾病能影响患者对细菌的抵抗力，因而大大增加了牙周炎的易感性。这些全身疾病包括：白细胞黏附缺陷、先天性原发性免疫缺陷、周期性中性粒细胞减少症、慢性中性粒细胞缺陷、掌跖角化-牙周破坏综合征、低磷酸酯酶症、朗格汉斯细胞组织细胞增生症（LCH）、粒细胞缺乏症、白血病、糖尿病、Down 综合征、埃勒斯-当洛斯综合征和 Chediak-Higashi 综合征等。新分类法将这些患者归类为"反映全身疾病的牙周炎"。

如上所述，属于本范畴的牙周炎主要有两大类，即血液疾病（白细胞数量和功能的异常等）和遗传性疾病。本章重点介绍一些重要的相对常见的全身疾病在牙周组织的表现。

一、掌跖角化-牙周破坏综合征

掌跖角化-牙周破坏综合征又名 Papillon-Lefevre 综合征，由该两位学者于 1924 年首次报告本病。其特点是手掌和脚掌部位的皮肤过度角化、皲裂和脱屑，牙周组织严重破坏，故得名掌跖角化-牙周破坏综合征。有的病例还伴有硬脑膜的异位钙化。本病较罕见，人群中的患病率约为 1/1 000 000~4/1 000 000。

（一）病因

1. 细菌学研究　对本病患者的龈下菌斑培养发现菌群与慢性牙周炎的龈下菌群相似，而不像青少年牙周炎。在牙周袋近根尖区域有极大量的螺旋体，在牙骨质上也黏附有螺旋体，也曾有学者报告发现有支原体的小集落形成。有学者报告患者血清中有抗伴放线聚集杆菌的抗体，袋内也分离出该菌。

2. 本病为遗传性疾病，属于常染色体隐性遗传。父母不患该症，但可能为血缘婚姻（约占 23%），双亲必须均携带常染色体基因才使其子女患本病。患者的同胞也可患本病，男女患病概率均等。国内外均有学者报告本病患者的中性粒细胞趋化功能降低。有研究报告本病与角质素基因的突变有关。最近的研究显示，组织蛋白酶 C（CTSC）基因的突变可能是掌跖角化-牙周破坏综合征（PLS）的致病基础。组织蛋白酶 C 是一种含半胱氨酸蛋白酶，它的主要功能是降解蛋白和活化一些酶原物质，比如它对于来源于骨髓和淋巴系统的一些细胞中的丝氨酸蛋白酶的活化有着重要的作用，而这种蛋白酶包含在很多免疫和炎症反应过程中，包括细菌的吞噬破坏、局部细胞因子和其他炎症介质的活化和去活化。

（二）病理

与慢性牙周炎无明显区别。牙周袋壁有明显的慢性炎症，主要为浆细胞浸润，袋壁上皮内几乎见不到中性多形核白细胞。破骨活动明显，成骨活动很少。患牙根部的牙骨质非常薄，有时仅在根尖区存在较厚的有细胞的牙骨质。X 线片见牙根细而尖，表明牙骨质发育不佳。

（三）临床表现

皮损及牙周病变常在 4 岁前共同出现，有学者报告可早在出生后 11 个月发生。皮损包括手掌、足底、膝部及肘部局限性的过度角化及鳞屑、皲裂，有多汗和臭汗。约有 1/4 患者易有身体其他处感染。患儿智力及身体发育正常。

牙周病损在乳牙萌出不久即可发生，有深牙周袋，炎症严重，溢脓、口臭，牙槽骨迅速吸收，约在 5~6 岁时乳牙即相继脱落，创口愈合正常。待恒牙萌出后又按萌出的顺序相继发生牙周破坏，常在 10 多岁时即自行脱落或拔除。有的患者第三磨牙也会在萌出后数年内脱落，有学者则报告第三磨牙不受侵犯（图 4-4，图 4-5）。

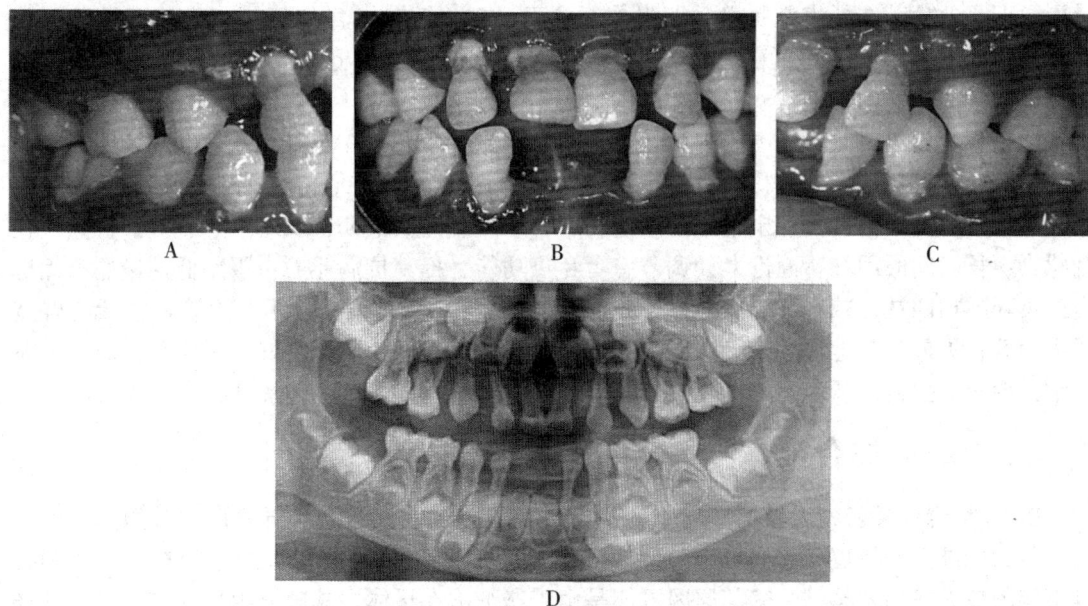

图 4-4 掌跖角化-牙周破坏综合征

A~C. 患儿，女，4 岁，初诊时牙周情况临床照片示乳下前牙早失，余牙重度牙周炎表现；D. X 线片示几乎所有的乳牙都有牙槽骨中、重度骨吸收

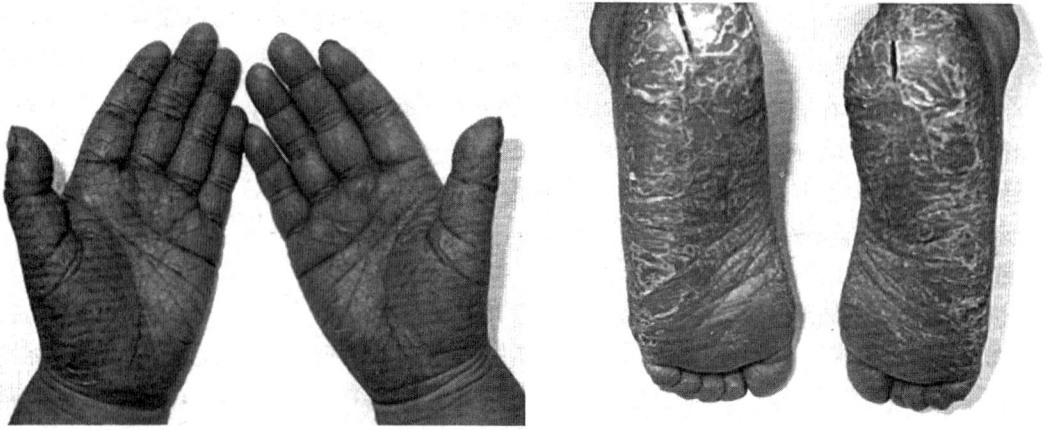

图 4-5　掌跖角化-牙周破坏综合征的皮肤损害

患儿，女，4 岁

（四）治疗

本病对常规的牙周治疗效果不佳，患牙的病情继续加重，往往导致全口拔牙。有学者报告对幼儿可将其全部已患病的乳牙拔除，当恒切牙和第一恒磨牙萌出时，再口服 10~14 天抗生素，可防止恒牙发生牙周破坏。若患儿就诊时已有恒牙萌出或受累，则将严重患牙拔除（也有人主张将已萌出的恒牙全部拔除），重复多疗程的口服抗生素，同时进行彻底的局部牙周治疗，每 2 周复查和洁治一次，保持良好的口腔卫生。在此情况下，有些患儿新萌出的恒牙可免于罹病。这种治疗原则的出发点是基于本病是伴放线聚集杆菌或其他致病微生物的感染，而且致病菌在牙齿刚萌出后即附着于牙面。在关键时期（如恒牙萌出前）消除一切患牙，造成不利于致病菌生存的环境，以防止新病变的发生。这种治疗原则取得了一定效果，但病例尚少，须长期观察，并辅以微生物学研究。患者的牙周病损控制或拔牙后，皮损仍不能痊愈，但可略减轻。国内曾有学者报告 1 例男性患儿，在 3 岁时就诊发现牙龈经常肿痛、溢脓、口臭、牙齿松动，随后 2 年内因乳牙松动先后拔除 11 颗，后经 12 年的牙周积极治疗即良好的菌斑控制贯穿于整个治疗过程；在牙周急性炎症期，及时给予有效的抗生素控制感染；长时间服用补肾固齿丸，调节患者免疫功能，提高抗病能力；服用低剂量非类固醇类抗炎药阿司匹林，减轻牙周炎症。患儿恒牙萌出后 16 岁时检查显示，除第一磨牙有轻度牙周附着丧失外，其他恒牙未见明显附着丧失。患者口腔卫生状况良好，牙龈色、质、形态正常，探诊无出血，牙齿无松动，咬合关系良好，咀嚼功能正常，但皮肤损害未见改善。

二、Down 综合征

Down 综合征又名先天愚型，或 21 三体综合征，为一种由染色体异常所引起的先天性疾病，分为标准型、易位型和嵌合型三型。Down 综合征的发病率与母亲的年龄有关。据调查母亲年龄越大发病率越高，究其原因可能是由于卵细胞在母体内减数分裂过程较长，卵子老化，且受环境因素的影响，易产生染色体的不分离。

（一）病因

患者的龈下菌斑细菌与一般牙周炎者并无明显区别，有学者报告产黑色素拟杆菌群增多。牙周病情的快速恶化可能与细胞介导和体液免疫缺陷以及吞噬系统缺陷有关，如中性多形核白细胞的趋化功能低下，也有报告白细胞的吞噬功能和细胞内杀菌作用也降低。

（二）临床表现

患者有发育迟缓和智力低下。约 1/2 患者有先天性心脏病，约 15% 患儿于 1 岁前夭折。面貌特征为面部扁平，眶距增宽，鼻梁低宽，颈部短粗。常有上颌发育不足、萌牙较迟、错𬌗畸形、牙间隙较大、系带附着位置过高等。几乎 100% 患者均有严重的牙周炎，且其牙周破坏程度远超过菌斑、牙石等局部刺激的量。全口牙齿均有深牙周袋及炎症，下颌前牙较重，有时可有牙龈退缩，病情迅速加重，有时可伴坏死性龈炎。乳牙和恒牙均可受累。

（三）治疗

对本病的治疗无特殊。彻底的牙周基础治疗和认真控制菌斑，可减缓牙周破坏。但由于患儿智力低下，常难以坚持治疗。

三、家族性和周期性中性粒细胞减少症

家族性和周期性中性粒细胞减少症是一种罕见的血液系统疾病，美国医师 Leale 于 1910 年首先报告。这种疾病的特征是中性粒细胞周期性减少，粒细胞减少期一般持续 3~10 天，周期为 21 天左右。

（一）病因

本病病因不明，有学者报告此病具有家族性，为常染色体显性遗传；也有人认为是常染色体隐性遗传，与基因的缺陷有关，但只有 1/3 病例有家族史；此外，也有特发和散发的报告。大多数患者在婴幼儿期发病，但也有发病于成年期的。患者的男女比例无明显差别。

（二）临床表现

在婴幼儿期就开始反复出现发热、食欲减退、咽炎、细菌感染等症状，几乎所有患者都有口腔表现，常伴有唇、舌、颊侧黏膜和牙龈反复发作的溃疡及皮肤、胃肠道和泌尿生殖系统的溃疡，症状的出现与粒细胞的减少相一致。患者的牙周病损可累及乳牙列和恒牙列。典型病例表现为快速破坏的牙周炎，牙龈红肿出血、牙周袋形成、牙槽骨广泛吸收、牙齿松动，最终导致牙齿早失。患者牙周组织破坏的程度高于因口腔卫生不良而导致组织破坏的慢性牙周炎患者，有时伴有乳牙和年轻恒牙牙龈的重度退缩。还有些患者可发生不典型的溃疡性龈炎，并伴有牙龈瘀斑。在两个粒细胞缺乏期之间，牙龈炎症减轻。

（三）辅助检查

1. 血常规检查　显示粒细胞计数呈慢性周期性波动，计数低谷为零至低于正常，且持续 3~10 天；在粒细胞减少期常伴有单核细胞、网织细胞的数目增高和血小板计数减少。

2. 骨髓穿刺　显示粒细胞减少和前骨髓晚幼粒细胞减少，不但表现为粒细胞增生低下，且有成熟停滞，但骨髓变化有时与外周血不一致。

（四）治疗

1. 牙周治疗

（1）口腔卫生指导：强化刷牙和建议每天用牙线；在粒细胞减少期，由于口腔溃疡和牙龈的肿痛，可以暂时用 0.12%~0.2% 氯己定漱口水代替机械性菌斑控制。

（2）牙周基础治疗和定期维护：在粒细胞恢复期进行专业的菌斑清除比较理想；同时可局部应用米诺环素作为辅助治疗，尤其是在粒细胞减少期能取得较好的效果。

（3）一般不建议手术，因为易发生术后感染，但也有龈切术去除深牙周袋的报道。

2. 全身治疗　抗生素控制全身感染；请血液病专家提出治疗方案，如注射粒细胞集落刺激因子促进粒细胞的生成或脾切除减少粒细胞在脾的滞留。

四、粒细胞缺乏症

粒细胞缺乏症又称恶性中性粒细胞减少症，是继发性粒细胞减少症。在儿童中少见，主要见于 25 岁以上成人，由循环粒细胞突然减少引起。

（一）病因

50% 的发病者有用药史，有些病因不明，也有先天性发生。中性粒细胞减少可能由骨髓中性粒细胞产生减少引起，或是脾或白细胞凝集引起周围中性粒细胞的破坏增加所致。不同的药物以不同的作用方式引起白细胞减少，如由免疫机制通过白细胞凝集引起周围白细胞的破坏，氯丙嗪以毒性剂量直接作用于骨髓。已知与粒细胞减少有关的药有镇痛药、吩噻嗪、磺胺、磺胺衍生物、抗甲状腺素药、抗癫痫药、抗组胺药、抗菌药、咪唑类等。其他因素如某些细菌、病毒、立克次体、原虫、支原体等感染，放射线照射，系统性红斑狼疮、类风湿关节炎等免疫性疾病，原发或继发脾大、脾功能亢进，造血系统疾病如白血病、再障等，均可引起继发性粒细胞减少症。

（二）临床表现

口腔病损是粒细胞缺乏症的重要诊断症状。牙龈可出现多处溃疡或坏死病损。本病损与坏死性龈炎不同，并不局限于龈乳头尖或附着龈，可见于口腔其他部位如扁桃体和腭。口腔病损伴有剧烈疼痛，存在坏死组织时呼吸有恶臭。非特异性的系统反应有寒战、不适、高热、喉痛和头痛。

（三）辅助检查

白细胞总数 $<2\,000/mm^3$，几乎无多形核白细胞。红细胞和血小板计数在正常范围。骨髓显示缺乏粒细胞和浆细胞，但淋巴细胞和网织细胞可增加。

（四）治疗

药物引起的本病虽然表现为急症，但预后较好，停药后大部分可恢复；牙周治疗和全身治疗同周期性白细胞缺乏症。

五、白细胞功能异常

龈炎和牙周炎的主要病因是微生物感染，机体完善的防御反应起着平衡和调节的作用，使个体免于发病或长期处于龈炎而不发展为牙周炎，或处于牙周炎的静止期。当菌斑中的微生物改变或机体的防御能力下降时，牙周炎便发生或进入活动进展期。中性多形核白细胞（PMN）是机体抵御细菌感染的第一道防线，在牙周炎的结缔组织、结合上皮、袋内壁上皮和牙周袋内均有大量的 PMN 以及其他防御细胞。因此，当 PMN 功能异常时，牙周炎的发生便不足为奇了。此类疾病多为遗传性疾病。

白细胞行使功能包括如下步骤：白细胞的贴壁及黏附于血管壁、移出管壁并趋化至感染部位、识别并吞噬细菌、最后在细胞内将细菌杀死和消化。上述任何功能的削弱均会妨碍对菌斑微生物的抵抗，从而增加牙周炎的发生和严重程度。

（一）白细胞黏附缺陷病

白细胞黏附缺陷病（LAD）是一种少见的遗传性疾病，目前记录在案的患者不足 100 人。患者常出现在近亲结婚的家族中。临床常表现为发生于皮肤、黏膜的反复性细菌性感染，无脓肿形成，组织愈合差，病变的严重程度取决于白细胞黏附分子的表达水平，表达越低病变往往越严重，但除表面黏附分子与该病有关外，细胞活化通路有无缺陷也与该病有关。

LAD 分为两型：Ⅰ型常染色体疾病（位于 21q22.3），特征为缺乏白细胞整合素、白细胞功能相关抗原-1（LFA-1）和 p150/95 的 β_2 亚单位（CD18），此种缺陷非常明显，患者的白细胞整合素水平不足正常值的 6%。纯合子表现为弥漫型青春前期牙周炎，可影响乳牙列和恒牙列，而杂合子则青春前期的牙周状况正常。Ⅱ型为选择素-配体缺陷，如白细胞缺乏 sialo-lewis x 或 gp150-Lewis。此型患者易患复发性细菌感染、中性粒细胞增多症和重度早发性牙周炎。

（二）白细胞趋化和吞噬功能的异常

Down 综合征的牙周组织破坏可能与中性多形核白细胞的趋化功能低下有关，也有学者报告该病白细胞的吞噬功能和细胞内杀菌作用也降低。掌跖角化-牙周破坏综合征患者牙周组织的严重破坏可能与中性粒细胞的趋化功能抑制有关。此外，非洲裔的侵袭性牙周炎患者中常有这些功能异常中的一种或数种。

六、糖尿病

糖尿病是与多种遗传因素有关的内分泌异常。由于胰岛素的生成不足、功能不足或细胞表面缺乏胰岛素受体等机制，引起患者的血糖水平升高，糖耐量降低。糖尿病与牙周病有着密切的关系，这是人们长期研究的课题。早期的研究由于研究对象的糖尿病类型及病情控制情况不一致、牙周诊断指标不统一等原因，使各研究的结论不易比较。近年来，由于有严格设计的、较大样本的临床及基础研究，得出较明确的结论。临床对照研究结果表明，在局部刺激因素相似的情况下，有糖尿病者的牙周病发生率及严重程度均大于无糖尿病者。有人提出将牙周炎列为糖尿病的第 6 个并发症。糖尿病本身并不引起牙周炎，而是由于该病的基本病理变化，如小血管和大血管病变、免疫反应低下、中性多形核白细胞功能低下、胶原分解增加而合成减少等，在引起肾、视网膜和神经系统病变之外，也可使牙周组织对局部致病因子的抵抗力下降，因而破坏加重、加速。大量流行病学研究表明糖尿病患者的牙周炎范围和程度均高于无糖尿病者。一项多因素分析的结果在校正了年龄、性别、口腔卫生等干扰因素后显示，糖尿病患者患牙周炎的危险性要比无糖尿病患者高 2.8~3.4 倍。2 型糖尿病是仅次于年龄、牙结石的第三位牙周炎危险因素。

在 1999 年的牙周病分类研讨会上，专家们认为糖尿病可以影响牙周组织对细菌的反应。他们把"伴糖尿病的龈炎"列入"受全身因素影响的菌斑性牙龈病"中，然而在"反映全身疾病的牙周炎"中却未列入糖尿病。事实上，在临床上看到糖尿病主要是影响牙周炎的发病和进程，尤其是血糖控制不良的患者，其牙周组织的炎症较重，龈缘红肿呈肉芽状增生，易出血和发生牙周脓肿，牙槽骨破坏迅速，导致深袋和牙松动。血糖控制后，牙周炎的情况会有所好转。近年来，国内外均有报道，彻底有效的牙周治疗可使糖尿病患者的糖化血红素显著降低，胰岛素的用量可减少。这从另一方面支持牙周炎与糖尿病的密切关系。2018年牙周病新分类将糖尿病明确列为 C 级（快速进展）和 B 级（中度进展）牙周炎的危险因素，血糖控制不佳的糖尿病将促进牙周炎的快速进展。

七、艾滋病

艾滋病的全称为获得性免疫缺陷综合征（AIDS），在受到人类免疫缺陷病毒（HIV）感染后，血清可以呈现对 HIV 的抗体阳性，但临床上尚无症状，此阶段为 HIV 携带者，从感染到发病的潜伏期可持续数年乃至 10 年。约有 30% 的艾滋病首先在口腔出现症状，其中不少症状位于牙周组织。关于牙周病变的发生率尚缺乏一致的报道。

（一）病因

HIV 感染者由于全身免疫功能的降低，容易发生口腔内的机会性感染，包括真菌、病毒、细菌等。不少研究表明 HIV 阳性者的龈炎或牙周炎处的微生物与 HIV 阴性者无明显差别，主要为伴放线聚集杆菌、牙龈卟啉单胞菌、中间普氏菌和具核梭杆菌等。龈下菌斑中白色念珠菌的检出率显著高于非 HIV 感染的牙周炎患者。对本病患者的牙周炎使用抗生素和龈下刮治有效，也支持微生物为主要病原。

（二）临床表现

Winkler 等在 1987 年首先报告 AIDS 患者的牙周炎，患者在 3~4 个月内牙周附着丧失可达 90%。目前认为与 HIV 有关的牙周病损有 3 种。

1. 线形牙龈红斑（LGE）　在龈缘处有明显的鲜红的宽约 2~3mm 的红边，在附着龈上可呈瘀斑状，极易出血。对常规治疗反应不佳。此阶段一般无牙槽骨吸收。近年来已知 LGE 与口腔白色念珠菌感染有关。对 LGE 的发生率报道不一，它有较高的诊断意义，可能为坏死性溃疡性牙周炎的前驱。但此种病损也偶见于非 HIV 感染者，需仔细鉴别。

2. 坏死性溃疡性龈炎（NUG）　AIDS 患者所发生的坏死性溃疡性龈炎临床表现与非 HIV 感染者十分相似，但病情较重，病势较凶。需结合血清学等检查来鉴别。

3. 坏死性溃疡性牙周炎（NUP）　它可以是由于患者抵抗力极度低下而从 NUG 迅速发展而成，也可能是在原有的慢性牙周炎基础上，NUG 加速和加重了病变。在 HIV 感染者中，NUP 的发生率约在 4%~10%。NUP 患者的骨吸收和附着丧失特别重，有时甚至有死骨形成，但牙龈指数和菌斑指数并不一定相应的高，换言之，在局部因素和炎症并不太重，而牙周破坏迅速，且有坏死性龈病损的特征时，应引起警惕，注意寻找其全身背景。最近有学者报告 NUP 与机体免疫功能的极度降低有关，T 辅助细胞（CD4+）的计数与附着丧失程度呈负相关。正常人的 CD4+ 计数为 600~1 000/mm^3，而 AIDS 合并 NUP 的患者则明显降低，可达 100/mm^3 以下，此种患者的短期死亡率较高；严重者还可发展为坏死性溃疡性口炎。

AIDS 在口腔中的表现还有毛状白斑、白色念珠菌感染、复发性溃疡等，晚期可发生 Kaposi 肉瘤，其中约有 1/2 可发生在牙龈上，必要时可做病理检查证实。

如上所述，LGE、NUG、NUP、白色念珠菌感染等均可发生于正常的无 HIV 感染者，或其他免疫功能低下者。因此，不能仅凭上述临床症状就作出艾滋病的诊断。口腔科医师的责任是提高必要的警惕，对可疑的病例进行恰当和必要的化验检查以及转诊。

（三）治疗

NUG 和 NUP 患者均可按常规进行牙周治疗，如局部清除牙石和菌斑，全身给以抗菌药，首选为甲硝唑 200mg，每天 3~4 次，共服 5~7 天，它比较不容易引起继发的真菌感染。还需使用 0.12%~0.2%氯已定含漱液，它对细菌、真菌和病毒均有杀灭作用。治疗后，疼痛常可在 24~36 小时内消失。线形牙龈红斑（LGE）对常规牙周治疗的反应较差，难以消失，常须全身使用抗生素。

（郭志宏）

第五章

牙及牙槽外科

第一节　牙拔除术

牙及牙槽外科是口腔颌面外科最基础和常用的部分，也是口腔科医师必须掌握的基本技术。与其他外科手术一样，牙拔除术的术前准备和操作亦应遵循无痛、无菌、微创等外科原则。医师应以最小的损伤，换取手术成功，并尽量减少牙槽骨的丢失，维持牙槽嵴的宽度和高度，为后续的修复奠定基础。

一、适应证

1. 牙体病损　牙体组织龋坏或破坏严重、用现有的修复手段已无法恢复和利用者可拔除。

2. 根尖周病　根尖周病变不能用根管治疗、根尖切除等方法治愈者可拔除。

3. 牙周病　晚期牙周病，牙周骨组织支持大部丧失，采用常规和手术治疗已无法取得牙的稳固和功能。

4. 牙外伤　冠折通常经过治疗处理是可以保留的。冠根折应依据断面位于龈下的位置、松动度、牙周组织状况、固定条件等综合考虑是否保留；根中 1/3 折断一般为拔牙适应证；根尖 1/3 折断可经治疗后观察。脱位或半脱位的牙，如牙体组织基本完整，均应复位保留。

5. 错位牙　影响功能、美观，造成邻近组织病变或邻牙龋坏，不能用正畸等方法恢复正常位置者均可考虑拔除。

6. 额外牙　额外牙常会引起正常牙的萌出障碍或错位，造成错畸形，常为拔牙适应证。

7. 埋伏牙、阻生牙　引起邻牙牙根吸收、冠周炎、牙列不齐、邻牙龋坏均应拔除。

8. 滞留乳牙　影响恒牙萌出者应当拔除。如成人牙列滞留的乳牙，但对应恒牙先天缺失或无法就位，可暂保留。

9. 治疗需要　因正畸治疗需要进行减数的牙；因义齿修复需要拔除的牙；囊肿或良性肿瘤累及的牙，可能影响治疗效果者均为拔牙适应证。恶性肿瘤放疗前，为减少某些并发症的发生，拔牙适应证可适当放宽。

10. 病灶牙　引起颌骨骨髓炎、牙源性上颌窦炎等局部病变的病灶牙为拔除适应证。

11. 骨折累及牙　颌骨骨折线上的牙或牙槽突骨折所累及的牙，应根据牙本身的情况决定，尽可能保留。

二、术前评估和禁忌证

（一）术前检查与评估

1. 对于符合拔牙适应证的患者详细地询问病史。

2. 对口腔情况做全面细致检查。

3. 拔牙术前常需做 X 线片检查。

在复杂的局部病情和全身背景交织的情况下，应详细、全面地收集病情资料，会同各有关科室医师共同商讨，审慎地决定可否拔牙。

（二）系统疾病对牙拔除术的影响和禁忌证

牙拔除术的禁忌证具有相对性。

1. 心脏病　一般而言，心脏病患者如心功能尚好，为Ⅰ或Ⅱ级，可以耐受拔牙及其他口腔小手术。

以下情况应视为拔牙禁忌证或暂缓拔牙：①有近期心肌梗死病史者。有人主张在经治疗好转后 6 个月，临床症状及心电图变化皆已稳定后方可考虑拔牙。疼痛、恐惧、紧张等可诱使再次发生心肌梗死，极为危险。如必须拔牙，需经专科医师全面检查并密切合作。②近期心绞痛频繁发作。③心功能Ⅲ～Ⅳ级或有端坐呼吸、发绀、颈静脉怒张、下肢水肿等症状。④心脏病并发高血压者，应先治疗其高血压后拔牙。⑤有三度或二度Ⅱ型房室传导阻滞、双束支阻滞、阿斯综合征（突然神志丧失合并心传导阻滞）史者。

总之，心脏病患者拔牙时机的选择应注重术前的判断和调控，应充分尊重内科医师的意见。手术应在缓解紧张情绪的基础上，无痛快速完成。术后不可放松对全身状况的调理和掌控，应当建立相应的回访制度。最终安全、平稳地完成治疗。

2. 高血压　据最近 WHO 的血压界定，<16.0/11.3kPa（120/85mmHg）为正常血压；>18.6/12.0kPa（140/90mmHg）为异常血压；介于两者之间为临界血压。如为单纯性高血压病，在无心、脑、肾并发症的情况下，一般对拔牙有良好的耐受性。如血压>24.0/13.3kPa（180/100mmHg），则应先控制后再行拔牙。如为异常血压，最好在监护下行牙拔除术。

3. 造血系统疾病

（1）贫血：WHO 诊断贫血的血红蛋白标准（氰高铁血红蛋白法测定）为成年男性<130g/L，成年女性<120g/L，孕妇<110g/L。

血红蛋白在 80g/L 以上，血细胞比容在 30% 以上，一般可以拔牙。慢性贫血者因机体已有良好适应性和代偿功能，即使血红蛋白较低，也能耐受一般手术。但老年或动脉硬化者，血红蛋白应先保持在 100g/L 左右，以防止术中术后出血。

（2）白细胞减少症和粒细胞缺乏症：周围血白细胞<4×10^9/L，称为白细胞减少症。粒细胞绝对计数持续<2×10^9/L，称为粒细胞减少症；如<1×10^9/L，称为粒细胞缺乏症。

中性粒细胞如<1×10^9/L 时，易引起严重感染和影响创口愈合，应避免拔牙及手术。如中性粒细胞在（2～2.5）×10^9/L，或白细胞总数在 4×10^9/L 以上，患者可耐受拔牙及手术。

（3）白血病：急性白血病为拔牙的禁忌证。慢性白血病国内以慢性粒细胞白血病（简称慢粒）多见，主要见于中年。多数慢粒患者经治疗而处于稳定期者，如必须拔牙，应与专科医师合作，并预防感染及出血。慢性淋巴细胞白血病在我国少见，如为良性型（静止型。白细胞<$5×10^9$/L，无症状）或轻型（常以自身免疫性溶血性贫血为主要表现），必须在与有关专家合作下进行，注意预防感染及出血。

（4）恶性淋巴瘤：恶性淋巴瘤低度恶性者经合理治疗可有较长生存期，可在有关专家合作下拔牙；高度恶性者预后差，拔牙应慎重。

（5）出血性疾病：为止血功能缺陷引起，表现为自发性出血或损伤后出血不止。

①原发性血小板减少性紫癜：属于并无特殊病因引起的血小板减少的一种出血性疾病。急性型不可拔牙。拔牙或手术最好在血小板计数>$1×10^{11}$/L时进行。

②血友病：为一组遗传性凝血功能障碍的出血性疾病。血友病A如必须拔牙时，应补充凝血因子Ⅷ。当血浆因子Ⅷ的浓度提高到正常的30%时，可进行拔牙或小手术；提高到60%时可行较大手术。

4. 糖尿病 作为代谢内分泌疾病，糖尿病患者手术后发生感染的可能性高于正常人，伤口的愈合因蛋白质合成障碍可能延迟。

一般拔牙或小手术用局部麻醉者，特别是术后能进食者，对糖尿病的影响较小，对糖尿病原有的治疗方案不必改变。拔牙时，空腹血糖以控制在 8.88mmol/L（160mg/dl）以下为宜。未控制而严重的糖尿病，应暂缓拔牙。

5. 甲状腺功能亢进症 手术的精神刺激及感染可能引起甲状腺危象，有危及生命的可能。通常选择性手术应当在甲状腺功能正常的情况下进行，因此拔牙应在本病控制后，静息脉搏在 100 次/分钟以下，基础代谢率在+20%以下方可进行。

6. 肾脏疾病 各类急性肾病均应暂缓拔牙。对各种慢性肾病，应判定肾的损害程度。如处于肾功能代偿期，即内生肌酐清除率>50%，血肌酐<132.6μmol/L（1.5mg/dl），临床无症状，则拔牙无问题。

7. 肝炎 急性肝炎期间应暂缓拔牙。慢性肝炎肝功能有明显损害者，患者可因凝血酶原及其他凝血因子的合成障碍，拔牙后易出血。

对肝炎患者实施手术应注意病毒防护，避免院内感染。

肝硬化患者如处于肝功能代偿期，肝功能检查在正常范围内或仅有轻度异常，拔牙为非禁忌证，但应注意出血的可能性。

8. 妊娠 对于引起极大痛苦，必须拔除的牙，在健康正常者的妊娠期间皆可进行。但对选择性手术则应全面衡量。在怀孕的第 4、5、6 个月期间，进行拔牙或手术较为安全。

9. 月经期 月经期拔牙，有可能发生代偿性出血，一般认为应暂缓拔牙。但必要时，简单的拔牙仍可进行，但要注意防止出血。

10. 感染急性期 是指口腔颌面部的急性感染。在感染的急性期拔牙应根据感染的部位、波及的范围、病程的发展阶段、细菌的种类和毒力、拔牙创伤的大小、医师所能使用的抗生素水平、患者的全身状况、有无并发症等因素综合考虑。

11. 恶性肿瘤 禁忌拔牙，一般应与肿瘤一同切除。放射治疗前，位于照射部位的患牙，应在放射治疗前至少 7~10 天拔除或完成治疗。放射治疗后，对位于照射区内的患牙拔除，应持慎重态度。一般认为，在放疗后 3~5 年内不应拔牙，否则可引起放射性骨坏死。

12. 长期使用抗凝药物 对心瓣膜置换术、冠状动脉搭桥或成形术后的患者，可使用血凝酶（立止血）预防术后出血。对长期使用肝素的患者，如停药，药效需在 5 个半衰期后方可解除，通常肝素静脉注射 6 小时后、皮下注射 24 小时后，方可进行手术。使用华法林，如停药应至少在术前 3~5 天，通常需要 1 周前停药。如停药可能导致血栓形成因而不能停药的情况下，凝血酶原时间应控制在 1.5~2 秒方可考虑拔牙。

13. 长期肾上腺皮质激素治疗 此类患者在拔牙前应与专科医师合作，术前迅速加大皮质激素用量，并需注意减少创伤、消除患者顾虑及恐惧、保证无痛及预防感染。

14. 神经精神疾患 主要存在合作问题。如帕金森病，经常有不随意的活动；大脑性麻痹，有痉挛状态。这些患者皆不能合作，除非使用全身麻醉，方可进行拔牙。

三、术前准备

1. 患者的准备 目的是增强患者对治疗的信心，取得与医师的配合；减少情绪波动对生理功能的影响，使手术顺利平稳地完成。

在术前谈话中应向患者和家属说明手术的必要性；局部麻醉下可能出现的术中感受；如何配合医师；术中及术后可能出现的问题和并发症；以及术后注意事项，使患者对手术有充分的了解和信心。对复杂、困难的牙拔除术应与患者及家属签署手术知情同意书。

2. 手术医师的准备 手术医师首先应当对患者的病情、患牙情况有全面细致的掌握。制订恰当的手术预案。对于各项准备工作进行认真审查。

手术医师应当穿好手术衣，戴好手术帽和口罩。按照标准手法使用洗手液和流动水洗手。

3. 患者体位 患者取半坐位。拔除上颌牙时，患者头部应稍后仰，使张口时上颌牙的平面约与地平面成 45°角，患者的上颌与术者的肩部约在同一水平。拔除下颌牙时，应使患者大张口时下颌牙的平面与地面平行，下颌与术者的肘关节在同一高度或下颌略低。

4. 手术区准备 应尽可能减少口腔内的细菌量，更不能发生医源性感染。在术前准备时，最好先完成牙周龈上洁治；术前口腔冲洗或含漱是有效减少细菌量的方法。

5. 器械准备 根据患牙位于牙列中的位置、牙冠大小、牙根的数目和形态、牙体组织破坏程度、周围骨质状况，选择合理、适用、效率高的拔牙器械，牙龈分离器和刮匙也是必备器械。同时根据手术步骤的需要准备相应的辅助器械。

四、拔牙器械

1. 牙钳 牙钳是牙拔除术所使用的最基本器械，也是造成创伤最小的拔牙器械，因此牙钳应作为牙拔除术的首选器械。

（1）牙钳的结构：由钳柄、关节、钳喙构成。

（2）牙钳的类型

①按形态可分为直钳、反角式钳、刺枪式钳、直角鹰嘴式钳。

②按钳喙形态可分为对称型，即通用型；非对称型是为拔上颌磨牙设计的，左、右各一。特点是颊侧钳喙中部有一角形突起，以伸入上颌磨牙两颊根分叉处更紧密地夹持磨牙。

③按牙位分为下前牙钳、上前磨牙钳、上根钳等。

（3）牙钳的使用：牙钳的握持一般多为右手握钳，将钳柄置于手掌，在钳住牙冠后，将环指和小指退出两钳柄之间，与示、中指同居一侧再紧握钳柄，即可开始拔牙动作。也可采用反向握钳法，其动作与正握法的区别是右手拇指位于钳柄末端一侧。牙钳的安放一般应与患牙的长轴平行，在拔牙的全过程应始终夹紧患牙，并向根方推进，绝不允许使用未受控制的暴力。

2. 牙挺 牙挺也是拔牙主要的器械。对牢固的或无法直接夹持的患牙，牙挺常为首选使用的器械。

（1）牙挺的构成：牙挺由刃、柄、杆三部分构成。

（2）牙挺的类型：按形状分直挺、弯挺、三角挺。按挺刃的宽窄和功能分牙挺、根挺、根尖挺。

（3）牙挺使用时，必须遵循下列原则。

①绝不能以邻牙作为支点，除非邻牙亦需同时拔除。

②除拔除阻生牙或颊侧需去骨者外，龈缘水平处的颊侧骨板一般不应作为支点。

③龈缘水平处的舌侧骨板，也不应作为支点。

④操作中应注意保护。必须以手指保护，以防牙挺滑脱伤及邻近组织。

⑤用力必须有控制，不得使用暴力，挺刃的用力方向必须准确。

3. 刮匙 刮匙有直、弯两种，常用的是弯刮匙。

刮匙的首要作用是探查。有急性炎症如根尖炎时，一般不使用刮匙；有脓时，亦不宜使用。乳牙拔除后不要搔刮牙槽窝，以免伤及恒牙胚。

4. 牙龈分离器 作为专用的分离牙龈器械，应为拔牙必备。

5. 拔牙器械的改进 目前减小拔牙后牙槽突吸收最基本也最行之有效的临床环节就是减轻拔牙术中的创伤，为此微创拔牙的理念被提及并已有系列旨在减小创伤的拔牙器械出现。

五、基本步骤

牙拔除术就是通过外科手术操作将它们之间的连接完全分离，扩大牙槽窝后将患牙取出的过程，应按以下步骤进行。

1. 分离牙龈 目的是安放牙钳时，为钳喙插入龈沟下提供空间，防止夹伤牙龈；避免拔牙动作连带造成牙龈撕裂。

2. 挺松患牙 对于牢固的或死髓牙，或牙冠有大充填体，或冠部破坏大的牙，可先用牙挺将牙挺松至一定程度后，改用牙钳。

3. 安放牙钳 合理地选择适用的牙钳，张开钳喙，沿牙面插入已被完全分离的龈沟间隙内，推进至牙颈部外形高点以下，尽量向根方推入，保持钳喙与牙长轴平行一致，夹紧患牙。必须再次核对牙位。

4. 患牙脱位 牙钳夹紧后，使牙脱离牙槽窝的运动力，主要有三种：摇动、扭转和牵引。

5. 拔牙后的检查及拔牙创处理 牙拔出后，首先检查牙根是否完整，牙龈有无撕裂，用刮匙探查拔牙窝，去除异物、炎性肉芽组织、根端小囊肿等；修整过高的牙槽中隔、骨嵴或牙槽骨壁。经上述处理后，在拔牙创表面，用消毒的纱布棉卷横架于两侧牙槽突，嘱患者咬紧，30分钟后弃除。有出血倾向者，经检查无活动性出血后方准离院。

6. 拔牙后注意事项 拔牙后24小时内不可刷牙或漱口。拔牙当日应进软食，食物不宜过热。避免患侧咀嚼；勿用舌舔创口，更不可反复吸吮。

六、牙根拔除术

牙根拔除术是指将牙冠已破坏遗留于牙槽骨内的残根和牙拔除术中折断的断根取出的方法。

1. 牙根拔除术的指征　对于残根、断根，特别是根周组织有各种病变者，原则上都应拔除。

2. 根钳取根法　对高位的残根、断根可用根钳直接拔出。断面在牙颈部或更高时，可选用根钳或钳喙宽窄与之相适应的牙钳，将牙龈分离后，插钳夹牢牙根，按拔除单根牙的手法多可拔出。邻近或略低于牙槽突的断根，可去除少量骨质，使根钳能够夹持。只有当牙根断面低于牙槽突过多，无法钳夹时才配合使用牙挺或采取翻瓣去骨法。

3. 牙挺取根法　高位断根选择直牙挺；低位断根使用根挺；根尖 1/3 折断选用根尖挺。弯挺适用于后牙。挺牙根时，支点应放在牙槽中隔、牙槽窝壁或腭侧骨板。

4. 翻瓣去骨法

（1）切口：为保证瓣能够正常愈合，瓣的基底必须比游离缘宽大；切口的位置要保证瓣复位缝合后下方有骨支持，切口距术后骨创缘至少 6~8mm。

常用的切口有梯形、角形和弧形。梯形切口和角形切口是龈缘连续切口的改型，通过在龈缘切口的末端做附加松弛切口。附加切口应位于牙面的近中或远中轴角，与龈缘约成 45°。

（2）翻瓣：牙槽突的软组织瓣应为全厚黏骨膜瓣。

（3）去骨：去骨可使用骨凿、牙钻、涡轮机和其他外科动力系统。去骨量不宜过多。

（4）拔出牙根：暴露牙根后，用根钳和牙挺取出。牙根取出后，应去除锐利不规则的骨缘、骨突和过高的牙槽中隔，彻底清理、冲洗创口。

进入上颌窦的牙根取出方法：牙根进入上颌窦多发生于上颌第一、第二磨牙，特别是第一磨牙的腭侧根和第二磨牙的近中颊根。对于进入上颌窦的牙根可以使用翻瓣去骨法取出；如牙根未完全进入窦腔内，此时通常可直视下发现并取出；如在窦底水平未找到牙根，可向上去除窦前壁骨板，直至找到牙根，前壁开窗要尽量小，为减小损伤可结合冲洗法。

（魏　子）

第二节　阻生牙拔除术

阻生牙是指由于邻牙、骨或软组织的阻碍而只能部分萌出或完全不能萌出，且以后也不能萌出的牙。常见的阻生牙为下颌第三磨牙、上颌第三磨牙及上颌尖牙。

一、下颌阻生第三磨牙拔除术

下颌第三磨牙（简称智牙）是阻生牙中最常见的。临床上常引起冠周炎。

（一）适应证和禁忌证

对于有症状或引起病变的阻生下颌智牙均主张拔除，包括：①下颌阻生智牙反复引起冠周炎者。②下颌阻生智牙本身有龋坏，或引起第二磨牙龋坏。③引起第二磨牙与第三磨牙之间食物嵌塞。④因压迫导致第二磨牙牙根或远中骨吸收。⑤已引起牙源性囊肿或肿瘤。⑥因正畸需要保证正畸治疗的效果。⑦可能为颞下颌关节紊乱病诱因的下颌阻生智牙。⑧因完全骨阻生而被疑为某些原因不明的神经痛病因者，或可疑为病灶牙者，亦应拔除。

预防性拔除下颌阻生智牙的目的是：①预防第二磨牙牙周破坏。②预防龋病。③预防冠周炎。④预防邻牙牙根吸收。⑤预防牙源性囊肿及肿瘤发生。⑥预防发生疼痛，完全骨阻生有时也会引起某些不明原因的疼痛。⑦预防牙列拥挤。

当下颌第三磨牙处在下列情况时可考虑保留：①正位萌出达邻牙平面，经切除远中覆盖的龈片后，可暴露远中冠面，并与对牙可建立正常咬合关系者。②当第二磨牙已缺失或因病损无法保留时，可保留做修复的基牙，避免游离端缺失。③虽邻牙龋坏可以治疗，但因牙间骨质吸收过多，拔除阻生智牙后邻牙可能松动者。④完全埋伏于骨内，与邻牙牙周无相通，无压迫神经引起疼痛症状者。⑤下颌第三磨牙根尖未形成，下颌其他磨牙因病损无法保留时。⑥第二磨牙拔除后，如下颌第三磨牙牙根未完全形成，可以自行前移替代第二磨牙，配合正畸治疗与上颌磨牙建立良好咬合关系。⑦8~10岁的儿童第一恒磨牙龋坏无法保留，如第三磨牙非颊舌位，拔除第一磨牙后的间隙可能因第二、第三磨牙的自然调整而消失，配合正畸治疗，可获得更好的关系。

下颌阻生智牙拔除的禁忌证与一般牙拔除术禁忌证相同。

（二）下颌阻生第三磨牙的临床分类

1. Pell 和 Gregory 根据牙与下颌支及第二磨牙的关系，分为三类。

Ⅰ类：在下颌支前缘和第二磨牙远中面之间，有足够的间隙可容纳阻生第三磨牙牙冠的近远中径。

Ⅱ类：下颌支前缘与第二磨牙远中面之间的间隙不大，不能容纳第三磨牙的近远中径。

Ⅲ类：阻生第三磨牙的全部或大部位于下颌支内。

2. Pell 和 Gregory 根据牙在颌骨内的深度，分为高位、中位、低位阻生。

高位阻生：牙的最高部位平行或高于牙弓平面。

中位阻生：牙的最高部位低于平面，但高于第二磨牙的牙颈部。

低位阻生：牙的最高部位低于第二磨牙的牙颈部。骨埋伏阻生（即牙全部被包埋于骨内）。

3. Winter 根据阻生智牙的长轴与第二磨牙长轴的关系，分成下列各类 垂直阻生、水平阻生、近中阻生、远中阻生、颊向阻生、舌向阻生、倒置阻生。

4. 根据在牙列中的位置，分为以下各类 颊侧移位、舌侧移位、正中位。

（三）术前检查

同其他手术一样，阻生智牙拔除前，必须进行详细的病史询问、全面的局部和全身检查。

口腔检查时应注意：颊部皮肤有无红肿或瘘管；淋巴结是否肿大，有无压痛；下唇感觉有无异常；开口度的大小。

下颌第三磨牙的检查要掌握其在颌骨中的位置、方向、与邻牙的关系；远中龈片的韧性及覆盖牙冠的大小，有无红肿、压痛或糜烂；盲袋是否有脓性分泌物；牙冠有无龋洞，破坏大小。

亦应注意第二磨牙的松动度、充填体、牙周状况，特别是远中颈部有无龋洞。

通过 X 线片可以更清楚地了解牙阻生情况、牙根形态、周围骨质的密度，有助于阻力的分析。

牙 CT：可以避免根尖片因影像重叠和投照角度偏差而造成的假象；检查第二磨牙远中根吸收优于其他检查方法；可以直观并量化下颌管在不同层面和方位上与下颌第三磨牙的距离关系。

（四）阻力分析和手术射击

下颌阻生智牙拔除时的阻力产生于三个部位：

1. 冠部阻力　牙冠部的阻力有软组织阻力和骨组织阻力。软组织阻力来自第三磨牙上方覆盖的龈片，解除软组织阻力的方法是切开。

骨阻力来源于包裹牙冠的骨组织，主要是牙冠外形高点以上的骨质。解除冠部骨阻力主要采用去骨法，有时截冠或增隙也可达到减除冠部骨阻力的目的。

2. 根部阻力　根部阻力是来自牙根周围的骨组织。根部骨阻力可利用 X 线片分析。去除根部骨阻力的方法有分根、去骨、增隙。多根牙可用劈开或钻磨的方式分开后，分别取出。术中应综合利用各种方法。

3. 邻牙阻力　邻牙阻力是第二磨牙在拔除智牙时产生的妨碍脱位运动的阻力。邻牙阻力视第二磨牙与阻生智牙的接触程度和阻生的位置而定。邻牙阻力的解除可采取分冠和去骨的方法。

（五）拔牙步骤和方法

下颌阻生第三磨牙拔除术是一项较为复杂的手术。拔除时应严格遵守无菌原则。

1. 拔牙步骤

（1）麻醉：通常选择下牙槽、舌、颊一次阻滞麻醉。

（2）切开、翻瓣：高位阻生一般不需翻瓣。常用的是角形切口。切开时应直达骨面，全层切开黏骨膜。翻瓣由近中切口开始，沿骨面翻起。

（3）去骨：一般垂直阻生去骨要达牙各面外形高点以下；水平和近中阻生颊侧为劈开分牙，应达近中颊沟之下，远中至牙颈部以下。

（4）分牙：目的是解除邻牙阻力，减小骨阻力。分牙有劈（截）冠和分根。分牙的优点是创伤小，时间短，并发症少。常用的劈开方法有正中劈开（纵劈）和近中劈开（斜劈）。

（5）增隙：所谓增隙是指将骨凿紧贴根面凿入，利用骨松质的可压缩性，以扩大牙周间隙，解除根周骨阻力的方法。

（6）拔出阻生牙：当邻牙阻力解除，骨阻力在一定程度上解除后，根据临床的情况，选择适用的牙挺，将患牙挺松或基本挺出，最后用牙钳使牙完全脱位。

（7）拔牙创处理：使用劈开法或去骨法拔牙，会产生碎片或碎屑，应认真清理。

（8）缝合：目的是将组织复位以利愈合；防止术后出血；缩小拔牙创、避免食物进入，保护血凝块。缝合不宜过于严密，通常第二磨牙远中、切口转折处可以不缝，减少血肿的形成。

（9）压迫止血：缝合完成后，压迫止血方法同一般牙拔除术。为预防干槽症，可放入碘仿海绵 1~2 小块。

2. 各类下颌阻生牙的拔除方法

（1）垂直位：多数垂直位阻生牙可用挺出法拔除。

（2）近中阻生：高位、邻牙阻力和根阻力不大时，多可直接挺出。保护时应压紧邻牙。如牙冠下方有新月形或三角形间隙的存在，则更有利于牙挺的插入和施力。

（3）水平阻生：水平阻生单凭挺出法能拔除者较少，多可采用与近中阻生相近的方法拔除。

（4）舌向阻生：舌向阻生如舌倾角度在45°以下，可按垂直阻生的拔除方法拔牙。舌向倾斜角度大者，冠部舌侧骨板常缺如或较低，用冲出法可使牙向舌侧脱位。

二、上颌阻生第三磨牙拔除术

（一）上颌阻生第三磨牙的临床分类

1. 根据在颌骨内的深度分类 ①低位（Pell&Gregory A 类）：阻生牙牙冠的最低部位与第二磨牙面平行。②中位（Pell&Gregory B 类）：阻生牙牙冠的最低部位在第二磨牙面与颈部之间。③高位（Pell&Gregory C 类）：阻生牙牙冠的最低部位高于第二磨牙的颈部或与之平行。

2. 根据阻生牙长轴与第二磨牙长轴之间的关系分类可分为 ①垂直阻生。②水平阻生。③近中阻生。④远中阻生。⑤倒置阻生。⑥颊向阻生。⑦舌向阻生。

3. 根据阻生牙与牙弓之间的关系分类可分为 ①颊侧错位。②舌侧错位。③正中错位。

4. 根据阻生牙与上颌窦的关系分类 ①与窦底接近（SA）：阻生牙与上颌窦之间无骨质或仅有一薄层组织。②不与窦接近（NSA）：阻生牙与上颌窦之间有 2mm 以上的骨质。

（二）适应证

①牙本身龋坏。②与邻牙间有食物嵌塞。③无对牙且下垂。④部分萌出，反复产生冠周炎。⑤咬颊或摩擦颊黏膜。⑥有囊肿形成。⑦妨碍下颌冠突运动。⑧压迫第二磨牙，产生龋坏或疼痛。⑨妨碍义齿的制作及戴入。

完全埋于骨内且无症状者可不予拔除。

（三）拔除方法

上颌第三磨牙阻生垂直位占 63%，远中阻生占 25%，近中阻生占 12%，其他位置极少；并且颊侧错位及颊向阻生，或两者均有的情况甚为常见；加之上颌结节的骨质疏松；易于挺出。

三、上颌阻生尖牙拔除术

（一）上颌阻生尖牙的临床分类

第 I 类：阻生尖牙位于腭侧，可呈水平位、垂直位或半垂直位。

第 II 类：阻生尖牙位于唇侧，亦可呈水平位、垂直位或半垂直位。

第 III 类：阻生尖牙位于腭及唇侧，如牙冠在腭侧而牙根在唇侧。

第 IV 类：阻生尖牙位于牙槽突，多为垂直位，在侧切牙和第一前磨牙之间。

第 V 类：无牙颌的阻生尖牙。

（二）上颌阻生尖牙的拔除方法

Ⅰ类阻生尖牙拔除的切口自中切牙至第二前磨牙的远中腭侧龈缘，并沿腭中线向后延约1.5cm；双侧阻生可将双侧第二前磨牙之间腭侧的龈缘切开；如阻生位置高可距龈缘5mm切开。翻瓣后去骨暴露牙冠或牙体，用牙挺或牙钳拔出；水平位可将牙在牙颈部横断或分段截断，而后分别挺出。

Ⅱ类阻生尖牙采用唇侧梯形或弧形切口暴露，参照上述方法拔除。

术中应注意保护邻牙，防止伤及邻牙牙根，避免与上颌窦或鼻底穿通。

四、上颌前部埋伏额外牙拔除术

上颌前部是额外牙的好发部位，萌出的额外牙因大多为畸形牙，比较好鉴别，埋伏额外牙除造成错畸形、邻牙牙根吸收、影响正畸治疗外，还是引发牙源性囊肿和肿瘤的原因。上颌前部额外牙埋伏偏于腭侧居多。手术要点如下：

1. 麻醉 可选用局部浸润麻醉，对埋伏较深、位置较高的额外牙可采用眶下神经阻滞麻醉和鼻腭神经阻滞麻醉。儿童患者可以配合镇静术或全身麻醉。

2. 手术入路 位于邻牙唇侧的或邻牙牙根之间，可以选择牙槽突唇侧弧形切口或龈缘梯形切口。如位于邻牙腭侧，通常选用腭侧龈缘切口。

3. 打开骨窗。

4. 保护邻牙 开窗位置应尽量远离邻牙。术中应随时感觉邻牙是否有关联性动度。距邻牙较近的去骨使用骨凿较骨钻安全。

（魏　子）

第三节　拔牙创的愈合

拔牙创的正常愈合分为五个主要阶段。

1. 拔牙创出血和血凝块形成 拔牙后即刻，由于根尖血管和牙周组织的撕裂，牙槽窝内出血。15～30分钟后出血停止，形成血凝块封创口。此血块的存在有保护创口、防止感染、促进创口正常愈合的功能。

2. 血块机化、肉芽组织形成 拔牙后数小时，牙龈组织收缩，这也是保护血块和促进愈合的机制。约24小时后，来自牙槽骨壁的成纤维细胞向血块内生长；同时来自邻近血管的内皮细胞增殖，形成血管芽，并连成毛细血管网。约7天，血块被肉芽组织所代替，这是牙槽突开始破骨性吸收。

3. 结缔组织和上皮组织替代肉芽组织 拔牙后3～4天更成熟的结缔组织开始代替肉芽组织，至20天左右基本完成。术后5～8天，开始形成新骨，不成熟的纤维骨逐渐充填牙窝。在牙槽窝的尖锐边缘骨吸收继续进行，当牙窝充满骨质时，牙槽突的高度将降低。

4. 原始的纤维样骨替代结缔组织 大约38天后，拔牙窝的2/3被纤维样骨质充填，3个月后才能完全形成骨组织。这时骨质的密度较低，X线检查仍可看到牙槽窝的影像。

5. 成熟的骨组织替代不成熟骨质 40天后愈合区内逐渐形成多层骨小梁一致的成熟骨，

并有一层骨密质覆盖在这个区域。牙槽骨受到功能性压力后，骨小梁的数目和排列顺应变化而重新改造，3~6个月重建过程基本完成，出现正常骨结构。

(魏　子)

第四节　牙拔除术的并发症

一、术中并发症

1. 晕厥。

2. 牙根折断　牙根折断是拔牙术中常出现的并发症。掌握各类牙及周围骨质的解剖特点，准确地检查和判定其病变情况，熟练掌握正确的操作手法，不断总结临床经验，可以尽量减少技术原因造成的断根。

3. 软组织损伤　①牙龈损伤：多为撕裂伤，主要发生于拔牙安放牙钳时。②邻近软组织损伤。

4. 骨组织损伤　①牙槽突骨折：牙槽突骨折多因拔牙用力不当、牙根与牙槽骨粘连或牙根形态异常所致。②下颌骨折：暴力是发生骨折的直接原因。

5. 邻牙、对牙损伤　多是以邻牙作为支点造成，选择合适的牙钳，遵循牙钳、牙挺的使用原则是避免邻牙损伤的关键。

6. 神经损伤　拔牙时可能损伤的神经有颏神经、舌神经、鼻腭神经、颊神经和下牙槽神经。

7. 颞下颌关节损伤　颞下颌关节可能因开口过大、时间过长而发生脱位，尤其是既往有颞下颌关节脱位史的患者。

8. 断根移位　断根移位通常是由于取根过程盲目操作，器械顶在断根的断面上，并向根尖方向施力造成的。

9. 口腔上颌窦交通　多发生于上颌磨牙取根致牙根移入上颌窦，窦底穿孔，术中可用鼻腔鼓气法检查是否有口腔上颌窦交通。

交通口>7mm，需用邻位组织瓣关闭创口。可将颊侧牙槽突适当降低后，利用颊侧梯形组织瓣关闭；也可使用腭侧黏骨膜舌形瓣转移封闭创口。组织瓣封闭交通口的关键是组织缝合区有足够的新鲜创面接触，且下方有骨支持。必须做到无张力缝合。

二、术后反应和并发症

拔牙后反应是指拔牙术对组织的创伤所引发的疼痛或肿胀，是组织正常的应激反应。

1. 拔牙后反应性疼痛　牙拔除时，骨组织和软组织均受到不同程度的损伤，创伤造成的代谢分解产物和组织应激反应产生的活化物质刺激神经末梢，引起疼痛。除创伤外，过大的拔牙创血块易分解脱落，使牙槽骨壁上的神经末梢暴露，受到外界刺激，可引起疼痛。

2. 术后肿胀反应　术后肿胀多在创伤大时，特别是翻瓣术后出现。已发生于下颌阻生牙拔除术后，出现在前颊部，可能是组织渗出物沿外斜线向前扩散所致。此类肿胀个体差异明显；与翻瓣时的创伤、瓣的切口过低和缝合过紧也有关。

3. 术后开口困难　术后的单纯性反应性的开口困难主要是由于拔除下颌阻生牙时，颞

124

肌深部肌腱下段和翼内肌前部受创伤及创伤性炎症激惹，产生反射性肌痉挛造成的。应注意与术后感染、手术致颞下颌关节病发作相鉴别。用去骨法拔牙时，切开及翻瓣大小应适度，尽量减轻磨牙后区的创伤。明显的开口受限可用热含漱或理疗帮助恢复正常开口度。

4. 拔牙后出血　拔牙后出血可分为原发性出血和继发性出血。原发性出血为拔牙后当日，取下压迫棉卷后，牙槽窝出血未止，仍有活动性出血。继发性出血是拔牙出血当时已停止，以后因创口感染等其他原因引起的出血。

5. 拔牙术后感染　常规拔牙术后急性感染少见，多为牙片、骨片、牙石等异物和残余肉芽组织引起的慢性感染。发生拔牙创慢性感染时，患者常有创口不适；检查时可见创口愈合不良、充血，有暗红色、疏松、水肿的炎性肉芽组织增生，可有脓性分泌；X线摄片检查常显示牙槽窝内有高密度的残片影响。局部麻醉下，彻底搔刮冲洗，除去异物及炎性肉芽组织，使牙槽窝重新形成血凝块而愈合。

6. 干槽症　干槽症的诊断标准为：拔牙2~3天后有剧烈疼痛，并可向耳颞部、下颌区或头顶部放射，一般镇痛药物不能止痛；拔牙窝内可空虚，或有腐败变性的血凝块，腐臭味强烈。

干槽症的治疗原则是通过彻底的清创及隔离外界对牙槽窝的刺激，以达到迅速止痛，缓解患者痛苦，促进愈合的目的。

干槽症的治疗方法很多。耿温琦、张尔旭对多种方法比较后，提出的最佳方案是通过传导阻滞麻醉，在完全无痛的情况下彻底清创。

7. 皮下气肿　皮下气肿发生的原因可能由于在拔牙过程中，反复牵拉已翻开的组织瓣，使气体进入组织中；使用高速涡轮机时，喷射的气流导致气体进入组织；术后患者反复漱口、咳嗽或吹奏乐器，使口腔内不断发生正负气压的变化，使气体进入创口，导致气肿形成。为预防其发生，应避免过大翻瓣。使用涡轮机时，应使组织瓣敞开。术后嘱患者避免做鼓气等造成口腔压力加大的动作。

（魏　子）

第五节　牙槽外科手术

一、义齿修复前手术

义齿修复前手术亦称修复前外科。活动义齿修复要求承担义齿基托的骨组织和软组织必须有良好条件，包括以下几点：

1. 有足够的骨组织支持义齿基托。

2. 骨组织有足够的软组织覆盖。

3. 无倒凹、无悬突。

4. 无尖锐的嵴尖或骨尖。

5. 颊、舌沟有足够的深度。

6. 无妨碍义齿就位及固位的系带、纤维条索、瘢痕、肌纤维、增生组织等。

7. 上、下颌牙槽嵴的关系良好。

在拔牙时就应考虑以后的修复问题，兼顾好对软硬组织最大限度的保存。提高拔牙水平应被视为义齿修复前手术的第一步。尽可能多地采取微创化的拔牙方法，减少对牙槽骨的损伤。对多个连续牙齿拔除后，如有扩大的牙槽窝可以手指压迫牙槽窝内外侧的骨板，使扩张的牙槽窝复位，预防以后形成骨突或倒凹；对折断松动的牙槽骨去除修整应想到以后必须有足量的骨支持义齿基托等等。

（一）系带矫正术

系带（或瘢痕索条）如在牙槽嵴上的附丽过于接近牙槽嵴顶部，会影响义齿的固位。如系带介于中切牙之间，也会影响正畸治疗，应完全切除，并包括切除深入骨中缝之间的纤维组织。这两种情况是不同的，前者称系带成形术；后者（为正畸目的）称系带切除术。

系带成形术的步骤如图 5-1。也可以用 Z 成形术（图 5-2）。

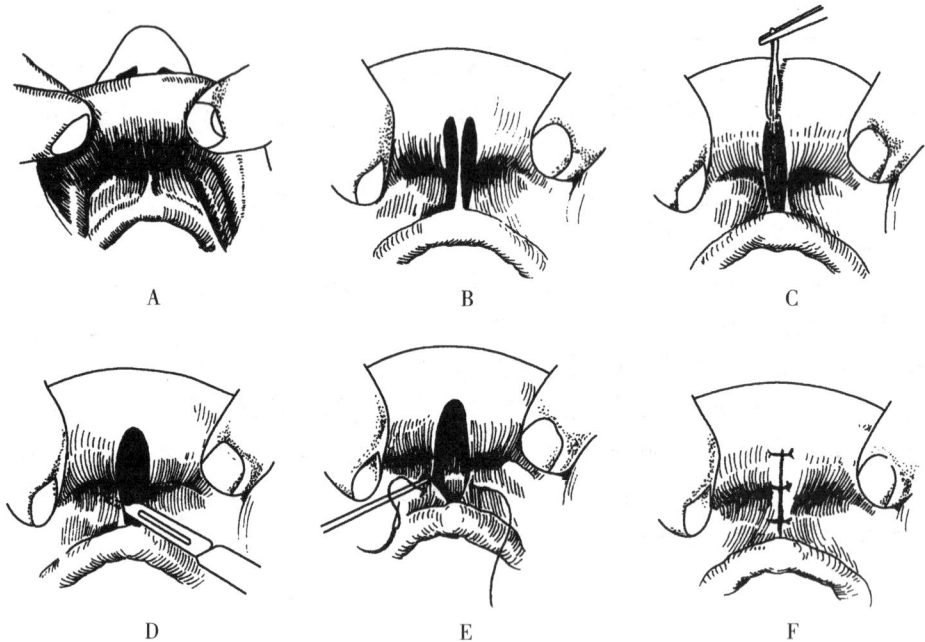

图 5-1　唇系带成形术

A. 助手拉起上唇，暴露唇系带；B. 在系带牙槽骨附着处两侧切开黏膜，从附着处骨膜上锐性分离直到进入上唇处之上；C. 以钳夹下端，自下而上将其切除，骨膜即暴露，仍附着于牙槽骨；D. 将黏膜边缘从其下方组织游离；E. 将游离的黏膜拉向中线缝合，缝合时，牙槽骨部分应穿过骨膜，以保持唇沟的深度；F. 缝合完毕

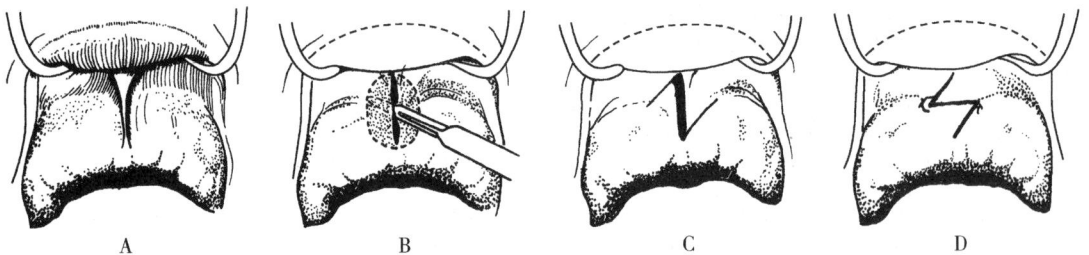

图 5-2　唇系带成形术

舌系带过短，亦影响义齿固位，应行舌系带切除术（图5-3）。

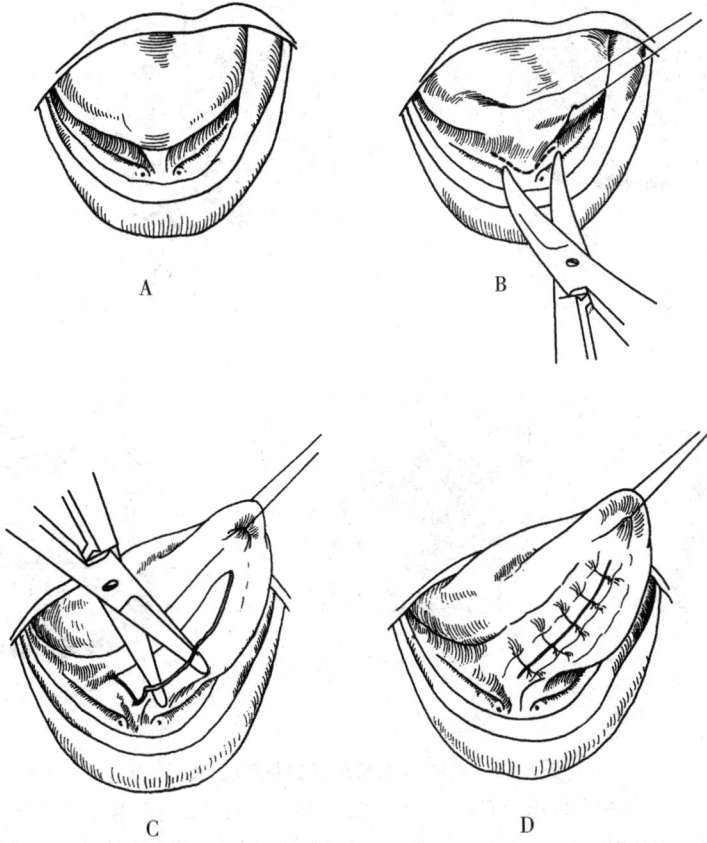

图5-3 舌系带切开术

（二）鼻中隔降肌附着过低矫正术

鼻中隔降肌肥大并附着过低，主要发生于两中切牙邻面之间，其肌纤维在上方呈扇形展开并与口轮匝肌交织在一起（图5-4）。牵拉上唇时，其宽广的扇形基底部变白，切牙乳头亦呈苍白。由于基底宽广，全部切除将使上唇变形，故手术时应只将其附着于牙槽突的部分上移（图5-5）。

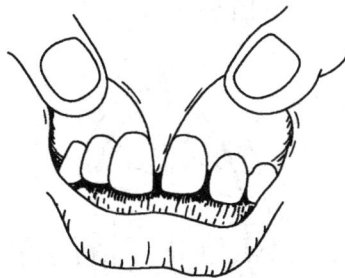

图5-4 鼻中隔降肌附着过低，牵拉上唇时的情况

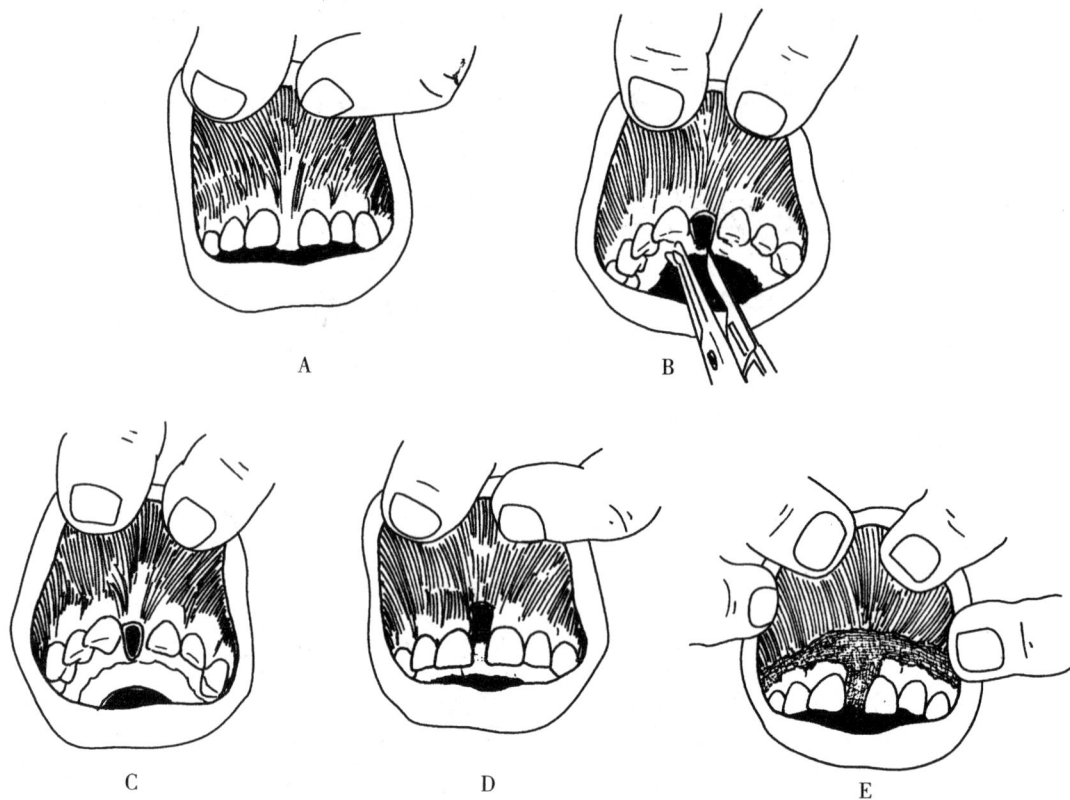

图 5-5　鼻中隔降肌附着过低矫正术

A. 示术前，肌纤维与致密的胶原组织融合并延伸至二中切牙之间；B. 将其从二中切牙间切断，直至骨面。有时并需向腭侧游离并切除；C. 在此肌的两侧沿其起始处切开，将其从附着的骨面上游离并上推；D. 上推至唇沟，在此处将其缝合于骨膜上；E. 创面放置碘仿纱条

（三）牙槽骨修整术

其目的为去除或矫正妨碍义齿修复的牙槽突上的骨尖、骨突、倒凹、锐嵴、上前牙槽嵴前突等。一般应在拔牙后 2~3 个月时进行，此时拔牙创已基本愈合，骨的吸收及改建活动已减慢。

小范围修整时，做弧形切口，弧形的顶端朝向牙槽嵴顶；切口大小以翻瓣后恰能显露所修整部位为度。大范围修整术的切口如图 5-6。

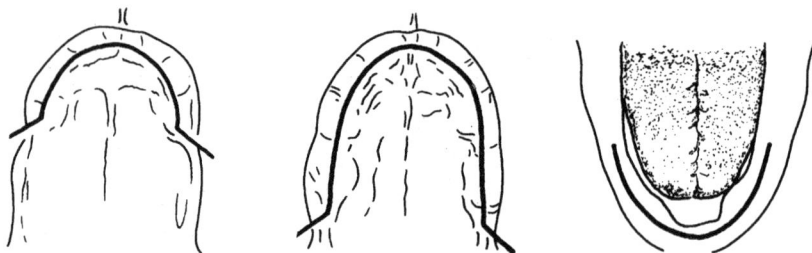

图 5-6　无牙颌大范围牙槽修整术的切口

翻瓣从唇颊面骨板光滑处开始，用较薄、较锐利的骨膜分离器。牙槽嵴顶部因拔牙创愈合的关系，纤维组织或瘢痕较多，翻瓣较难。注意翻瓣时勿越过唇颊沟，以减轻术后肿胀。

用咬骨钳、骨凿或涡轮机钻（圆钻）去除骨突或骨尖。再以骨锉修平骨面。冲洗清除碎屑后缝合（图5-7）。

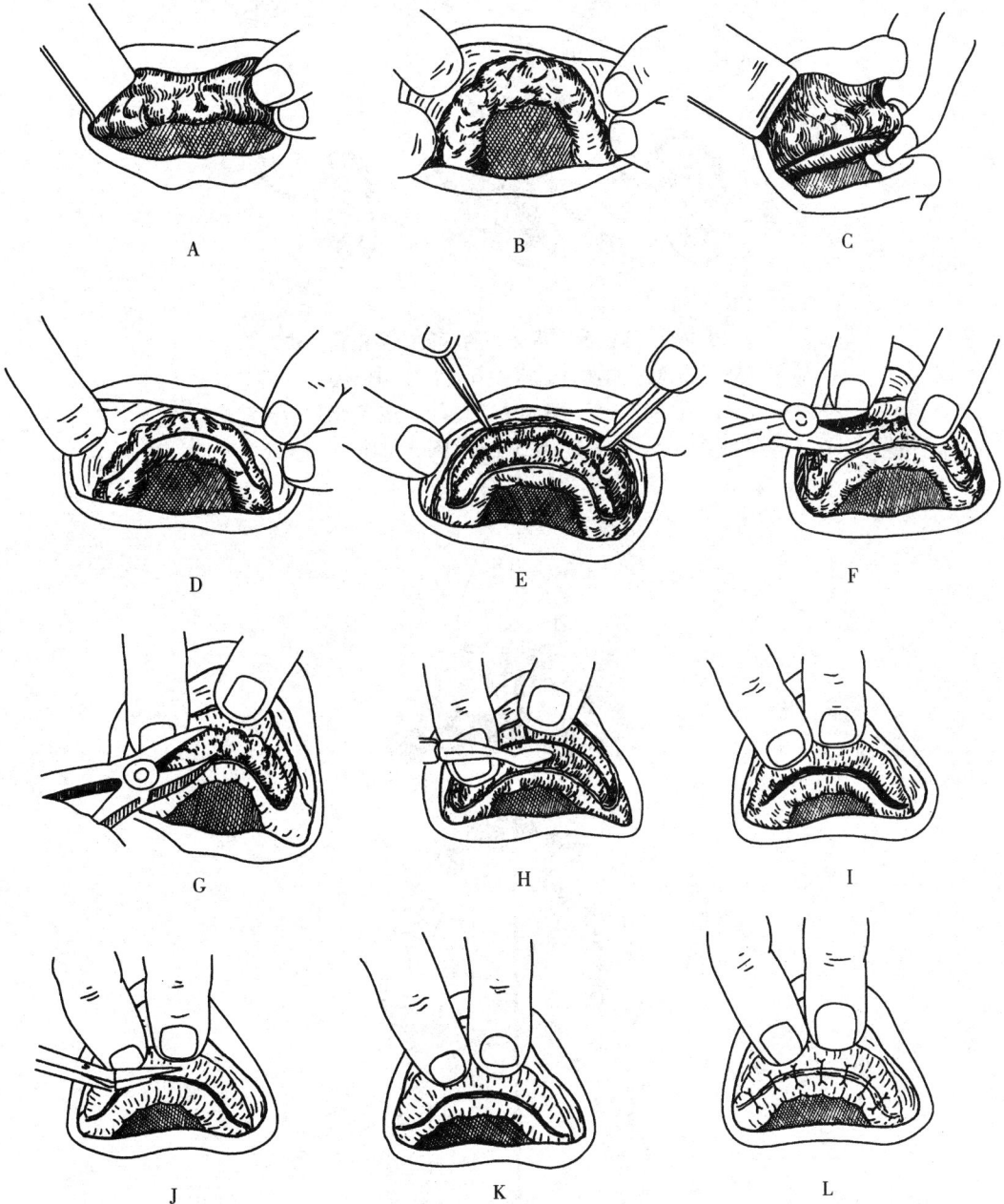

图5-7　牙槽骨修整术

A、B. 示骨突情况；C、D. 切口；E. 切开并从骨面上游离；F、G. 以咬骨钳除去骨突；H. 用骨锉修平；I、J. 黏骨膜瓣复位，过多时修去；K. 修整后；L. 缝合

修整舌侧骨突时，应注意避免使舌沟变浅，有时切口应位于舌侧（图5-8）。

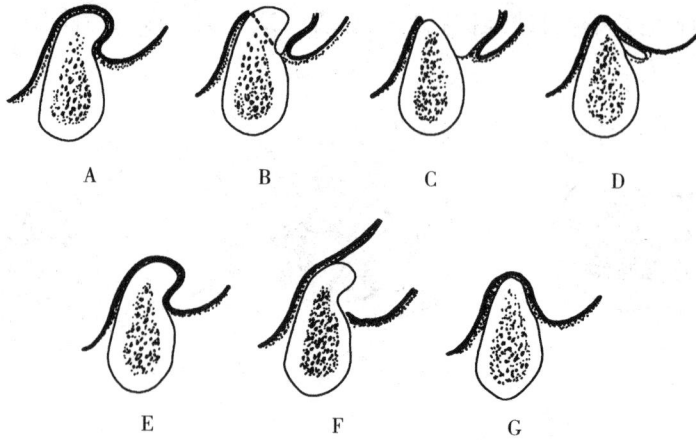

图5-8 修整舌侧骨突时的不正确及正确方法

A. 临床情况；B. 在颊侧切开，修去骨突；C、D. 去骨突后缝合，舌
沟变浅；E、F. 临床情况及舌侧切口；G. 缝合后可保持舌沟深度

轻及重的上颌牙槽嵴前突，矫正法如图5-9及图5-10。

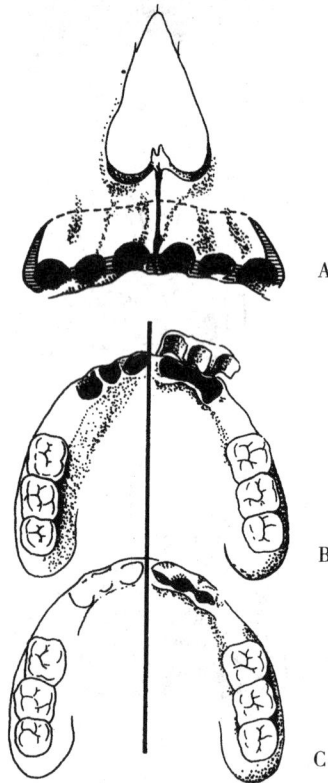

图5-9 降低唇侧牙槽窝骨板以矫正轻度上颌前突

A. 虚线示牙槽骨板切断位置；B. 右侧示牙槽骨板凿断。左侧示牙槽中隔；C. 左侧示先将
牙槽中隔去除，然后再凿断牙槽骨板。再以手指将凿断之骨板压向腭侧，使前突减轻

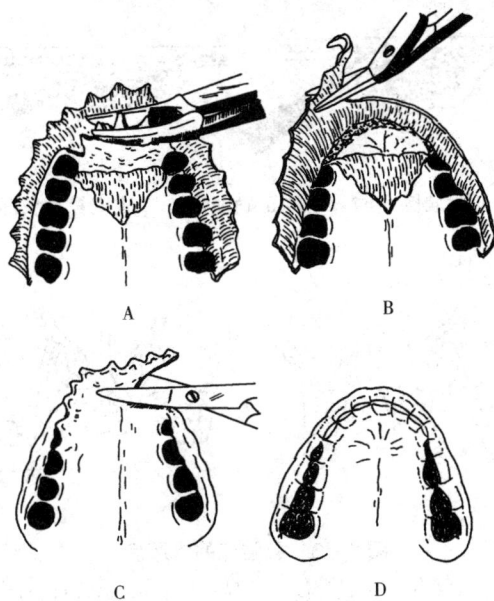

图 5-10　严重上颌前突矫正法

A. 咬去前突的骨质。示腭侧，唇侧已除去；B. 修去多余黏膜。示修整唇侧；C. 修整多余的腭黏膜；D. 缝合

（四）腭隆凸修整术

修整方法如图 5-11～图 5-13。

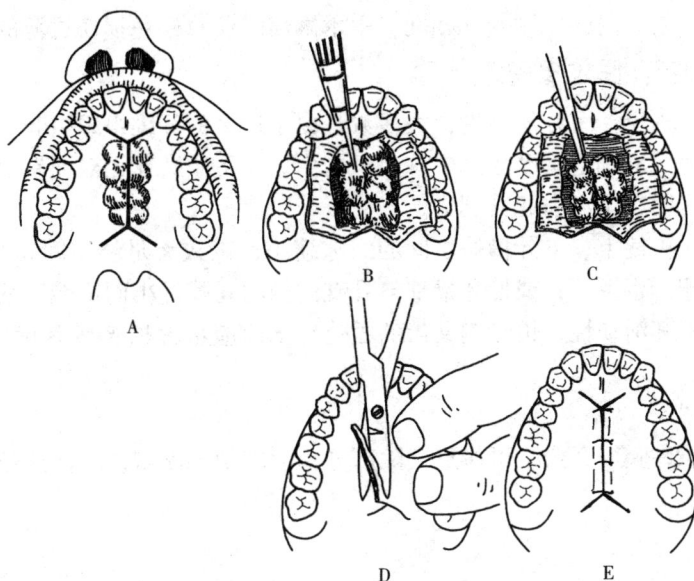

图 5-11　腭隆凸修整术

A. 切口；B. 以钻将其分为小块；C. 以骨凿凿去；D. 修整骨面后再修整软组织；E. 缝合

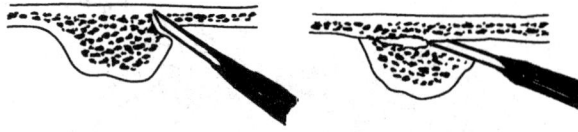

图5-12 凿除腭隆凸时骨凿的正确使用法（注意骨凿斜面的放置）

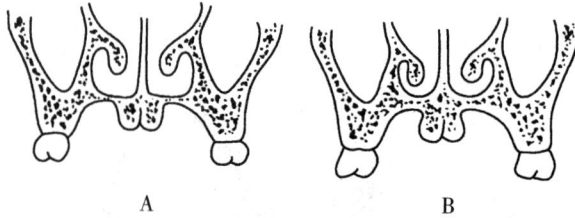

A   B

图5-13 鼻腔底的骨厚度

A. 示仅有一薄层骨板，极易穿通；B. 示骨板较厚

注意与鼻腔穿通的问题。术前应摄X线片，观察其与鼻腔的关系。手术翻瓣时应注意避免将过薄的黏膜瓣撕裂影响愈合，去骨时勿将其整块凿除，用钻先将其分为小块，再凿除。

最好在术前做一腭护板（在石膏模型上去除腭隆凸后制作），术后戴上。或在术区放碘仿纱条，用丝线或不锈钢丝固定于两侧牙上加压。

如与鼻腔仅隔以一薄层骨板，为避免穿通，最好以涡轮钻（用圆钻）细心将其去除。

下颌隆凸如需修整时，原则与此相同，手术翻瓣时注意避免损伤过薄的黏膜瓣。

（五）上颌结节肥大修整术

上颌结节肥大多见于无牙颌患者，大多数是由于过多的纤维组织引起。有的与上颌磨牙牙周病有关，或为无对的下垂磨牙远中软组织增生。在下颌磨牙无对而有上颌局部义齿，但未覆盖上颌结节区时，也可引起其肥大。

上颌结节肥大可使上、下牙槽嵴之间的间隙缩小，以致无足够空间容纳上、下颌义齿；或因肥大而在颊侧产生倒凹；或使牙槽部与升支内侧的间隙过小而不能容纳义齿；增生的纤维组织本身，由于其活动性，也影响义齿的固位。术前应考虑拍X线片确定上颌窦的位置，避免穿通上颌窦。

手术步骤如图5-14。

缝合时，如果黏膜瓣冗余，可梭形切除部分，但应切腭侧瓣，以保持颊沟的深度。

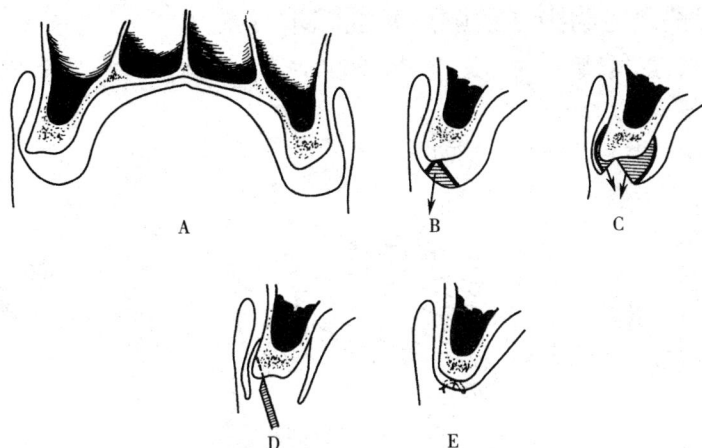

图 5-14 上颌结节肥大修整术

A. 上颌结节肥大；有骨突及过多软组织，无间隙可容纳义齿翼；B. 切口；注意颊腭侧切口方向；C. 除去过多软组织（水平线所示部位）；

D. 去除骨突；E. 复位缝合

（六）上颌结节成形术

在上颌骨重度萎缩时，上颌结节可完全消失，使义齿固位不良。本法为使上颌骨后面与翼钩之间的深度增加，或在该处形成一沟，以利于义齿的戴入及固位。

图 5-15 示手术步骤。

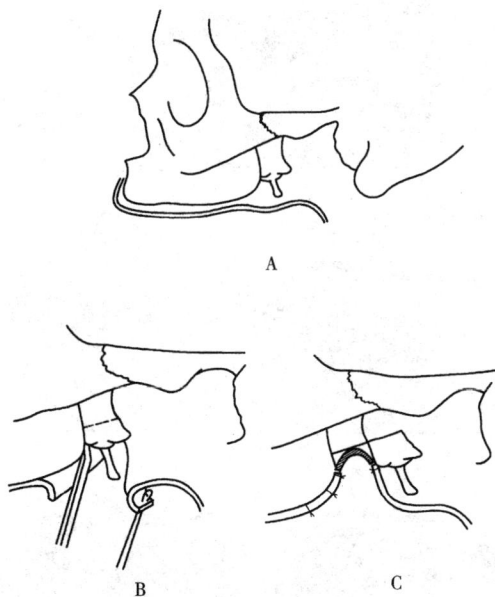

图 5-15 上颌结节成形术

A. 示上颌骨高度萎缩时，上颌结节消失；B. 在腭侧切开，暴露上颌骨与翼板交界区。骨凿放置于交界处并在虚线处凿断翼板；C. 翼板后移，黏膜瓣覆盖部分创面，形成新结节

（七）义齿性增生组织（缝龈瘤）切除术

不密合的义齿可引起颊沟（多发生于此部）产生纤维组织增生或瘢痕组织形成，应切除并以新义齿修复。

此种增生组织一般有三种情况，如图 5-16。

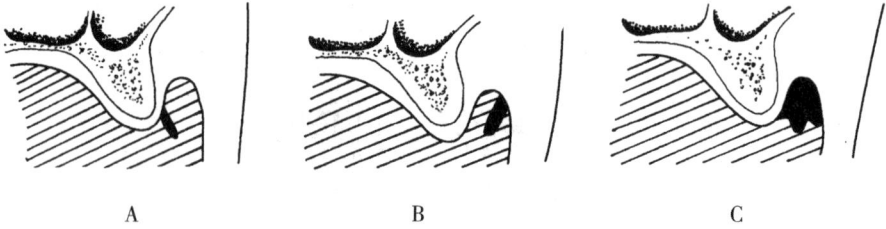

A   B   C

图 5-16　义齿性增生组织的三种情况

A. 基底完全位于牙槽突黏膜；B. 基底全部皆位于黏膜；C. 基底位于黏膜并使颊沟消失

第一种情况为病变的基底附着于牙槽突或龈黏膜。手术切除（图 5-17）后应以衬有丁香油氧化锌糊剂之托覆盖至少一周。术中注意保持骨膜完整，覆盖愈合后瘢痕甚少。

第二类为病变位于颊、唇或口底黏膜，切除后游离黏膜可直接缝合。

第三类为唇颊沟的组织广泛增生，切除后多需作唇颊沟加深术。

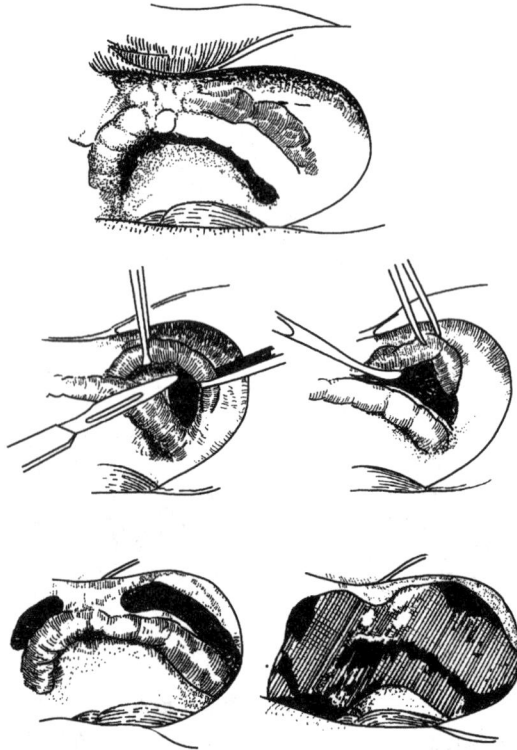

图 5-17　示基底全部附着于牙槽突及龈黏膜，切除后所遗之有骨膜的创面，以衬有丁香油氧化锌糊剂的基托覆盖

（八）牙槽嵴顶增生组织切除术

多由于不良的义齿修复，引起骨吸收及软组织增生而致，大多发生于上下前牙部分，形成一软组织牙槽嵴顶。

上颌者，手术如图5-18。

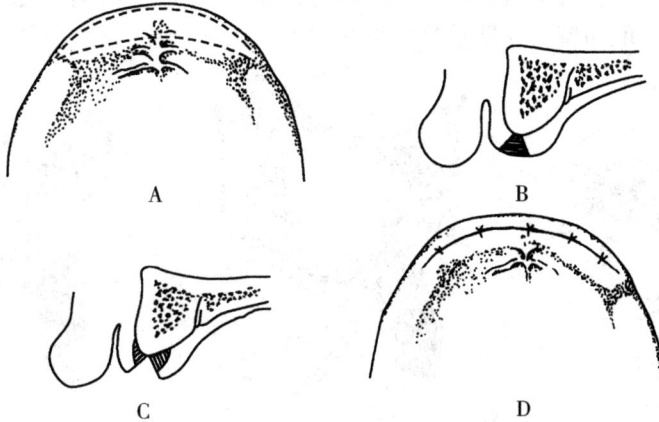

图5-18　上颌牙槽嵴顶增生组织切除术
A. 切口；B. 切口方向及切除组织；C. 切除两侧（水平线所示）
增生组织；D. 缝合

位于下颌者，步骤如图5-19。

上颌手术时，前牙槽嵴高度的丧失不影响义齿固位（在后牙槽嵴有足够高度及颊沟有足够深度时）。下颌手术时，要保持较多的舌侧黏骨膜瓣，其切口选择应如图5-19所示，以保持舌沟及唇沟的深度。

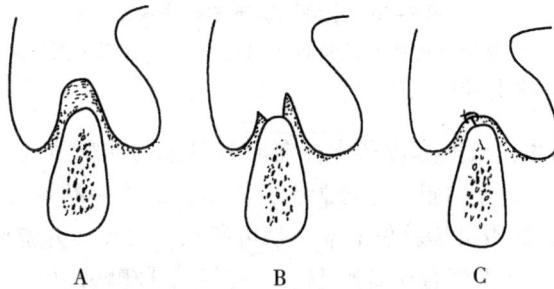

图5-19　下颌牙槽嵴顶增生组织切除术
A. 临床情况；B. 切口及切除增生组织；C. 缝合

（九）唇颊沟加深术

目的是改变黏膜及肌肉的附丽位置，使之上移（在上颌）或下移（下颌），从而相对地增高了牙槽嵴，增加义齿的稳定。

1. 上颌唇颊沟加深术　常用者有黏膜下前庭成形术及皮片（或黏膜）移植前庭成形术。

（1）黏膜下前庭成形术：适用于黏膜下无过多纤维组织增生并有足量黏膜可供延伸者。以口镜置于唇沟并向上推，如上唇明显随之向上，说明黏膜量不足。

做自鼻棘切至切牙乳头的正中垂直切口，用剪向两侧远中作黏膜下分离，直至上颌结节。先游离牙槽嵴顶黏膜，再沿唇颊面向上游离至所需高度。向远中分离至颧牙槽突时，如受阻而不能绕过，可在该处做一垂直切口，再由之分离至上颌结节。分离后，形成一骨膜上黏膜瓣。明显突出而妨碍义齿就位的前鼻棘，可将其凿除。

缝合切口，加高和重衬义齿至新形成的高度，戴入，以不锈钢丝穿过义齿及牙槽嵴固定至少1周。去除后，取印模，立即重衬义齿并戴入（图5-20）。

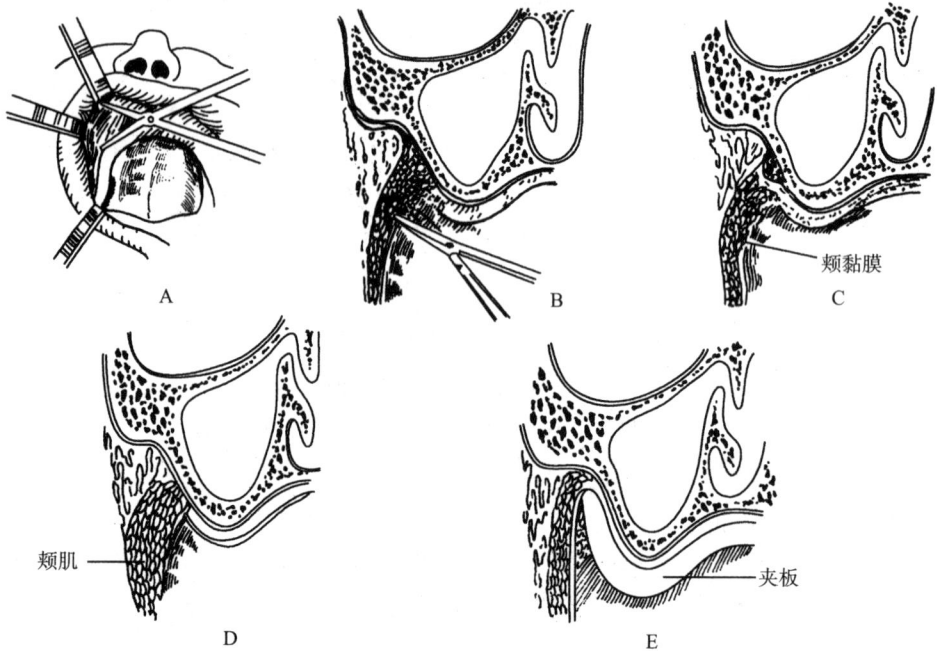

图5-20 上颌黏膜下前庭成形术

A. 正中垂直切开后，作黏膜下游离并切断肌肉附着处；B. 黏膜下潜行游离；C、D. 在骨膜上切断颊肌；E. 以夹板保持前庭沟深度

（2）上颌皮片或黏膜移植前庭成形术：在附着黏膜与非附着黏膜交界处，从一侧颧牙槽突到另一侧颧牙槽突，切开黏膜。作骨膜上锐剥离，形成一黏膜瓣。前部的剥离应接近梨状孔（勿穿破鼻黏膜），妨碍义齿就位的前鼻棘可凿除。尖牙凹处游离应达眶下孔附近。

游离黏膜瓣的边缘拉向上缝合于骨膜上，形成新的牙槽嵴高度。暴露的创面用中厚或厚断层皮片移植，或用黏膜片移植。腭、颊、唇均可提供黏膜片。应用成品的脱细胞真皮基质组织补片移植可替代自体供区取皮（黏膜）。

以无菌锡箔测量应植黏膜区的大小，将此箔片置腭部，按其外形切取腭黏膜片。注意只切取黏膜，骨膜仍保留。可先掀起一端，以皮肤钩拉紧，然后剥离。供区渗血可以电凝或温盐水纱布压迫止血。黏膜片固定缝合于骨膜上，特别注意高度处的缝合。加长义齿翼，衬碘仿纱布，戴入加压，以固定移植片。义齿用不锈钢丝穿过牙槽嵴固定于上颌。

亦可取颊黏膜片，每一侧约可供4.5cm×1.5cm大小。拉钩拉紧颊部，丝线横穿黏膜，进针口及出针口的距离与准备切取的黏膜片宽度相同。提起丝线，切取黏膜上皮全厚片。供区可拉拢缝合，缩小创面，盖碘仿纱条。

固定义齿 7 天后取下，清洗创口，再重衬后戴入，一般 2 周愈合。重衬时，义齿翼应较原有者短 1~2mm，避免刺激。

一般术后有 20%~30% 的收缩度，移植时应考虑其补偿问题。

移植后 4 周，做新义齿。

2. 下颌皮片或黏膜移植前庭成形术　方法似上颌者，但需作唇颊侧及舌侧。舌侧手术时，需降低颏舌肌、颏舌骨肌及下颌舌骨肌等的附丽；颊侧手术有损伤颏神经的可能。手术较复杂而效果不佳。如骨吸收不严重，不需切断并降低口底肌肉时，可行此术，否则，最好以牙槽嵴增高术代之。

（十）牙槽嵴增高术

牙槽嵴增高术适用于颌骨高度萎缩，牙槽嵴延伸术不能解决义齿修复问题者。方法较多，介绍两种。

1. 植骨法　植骨可用髂骨或肋骨。肋骨移植现用者较少，因约有 50% 将被吸收。髂骨，无论是用松质骨还是皮质骨松质骨皆有者，效果都较好。植骨后应有良好固定，4 个月后再作前庭成形术及义齿修复。

从一侧磨牙后区到另一侧磨牙后区做牙槽嵴顶切口，掀起一全厚黏骨膜瓣，分离出颏神经，将其位置降低（用圆钻在颏孔下方作槽，将颏神经下移并放置于槽内），避免以后因加压使其损伤。从髂骨嵴取 8cm×3cm 骨段，再加上 25~30mL 网状骨髓。将骨块切成 1~1.5cm 宽的块（最好用摆动锯）。皮质骨应去薄，但勿完全除去。

在下颌骨移植床之皮质骨上钻多个小孔，然后植骨，用不锈钢丝穿下颌骨固定。通常移植骨块需切成三段植入。网状骨髓则植入移植骨块与下颌骨之间，以协助固定并增加接触面积。

用水平褥式连续缝合关闭伤口，注意应无张力。以间断缝合加强创口关闭，使完全与外环境隔离。

颊侧游离范围应广泛，使其松弛。必要时可切断舌侧下颌舌骨肌附丽，使舌侧瓣松弛。

上颌的手术方法相似。

2. 羟基磷灰石植入法　羟磷灰石植入牙槽嵴增高术近年来应用日益广泛，是一较好而有前途的方法。羟磷灰石有骨引导作用，如与有骨诱导作用的骨形态形成蛋白（BMP）结合使用，则效果更好。

在牙槽嵴正中做垂直切口，向两侧作潜行剥离，在牙槽嵴顶部形成隧道。向后剥离困难时，可在尖牙或前磨牙部做附加切口。以生理盐水调羟磷灰石及 BMP（比例约为 33∶1，羟磷灰石用致密微粒型）。以特制注射器及针头注入，手指在外辅助成型后，关闭创口。

4 个月左右，可形成一骨性连接的新牙槽嵴，故也可称为牙槽嵴再造术。

法植入后的变形以及羟磷灰石不降解问题尚未完全解决，有其应用的局限性。

二、口腔上颌窦瘘修补术

（一）新鲜的口腔上颌窦交通

拔牙时如怀疑已穿通上颌窦，宜作鼻吹气试验以证明之。让患者捏紧鼻孔（或以棉球紧塞鼻孔），在张口时，用力经鼻呼气。如已交通，则可闻空气经创口而出；或可置数丝棉纤维于拔牙创口处，如有空气逸出，则吹动棉纤维；如拔牙创有血存在，则空气逸出时有气泡形成。禁忌用器械探入窦内，或用液体冲洗以探查是否口腔已与上颌窦交通，因皆有引起上颌窦受口腔菌丛感染的危险。

如上颌窦无明显感染，可立即修复，以待血块机化，拔牙创愈合而封闭通道。

最简单的修复方法如图 5-21。

更好的方法是用颊瓣修复（图 5-22）。

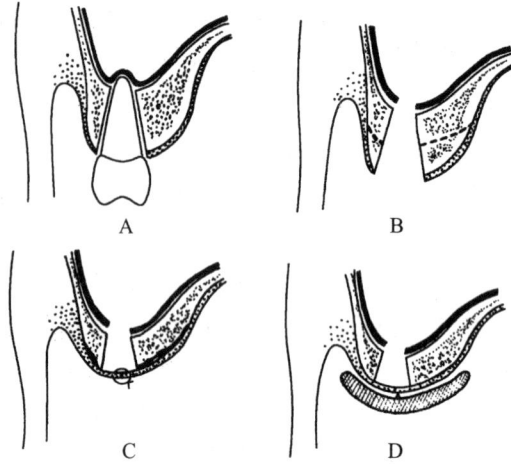

图 5-21　口腔上颌窦新鲜瘘的封闭

A. 拔牙前情况；B. 拔牙后，瘘形成。按虚线部位去除部分牙槽骨，降低牙槽嵴高度，以利于将两侧黏膜拉拢缝合。缝合不能有张力；C. 两侧黏膜拉拢缝合；D. 上盖碘仿纱布数层并将其固定于邻牙，以保护创口

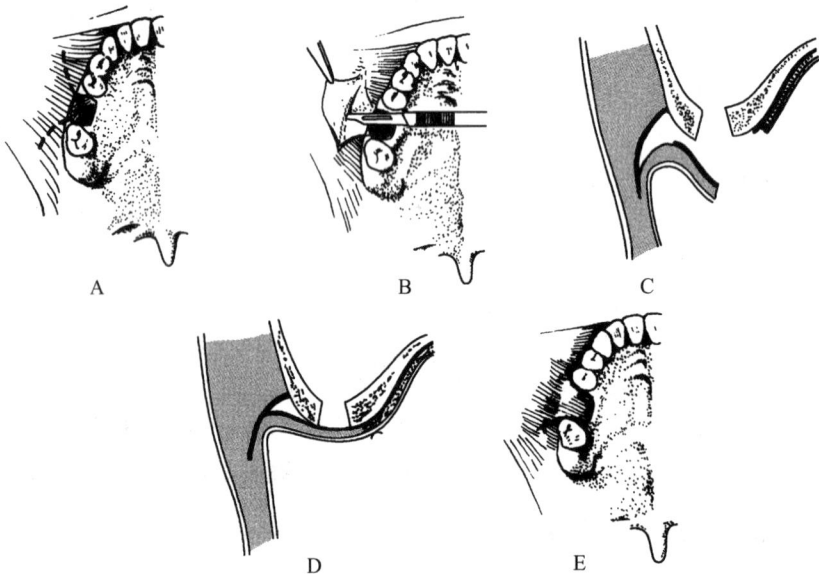

图 5-22　颊瓣修复口腔上颌窦瘘

A. 切取一有宽广基底的颊瓣。在骨膜下剥离，越过前庭沟；B、C. 在瓣之基底部作水平切口，仅切断骨膜，使瓣松弛。切断时如出血，可用热盐水纱布加压止血；D. 水平褥式缝合；E. 缝合后，缝线在 2 周后拆除，用颊瓣有困难时，可用腭瓣（图 5-23）

不论用何种方法关闭交通口，其表面必须覆盖保护。用碘仿纱条并固定于邻牙保护之即可。

术后应给予麻黄碱滴鼻液并告以正确使用：患者应仰卧，头垂于床沿处，使头部稍低于躯干，并稍偏向患侧。然后滴 3 滴溶液于患侧鼻内，至能觉出药味时再起立。每天 2~3 次，可减轻充血肿胀，保持上颌窦在鼻腔内的开口开放通畅。同时给以抗生素。

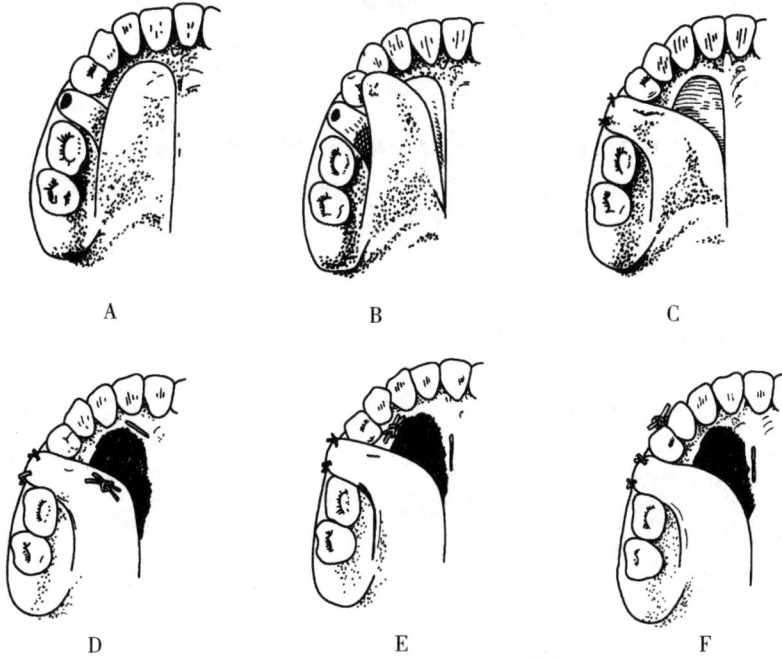

图 5-23 腭瓣修复口腔上颌窦瘘

A. 不正确操作；B、C. 正确操作。应切除创口周的软组织（尤其是腭部）。腭瓣旋转困难时，可在最困难处切除一小块 V 形组织。作褥式及间断缝合；D、E、F. 暴露骨面用碘仿纱布覆盖并固定，图示供选用的几种固定法

（二）口腔上颌窦瘘

如已形成慢性瘘管，则应先消除上颌窦感染。可通过瘘口以温盐水冲洗上颌窦，每周 2~3 次，直至流出的液体清亮为止，同时给以麻黄碱滴鼻液及抗生素治疗。用抗生素时，应考虑到约有 12% 为厌氧菌感染，21% 为厌氧及需氧菌混合感染。

治疗后瘘口常缩小，多可试用硝酸银液或三氯醋酸液烧灼瘘管上皮，或用小刀削去上皮，待其自然愈合。仍不愈合时，用前述颊或腭瓣关闭瘘口。术时应先切除一部分软组织，以保证覆盖瘘口之颊或腭瓣有骨质支持，切除注意事项如图 5-24。

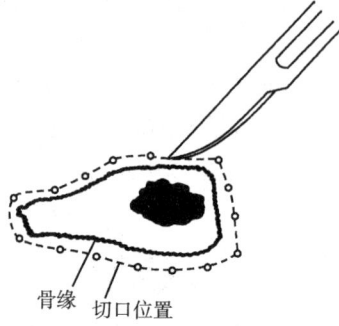

骨缘　切口位置

图 5-24　口腔上颌窦瘘修复前创口周之软组织切除
先确定骨缘，距骨缘 2~3mm 处切开软组织，翻转之，使能与转移之颊或腭瓣贴
合，或切除之，目的为使转移瓣下方有骨支持

（魏　子）

第六章

口腔正畸临床常用操作技术

第一节　打开咬合的方法

用固定矫治技术治疗Ⅱ类1分类和Ⅱ类2分类错𬌗畸形的过程中，经常要遇到的是纠正深覆𬌗，即打开咬合的问题。其目的是要改正下颌过度 Spee 曲线和上颌的反补偿曲线，最终达到上下颌牙列的补偿曲线和 Spee 曲线正常，前牙覆𬌗覆盖关系协调。

有关打开咬合的问题常因疗程长，难度大而困扰着临床工作者，致使有些患者疗程很长而效果欠佳，甚至导致矫治失败。现就临床比较常用的打开咬合的方法分别介绍如下。

一、Begg 细丝弓打开咬合

单从打开咬合的效果考虑，一般认为 Begg 矫治技术优于方丝弓矫治技术。现就 Begg 细丝弓技术有关打开咬合的方法介绍如下（图 6-1）：弓丝用 0.016in 澳大利亚细丝，弓丝于上下牙弓的第一恒磨牙与第二前磨牙交接部位（相当于颊面管前 3.0mm）弯制 40°~45°的后倾弯（Tip-backbend）使上下牙弓丝的前端接触上下颌前庭沟底，即从托槽沟底至前庭沟底约14mm。当上下牙弓丝前端栓扎在托槽的槽沟内时，0.016in 细弓丝立即产生将前牙向牙槽骨内压入的力量，使上前牙在牙槽骨内向上移动。直到后倾弯产生的垂直压力消失为止。值得强调的是 0.016in 的澳丝的后端是斜插在内径为 0.036in（0.9mm）的磨牙颊面管内。因磨牙牙根的根周面积大于前牙，因此磨牙不会因支抗不够而导致向后倾斜。深覆𬌗可以有效而迅速的得到纠正。

在使用后倾弯打开咬合的同时，常同时使用Ⅱ类颌间牵引（使用 3/8in 的橡皮圈）（图 6-2）。具体是橡皮圈钩挂在尖牙前的尖牙小圈上，另一端钩挂在下颌磨牙带环的拉钩上，其拉力大约为 60g。Ⅱ类颌间牵引的作用力一方面可使上颌前牙向后移动，同时借反作用力移动下颌后牙向近中移动，可以改正Ⅱ类远中𬌗关系至中性𬌗关系，也可以使下颌后牙伸长。值得注意的是颌间牵引对打开咬合的垂直力是不利的，因此，使用轻度的颌间牵引就显得非常重要。

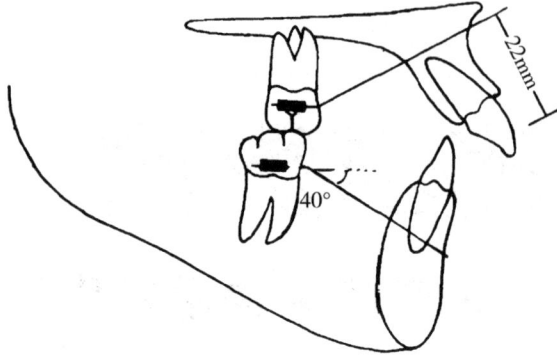

图 6-1 Begg 细丝弓打开咬合后倾曲角度 40°～45°，
弓丝从托槽沟底至前庭沟约 22mm

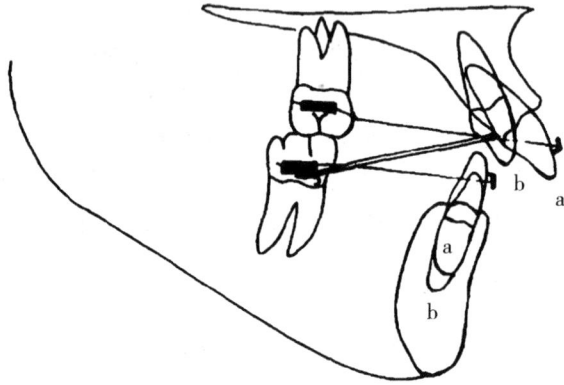

图 6-2 结扎弓丝后，加上 II 类颌间牵引

a. 为术前；b. 为术后

二、大平缓弧度曲打开咬合

　　为使上下牙弓整平，尤其是用于过陡的 Spee 曲线和反补偿曲线患者，开始时用较细的弓丝（0.30mm），每月更换 1 次弓丝，且弓丝逐渐加粗。其顺序为 0.30mm→0.35mm→0.40mm→0.45mm→0.50mm。既可使用不锈钢丝，也可使用澳丝或钛镍丝，但钛镍丝无法做环圈（相当困难）。通常在颊面管之前弯制环圈，此有利于结扎控制牙弓。若不结扎环圈，在打开咬合的过程中，有使前牙向前力量，增加了覆盖关系。根据我们的经验，在上颌应设计环圈，以利上颌牙弓的控制，但在下颌推下颌前牙向前的力量，有促进下颌生长发育，移动下前牙向前，并有减小覆𬌗覆盖的作用（图 6-3、图 6-4、图 6-5）。

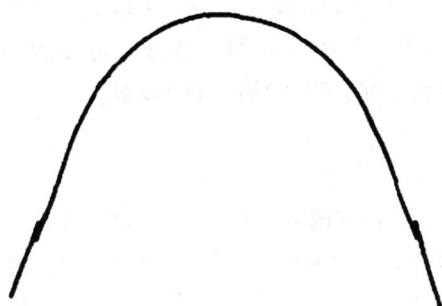

图 6-3　大平缓弧度曲

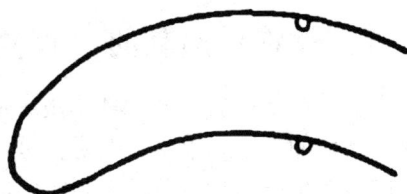

图 6-4　下颌弓丝

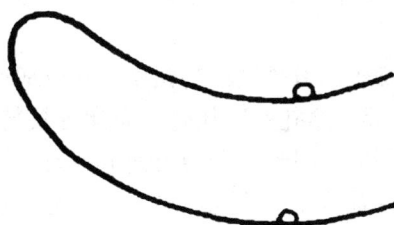

图 6-5　上颌弓丝颊面管前的小圈与拉钩结扎，起到加大作用力和控制前牙唇倾的作用

三、上下颌不锈钢丝弯制 T 形曲或水平曲

上下颌用澳丝或仿澳丝直径 0.016in。在上下颌侧切牙与尖牙之间弯制 T 形曲。也可用 0.016in×0.022in 方丝弯制，有压低上下前牙和升高后牙的效果。值得注意的是：上下颌磨牙前端 Ω 曲，是设计还是不设计？经验提示：如果上颌前牙有散在间隙者，可利用Ⅱ类颌间牵引的力量关闭间隙，不必设计 Ω 曲，如上前牙无间隙，并有轻度拥挤，此时最好设计 Ω 曲，利用双股结扎丝结扎，有使前牙向根尖方向移动，有利于打开咬合，也有利于控制牙弓（图 6-6）。

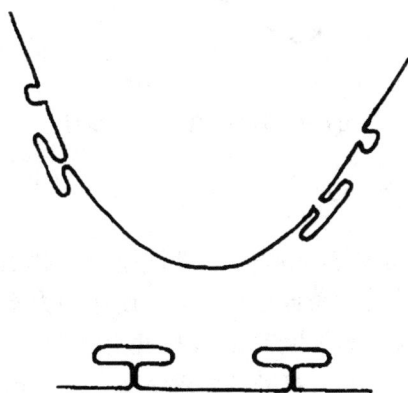

图 6-6　T 形曲常与 Ω 曲合用，用于打开咬合，也可以纠正开𬌗

四、固定矫治器配合微型平面导板打开咬合

有些患者，用弓丝打开咬合疗效不满意，可考虑在上颌做小基板，设计平面导板，不设

计卡环，仅在 34|34 或 45|45 之间设计邻间钩。平面导板的高度使后牙抬高 3~4mm 为宜。尤其重要的是要让患者全天 24 小时戴用，包括吃饭在内。尽管开始时不习惯，逐渐会习惯的。待咬合打开后，上下颌的弓丝应设计后倾弯，或大平缓弧度曲，以保持压低的效果。

五、钛镍丝预制的"摇椅弓"

上下颌均使用摇椅弓。具体做法是：用预成的 0.014in 钛镍丝，根据牙弓的长度，一般在第一磨牙的近中焊锡球，以防止弓丝从颊面管中脱出来。用拇指成型法，逐渐弯制弓丝为很陡的弧形呈摇椅状，弓丝弯制完成后，从侧面观，双侧对称并重叠。如不符合要求，作适当调整。也可用弯丝钳缓慢成型，注意不要有钳痕，防止折断。

使用的顺序是：0.014in 戴 1 个月，0.016in 戴 2 个月；0.018in 戴 2 个月，每月更替新的钛镍丝。

上颌弓丝的放置是弓丝的弧形与补偿曲线的弧度一致以增加补偿曲线。而在下颌，则弓丝的弧形与 Spee 曲线的方向相反。结扎丝结扎时，应注意从后面开始向前结扎，使前牙受力更大些。在上下颌使用摇椅弓时，弓丝的分力可使上下前牙向唇侧移动的作用，如果为 II 类一分类的患者，上前牙则更向前凸出，为此，可采用在后部借助锡球与牵引钩牢固结扎，可避免上述不良后果。用钛镍丝弯制的摇椅弓打开咬合，到后期一般应换上不锈钢丝，以维持牙弓形状和维护打开咬会的效果（图 6-7~图6-9）。

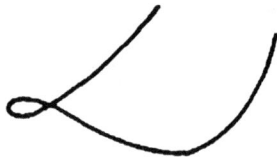

图 6-7　原始型摇椅弓　　　　图 6-8　短腿型摇椅弓

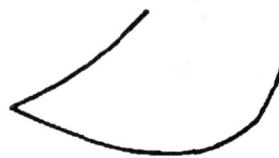

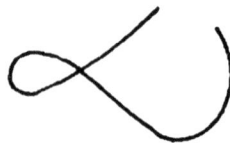

图 6-9　新式 "L" 型摇椅弓

六、长臂弓打开咬合

本技术特征模拟 Begg 细丝弓打开咬合的设计原理，利用弓丝的后倾弯（Tip-back-bend），直接作用于前牙，而使前牙咬合打开。为了使作用力不至于分散和消耗，可暂不贴前磨牙上的托槽，使弓丝形成长臂。利用此段长臂柔和而持续的弹力，打开前牙的咬合（图 6-10）。值得注意的是，根据咬合打开的要求选择应用粗细不等的弓丝以及后倾曲设计的角度。在使用上述长臂弓打开咬合时，可考虑同时作 II 类颌间牵引，以防止前牙在打开咬合时发生上前牙的唇倾。对需要加强磨牙支抗的病例，应注意设计相应的支抗装置，如腭杠、腭托或第二磨牙并用等（图 6-11、图 6-12）。

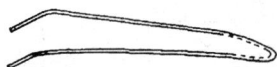

图 6-10　长臂弓附后倾曲，仅结扎前牙，前磨牙暂不贴托槽

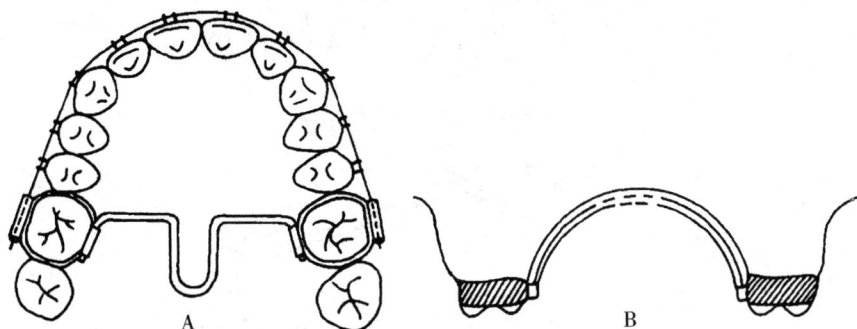

图 6-11　上颌应用腭弓加强支抗

A. 𬌗面观；B. 冠状面观

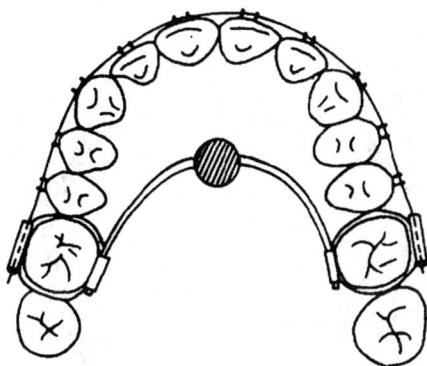

图 6-12　腭托

七、多用弓技术

下颌弓丝的颊面管的前方弯直角向前庭区延伸，形成桥状，绕过侧方达尖牙与侧切牙之间打直角上伸，使前段弓丝直接进入侧切牙和中切牙的托槽，然后结扎。尖牙处可用弹力线结扎，以使矫正力能同时打开尖牙咬合。弓丝的磨牙后倾弯一般设计为 20°~40°，每月加力 1 次（图 6-13）。加力时，可取下弓丝也可不取下弓丝，直接用日月钳加力调整即可。如用方弓丝，为了防止切牙的唇倾，有必要给予弓丝 3°~5° 牙冠舌侧转矩力（Torque）。同时，将磨牙段方丝作内倾弯 30°，并将牙根向颊侧转矩 30°，以抵抗磨牙冠近中舌旋转。磨牙区后倾弯作 30° 的弯曲，赋予其打开咬合的力量约为 75g 力。此时，有必要考虑加大支抗的设计，如制作腭弓、腭托等。在临床实践中，应用圆丝及方丝均能收到良好的效果，但方丝效果更佳（图 6-14~图 6-16）。

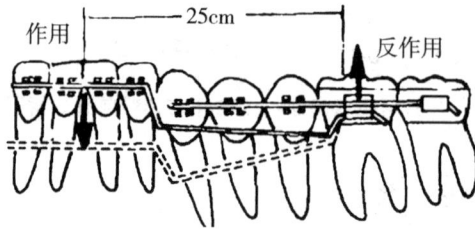

图 6-13 多用弓作用原理

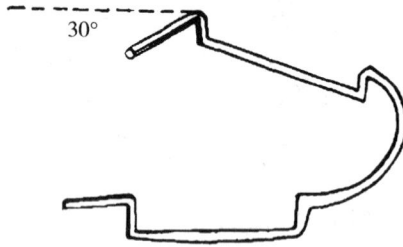

图 6-14 多用弓侧面观

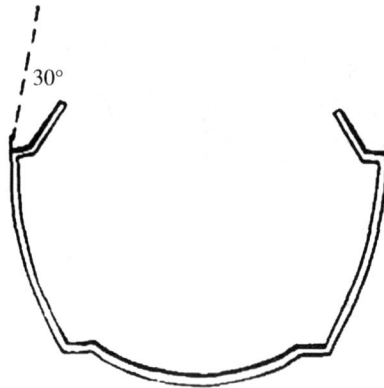

图 6-15 多用弓正面观

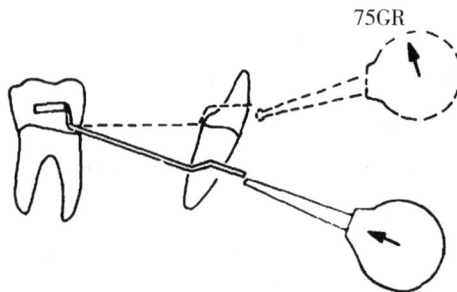

图 6-16 多用弓作用原理——主要用于替牙期深覆𬌗

八、阶梯状曲或水平曲打开前牙咬合

对上颌反补偿曲线或下颌 Spee 曲线过大的病例，为使 Spee 曲线整平，达到打开咬合的目的，可在尖牙的近中或远中（尖牙同时需要压低时），设计水平曲（又称靴状曲），常用弓丝为 0.4mm 或 0.45mm 不锈钢丝，如用澳丝弯制效果更佳。为使弓丝预成后就有力量，在弓丝前牙段与后牙段的弓丝比较，前牙段稍低 2~3mm。以后复诊加力时，可不拆卸弓丝，仅缩小水平曲就达到了加力的效果（图 6-17）。对于已打开咬合，在后期尚需保持疗效，或进一步需要打开咬合的患者，可在硬不锈钢丝上设计阶梯状弯曲。阶梯不宜过大，1~2mm 为宜。此法也适宜于个别后牙垂直向位置的调整。

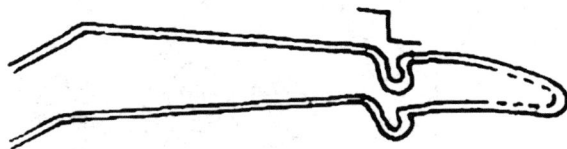

图 6-17　附阶梯形的长臂弓

九、Burstone 片段弓和其改良形式

此法将牙弓上的弓丝分为两部分，前牙段和后牙段。具体的弯制方法是弓丝从颊面管出来后折向前庭区拐弯，弓丝通过第二、第一前磨牙后向前延伸，在相当于尖牙和侧切牙之间转弯结扎于中切牙和侧切牙托槽。另外一侧弯制方法相同。另取一段不锈钢丝弯成节段弓丝结扎于尖牙和第一、二前磨牙的托槽内。从而起到压低前牙，而利用辅弓的反作用力伸长前磨牙。改变 Spee 曲线，纠正深覆𬌗（图 6-18）。近年来还有人在此方法上进行了改进，一是在弓丝的弯制形式上有所不同。另外，利用上下前磨牙上粘带拉钩的托槽，增加了上下垂直型盒式牵引。

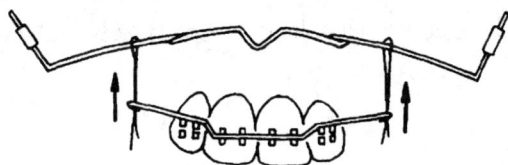

图 6-18　辅弓配合弹力牵引压低上前牙伸长前磨牙

十、口外弓打开咬合

此法尤其适用于口内支抗不足时。上颌一般是头帽加 J 钩（图 6-19），下颌常用颈带加 J 钩使用。在主弓丝的尖牙与侧切牙之间弯制一个钩曲，或小的水平曲，再制作一个 J 钩，J 钩一侧用橡皮圈连结在头帽上，另一侧则钩挂在弓丝的勾曲上。本方法主要用于夜间戴用。如能昼夜使用，则效果更好。如果白天用弓丝设计如上述打开咬合的方法，晚上再辅加头帽口外力，打开咬合会更有效。

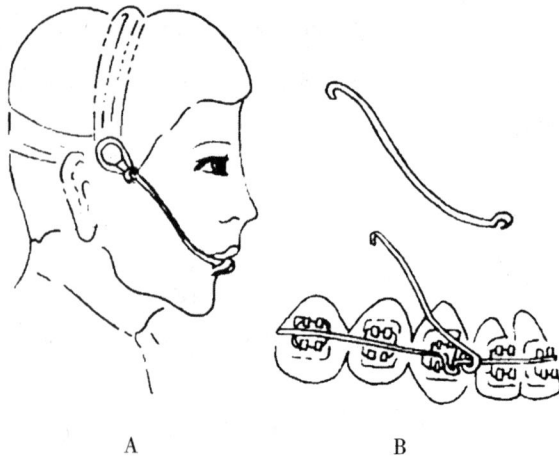

图 6-19　A. 头帽连接"J"形钩；B. "J"形钩与口内主弓丝连接方法

十一、其他打开咬合的方法

1. 用多个 T 形曲升高前磨牙　连续弯 4 个 T 形曲应用于后牙区，可升高后牙压低前牙，从而打开咬合。

2. 主弓+辅弓打开咬合　用 1.2mm 不锈钢丝弯粗唇弓。在 21-12 上用 0.411mm 不锈钢丝弯辅弓，将辅弓勾挂至粗唇弓上，使上前牙逐渐压低。

3. 用固定腭侧导板压低前牙并升高后牙　对于不配合的患者，可在上颌第一磨牙的舌侧焊腭侧的平导板。下前牙咬至平导板之上，后牙咬合离开 3～4mm。由于 24 小时均戴用（包括进食），效果较快。如在戴用期间再将上下前磨牙拉长，用皮圈做垂直牵引，则疗效更佳。

十二、注意事项

1. 打开咬合必须具备可靠的支抗　打开咬合必须具备可靠的支抗，否则不仅打开咬合困难，而且会引起支抗牙的移位、倾斜、旋转等不良后果导致后牙咬合关系紊乱甚至矫治失败。常见的增加后牙支抗的办法有以下几种。

（1）一般情况下，应合并使用第二磨牙，这时第一磨牙的颊面管应使用特殊类型。以免影响弓丝的插入。

（2）在腭侧使用腭弓：也可使用腭托以增强磨牙的稳固。

（3）控制压低力量的大小，注意后倾弯的角度和钢丝的尺寸，一般下切牙每个牙受力控制在 20～30g，4 个切牙的受力应在 80～120g。

（4）口内支抗不好的，也可以借助口外力，如用 J 钩协助打开咬合。

2. 根据病因机制选择打开咬合的方法　深覆𬌗发生的机制一般分为三种类型，即前部牙槽凸过度生长，后部牙槽凸相对正常；后部牙槽凸发育不良，前部牙槽凸相对正常；前部牙槽凸过度生长，同时合并有上颌后部牙槽凸的生长不足，为混合型。在决定打开咬合应用何种方法的时候，应对患者的情况依据上述三种情况归类，然后选择适宜的办法。如为替牙期的患者，一般选用多用弓，长臂弓或平导板的方法打开咬合。遇有轻度的深覆𬌗、深覆盖，用大平缓弧度曲，或附T形曲的弓丝就能解决；对严重的深覆𬌗，深覆盖者，可选择 Begg 细丝弓，方丝弓的摇椅弓，也可用后倾弯加辅弓的办法。从机制上看，如为前部牙槽过长者，多选择水平曲，T形曲，桥式多用弓，口外弓等。如为后部牙槽生长不足的患者，多使用摇椅弓，固定导板，典型多用弓技术；如为混合型者，可用摇椅弓，T形曲，多用弓等。

3. 打开咬合的几条原则

（1）打开咬合的时机应在上下前牙基本排齐的情况下进行，不要一开始就打咬合。

（2）年龄方面，一般青少年较易成功，年龄小于16岁时，效果更佳。

（3）弓丝应用的顺序应从细到粗，先圆丝后方丝，循序增加，且每次复诊最好更换新的弓丝为好。

（4）对较严重的Ⅱ类1分类的患者，在打开咬合的同时，需进行Ⅱ类颌间牵引，力量控制在60~70g。

（5）打开咬合取得效果后，一般应矫枉过正，以防复发。且后期仍需制作一定的弓形，例如后倾弯，T形曲等以维持压低的效果。

（6）即使矫正完成，制作的保持器应附加平导板，以维持压低的疗效并防止复发。

（7）打开咬合的过程，是一个相对长的治疗过程，一种方法不理想时，应定期检查，必要时更换其他方法。

（8）打开咬合效果不好时，不可急于转入下一步治疗过程，以免后期难办。

（陈圳荣）

第二节　口外矫治装置及临床应用

一、口外矫治装置

口外矫治装置是指一类在临床上广泛应用，而又借助头、枕、颈、额、颏部等口外结构作为支抗源，来促进或抑制颌骨的生长发育，将颌骨向远中、近中方向移动。或利用其他连接部件与口内的矫治装置相连接，控制牙齿在近远中方向、垂直方向和水平方向三维空间的移动，从而达到矫治面部畸形和牙齿错位的目的。

19世纪末期。Angle、Case 等人首次提出使用口外力移动上颌前牙向远中方向，并设计了各种类型的口外装置，但因患者不合作，加上缺乏经验、病例选择不当等原因，疗效不肯定、也未被重视。到20世纪30年代口外装置再度广泛应用，并出现许多改良的设计。60年代之后，大量的实验研究和临床应用研究，使口外装置从形式上、作用机制上、矫治疗效上和应用范围上都取得了很大进展。临床效果得到了一致的肯定。因此，口外矫治装置，成为正畸矫治的重要内容而日益受到重视和完善。

任何作用力都伴随着有一个等值的反作用力。在牙齿矫治过程中，提供对抗矫治力的支抗源，可以在口内，但反作用力有时是不利于矫治的，当口内的支抗源不足时，就需要将反作用力释放和转移至口外，可用口外的头、颈、面部等部位作为强大、稳固的支抗。另外，头面部的解剖结构也为行使口外力提供了基础。上颌骨是一个不活动的骨，与周围的颧骨、额骨、颞骨、蝶骨以骨缝相连而成为一个整体。上颌骨的生长主要靠表面增生、缝间生长、窦腔扩大以及牙齿的萌出而使上颌骨的体积增大。由于存在颧额缝、颧颞缝、额上颌缝等缝隙，使口外矫形力向远中方向或近中方向移动颌骨成为可能。在生长发育阶段，可根据生长发育的状态和趋势，选择性的抑制某些部位的生长，如Ⅲ类错𬌗中早期的反𬌗患者，就可利用颏兜进行控制，防止下颌骨的过度发育。上颌前突的早期，同样可利用口外弓与口内的活动矫治器或固定矫治器连接，移动上颌骨向远小，起码可以防止其继续向前发育。如反𬌗长期得不到有效的矫治，可限制上颌骨的发育而形成上颌的发育不良，这时也可借助上颌的前方牵引促进上颌的生长发育，这对生长发育期的患者有相当好的效果，但必须实施矫形力。

除了移动颌骨之外，口外矫治装置如口外弓能有效的控制牙齿在近远中方向、垂直方向和水平方向（横向）的移动。实现上述牙齿移动取决于口外弓的方向和它的状态，也与力值大小有关。移动牙齿使用的是正畸力。当正畸力通过阻抗中心时，牙齿发生向远中方向的整体移动；当口外力的方向位于阻抗中心的上方（如高位牵引），牙齿除了近远中方向移动之外，还有向根尖的分力，牙齿可以压低；口外力的方向位于阻抗中心的下方，牙齿除远中移动之外，还有分力使牙齿伸长。同样的道理，需要牙齿横向移动（颊、舌方向）时，可调整内弓的宽度来实现，如加宽口内弓可使牙齿向颊侧移动，缩小内弓，能使牙齿向舌侧方向移动。

二、口外矫治装置的种类

口外矫治装置种类很多，形式多样。

（一）口外牵引器

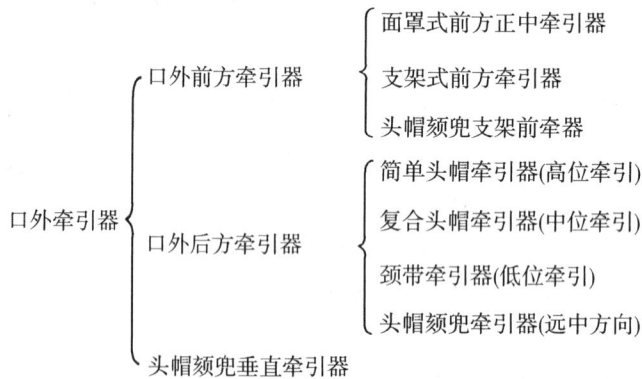

口外牵引器
- 口外前方牵引器
  - 面罩式前方正中牵引器
  - 支架式前方牵引器
  - 头帽颏兜支架前牵器
- 口外后方牵引器
  - 简单头帽牵引器(高位牵引)
  - 复合头帽牵引器(中位牵引)
  - 颈带牵引器(低位牵引)
  - 头帽颏兜牵引器(远中方向)
- 头帽颏兜垂直牵引器

（二）口外弓类

口外弓类
- 根据面弓的长短可分为
  - 短面弓–外弓位于第一磨牙之前
  - 中面弓–外弓位于第一磨牙处
  - 长面弓–外弓位于第一磨牙处的远中
- 根据面弓的形状分为
  - 对称面弓
    - 内弓末端放置弹簧
    - 内弓末端为弓形
  - 不对称面弓
    - 动力臂面弓
    - 单侧偏置面弓
    - 旋轴偏置面弓
- 根据作用机理分为
  - 作用远中方向面弓
  - 扩弓面弓
  - 缩弓面弓
  - 磨牙旋转面弓
- 根据牵引的方向分为
  - 高位牵引面弓
  - 水平牵引面弓
  - 低位牵引面弓

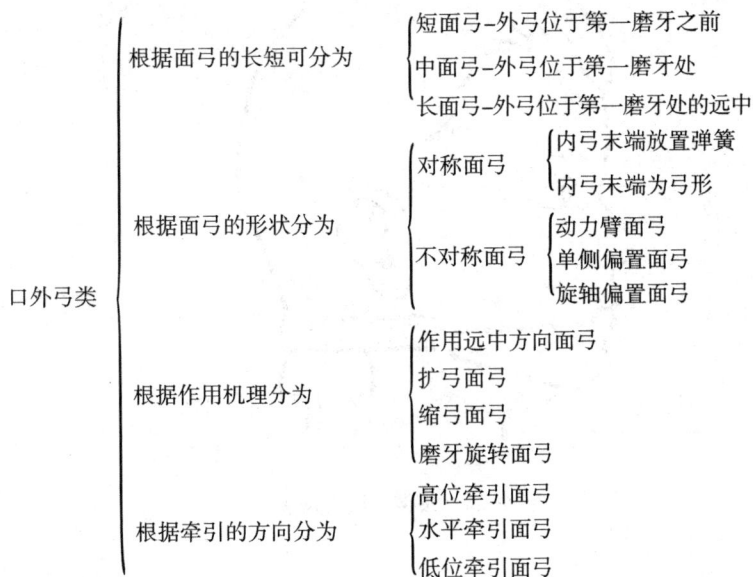

（三）口外弓与口内矫治器装置的连接分为下列数种

1. 口外弓与活动矫治器联合　与第一磨牙箭头卡环上焊接的圆管连接或与第一前磨牙箭头卡环上焊接的圆管（扩弓用寸）连接。

2. 口外弓与第一磨牙带环的颊面管联合（磨牙的三维方向改变）。

3. 口外弓与口内固定矫治器连接，移动整个上颌骨（通过第一磨牙的颊面管，并将整个牙弓连为一整体）。

三、口外矫治装置的组成

（一）口外牵引器

1. 颈带　颈带是一种单一的颈支抗部件，仅为一条宽 2.5~3.0cm 的软质带子绕过颈后部，两端分别终止于两侧耳垂的前下方。末端的外面附有挂钩或纽扣等。制作颈带的材料可选用多层布带、皮带或软质塑料等，国外常有成品颈带出售。颈带虽然结构简单、制作方便、戴用舒适，但仅能用作低位口外牵引，并且有不够稳定、难于使口外装置产生稳定作用等缺点（图 6-20）。

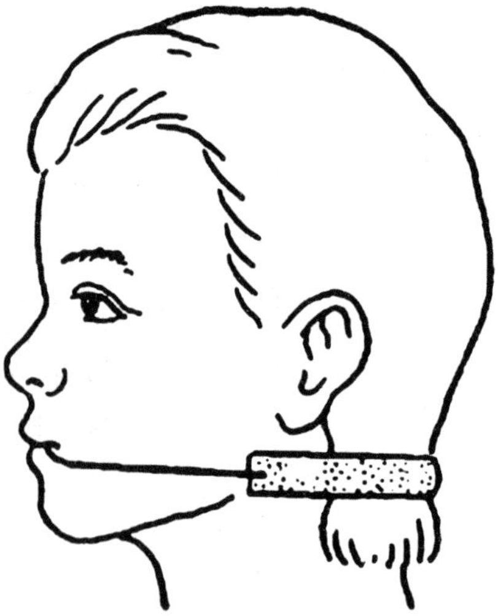

图 6-20　颈带与面弓连接

2. 头帽　头帽有简单头帽与复合头帽之分。简单头帽由两条带子分别绕过头顶部和枕部，于两侧耳郭前上方连接而成。虽然制作方便、戴用舒适，但只能用做高位口外牵引，且稳定性欠佳（图6-21）。

复合头帽是一种顶、枕、颈三位联合支抗部件，是在颈带和简单头帽的基础上。将顶带顺耳前向下延长与颈带联合而成。为了增加头帽的稳定性，顺着头后方的中线，用同样的带子将顶、枕、颈三条带子的中点连在一起。位于耳前方及下方的带子上附有挂钩或纽扣（图 6-22）。

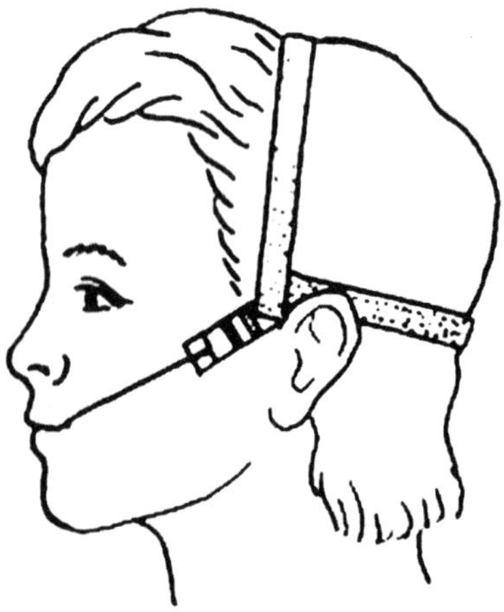

图 6-21　简单头帽

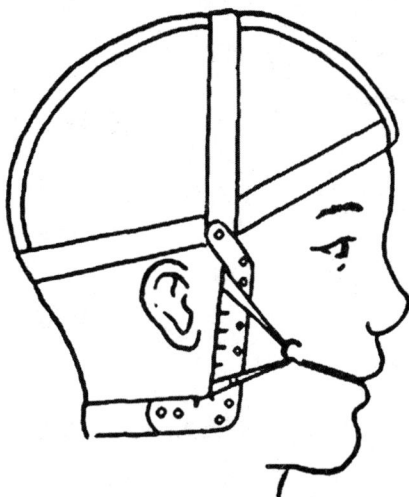

图 6-22　复合头帽

　　复合头帽具有良好的稳定性，在使用较大的口外牵引力或者使用不对称牵引力时，多选用这种尖帽。目前已有预成可调式复合头帽出售，使用时根据头颅大小不同稍做调整，用订书针固定即可方便使用。耳前下方的两块塑料板设置有不同高度的槽沟，根据口外牵引所需要的方向，可以将橡皮圈挂在所要求的槽沟内。

　　3. 颏兜　颏兜是一种较为常用的口外支抗部件。用于后方牵引时，颏兜作为抗力部件产生矫形力，例如在头帽颏兜牵引装置中即是如此（图6-23），而用于前方牵引时，颏兜则为支抗部件。如面具式前方牵引装置（图6-24）。

　　根据不同需要，可以选用软质材料或硬质材料制作颏兜。临床上常用两层蜡片烤软后贴于患者颏部，制作颏部个别托盘，然后用弹性印模材料取颏部印模，灌注石膏模型，在石膏模型上用铅笔标出颏兜的边缘范围，涂分离剂后即可用自凝塑料涂塑形成颏兜，要求塑料的厚度为 2~2.5mm。待树脂凝固后，将颏兜取下，在其上钻一些散在的透气孔，并打磨光滑。

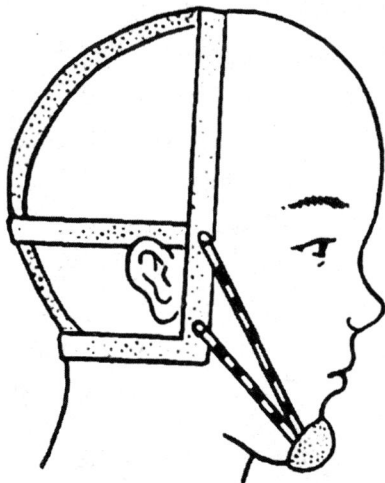

图 6-23　利用头帽颏兜将下颌向远中牵引

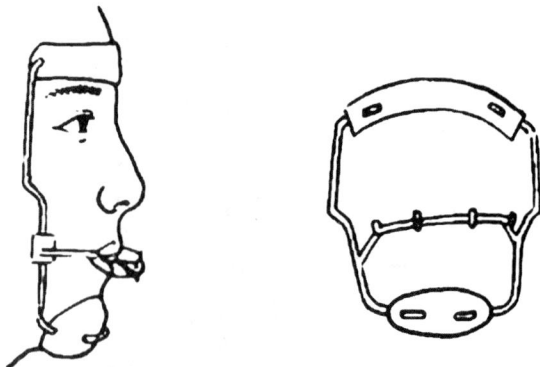

图 6-24　面具式前方牵引装置

长期以来，利用颏兜做向后方牵引被认为是纠正反𬌗、改善下颌生长方向及生长量的一种良好方法。但一些回顾性研究揭示，如果颏兜使用不当，牵引力太大，牵引时间过长、牵引方向错误，不但可以引起下颌前牙唇侧牙龈损伤，而且更为严重的是可导致颞下颌关节功能紊乱、下颌偏斜等。

4. 额垫（额兜）　额垫是用于口外前方牵引的一种额部支抗部件，可由硬质材料制成，其制作过程同硬质颏兜，然后用粗钢丝（不细于 1.5mm）按照面部侧面轮廓弯制牵引支架，与颏兜连接为一体作为前方牵引装置，如面罩式前方牵引装置。额垫也可使用厚的软质材料（如硬布带）制作。下图所示的预成可调式面具中的额垫就是用软质材料做成的。使用时，对面具中的两条连接钢丝的方形曲稍做调整，即可使其适合不同个体，极为方便。

（二）口外弓

在大多数口外力牵引装置中，作用力需通过特定结构传入口内或口外特定部位，这种结构也起着与口内部件连接的作用。故称为连接部件。常用的连接部件如下。

1. 对称面弓　面弓的基本结构包括内弓与外弓两个部分。

（1）内弓：内弓是和牙弓形态相一致的粗唇弓，常用 0.9~1.2mm 的硬不锈钢丝弯制。根据不同的需要，内弓可以有多种形式。常用者为推磨牙向远中或作用于全牙列的内弓。这类内弓插入磨牙颊面管内，并在颊面管近中处形成阻挡曲等。面弓如只用于加强支抗或推磨牙向远中，则在作用状态时内弓不应与前牙有接触，若用于控制牙弓向前生长，则内弓可与前牙有接触。目前已有预成对称面弓出售，根据内弓大小不同可分为 7 个型号（图 6-25）。

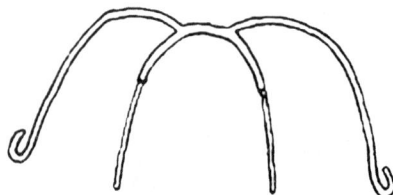

图 6-25　面弓的基本结构

（2）外弓：外弓是由口内伸向口外的一种连接臂；由直径 1.5mm 以上的硬不锈钢丝弯

制（常用自行车车条代替）。弯制时，先于钢丝的中心段弯成与内弓的前牙段弧形一致的形态，在两侧侧切牙远中部将钢丝垂直弯向前方，在距前一个弯曲1cm处再将钢丝弯向两侧，形成与口角及面颊部形态相一致的弧形臂。两臂的末端各弯制成与面颊平行或垂直的圈环。将外弓中部的弧形段与内弓相应的部位焊接在一起即可形成完整的面弓，焊接时应将内外弓的重合部位完全焊合，以增加面弓的刚性。临床上根据不同的作用目的，可以选择不同长短的外弓，即长外弓、中外弓和短外弓，其末端分别终止于第一恒磨牙的远中、第一恒磨牙区及第一恒磨牙的近中。也可以在外弓的出口角的位置，将外弓弯向上或弯向下，使之与内弓形成向上或向下的夹角，但面弓两侧需保持对称。不同长度或不同倾斜位置的外弓，或不同的牵引方向可以使磨牙产生不同方式的移动。

2. 不对称面弓 对称面弓只适用于传递双侧对称的作用力，若要传递两侧不对称的作用力。可使用不对称面弓。不对称面弓的基本组成与对称面弓相似，主要是外弓形状发生了变化。常见的有长短臂不对称面弓、不对称焊接面弓等（图6-26、图6-27）。当两侧施加相等的牵引力量，前者可在长臂侧的内弓上产生大于对侧的远中向的作用力，后者则可在焊接侧获得较大的作用力。此外，外弓发生一定的变化也可以使内弓产生扩弓或缩弓的作用力（图6-28）。

3. 复合体面弓 普通面弓合并其他正畸附件时称为复合体面弓，常用者为合并前牙𬌗板或上颌前方牵引器等、复合体面弓的优点是除起到普通面弓的作用之外，尚可产生其他正畸或矫形作用（图6-29）。

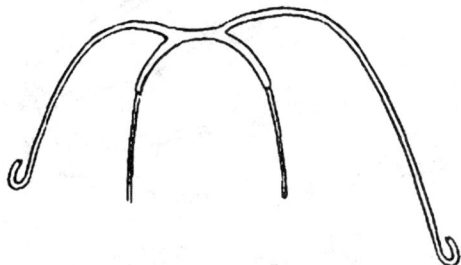

图6-26 长短臂不对称面弓

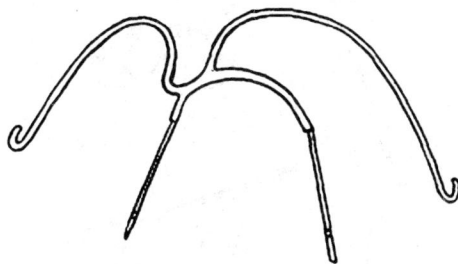

图6-27 不对称焊接面弓

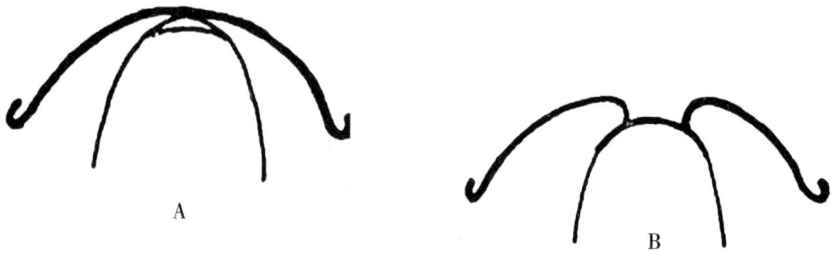

图 6-28　面弓

A. 扩弓式面弓；B. 缩弓式面弓

4. J 形钩　J 形钩是常用的一种口外装置的连接部件，可用直径 1.2mm 以上的不锈钢丝弯制成英文大写字母 J 状，在口内端形成钩状，口外端弯成与面颊平行的环圈，其长度根据具体情况而定。J 形钩成材使用，用途广泛，与固定矫治器连接可产生多种牙齿移动。如前牙压低、舌向移动、尖牙远中移动、后牙远中移动等，也是用口外力增加支抗的重要部件。目前国外已有成品出售，标准长度为 85mm，较长者为 115mm，使用时稍做调整即可（图 6-30）。

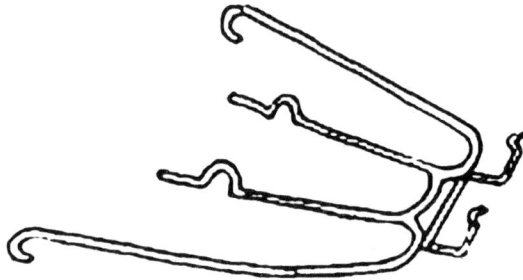

图 6-29　连接上颌前方牵引器的复合体面弓

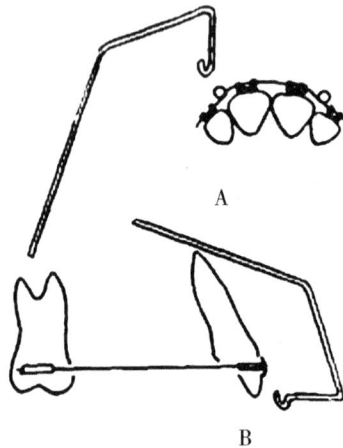

图 6-30　预成 J 形

A. 𬌗面观；B. 侧面观

四、常用各种口外支抗矫治器及其作用原理

（一）后方牵引装置

是指用向后的力使牙远中移动或抑制牙槽、颌骨向前生长的口外支抗矫治装置。主要包括口外弓、J形钩等矫治器，用来矫治骨性或牙性安氏Ⅱ类错𬌗。

1. 口外弓牵引矫治器　是指以颈带或头帽作为支抗部件、口外弓作为连接部件，后牙带环及颊管作为主要口内部件的后方牵引装置。根据牵引方向，可分为下列几种类型。

（1）低位牵引：由颈带、橡皮圈、口外弓、口内固定或活动矫治器等组成，牵引力方向向下向后。

①作用原理：向下向后牵引力作用于上颌颌骨及磨牙时，其水平分力可抑制上颌向前生长、促使磨牙向后移动；其垂直分力则促进上颌向下生长、促使磨牙伸长。低位牵引力作用于下颌时，可使下颌磨牙向后移动及压低移动。低位牵引对下颌骨生长型改变非常有限，但它通过对上下颌磨牙的伸长或压低，使下颌发生旋转，因而间接改变下颌生长方向。

②适应证：由于低位牵引能伸长上颌磨牙及压低下颌磨牙，所以应用范围应严格控制在下颌平面角较小的安氏Ⅱ类错𬌗或下颌平面角较大的安氏Ⅲ类错𬌗。在低角型安氏Ⅱ类错𬌗，低位牵引一方面可抑制生长发育期患者的上颌向前生长，从而协调上下颌骨间关系，另一方面作用于后牙使磨牙向后移动调整磨牙关系或增加拔牙病例的磨牙支抗，使上后牙伸长改善下颌平面角。在高角型安氏Ⅲ错𬌗，则可以推下磨牙向远中调整磨牙关系或加强磨牙支抗。

③应用要点：在抑制上颌向前生长时，牵引状态下内弓前部必须同上前牙接触，此时内弓可自由通过磨牙带环颊管，以抑制上颌前部向前生长；或在内弓近磨牙颊管近中处设置阻止装置，牵引力在抑制上颌前部的同时，也可带动上颌后部移动，从而实现上颌整体的向后移动；在推磨牙向后或增强磨牙支抗时，牵引状态下内弓与上前牙不接触，此时内弓在磨牙带环颊管近中处弯制U曲或焊制阻止点。另外，通过调控外弓臂长或外弓向上向下的角度，可以控制磨牙向后移动是以牙冠为主还是以牙根为主。

（2）高位牵引：是由简单头帽、橡皮圈、口外弓及口内矫治器组成，牵引方向向上向后。

①作用原理：向上向后牵引力的水平向分力可抑制上颌骨向前生长，或推上颌磨牙向远中移动。垂直向分力可抑制上颌骨后部向上生长，或使上磨牙压低。通过调节作用力方向与后牙阻抗中心之间的关系，可以取得磨牙牙冠后移或牙根后移不同的效果。

②适应证：由于向后向上牵引力能压低上后牙，故这类牵引较适合于下颌平面角正常或较大的安氏Ⅱ类错𬌗。在生长发育期患者，可以用来抑制上颌骨向前生长，调整上颌平面的倾斜度以协调上下颌骨间关系。作用于后牙时，可以推磨牙向后调整磨牙关系，或加强拔牙病例的磨牙支抗；其上后牙压入机制还可以促进下颌逆时针向旋转，改善高角形患者的下颌平面角度。

③应用要点：当抑制上颌向前生长时，口内部件可选择固定或活动矫治装置。选用口内固定装置时，口外弓在牵引力作用下应与上前牙有均匀接触，此时内弓近磨牙颊管近中处可弯制阻挡曲、焊制阻止点，或在内弓末端插入开大型螺旋弹簧，从而使向后牵引力分布作用于整个上颌，抑制其向前生长。选用口内活动装置时，常与肌激动器联合使用口外弓高位牵

引，以抑制上颌向前向下生长，同时刺激下颌骨向前生长。

当推磨牙向后或增强磨牙支抗时，内弓前部在牵引力状态下应离开上前牙，此时内弓在磨牙颊管近中处做阻止装置或放置螺旋弹簧，以使向后向上牵引力全部作用于上后牙。在向后向上总体方向下，通过对牵引力方向、外弓上下角度等的细微调整，可以控制磨牙移动的性质。当牵引力方向通过磨牙阻抗中心时，磨牙以整体向后移动为主，其压入移动趋势较大；当牵引力方向处在磨牙阻抗中心之上时，磨牙远移以牙根为主，其压入趋势也较明显；当牵引力处在阻抗中心以下时，磨牙远移以牙冠为主，其压入趋势较小。

（3）水平牵引：由复合头帽、橡皮圈、口外弓及口内矫治器所组成，牵引力方向基本水平。

①作用特点：基本水平的牵引力不产生垂直向分力，所以对上颌骨只抑制其向前生长而不伴有垂直向的抑制或刺激生长作用；对后牙只促进其向后移动而不伴有伸长或压低作用。

②适应证：由于牵引力无垂直向分力，故适用于下颌平面角较正常或不存在下颌平面旋转生长的安氏Ⅱ类错𬌗。可作用于上颌骨抑制其向前生长，或作用于后牙促使其向后移动、加强磨牙支抗。

③应用要点：水平牵引抑制上颌生长或推磨牙向后的临床要点与低、高位牵引基本相同，由于其力的方向单一，在临床上更容易控制。值得注意的是在总体水平方向上，通过对外弓上下位置的改变，水平牵引力可被调控穿过磨牙阻抗中心的不同位置，从而取得磨牙牙冠或牙根的向后移动。不对称口外弓也较适用于水平向后方牵引，如需要单侧移动磨牙向远中，可加长该侧外弓，或将外弓不对称地焊在移动侧的侧切牙区或尖牙区，该侧磨牙可受到更大的力量。

2.J形钩牵引矫治器　是指以颈带或头帽作为支抗部件、J形钩作为连接部件的后方牵引装置。

（1）作用机制：J形钩牵引装置的施力点主要在牙弓的前部，用来远中移动尖牙、前磨牙或内收切牙。通过阻挡曲或螺旋弹簧的传递，牵引力也可作用于磨牙，用以加强磨牙支抗。根据支抗部件的不同，J形钩牵引力的方向也可有几种选择：当用颈带时，牵引力方向向后向下；当用简单头帽时，牵引力方向向后向上；当用复合头帽时，牵引力方向基本水平向后。要注意在用颈带或简单头帽作为支抗部件时，J形钩牵引力有垂直向分力存在，因而可使切牙区或个别牵引牙内收或远中移动的同时，产生伸长或压低的效应。

（2）适应证：在切牙内收、压低或尖牙、前磨牙远中移动时，磨牙支抗需要得到最大程度保护的各类错𬌗。但根据牵引力方向，J形钩牵引也有其特定的使用范围。低位J形钩牵引适用于覆𬌗较浅或有开𬌗倾向的错𬌗；高位J形钩牵引适用于上颌平面顺时针旋转或深覆𬌗病例；水平J形钩牵引则适用于下颌平面角较正常的错𬌗。

（3）应用要点：在远中移动尖牙或前磨牙时，将J形钩直接挂于移动牙近中的主弓丝上或托槽的牵引钩上；在内收切牙时，J形钩挂于侧切牙远中的主弓丝牵引钩上，此时主弓丝在磨牙带环颊管近中端不加阻挡装置，以便弓丝向远中滑动而带动切牙内收；在加强磨牙支抗时，J形钩挂于主弓丝牵引钩上，此时弓丝在磨牙颊管近中处制作阻挡装置或插入螺旋弹簧，以向磨牙施加向后的力量。

（二）前方牵引装置

是以额垫、颏兜作为复合支抗部件、面具牵引支架作为连接部件、活动或固定矫治器作为口内部件的口外支抗矫治装置，其牵引力向前微向下，用于刺激上颌骨生长。

1. 作用原理 上颌骨生长主要靠骨缝的骨沉积和表面骨的生长两种方式。进行上颌骨前方牵引，使其4个骨缝得以扩展，从而有新骨沉积，同时对上颌骨尤其前部的骨膜牵张，也促进了上颌骨的向前生长。口外上颌前方牵引矫治器是以额和颏两处为抗基部位，因此在促进上颌及上牙弓向前生长的同时，也可使下颌骨向下、向后呈顺时针方向旋转，还有抑制下颌向前生长的作用，这对上颌发育不足伴有下颌发育过度的低角型安氏Ⅲ类错𬌗是有利的（图6-31）。100多年前该矫治器已应用于临床，其后许多正畸学者通过临床实践和动物实验认为前方牵引能促进上颌骨生长而使其向前移位，因而该方法得到正畸界的充分重视和广泛应用，甚至生长发育快速期已过的患者也在应用。它不仅可促进上颌的发育而且在年龄较大的患者，可协助固定矫治器前移上牙弓。

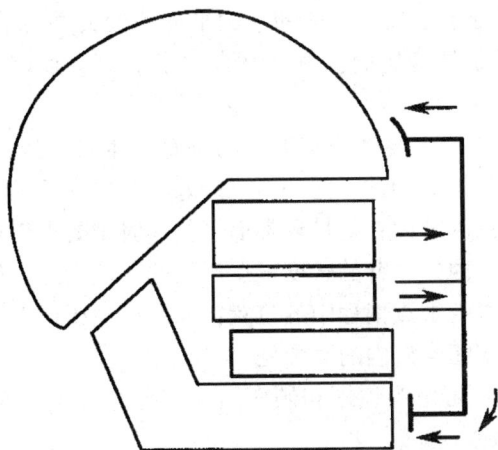

图6-31 口外前方牵引作用原理

2. 适应证 此装置可应用于各种原因所致的面中部后缩，包括上颌向前发育不足或下颌发育过度的安氏Ⅲ类骨性错𬌗，以及唇腭裂术后上颌发育不足等。由于上颌前方牵引的作用目标是上颌骨生长型及生长量的改良，所以必须在生长发育期使用。一般认为，前方牵引促进上颌骨生长的较佳年龄在8～11岁左右。对于恒牙早期病例，该装置作用较有限。对于恒牙期病例，该牵引装置对上颌骨几乎没有矫形作用。

3. 应用要点 在临床具体应用时，应注意下列几个方面。①支架调节：面具支架与额垫、颏兜及其他部件均以螺旋关节连接，应作适当调节以适合患者面形。②口内部件设计：口内可做上颌活动矫治器，7⎟7、6⎟6为箭头卡环，7⎟7两牙做一长箭头卡环，两箭头处各套橡皮圈与口外面具上的牵引钩牵引，两侧后牙做平𬌗垫，但需在𬌗面磨有沟槽并雕刻出牙外形，待反𬌗解除后，逐渐磨低𬌗垫，直至上下后牙有𬌗接触时，将𬌗垫全部磨去。亦可做固定矫治装置，比如6⎟6制作带环，在腭侧面用硬质不锈钢丝弯制与牙列紧贴的腭弓，在3⎟3远中处焊接牵引钩。牵引钩也可向磨牙区靠拢。③施力点与牵引方向：对下颌平面角较小、反覆𬌗较深的安氏Ⅲ类错𬌗，施力点放在上颌磨牙部，向前向下方向牵引，可在刺激上颌向前生长的同时刺激上颌后部垂直高度的增加，从而使下颌向后向下旋转，有利于解除反𬌗；对于下颌平面角较大且反覆𬌗较浅的Ⅲ类错𬌗，施力点宜放置在上颌牙弓前部，在向前向下牵引力作用下，上颌骨前部向前向下生长得到促进，从而在纠正Ⅲ类关系的同时在垂直向改善覆𬌗关系。对于下颌平面角正常的Ⅲ类错𬌗，施力点放置于上颌前部，牵引力方向较为水平为宜。

（三）垂直牵引装置

是指应用垂直向牵引力来抑制牙、牙槽及颌骨垂直向生长方向及生长量的口外支抗类矫治装置。根据作用力点与装置结构，分为下列两种。

1. 口外弓垂直牵引装置：由头帽、口外弓、口内矫治器和橡皮圈组成。其头帽是由一环绕额、枕部的带子，用正十字的头顶带连接而成。口外弓与口内的连结可以通过磨牙带环或上颌𬌗垫式活动矫治器。

（1）作用原理：垂直向上的牵引力通过压低上后牙从而抑制上颌骨后段垂直向生长，并间接促进下颌向前向上的旋转生长。

（2）适应证：适用于处于生长发育期的下颌平面角较大并有前牙开𬌗或开𬌗倾向的安氏Ⅱ类错𬌗。对于低角型深覆𬌗病例，由于垂直向牵引力会加剧下颌向上向前旋转生长，故不能应用此装置。

（3）应用要点：该矫治器主要是控制上颌的垂直向生长，压低上后牙，促进下颌向上向前旋转。要求口外弓有足够的刚性，内外弓焊接好，与口内活动矫治器相连接时将内弓末端埋入基托或插入卡环上的圆管内；与带环颊面管相连时则要求带环强度好；必须使口外弓和口内矫治器稳定、牢固。内外弓臂的长度根据压低的牙位而定；如同时压低前磨牙和磨牙时，外弓臂应终止于后牙段的中点偏远中的位置；如果单独压低上颌磨牙则内弓插于磨牙颊面管内，外弓臂止于面颊部相当口内的磨牙处。

2. 颏帽垂直牵引装置：可由头顶帽和颏兜用垂直弹力带连接而成；也可用绕过头顶和颏下的环形弹力带直接形成（图6-32）。

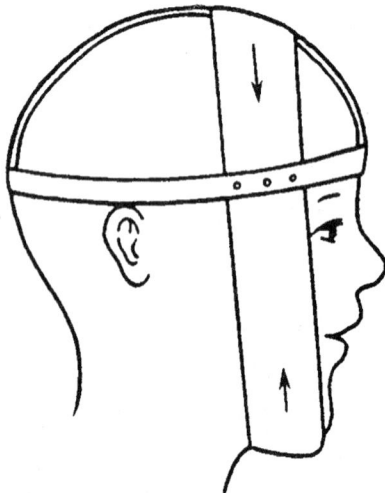

图6-32　垂直颏帽牵引

（1）作用原理：由于向上的垂直牵引力以头顶部作为抗基，直接作用于下颌颏部，从而抑制下颌骨垂直向的生长，控制下颌向下向后旋转的生长型。另外，垂直向上的牵引力经𬌗接触传递到上颌，在一定程度上抑制上颌的垂直向生长及压低上颌牙。

（2）适应证：适用于下颌平面角较大或有开𬌗倾向的安氏Ⅱ类错𬌗。对于下颌垂直向生长大于水平向生长的长面型病例尤为适合。由于该装置也是对颌骨生长型进行改良，故需在生长发育期进行矫治。

（3）应用要点：为使颏部所受到的垂直向上牵引力分布范围更大，可增加环形弹力带和颏兜的面积。由于颏部所受的力可直接传递到颞下颌关节，所以应选择合适的力值，以免对关节造成损伤。为了使牵引力更有效地传递到上颌牙及上颌骨，可利用𬌗垫式上颌活动矫治器来增加颌间距离，达到最大垂直牵引力的目的。

（四）头帽颏兜牵引矫治器

是由头帽、颏兜和弹力带组成的作用于下颌的纯口外力矫治装置，牵引力方向向后向上。头帽可以是简单或复合头帽，临床上常用后者。

1. 作用原理　头帽颏兜的作用机制有两个方面。一是迫使下颌位置改变：由于下颌是一个以颞下颌关节为转动轴的骨性运动器官，向后向上的牵引力迫使下颌长期向后向上退缩，这种新的下颌位置通过较长期的固定可以被保持下来，这种位置改变特别适合于功能性下颌前伸的矫治。二是抑制下颌生长：有研究发现当向上向后牵引力传递到颞下颌关节后，其髁状突由于受到压力而产生软骨吸收性改建，从而抑制下颌向下向前生长。这种机制适合于下颌骨发育过度引起的骨性反𬌗的矫治。但是，头帽颏兜对下颌骨的生长抑制学说在正畸界仍是一个有争议的课题。有的学者认为此种口外力仅作用于髁突而并未对升支和体部产生直接作用，因此使用与否，对下颌长度的改变并无明显效果。另有学者从动物实验研究中证实颏兜能抑制下颌生长，至于在临床上作用不明显是由后牙的𬌗接触而消耗了作用于髁突的力。但众多学者的观点认为，颏兜仅能改变下颌的生长方向，对面下高度短的低角形Ⅲ类病例，通过头帽颏兜使下颌向后、向下旋转，而使下颌生长型变得有利；但下颌骨的生长量是很难改变的。尽管如此，它仍是抑制下颌生长的一种常用手段。

2. 适应证　适用于生长发育期的骨性或功能性Ⅲ类错𬌗，具体是：①安氏Ⅲ类错𬌗伴有下颌轻度发育过度患者，且下颌可后退至前牙对刃𬌗或接近对刃，前下面高度短的低角短面型，无明显颞下颌关节症状，下前牙位置正常或唇向的患者。②作为对下颌发育过度的前牙反𬌗纠正后的保持手段。③成人骨性下颌前突患者，在外科正畸后也可用此矫治器保持。该矫治器禁忌用于下颌前突反𬌗伴有下切牙过度舌倾及下前牙过度拥挤的患者；而且对那些严重的下颌发育过度者，即使年龄较小，也应等待成年后作正颌外科手术，因为头帽颏兜并不能起多大作用。

3. 应用要点　头帽颏兜的总体牵引方向是向后向上。在临床实际应用时，还须根据反𬌗的具体情况作牵引力方向的调整。对于下颌平面较大或伴有开𬌗倾向的Ⅲ类骨性反𬌗，牵引力方向应通过颞下颌关节前上方，以促进下颌的逆时针方向旋转（图6-33A）。此时可选用简单头帽做支抗部件，并用单根弹力带连于头帽与颏兜之间；对于下颌平面角较小，或下颌为水平向生长型的Ⅲ类骨性错𬌗，牵引力方向应通过颞下颌关节或在关节下方，以使下颌发生顺时针方向旋转（图6-33B）；对于有较深反覆𬌗，下颌骨明显向前向上旋转的Ⅲ类骨性错𬌗，牵引力方向可再下移至下颌升支的下1/3处，以使下颌有更大程度的顺时针旋转生长刺激。对于后面两种情况，都应选用复合头帽作为支抗部件。为了能有效控制牵引方向，可用两根弹力带从颏兜分别连向头帽的不同位置，以取得所需要的合力方向。

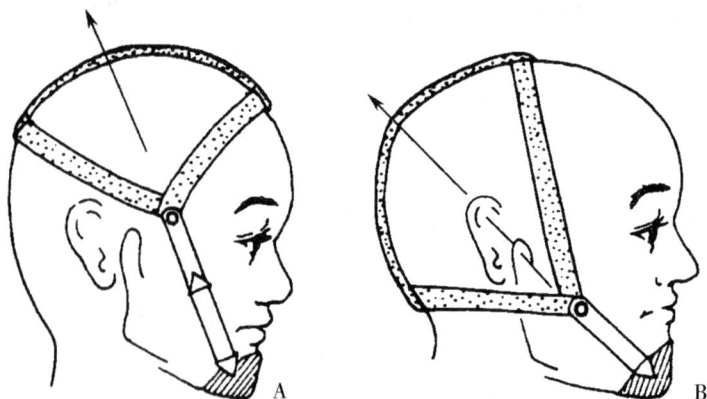

图6-33 头帽颏兜牵引方向对下颌生长方向的影响

A. 牵引方向在髁突上方，促进下颌逆时针旋转生长；B. 牵引方
向通过髁突或在其下方，促进下颌顺时针旋转生长

五、口外矫治装置的适应证和禁忌证

由于口外牵引装置种类复杂，所产生的矫治效果有很大差别，加上口外力既可用于颌骨的矫形作用又能对牙齿产生移动效果。故选择适当的口外力或者正确的口外弓的形式是非常重要的，否则将产生不利的作用。

口外装置的应用，多倾向于在早期生长发育阶段进行，特别是对处于生长高峰期者更具有良好的疗效。在选择适应证时，取决于对下颌水平生长量的预测，此生长的预测与患者的年龄及SN-MP角（前颅底平面-下颌平面）有关。如果病例SN-MP≤25°（低角型患者），可选择颈带牵引；SN-MP为37°~41°时则采用联合牵引；当SN-MP>42°时（高角患者），下颌平面角较大，采用高位牵引进行治疗。替牙期及恒牙早期的上颌发育不良，可应用正中前方牵引器进行矫形治疗。由于是矫形力，每侧的力值应在800~1 000g。

相反，如果上颌生长发育过度，轻度上颌前突。在替牙期或恒牙早期，可应用口外弓技术，与门山的固定矫治器连接，固定矫治器应将口内所有的牙齿连接成为一整体；此外还可以做入基板。包盖全上颌的牙齿，在第一磨牙上设计箭头卡，在箭头卡环上焊颊面管，与口外弓相连接，同时另一端用颈带相连接。

在下颌的口外装置中，头帽颏兜最为常用，替牙期的Ⅲ类咬合或下颌前突的患者，可用头帽颏把牵引下颌向远中方向。此可以单独使用，也可以与其他矫治方法合用，作为辅助的装置应用，由于使用的目的不同，头帽颏兜有两种不同类型的形式：Ⅰ型用于下颌发育过度的前牙反𬌗，起抑制下颌生长的作用。牵引的方向通过髁突，牵引力为每侧800g左右，使用的时间也较长，多在半年以上，Ⅱ型用于向下向后旋转下颌，使下颌的生长方向变得更为有利，多用于功能性前牙反𬌗的病例。此型牵引使用的牵引力为每侧400g左右，牵引力的方向在髁状突的下方。

口外力除了用于矫形颌骨的畸形外，另外一个重要的适应证是移动磨牙，改变上下牙列的咬合关系，通常用于由于上颌牙弓前移造成的Ⅱ类咬合关系（下颌位置基本正常）；再者用于牙列拥挤但又不乐意拔牙：通过磨牙远中移动后能开辟空隙供前牙排齐者。除了上述平移磨牙向远中方向外，还可以根据患者的牙列、基骨关系，将第一磨牙压低或伸长，这就要适当调整口外弓的方向来实现。此外当牙弓需要扩大时。最好用扩弓面弓；需要牙弓缩窄时，用缩弓面弓。若患者的磨牙关系为Ⅱ类亚类，一侧为中性，一侧为远中，如欲移动 D 类咬合侧磨牙，则一般有几种方式来实现。移动侧的口外弓可以适当延长；另外也可焊偏置口外弓；此外也可以在移动侧的内弓上放置螺旋弹簧，非移动侧不放。

六、口外力的力值

口外力的类型包括口外正畸力与口外矫形力两大类。

一般将口外正畸力定义为专门向远中移动上颌第一磨牙的力；而口外矫形力不是移动个别牙齿，而是移动整个牙弓，甚至是上或下颌骨。一般Ⅱ类牵引力能抑制上颌向前生长而允许下颌发挥其向前生长的潜力，使其持续生长；Ⅱ类牵引力呈相反作用，具有抑制下颌向前向下的生长而促进上颌向前发育的作用。

Baldini、Goodman 等认为：作为矫形力而言，患者一般可接受上颌每侧 800g~1 100g 的力值，而下颌每侧可接受 1 200g~1 700g 的力值。

矫形力常用于：①上颌颈牵引或高位牵引治疗Ⅱ类生长型患者。②水平和高位联合牵引、颏兜用于Ⅱ类生长型患者。③有生长潜力的Ⅱ类骨性开𬌗，使用高位牵引或垂直牵引及颏兜。一般口外正畸力的力值范围为 340g~450g，用于移动个别牙向远中方向。开始先用轻力进行，逐渐增加力值直至达到 400g 左右。

（陈圳荣）

第三节 正畸种植体支抗技术

一、发展历史

正确设计和合理使用正畸支抗是决定矫治成功的关键因素之一。传统的支抗设计如腭杆、舌弓、头帽口外弓等，因存在不易控制、舒适性较差或依赖患者合作等不足，不能提供绝对的支抗，一定程度上影响了矫治效果，延长了治疗的时间。长期以来，国内外学者一直在寻求一种稳定可靠、美观舒适的支抗控制方式。有学者在颌骨上植入种植体作为抗基，改变原来以牙齿作为抗基的情况，让矫治力的反作用力施于颌骨上，完全避免牙齿移位的想法，即"种植体支抗"。

早在 1945 年，Gainsforth 和 Higley 就用动物实验率先探索，以活合金（钴铬钼合金）螺钉种植体作为支抗进行正畸治疗，开创了种植体支抗的先河。1964 年，Branemark 等认识到金属钛钉可以和骨组织直接结合，而不引起排斥反应。经过长达 5 年的研究，进一步证实了钛种植体用于骨性正畸支抗的可行性。Linkow 于 1969 年最早报道钛合金修复种植体用于正畸临床并获得了成功。此后，Roberts 等于 1989 年成功地将牙种植体作为绝对支抗用于正畸临床治疗。临床应用型种植体支抗的真正发展是在 1990 年以后，纵观上述历史，种植体支抗有以下发展趋势。

1. 正畸种植体支抗已由牙种植体支抗逐渐向微型正畸专用系统过渡 大量的基础与临床研究表明，微型种植支抗系统可以为大多数正畸患者提供足够的支抗保证，植入和取出手术简单，植入部位灵活。

2. 由"助攻型"种植体支抗向"自攻型"种植体支抗发展　随着临床应用日益广泛，以往的种植体难以同时满足微型化、程序简单化的临床要求。钛合金材料学的发展促进了自攻型微型种植体支抗系统的产生，即在植入种植体前不需要预先使用种植机来预成植入孔。这极大地简化了临床手术，使正畸医师可以独立完成操作，正畸治疗摆脱了对昂贵、复杂的手术系统的依赖，同时更有效地避免了手术对牙周膜、牙体及神经的损伤。自攻型微型种植体支抗系统因其突出的经济性、实用性及安全性，成为国内目前最常用的一类支抗种植体，以韩国的 MIA 和 OSAS 系统为代表。其直径多为 1.12~2.10mm，长度为 4.10~14.10mm 不等，多呈锥形，植入骨内的部分带有自攻螺纹。

二、分类及特点

1. 根据种植体的材料

（1）生物相容性材料：不被生物机体排斥，在种植体周围有机体产生的纤维组织层包绕。属于此类材料的有钴铬合金、活合金（钴铬钼合金）等金属。

（2）生物惰性材料：允许骨在其表面沉积，两者形成接触性整合。属于此类的有生物活性炭种植体、生物玻璃种植体、钛与钛合金。

（3）生物活性材料：不但可与骨形成紧密接触，还可与骨组织进行分子交换嵌合成化学性的结合。Glatzmaier 开发了一种可生物降解的正畸支抗种植体系（BIOS）。

2. 根据植入区域　根据植入区域不同，种植体支抗可分为腭侧种植体、颊侧种植体、磨牙后区种植体、牙-牙槽间隔种植体。

3. 根据种植体的形状及其与骨的位置关系

（1）板块状支抗种植体：其代表为 Block 和 Hoffman 1995 年设计的 Onplant 种植体。Sugawara 等 1998 设计和开发出"骨性支抗系统"（SAS），又称为"微型支抗钛板"（SMAP），也属于板块状支抗种植体。

（2）钉状支抗种植体：尺寸较大，直径多在 3~4mm 的普通钉状支抗种植体和尺寸较小，直径在 1.2~2.7mm 不等的微螺钉支抗种植体。

4. 根据植入后开始加载的时间

（1）二期负载种植体：传统的修复种植学理论认为，在良好的初始稳定性的基础上，种植体必须要有一定时间的"无负载愈合期"，以期达到骨整合。关于骨整合所需要的无负载愈合期的时间，人类需要 4~6 个月，上颌骨组织多为松质骨，一般需要 6 个月；下颌骨组织较为致密，一般为 3 个月。经过"无负载愈合"后，种植体方可负载。在这个理论指导下，正畸学界早期使用的支抗种植体多为二期负载支抗种植体，包括 Onplant、普通钉状支抗种植体以及 Orthoanchor 微螺钉等，都要求骨结合。

（2）即刻负载：这一观点的基础是 Brunski 的"微动度"理论。微动度是指界面上种植体相对于骨的微小移动。当微动度在 $100\mu m$ 以内时种植体仍然能够与骨组织发生整合；只有当微动度$>100\mu m$ 时，才会使充当骨生长框架的结缔组织网络受到破坏，阻碍骨组织的长入导致种植体的纤维愈合。根据这个理论，正畸微螺钉支抗种植体大多可以即刻加载。

5. 根据植入方式

（1）"助攻型"微螺钉支抗种植体：植入前需要先钻开骨皮质，然后用骨钻形成通道以引导植入，最后将螺钉自身顺通道拧入。普通钉状支抗种植体都采用此种植入方式。早期的微螺钉支抗种植体，植入时多需要骨钻引导，也属于此种"助攻型"。

（2）"自攻型"微螺钉支抗种植体：由于材料、制作工艺的发展和临床需要，新近发展的微钛钉种植体自身可以直接攻入皮质骨，不需要骨钻引导，甚至不需要钻开骨皮质，称为"自攻型"或"自钻型"。此种植入方式，微钛钉种植体植入后不需要骨性结合，其支抗能力来自种植体与骨的机械铆合，可以即刻加载，具有明显优势。

三、临床应用

（一）适应证和禁忌证

1. 主要适应证　①需要最大支抗甚至是绝对支抗的临床病例。②严重的牙槽高度失调。③严重的中线偏斜。④正颌外科术前辅助治疗。⑤骨性畸形矫形辅助治疗。⑥露龈笑需要绝对压低上前牙时。⑦因牙周病、牙缺失、牙齿位置不适缺少足够数量支抗牙。

2. 相对禁忌证　①存在未萌恒牙者，手术有可能损伤恒牙胚。②全身性或颌骨局部骨代谢疾病。③手术部位局部炎症。④女性妊娠期、哺乳期。

（二）微型种植体常见的失败原因分析

1. 感染　感染的发生一般与手术的无菌条件、患者自身局部或全身炎症的控制、口腔卫生的保持有关。

2. 手术操作不当导致种植体植入孔预备不良　由于术者经验或者术前准备不足，助攻型植入孔与种植钉型号不匹配，导致种植体与骨组织间的机械结合不够紧密；此外，植入孔预备时产热过多，致界面组织损伤也是一个重要因素。而自攻型种植体往往由于术者过于频繁地改变植入方向，导致种植体与骨组织间的机械结合不紧密。

3. 手术位置选择　有报道显示，相对于接近黏膜转折部，附着龈更适于种植体植入，成功率更高。

（三）关于支抗种植体的稳定性

早期报道微螺钉植入后松动，失败率为 12.5%~25%。随着植入技术的改进与提高，近年微螺钉的植入失败率降至 7%~11%。一般来说，与其稳定性相关的因素有以下几点。

1. 种植体的设计　螺纹状种植体由于与骨的接触面积最大，机械稳定性最好；刃状螺纹比矩状螺纹的应力值小，更适合做种植体用。改变螺纹间距、螺钉的顶角，界面的应力分布可发生变化。螺钉的直径，特别是颈部的直径对种植体周围的应力分布影响最大，一般认为，随螺钉（颈部）的直径增大，骨界面的应力降低、抗剪切力增加，因而较粗的螺钉稳定性较好。此外，螺钉植入骨内部分的长度、穿出黏膜外部分的设计等，对种植体的稳定性也都产生影响。

2. 患者骨骼的生理条件与植入部位　不同个体的颌骨密度、骨量不一样，低角病例颌骨骨质密度比高角病例大，骨量也较多；同一个体颌骨不同部位骨密度、骨量、血供也不一样；种植钉周围的软组织厚度与活动度也会对种植体的稳定性产生影响，角化的附着龈比非角化的游离龈有利于种植体的稳定。

3. 植入手术与医师的操作技术　无论二期加载还是即刻加载，种植体的初始稳定性都是至关重要的。种植体的初始稳定性取决于手术操作，而手术操作中最常见的两个错误是术中种植体移动和骨接触面过热。从这两点来看，自攻型微螺钉以手动方式植入，对维护种植体的初始稳定性可以起到良好作用。

4. 患者口腔卫生状况　北京大学口腔医学院的研究显示，加力期发生松动的种植钉周围组织大多存在中度和重度炎症。一般术后 1~2 周要每日含漱 0.12%氯己定制剂，并要指导患者进行正确的口腔卫生维护。

5. 合适的牵引力　微螺钉支抗种植体所承受的牵引力在 100~200g 为宜。

（陈圳荣）

第四节　印模制取和模型灌注

牙𬌗模型是正畸咬合评价和诊断分析的重要工具，是对口腔内部形态的精确复制。高质量的正畸模型要求包括牙齿、牙槽、基骨、系带、前庭和腭盖等结构，以及上下牙弓𬌗关系。正畸模型分为寄存模型和工作模型两大类。寄存模型记录了治疗前、治疗后以及治疗中特定阶段的牙𬌗状况，用于治疗前的诊断分析，治疗后的疗效对比。因此，寄存模型除了结构完整，包含大部分口腔内部结构形态，还要求准确、清晰。

一、托盘选择

正畸模型不仅要清晰反映牙齿和牙弓形态，而且要重现基骨、牙槽、系带和腭盖等结构，因此要求托盘边缘伸展要充分，这样才能包括口腔前庭结构。托盘长度包括牙弓内的全部牙齿。所以，要选择正畸专用托盘。根据牙弓大小，选择合适型号的托盘与之匹配。合适大小的托盘不会引起局部压痛（图6-34）。

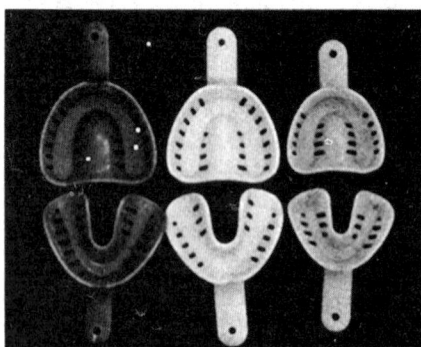

图 6-34　根据牙弓大小和形状选择合适的托盘

二、调制印模材

正畸印模常用藻酸盐印模材，如果要求更高也可以使用精确度更好的硅橡胶印模材。按照比例将水加入印模材中进行调拌，达到均匀、细腻、无气泡、稀稠适当的要求。

三、制取印模

将调制好的印模材用调拌刀转移至适当大小的托盘。患者通常取坐位，旋转托盘进入口腔，托盘前部中线与牙弓中线对齐，对托盘加压就位，保持托盘位置稳定直至印模材凝固，旋转取出托盘和印模，检查印模是否完整地包括牙列、牙槽、基骨、系带、前庭沟和腭盖等结构，各重要结构是否清晰、准确（图6-35）。

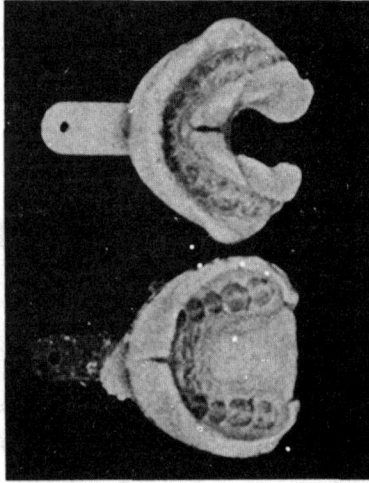

图 6-35　高质量的印模要求结构完整，清晰准确

四、模型灌注

藻酸盐印模材失水或吸水后会发生收缩或膨胀，因此印模采集完成后应立即灌注模型，不超过 15 分钟。若不能随即灌注模型，应暂时保存于 100% 湿度环境中。

1. 材料要求　对正畸模型用石膏在色泽、精细度、强度和形变率方面都有很高的要求，还可以使用硬质石膏甚至超硬石膏。

2. 避免气泡　尽量借助抽气式调拌器进行石膏调拌，并在振荡器上灌注石膏模型。

五、𬌗关系记录

制取患者在最大牙尖交错𬌗的蜡或者硅橡胶记录，并且检查确保这个位置与后退位之间的差异不大，二者之间的距离不超过 2mm。灌模后，借助𬌗蜡进行模型修整，确保模型修整过程中咬合关系不会发生改变。

六、模型修整

正畸模型通常需要修整，以便使基托对称（图6-36）。经过模型修整，能够获得以腭中缝为中轴的对称基托，便于分析牙弓形态以及发现牙弓不对称。还可用于向患者解释矫治方案以及病例展示（图6-37）。

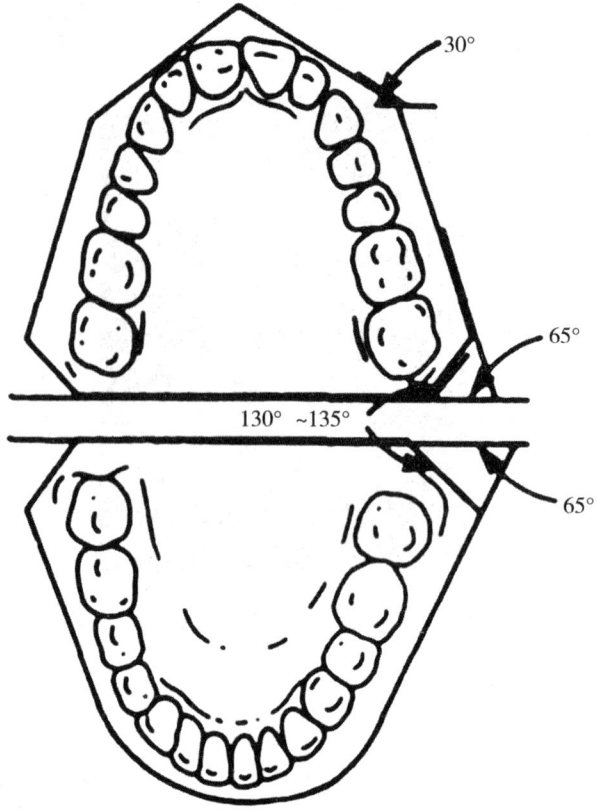

图 6-36 制取的模型通常需要进一步修整

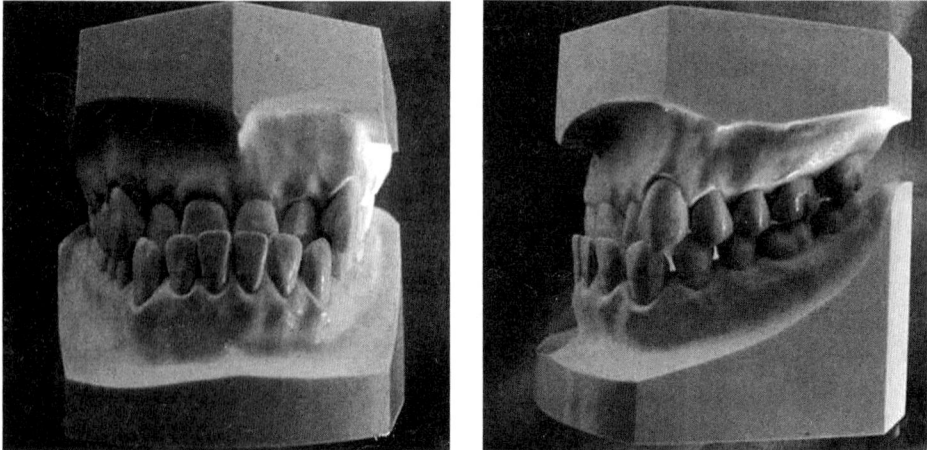

图 6-37 修整好的模型有利于诊断分析和病例展示

(陈圳荣)

第五节 带环选择

固定矫治器一般要求在支抗磨牙上黏结带环。带环由不锈钢薄钢带制成。合适的带环要求与牙齿表面贴合，对咬合无妨碍。对牙龈无刺激。根据磨牙大小，带环预制成 30~32 个不同大小型号供临床选择使用（图 6-38）。

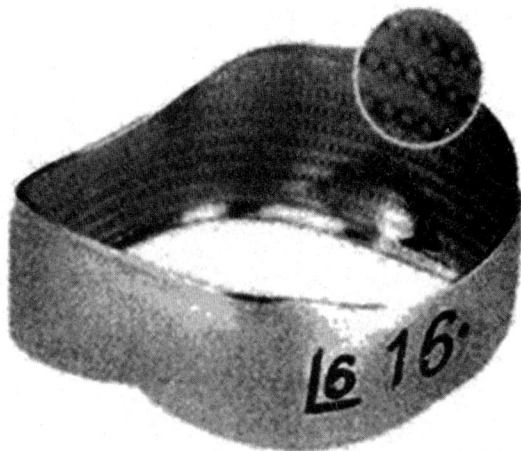

图 6-38 预成带环方便了临床操作，节省了时间

目前，临床上带环的使用逐渐减少，但是一些情况下使用带环仍然是必需的。

1. 牙齿临床冠较短，直接黏结托槽等附件困难或者不能达到正确位置。将托槽等焊接于带环表面，带环可以达到龈缘或者龈下，使得牙龈轻度移位。从而使托槽等附件达到正确位置并获得足够黏结强度。

2. 牙齿表面不适合黏结托槽等附件。金属或烤瓷修复治疗过的牙齿表面很难直接黏结托槽等附件，氟斑牙的黏结强度也较正常情况降低。因此在正畸治疗开始就可以选择使用带环替代直接黏结。

3. 牙齿承受较重的矫治力或者矫形力。如使用口外弓作用于磨牙时，磨牙带环能够更好地抵抗放置和取出口外弓时的扭转力和剪切力。

根据磨牙大小选择合适大小的带环，放置于已经分牙成功的磨牙，以带环就位器分别施压于带环近中边缘和远中边缘使带环就位。带环选择的标准要求带环与牙面紧密贴合，具有良好的固定作用。检查确认带环对咬合无妨碍，对牙龈无刺激，否则需要调磨带环𬌗向边缘或者龈向边缘。

（陈圳荣）

第六节 分牙

一般情况下，紧密接触的牙齿邻面间很难放置带环，即使可以勉强放入，也很难达到正确位置。所以，通常需要采取一些措施在需要黏结带环的牙齿近远中邻面创造或得到一些间隙，这个将牙齿与邻牙分开从而获得间隙的过程称为分牙。

尽管分牙装置有多种，但是原理都是一样的，主要是将分牙装置放置于相邻牙齿之间，使其围绕邻面接触点，一段时间后由于牙齿发生移动彼此轻度分开而产生少量间隙，使得带环能够正确就位。由于使用带环需要提前分牙，与直接黏结方法相比这是不利之处。

临床常用的分牙方法主要有三种（图6-39）。

1. 铜丝　将铜丝从颊侧穿过牙齿邻面接触点的龈外展隙到达牙齿舌侧，再从接触点殆方到达颊侧，使铜丝围绕牙齿接触点并将铜丝两端拧紧。放置3~5天。

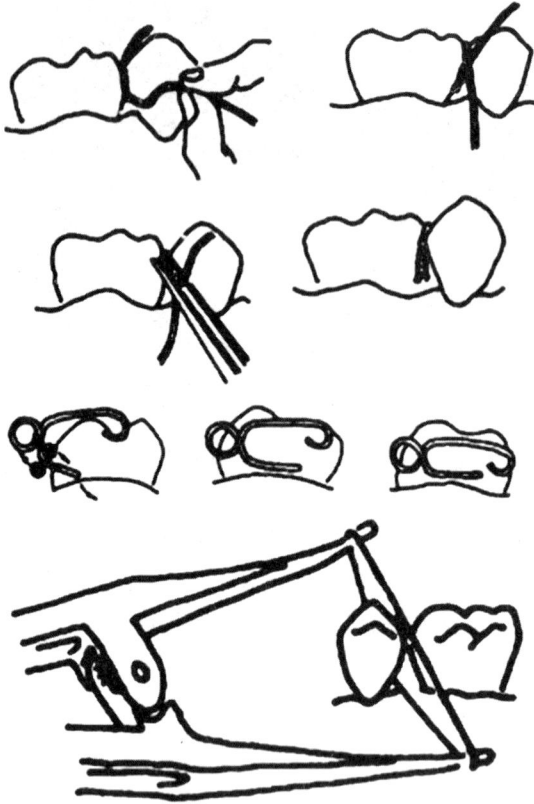

图6-39　三种常用分牙方法

2. 分牙簧　现在市场上可以买到成品分牙簧。以持针器挟持分牙簧的曲部使其两个臂分开，直臂置于邻面接触点的龈方，带有弯曲的臂位于接触点殆方，放置时间大约为1周。

3. 分牙圈　分牙圈的使用相对简单，用分牙钳撑开分牙圈，使分牙圈靠近殆方的一侧通过邻面接触点到达其下方，分牙圈的另一边留于接触点殆方，放置时间一般为1周左右。

分牙装置放置后的若干天内患者通常会产生牙齿嵌塞感、疼痛感，牙齿酸痛、胀痛，甚至咀嚼痛。若干天后相邻牙齿间产生少量间隙，因此，为保证分牙装置留置不脱出，整个分牙期间，特别是分牙后期，要避免食入过黏过硬食物。

从患者的角度而言，患者比较容易接受分牙簧和分牙圈，因为操作简便，痛苦小，容易放入和取出。分牙簧和分牙圈放置一段时间产生分牙效果后可能松动，甚至脱落。因此，分牙圈和分牙簧只能放置几天，不能时间太长。相对而言，分牙铜丝放入和取出的难度较大，操作时患者痛苦也较大。但是，因为分牙铜丝能紧紧包绕牙齿邻面接触点，因此放置的时间可以稍长而不易脱出。铜丝和分牙簧X线阻射，而分牙圈X线可以透射。如果因为操作不慎或者放置时间过长分牙圈滑入软组织内将很难发现，直至局部软组织出现红肿等炎症时才被察一览。

（刘　蕾）

第七节　带环黏结

正畸带环常用黏结剂有两种，磷酸锌水门汀和玻璃离子水门汀。

一、磷酸锌水门汀

磷酸锌水门汀室温下工作时间为3~6分钟，固化时间为5~14分钟。在冷的玻璃板上调和水门汀可以延长工作时间，同时改善水门汀的强度和耐溶解性。未完全固化的水门汀若过早与水接触将发生溶解和表面成分析出。已同化的水门汀长期浸泡于水中亦会发生侵蚀和可溶性物质析出。在口腔内，水、食物残渣和磨损都可以加速其分解。磷酸锌水门汀与牙齿之间的黏结主要是机械嵌合作用。固化初期磷酸锌水门汀为酸性，使牙釉质表面脱矿，表面粗糙，水门汀与牙齿之间借机械嵌合力结合，使带环黏固于牙齿表面。临床上，按照一定比例取粉剂和液剂置于冷玻璃板上，使用窄的不锈钢调刀在宽、厚的玻璃板上大面积调和。调和时将粉剂分为三份，逐份加入液剂中。开始先将一少部分粉剂加入液剂中调和，这样反应速度容易控制。调和中期可以加入大量粉剂，最后再加入剩余的少量粉剂，以获得理想的黏稠度。调和时间为60~90秒。

二、玻璃离子水门汀

玻璃离子水门汀室温下固化时间为6~9分钟。在唾液中有轻微溶解，在酸性环境中表面分解，溶解性增加。在固化初期，易吸水溶解。玻璃离子水门汀与釉质之间的黏结主要是化学结合，与带环等金属附件的结合主要是机械嵌合。

临床中，按照一定比例取粉剂和液剂置于冷玻璃板上，使用硬质调刀先将粉剂加入液剂中调和，再加入另一部分粉剂，调和时间为30~60秒。由于同化期间的水门汀对水敏感，因此操作过程中应注意隔湿。

最近的研究标明，与磷酸锌水门汀相比，使用玻璃离子水门汀黏结带环的效果更好。玻璃离子水门汀在体内具有长期释放氟离子的能力，可以减小牙齿脱矿的可能性，具有防龋或阻止龋坏进一步发展的作用。由于氟离子不是基质形成元素，因此水门汀强度不会因为氟离子的释放而减弱。氟离子释放随时间延长而降低，但玻璃离子水门汀还可以从含氟环境中再摄取氟离子。目前，玻璃离子水门汀已经基本取代了磷酸锌水门汀成为黏结正畸带环的首选黏结剂。

带环黏结前，用吸唾器和棉卷进行局部隔湿，用不含油的空气干燥牙齿表面，将调好的黏合剂从龈向涂布于带环的内表面（图6-40）。随着带环的就位，带环内表面的𬌗方也附有水门汀，多余的水门汀从带环输向溢出。去除多余溢出的黏合剂，调整带环至理想位置，保持局部干燥直至水门汀完全凝固（图6-41）。

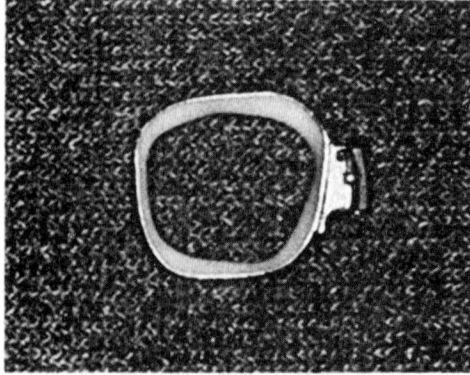

图 6-40　带环黏结通过黏结剂和金属表面机械锁结实现

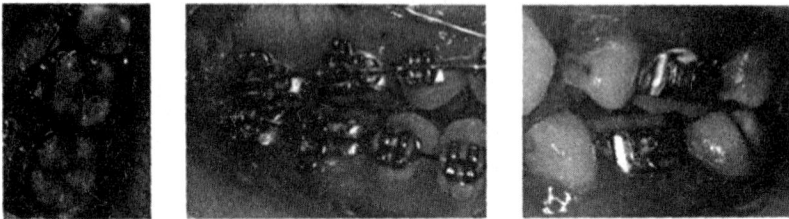

图 6-41　黏结完成的带环不干扰咬合，不刺激牙龈

（刘　蕾）

第八节　黏结基础

釉质黏结技术出现之前，各种矫治装置都要焊接在带环表面，再将带环黏结于牙齿表面。因为每颗牙齿都要制作并黏结带环，所以，那时候的固定矫治器又称为"多带环矫治器"。20 世纪 70 年代后，直接黏结技术使得矫治装置直接黏结于牙齿表面成为可能，并成为常规的临床操作（图 6-42）。带环使用率大大降低，仅仅局限于支抗磨牙等特殊情况。除此之外，因为带环对牙龈的刺激性和妨碍局部清洁，而且去除后短时间内存在牙间隙，磨牙带环的使用也逐渐减少，取而代之的是直接黏结颊面管。

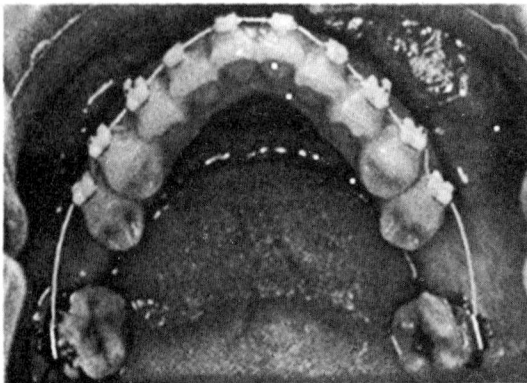

图 6-42　直接黏结替代带环具有很多优点

一、黏结基础

釉质黏结通过黏结剂分别与不光滑的釉质表面、正畸附件底面之间形成机械锁结而达到将正畸附件固定于牙齿表面的目的（图6-43）。

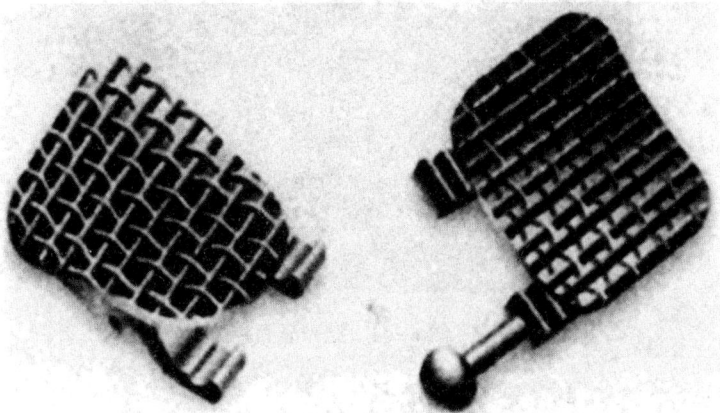

图6-43 托槽与黏结剂通过机械锁结实现黏结

与多带环技术相比，正畸附件黏结具有许多优点：

1. 美观。
2. 舒适（不需要分牙和放置带环）。
3. 位置更加精确（去除了带环位置对托槽等附件位置的影响）。
4. 比较容易清洁，对牙周组织刺激小。
5. 操作简便快捷。
6. 治疗末期不需要关闭带环造成的间隙。

然而，黏结技术也有明显的不足之处，最主要的是黏结强度低于带环，托槽的脱落率要高于带环，因此在施加矫形力时还是倾向于选择带环而不是直接黏结。

釉质黏结机制主要是使经酸蚀处理后的牙齿表面形成理想的脱矿，具有一定流动性的黏结剂进入釉质表面形成的"蜂窝"状孔隙层并固化于其中，形成一个由树脂突与剩余釉质相互交叉存在的树脂化釉质层，从而达到机械锁合。

二、黏结步骤

从釉质黏结的机制可以看出，完善的黏结要遵守以下步骤和程序：清洁牙面，釉质处理，涂布封闭剂，黏结。

1. 清洁牙面　使用抛光杯和抛光膏清洁牙齿，去除牙齿表面的菌斑和釉质薄膜。操作时要小心避免损伤牙龈引起出血。患者可以漱口（这是黏结完成前最后一次漱口），或者用吸唾器去除残留的抛光膏（图6-44）。

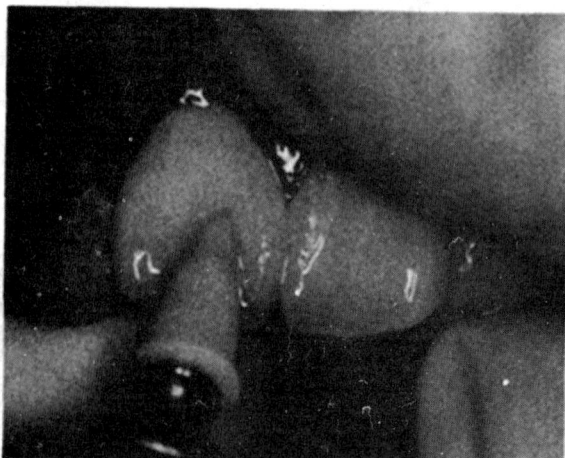

图 6-44　抛光牙面

2. 釉质处理　清洁牙面后，隔离唾液并保持操作区域干燥，可以同时使用开口器、吸唾器和棉球、棉卷。操作区隔离后，干燥牙齿表面，在要黏结的区域用小毛刷涂布 37% 磷酸凝胶或者溶液，为避免损伤脆弱的釉柱，小心不要在牙齿表面摩擦液体（图 6-45）。酸蚀剂在牙齿表面放置 15~60 秒（依据不同酸蚀剂而定，参考酸蚀剂使用说明，恒牙釉质的酸蚀时间不必超过 30 秒，乳牙、新生恒牙和氟斑牙适当延长酸蚀时间），用大量水冲洗牙齿表面，配合使用高速吸唾器吸除溶解的无机物残渣和残余酸蚀剂，酸蚀后的牙面避免接触唾液。以不含油的空气彻底干燥牙面，酸蚀成功的牙面局部呈不透明的白垩斑，没有显示白垩斑的牙面需要重新酸蚀。牙齿颈部釉质由于形态学的差异，看起来常与酸蚀充分的牙齿中心区域有些不同，不必为使整个釉质表面外观一致而重新酸蚀（图 6-46）。

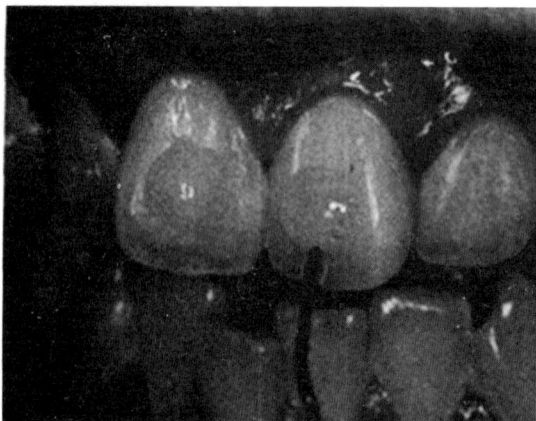

图 6-45　牙面涂抹酸蚀剂

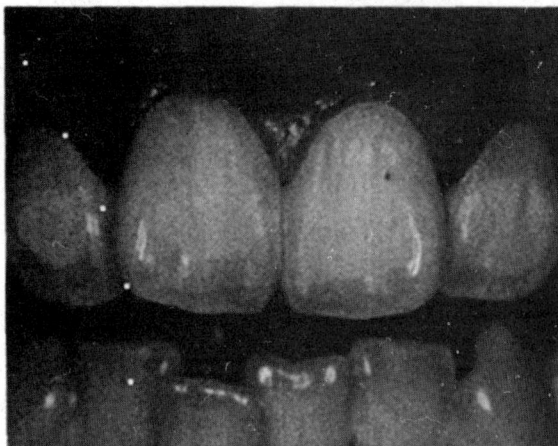

图 6-46 成功酸蚀的牙面干燥后呈白垩状

3. 涂布封闭剂 当牙齿表面完全干燥并呈白垩色后，在酸蚀后的牙齿表面涂布一薄层封闭剂，封闭剂要完全覆盖白垩色牙面，不可遗漏。涂剂层要薄，过多的封闭剂会引起托槽在黏结时位置移动。牙齿表面涂布封闭剂后立即开始放置正畸附件，此时封闭剂还未聚合，它将同黏合剂一同聚合固化（图 6-47）。

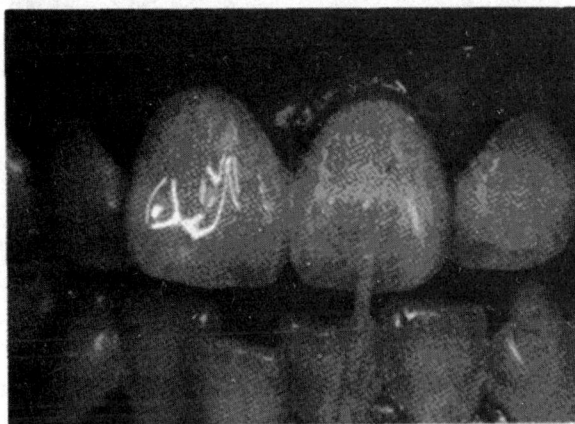

图 6-47 牙面涂布封闭剂

4. 黏结附件 牙齿表面涂布封闭剂后，应当立即开始黏结正畸附件。按照使用说明，将少量黏合剂涂于托槽底板，然后将正畸附件放置于牙面调整至正确位置。向牙齿表面施压，多余黏结剂会从附件底板四周溢出。仔细去除溢出的多余黏结剂，重新检查并确定附件位置是正确（图 6-48、图 6-49、图 6-50）。

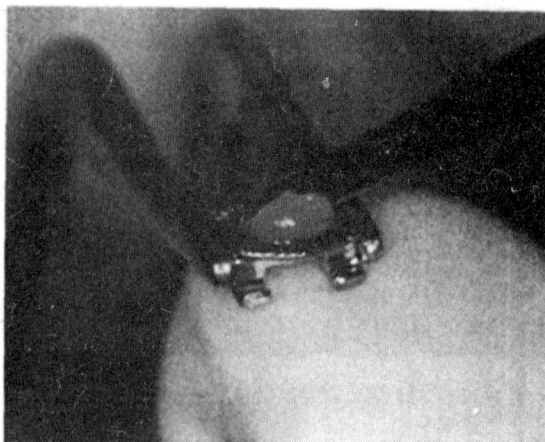

图 6-48　将黏结剂涂抹于托槽底板

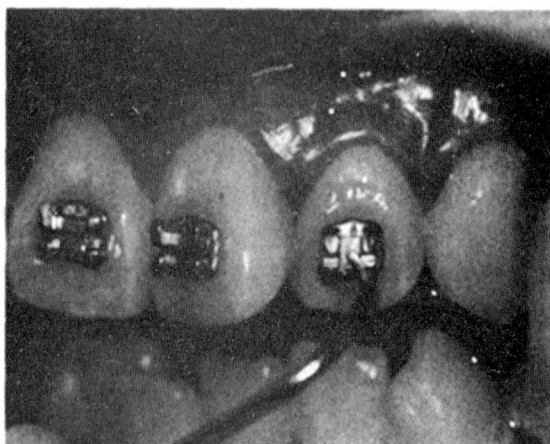

图 6-49　托槽定位，清除多余黏结剂

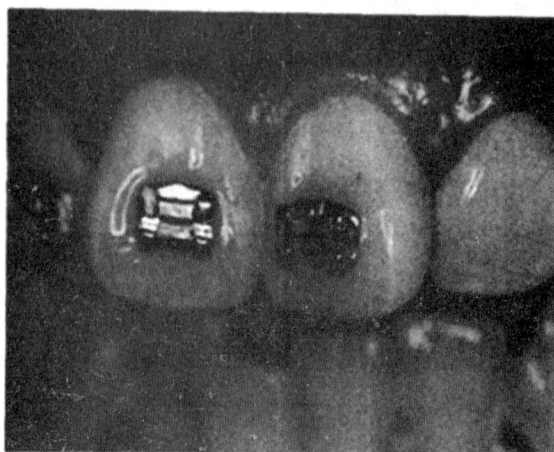

图 6-50　托槽黏结完成

三、常用黏结剂

1. 非混合型黏结剂　这类黏结剂是一种糊剂，与酸蚀后釉质表面和托槽底板下的引发剂或者牙齿表面的另一种糊剂在轻微挤压接触后固化。因此，黏结剂的一种成分放置下处理干燥后的牙齿表面，另一种成分置于托槽底部。非混合型黏结剂临床黏结程序简单易行，但是固化时间较短，对医生临床操作的要求较高。

2. 光聚合性黏结剂　这类黏结剂通过可见光引发黏结剂固化，可见光固化黏结剂比紫外线光固化黏结剂固化深度更大。近年来，可以释放氟的改良光固化黏结剂已经开发出来并投入临床使用。这类黏结剂由于需要可见光引发固化，因此临床操作时间可长可短，医生可以自由控制。

四、注意事项

1. 控制酸蚀面积　关于黏结前釉质酸蚀面积大小还有争议，但是，通常建议酸蚀面积不要过大，仅稍大于托槽底板即可。

2. 干净空气干燥　如果综合治疗台使用的油泵年限较长，三用枪所喷出的空气中可能会含有油脂，使用含油脂的空气干燥酸蚀后的牙齿表面会降低黏结强度，因此应当避免。

3. 避免唾液接触　酸蚀处理后的牙齿表面釉质脱矿形成蜂窝状结构，唾液中大分子蛋白质可以进入这些孔隙，妨碍黏结树脂进入并有效形成树脂突，进而影响黏结效果和强度，因此酸蚀后的牙面避免接触唾液。

4. 黏结剂厚度不宜过大　黏结本身的强度很大，黏结的薄弱之处在于黏结剂—托槽底板界面和黏结剂牙釉质界面。因此黏结剂过多，厚度增加并不能增加黏结强度，相反，还会影响托槽底板与牙面的贴合，影响托槽槽沟数据的准确表达（图6-51）。

5. 去除多余黏结剂　正畸附件底板溢出的多余黏结剂表面粗糙，利于菌斑堆积，增加了局部清洁的难度和釉质脱矿的风险。多余的黏结剂暴露于口腔中还会着色，影响美观，甚至对牙龈造成直接刺激（图6-52）。因此，黏结过程中要务必仔细去除附件底板溢出的多余黏结剂。

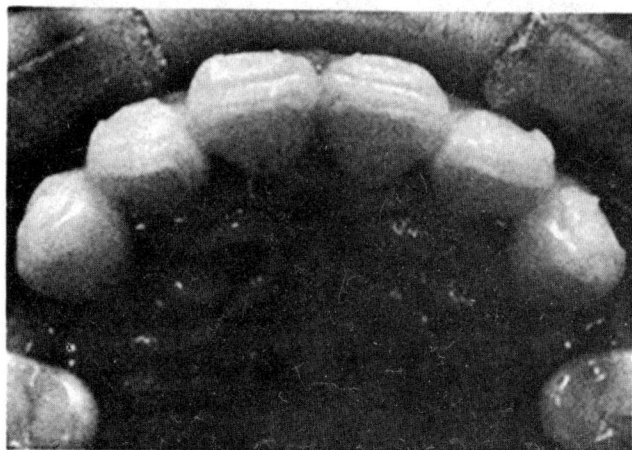

图6-51　黏结剂厚度过大影响托槽黏结的准确性

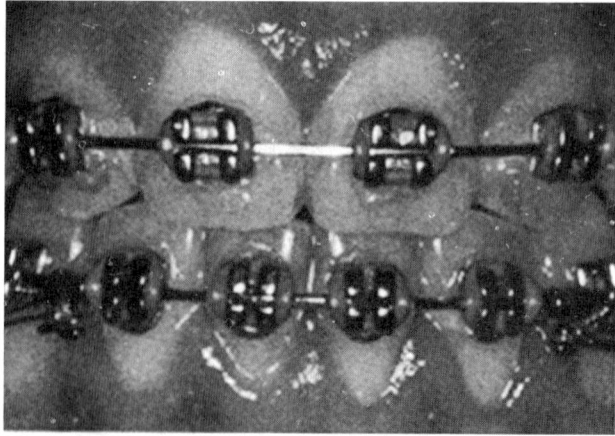

图 6-52 多余黏结剂未去除不利于口腔卫生维护

五、黏结后的注意事项

口腔矫治器要贯穿整个矫治过程，使用时间长达 2~3 年。因此，为保持矫治器完好无损和 D 腔内软硬组织健康，需要发挥患者的主观能动性，患者积极配合才能使矫治顺利完成。主要包括两个方面，第一是维护矫治器完整，避免损坏脱落；第二是加强口腔卫生管理，维护软硬组织健康。

1. 治疗初期　初戴矫治器或者每次复诊加力后的最初 2~4 天里，牙齿通常会出现酸胀、酸痛感，咀嚼无力。一般会影响正常饮食。此阶段以软食为主，避免进食过硬食物引起不适。

2. 治疗中期　每次复诊后的不适感消失后，仍应避免进食过硬食物以免对矫治器造成损坏。苹果等较硬水果宜切片后食用，禁食坚果等过硬食物。

3. 口腔卫生　培养良好的口腔卫生习惯，进食后及时清洁口腔，定期进行牙周检查，维护牙体以及牙周组织健康（图 6-53）。

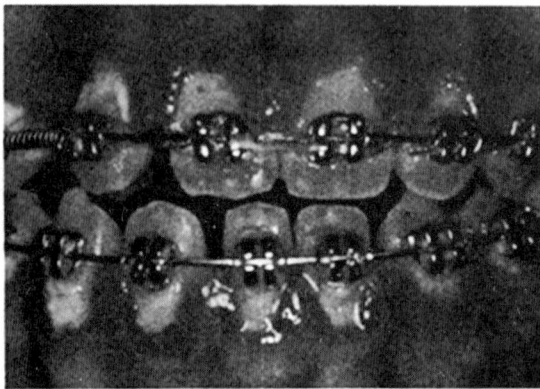

图 6-53 矫治器的存在对口腔卫生提出了更高的要求

六、黏结程序

根据托槽等附件黏结的程序，分为两种方法。

1. 直接黏结　直接黏结是临床最常用的黏结方法。医生通过眼睛直视定位托槽，将未经处理的托槽直接黏结于牙齿表面。与间接黏结相比，直接黏结方法简便，容易掌握，因为不需要实验室操作而使成本降低。由于口内视野的限制以及错𬌗牙齿位置的影响，直接黏结的主要困难是医生必须能够准确确定托槽等附件的位置，并且快速准确地将附件放到正确的位置。正是基于这个原因，一般认为直接黏结附件的准确性要低于间接黏结。

2. 间接黏结　间接黏结是在实验室将托槽等附件黏结于模型牙齿表面，然后制作托盘将附件转移黏结到牙齿表面。与直接黏结相比，间接黏结可以不受视线和错位牙齿的影响，托槽的位置更加准确，因此主要用于口腔内视线较差的时候。间接黏结的不足之处在于需要实验室步骤，整体操作相对复杂，因而成本较高。目前，大多数医生只有在特殊情况下或者舌侧正畸时才使用间接黏结（图6-54）。

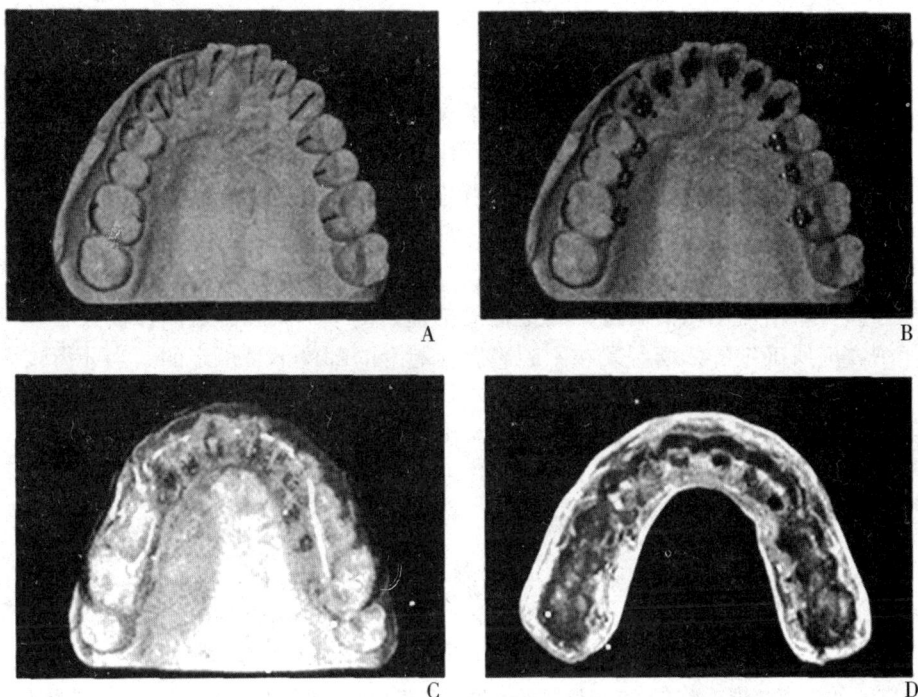

图6-54

A. 在模型上标记牙齿长轴；B. 在工作模型的牙面上黏结托槽；C. 使用硅橡胶制作转移托盘；D. 从模型上脱离的转移托盘包含了已经定位的托槽

（刘　蕾）

第九节　托槽黏结

精确的托槽定位是成功正畸治疗的重要因素。托槽定位包括了三个方向上的位置：龈𬌗向（高度）、近远中向和轴倾度。由于牙齿形态以及轴倾度等不同，以及不同的矫治方案，例如拔牙矫治或者不拔牙矫治，对托槽位置的要求也不尽相同。

一、方丝弓托槽

1. 高度　托槽位置的高度是指牙尖或者切缘至托槽槽沟殆向底面的高度。不同牙位的托槽高度一般要求如下：

```
5  4  1 │ 1  4  5      4.5mm
───────────────────
5  4    │    4  5
```

```
   3 │ 3        5mm
   ─────
   3 │ 3
```

```
   2   │   2      4mm
   ───────────
   2 1 │ 1 2
```

2. 近远中　在近远中方向，托槽位于牙齿唇面的中心。

3. 轴倾度　牙列中各牙齿的轴倾度不尽相同，因为方丝弓矫治器托槽没有预成任何数据，因此黏结时，要考虑各牙齿的轴倾度并做相应调整。

二、直丝弓托槽

标准方丝弓矫治器用托槽高度来确定托槽位置。由于不同患者之间牙齿大小和形状的差异，用托槽高度所确定的托槽位置在不同患者牙冠上的部位不是恒定的。当牙齿较大时托槽位置靠近切缘，牙齿较小时托槽位置靠近龈缘，这种变化会影响托槽转矩的表达。因此，对于直丝弓矫治器，用托槽高度确定托槽位置是不可靠的（图6-55）。

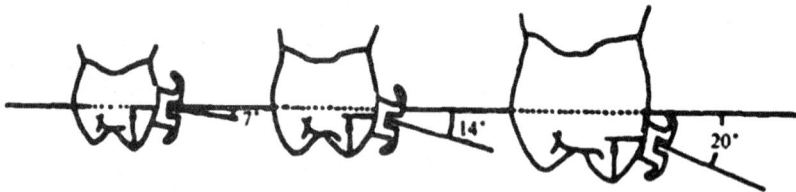

图6-55　以托槽高度确定托槽位置受到临床冠高度的影响，进一步影响托槽转矩表达

直丝弓矫治器用临床冠中心来确定托槽的位置。临床冠是替牙晚期或恒牙期临床肉眼见到的牙龈健康的牙冠。"临床冠中心"是临床冠长轴与牙冠水平线的交点。磨牙的临床冠长轴为颊面的主垂直沟，其余牙齿的临床冠长轴位于中发育嵴上，是牙冠唇面最突出部。牙齿的临床冠高度可以因为牙齿大小不同而不同，但临床冠中心均保持恒定（图6-56）。

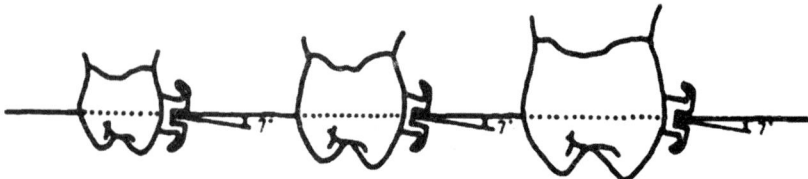

图6-56　以临床冠中心确定托槽位置不会影响托槽数据的表达

直丝弓托槽位置的确定

1. 将托槽中心对准牙齿临床冠中心放置，牙托槽位置稍偏𬌗向（图6-57）。
2. 托槽纵轴与牙齿临床冠长轴一致。

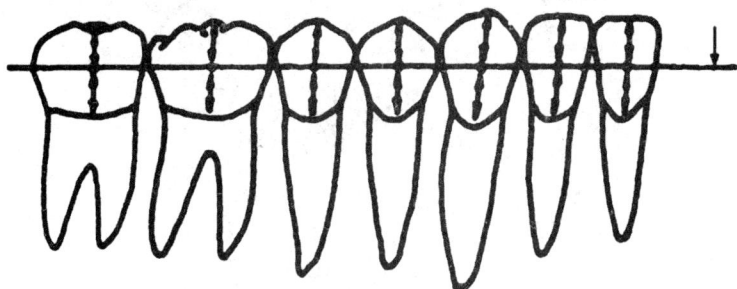

图6-57　直丝弓矫治器要求临床冠中心与托槽中心位置一致

三、托槽位置常见错误

1. 龈𬌗向错误　托槽过于𬌗向或龈向。常常是因为牙齿萌出不足，或者是在确定临床冠中心切的时候，视角不当造成的。龈𬌗向错误会使牙齿升高或压低，同时受到不正确的转矩力的影响（图6-58）。

2. 近远中向错误　托槽过于近中或者过于远中。常常因为前牙视角不当或者后牙视野受限造成。切牙与磨牙唇颊侧面相对平坦，少量的近远中向错误影响不大。尖牙和双尖牙颊面为弧形，近远中向错误会造成牙齿扭转（图6-58）。

3. 轴倾度错误　托槽纵轴与临床冠长轴成角。主要是因为没有精确确定牙齿的临床冠长轴，或者以𬌗平面为参考，使托槽与𬌗平面平行。轴倾度错误会改变牙齿的轴倾角（图6-60）。

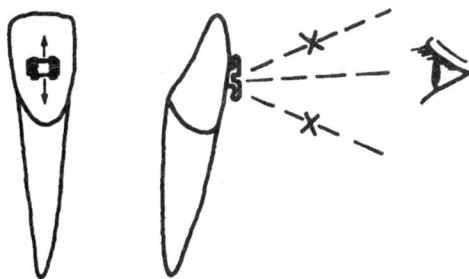

图6-58　托槽位置龈𬌗向错误

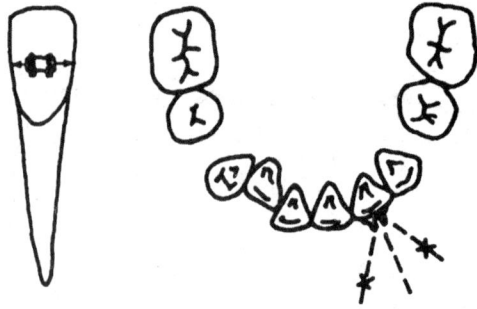

图 6-59　托槽位置近远中错误

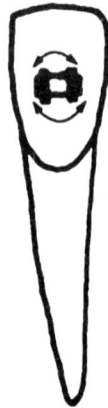

图 6-60　托槽位置轴倾度错误

（刘　蕾）

第十节　弓丝结扎

与焊接于带环上的托槽不同，黏结托槽后不能承受过大的拉力，其强度分别为抗压强度>抗剪切强度>抗张强度。因此，需要学习正确的弓丝结扎方法。常用的结扎材料有两种：结扎丝和结扎圈。结扎丝为直径 0.20mm 或 0.25mm 的不锈钢丝。使用结扎丝结扎，医生可以根据具体情况控制结扎的松紧程度。不锈钢结扎丝不存在吸水膨胀问题，因此，和结扎圈相比更容易清洁，但操作相对费时（图6-61）。结扎圈为橡胶材质，表面光滑，对口腔黏膜刺激性小，临床操作简便快捷，但放置时间如果过长会吸水膨胀，影响局部清洁（图6-62）。临床操作时，以持针器夹持结扎丝或者结扎圈进行操作，另一只手扶持托槽以防其脱落。

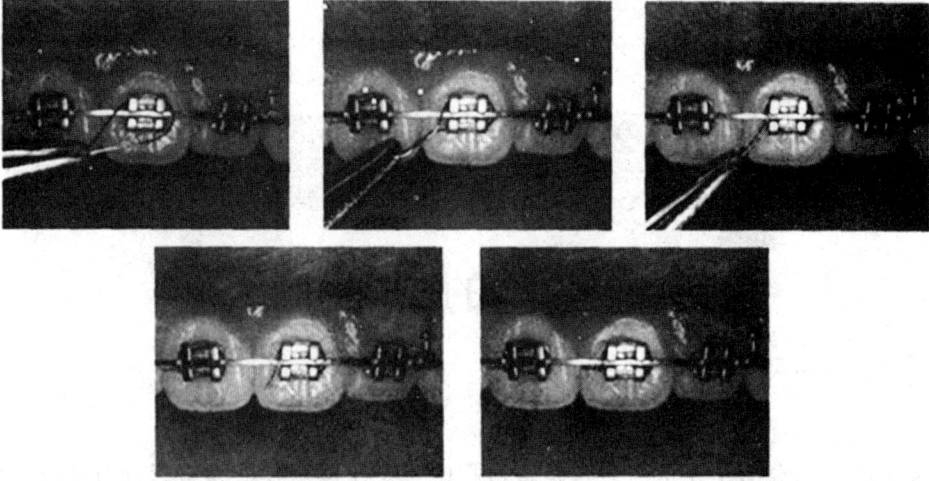

图 6-61 结扎丝结扎

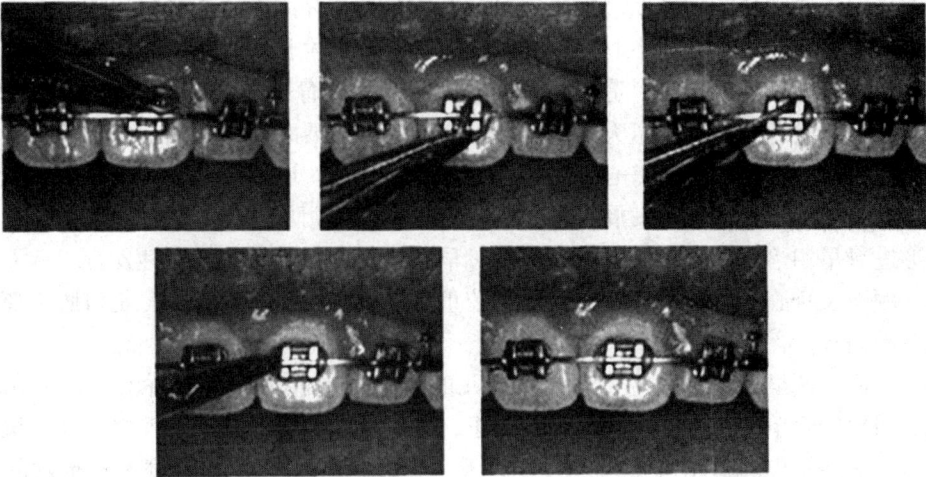

图 6-62 结扎圈结扎

（刘　蕾）

第七章

错殆畸形的早期矫治

绝大多数牙殆畸形是儿童在生长发育过程中，受遗传及环境因素影响所导致的发育畸形。怀孕40天后，胚胎颌骨初始发育、牙板开始发生，直至恒牙列建殆完成（约15岁左右），这是人一生中生长发育最活跃最关键的阶段。特别是人的颜面部，此阶段是口颌及颅面形态的主要形成和功能完善期。由于这段时期比较长，牙颌面生长受障碍的可能性和概率也相应增多。在此期内，任何不利于全身及口腔局部正常生长发育的因素，均可能导致牙的发育、萌替、排列及咬合异常，造成颌骨及颜面的异常发育，并影响个体的颜面美观形象，后果十分严重。此期，也是儿童大脑发育和性格形成的主要时期，颜面形象的美与丑常常影响儿童的性格及心理健康成长。心理学家弗洛伊德曾说："儿童时代是人生的重要阶段，早期心理的健全对一个人未来的发展很重要"。因此，早期预防牙颌畸形的发生，及时对已发生的畸形进行早期治疗，阻断其发展，或通过早期控制，引导牙颌面良性发育，从而保障儿童口颌、颅面及身心的健康发育成长，是口腔正畸学重要的学科内容，也是口腔正畸医师的重要职责和任务。

另一方面，从早期防治的观点，如果患儿的错殆畸形能尽早得到矫治，常可在较短的时间内，用比较简单的矫治方法和矫治器改正，达到事半功倍的效果。反之，如果没有进行早期防治，一些简单的错殆畸形可能发展严重，给以后的治疗增加难度，甚至发展为颌面畸形，需要成年后采用外科-正畸联合治疗。因此，对牙颌畸形的早期诊断、早期预防、早期治疗，不仅对儿童口颌系统的正常生长发育、儿童心理的健康成长十分重要，而且可简化治疗方法并缩短疗程。

牙颌畸形的早期防治，临床上，除了口腔正畸专科医师应承担这一任务外，也是小儿牙科及口腔全科医师应该了解的内容。作为口腔医师，应充分了解早期防治牙颌畸形的重要性，应熟悉早期诊断和简单的防治原理及常用方法。同时，应通过各种宣传渠道向广大的父母和儿童进行宣传，让他们了解预防牙颌畸形的基本知识。通过医生-患者-家长的配合，共同作好儿童口腔的健康保健和牙颌畸形的早期防治工作。

第一节　概述

一、早期矫治的概念

早期矫治是指在儿童早期生长发育阶段，一般指青春生长发育高峰期前及高峰期阶段，对已表现出的牙颌畸形、畸形趋势及可导致牙颌畸形的病因进行的预防、阻断、矫正和导引治疗。早期矫治的概念，理应包括在母体内发育、分娩及出生后的较长一段时期，但一般而言，在乳牙殆完成前，牙列尚未成形，儿童尚难合作，主要是观察、预防、护理。因此，临床上真正实施口腔正畸治疗的早期，从牙龄上看，大多是指对已有错殆表现的乳牙列完成期（牙龄ⅡA），约3岁以后开始，直至替牙列早期（牙龄ⅢA）和替牙列后期（牙龄ⅢB、ⅢC），即第二恒磨牙建殆前，约10~12岁左右为止。从骨龄看，应为处于骨的生长高峰期前及正处于生长高峰期的儿童。而对第二恒磨牙已建殆完成（牙龄ⅣA），已过生长高峰期儿童的正畸治疗，一般不列入早期正畸治疗的范畴，多归属于恒牙列初期常规综合正畸治疗的范围。

儿童期牙颌畸形的临床表现主要涉及牙、颌骨、功能三方面的障碍，其早期防治的目标是：维护和创建口颌系统的正常生长发育环境，阻断造成牙颌畸形的不良干扰，建立有利于正常建殆的咬合功能运动环境，改善不良的颌骨生长型关系，以促进儿童颅面和心理健康的成长发育。要达到以上目标则需要：①保持乳牙列的健康、完整和正常功能运动。②保障乳、恒牙的正常替换和建殆。③引导上下颌骨的协调发育。④消除一切妨碍牙、颌、面正常生长发育的不良因素。因此，从临床治疗学上，牙颌畸形早期矫治可归纳为以下三方面的内容。

1. 早期预防及预防性矫治　包括母体营养、幼儿健康保健、正常牙弓形态的维持、正常口颌功能刺激的维持及去除可能导致牙颌畸形的因素等。

2. 早期阻断性矫治　对已出现的早期畸形及造成畸形的因素，以及不良习惯等进行矫治器阻断治疗及肌功能调整训练治疗。

3. 早期颌骨生长控制和矫形治疗　通过外力刺激或抑制手段，协调和控制上下颌骨在三维空间（长、宽、高）方面的正常生长发育关系。

二、早期矫治的特点

在儿童生长发育的早期阶段，牙列正处于乳牙列、恒牙列两次建殆和乳恒牙列替换变化时期，颅面骨骼正处于快速生长改建期，同时此期也是儿童智力和心理成长上的快速发育期。在这一阶段进行正畸矫治，临床上既有其有利因素，又有其不利因素。

1. 早期矫治的有利及不利因素

有利因素：

（1）早期矫治可充分利用生长发育的潜力，利用细胞代谢活跃、牙周组织及颌骨可塑性大、对矫治力反应好、适应性强等自身优势，在变化活跃的动态中调整，十分有利于畸形的矫正。

（2）早期矫治可降低某些复杂牙颌畸形的治疗难度，改善骨性错殆的上下牙弓及颌骨的不调关系，有利于后期的正畸治疗，甚至免除后期的正畸以及正颌外科治疗。

（3）早期矫治选择的矫治方法和矫治器简单，常仅用简易的方法、较短的时间，即可获得良好的疗效。对患者社会活动的影响更小。

（4）早期矫治及时消除了畸形，防止畸形给儿童造成的心理和生理伤害，有益于儿童身心健康成长。

不利因素：

（1）早期矫治时，牙颌关系正处于调整阶段，畸形特征往往未完全表现出来或表现不充分，常难以正确判断哪些情况应及时治疗，哪些情况属暂时性问题应观察暂不矫治，因而易造成误诊或矫治失误。

（2）早期矫治后，儿童仍处于生长发育期，一些骨性畸形或生长型可能会延续到生长发育停止，因此畸形复发的可能性大，矫治期可能延长，很多患儿都需要双期矫治。

（3）早期矫治所涉及的有关生长发育的知识较多，要求医师对这些知识全面掌握和灵活运用。不当的矫治，例如一些矫治器设计、戴用不当，反而可能影响牙萌替、妨碍牙颌生长发育、甚至造成口腔及颜面的医源性损伤。

（4）早期矫治时，主要依靠患儿及家长的配合，由于患儿年龄小，合作性差，疗效常难保证。

2. 早期矫治的临床特点

（1）矫治时机十分重要：错𬌗畸形早期矫治时机的把握非常重要，通常应根据牙龄、骨龄及智龄（合作状态）判断。一般乳牙列的矫治，最好在 4 岁左右（约 3.5~5.5 岁之间），此时乳牙根已发育完全，且未开始吸收，矫治效果好。如矫治过早，幼儿常不能合作；矫治过晚，乳切牙已开始吸收，加力时乳切牙容易脱落。混合牙列的矫治，如前牙反𬌗，一般应在恒切牙的牙根基本发育完成时再进行，约在 8~9 岁左右，如在牙根发育不全时过早矫治或使用的矫治力过大，常影响恒切牙根的发育造成牙根吸收。颌骨畸形的早期矫形治疗，应根据全身骨龄判断，应在生长高峰期前及生长高峰期进行，一般在青春生长高峰期前 1~3 年，约在 10~12 岁前（男性高峰期约晚于女性 2 年左右）进行。如治疗过早，因颌骨生长型的原因，矫正后常易复发，需长期观察和维持，从而人为地延长了治疗时间。上颌基骨宽度的扩大，应在腭中缝完全融合前进行，一般不应大于 15~17 岁，否则牙弓的扩大主要为牙的颊向倾斜。

（2）矫治力应适宜：早期矫治的施力应根据治疗的对象（牙或颌骨）不同而异，通常对牙的矫正应采用柔和的轻力，而对颌骨的矫形应施用重力。

①乳牙及初萌恒牙的移动：应选用轻而柔和的矫治力，特别是移动反𬌗的乳切牙时，如果对乳切牙施力过大，可造成乳牙根加速吸收过早脱落。此外，施力位置一般应尽量靠近牙颈部，以引导乳牙整体移动。乳牙整体移动可诱导恒牙胚随之同向移动。但如果着力点靠近切缘，冠根反向移动，可能造成乳牙根压迫恒牙胚使之舌向移位，使后继恒前牙萌出拥挤或恒前牙萌出后仍为反𬌗。

②颌骨的功能矫形治疗：如果系设计功能矫治器，由于所利用的主要是肌能力、咬合力，可通过本体感受器自身反馈调整，对力的设计一般要求不严格，但也要注意在重建咬合中，不能过度移动下颌位置。例如对严重下颌后缩的下颌前导，一般初次不超过 7mm，然后分次前导完成治疗。

③颌骨的矫形力口外牵引治疗：应采用较大的力，才能刺激上颌骨缝生长或抑制下颌生长。例如对后缩上颌骨的前牵引治疗一般每侧力值为 500g 以上，甚至可达 1 500~3 000g。但如用颏兜抑制过突的下颌骨，矫形力一般每侧 300~400g 即可，不超过每侧 500g，因过大的力可导致下颌体向后下旋转，下颌骨变形，下颌角前切迹过深，影响颜面形态或给以后的正颌手术造成困难。

（3）矫治疗程不宜太长：早期矫治选用的矫治装置应简单，在口内戴用的时间不宜过长，一般不超过 6~12 个月。由于此期牙列萌替及𬌗形成变化很快，过长时间戴用口内矫治器将妨碍牙𬌗发育。临床上，早期矫治多选用活动矫治器、功能矫治器或局部固定矫治器，一般不选用复杂的全口固定矫治器。

（4）矫治目标较有限：早期矫治仅是在牙颌面某一生长阶段进行，可能只是整个治疗计划的一部分。由于生长期变化的个体差异及畸形表现的部位、形式不确定，并不是所有的错𬌗畸形都可以通过早期矫治一次治愈，大多数的患儿常需到替牙后再进行后期常规正畸治疗。因此，早期矫治有些系尝试性的，有限的，故又称有限矫治。对一些具有严重遗传倾向的严重错𬌗畸形，例如复杂拥挤、重度骨性错𬌗、深覆𬌗、深覆盖等诊断一时难以确诊的畸形，难免会出现矫治效果不理想。因此在早期治疗过程中，完全可以调整和重新制定治疗计划或暂停治疗，仅观察。一般而言，判断和评价早期矫治是否成功的标准主要包括：①病因是否得到控制。②牙位置是否已基本正常或有足够的必需间隙，并可持续到牙替换结束。③牙弓形态是否协调，没有咬合障碍及干扰。④原有的颌骨异常是否得到控制和改善，并能保持到生长结束。

三、早期矫治的方法

1. 简单矫治器治疗

（1）不良习惯的阻断：对于一些可造成或已造成错𬌗畸形的不良习惯，如吮指、吮颊、吮咬唇或咬物、吐舌等，可以通过戴用简单矫治器，如腭刺、腭屏、唇挡、颊屏等改正。

（2）间隙保持及阻萌：对于替牙期的障碍，如乳牙或恒牙早失、恒牙早萌的患儿，为维持正常的牙弓长度及恒牙正常萌出，可通过戴用缺隙保持器、舌腭弓以及阻萌器等简单矫治器维持牙间隙。

（3）牙弓不调的矫正：对于乳牙列及混合牙列期一些影响患儿正常咀嚼功能和颅面正常生长发育，表现为牙位、牙数及牙弓前后、左右和垂直关系不调的错𬌗畸形，如牙错位、牙间隙、乳前牙反𬌗、单侧后牙反𬌗、上牙弓前突、深覆𬌗、开𬌗等，可通过设计一些简单活动式矫治器，如上颌𬌗垫式舌簧矫治器、上颌扩弓矫治器、唇弓斜面矫治器、上颌平面𬌗板等，以及局部简单粘接托槽的唇、舌弓固定式矫治器改正。

2. 序列拔牙治疗 序列拔牙是应用于替牙𬌗期通过拔牙手段矫治严重牙列拥挤的一种传统治疗方法，又称为萌出诱导及𬌗诱导。即通过有序地拔除乳牙，诱导恒牙进入到较好的牙𬌗关系中，并最后通常拔除 4 个第一恒前磨牙，达到解除拥挤，部分地阻断主要畸形的发生。

（1）适应证
①严重的牙列拥挤：即有遗传倾向、经替牙期间隙分析（如 Moyers 法）有中度以上的牙列拥挤者。

②无恒牙胚缺失：应通过拍摄全颌曲面断层片，证明无恒牙胚先天缺失才能考虑序列拔牙治疗。

③无明显牙颌面关系异常：例如，对于颌骨后缩、前牙槽发育不良及平直面型的患儿不适于序列拔牙，因拔牙后将进一步减少牙萌对颌骨前份特别是牙槽骨的生长刺激，并有可能使面型更差。对双颌前突的患儿，过早拔牙可造成后牙支抗丧失，不利于后期需切牙大量后移的正畸治疗等。

④肌功能基本正常：异常肌功能所致的畸形常不涉及牙量-骨量严重不调，多可因功能恢复重建而改善。

（2）序列拔牙法的拔牙顺序

第一期：拔除乳尖牙。约在8~9岁左右，当侧切牙萌出时前牙严重拥挤、错位，则拔除乳尖牙，以让侧切牙利用乳尖牙的间隙调整到正常的位置。

第二期：拔除第一乳磨牙。约9~10岁时，拔除第一乳磨牙让第一恒前磨牙尽早萌出。

第三期：拔除第一前磨牙。约10岁左右，系列拔牙法的目的是最终减数拔除第一恒前磨牙，让尖牙向远中调整，萌出到第一前磨牙的位置上。目前，也有人主张在拔除第一乳磨牙的同时拔除第一恒前磨牙，认为更有利于牙列的调整。

（3）注意事项

①长期监控：序列拔牙是一种较长期的治疗过程，需要正畸医师历时数年的严密监控，定期复查和患儿的良好合作。一般每半年应摄全颌曲面断层片及取牙𬌗模型记录观察，以便对拔牙间隙、拔牙部位、拔牙时机进行正确判断，必要时应及时调整治疗计划，甚至终止采用序列拔牙治疗。

②深覆𬌗问题：使用序列拔牙法时，在拔牙后的自行调整过程中，拔牙隙邻近的牙可能向缺隙倾斜或遗留间隙，造成前牙舌向移动，牙弓前段缩小。此外，由于尖牙萌出时，牙弓宽度通常还要发育，如果过早拔除了下乳尖牙，可因下牙弓前段缩小而加深前牙深覆𬌗。因此，也有人主张将采用序列拔牙时间推迟到10岁以后，即在下尖牙萌出，颌骨宽度增长后再作间隙分析。此时，如下尖牙萌出完全无间隙，则可拔除下第一乳磨牙，让下第一恒前磨牙提早萌出后再拔除，也可同时拔除下第一乳磨牙及第一恒前磨牙牙胚，让下尖牙萌出于下第一前磨牙的位置上。而上颌由于恒牙萌出的次序是第一前磨牙先于尖牙萌出，如果上尖牙完全无间隙萌出，则及时拔除上颌第一前磨牙，以利于上尖牙萌出于上第一前磨牙的位置上。

③后期矫治：采用序列拔牙法的病例一般不可能完全自行调整得很理想，特别是扭转、错位的牙多不能完全到位。因此，常需在恒牙列期时再进行必要的后期固定矫治器矫治，即对牙位、牙弓形态及咬合关系做进一步精细的调整。

3. 功能矫治器治疗　功能矫治器系一类设计利用肌能力（如肌力及咬合力等）进行牙颌关系调整治疗的矫治装置。矫治器戴入口腔后，通过矫治器上的部件，利用肌的牵张力及咬合力为力源，传递到牙及颌骨，强行改变下颌骨的位置、牵张口周肌及黏膜，或改变咀嚼肌的受力平衡，以达到调整异常的肌动力平衡、改变异常的骨骼生长、阻断不良的唇舌习惯、引导颌面正常生长的目标。功能矫治器多为活动式，大多在夜间戴用（应不少于12~14小时）；也有设计为固定式的，如Herbst矫治器等，系全天戴用。通常，全天戴用者效果更佳。

根据矫治作用，功能矫治器可分为以下几点。

（1）消除异常肌张力的矫治器，如前庭盾、唇挡、生物调节器等。

（2）矫正错位牙的矫治器，如上颌平面导板、斜面导冠、下切牙联冠式斜面导板等。

（3）导引（促进或抑制）颌骨或牙弓趋于正常发育关系的矫治器，如上颌斜面导板、肌激动器、功能调节器（FR）、双𬌗板矫治器、Herbst 矫治器等。后两种矫治器为全天戴用。

4. 口外矫形力装置治疗　口外矫形力装置系利用口腔外的头、颈、颏为支抗，所设计的一系列通过重力（矫形力）牵引，促进或抑制颌骨生长发育，从而达到矫正由于颌骨关系（前后、左右、上下）不调所致的牙颌面畸形的矫治装置。根据口外力的作用方向和作用部位，常用口外矫形力装置主要有口外前牵引装置和口外后牵引装置两大类。临床上最常用的矫形力装置如下。

（1）抑制上颌发育的矫治器：主要有以枕骨及颈为支抗的面弓及 J 形钩等。

（2）促进上颌发育的矫治器：常用为以额、颏为支抗的面具式前牵引矫治器等。

（3）抑制下颌发育的矫治器：常用为以枕骨及颈（向后牵引）以及以顶骨（垂直牵引）为支抗的颏兜式矫治器等。

5. 肌功能训练　肌功能不平衡是牙颌畸形的重要病因之一。特别是对一些口周肌松弛，颏肌亢进的儿童患者，早期配合积极的肌功能训练，可矫正一些肌性畸形，改善面容形貌，以及防止矫治后的复发。

（1）唇肌张力不足的训练：一些 7~8 岁的幼儿，在切牙刚萌出时，因上唇短、肌张力不足而闭口困难，上切牙常略有前突或间隙时，可让患儿作上唇肌肌功能训练。

训练方法：嘱患儿作闭唇练习。闭唇时应是上唇向下拉长与下唇接触，不是下唇向上使下唇与上唇接触而造成颏肌异常收缩。如果患儿不能拉长上唇时，可用示指横放在下唇下方颏唇沟位置压制下唇活动，自身努力移上唇向下，使之与下唇接触，坚持每天反复多次训练，每次训练半小时。

唇肌功能不足的患者还可放一纸片在上下唇之间，用唇将纸含住。也可用弹性线拴一纽扣，将纽扣放置于切牙唇面前庭部，用唇将纽扣含住，进行牵拉训练（图 7-1）；也可采用吹笛、吹喇叭等方法，均可达到训练唇肌的目的。

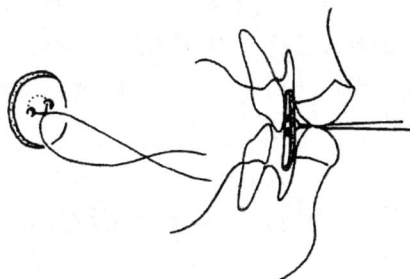

图 7-1　用纽扣训练唇肌的方法

（2）正常下颌位置的训练：出生时下颌位于上颌的远中，随着上下颌骨的差异性生长，下颌逐渐向近中调整到正常位置，当有咬合障碍，如上牙弓前部狭窄、侧切牙舌侧错位等，可妨碍下颌向前调整。此外，有的患儿常习惯于将下颏托靠在手肘部或桌上，将妨碍下颌向前生长，也可使下颌处于轻度远中位。另外，喂养姿势不正确，吮吸时压迫下颌，也可形成下颌后缩畸形。

训练方法：用正确的姿势喂养，保持体位、头位的正确位置。对儿童期下颌后缩、远中殆位的患者可训练下颌主动前伸，即嘱患者站立，两手垂放身体两侧，保持头、颈部正确姿势、位置，然后让患者前伸下颌至上下切牙切缘相对或反超殆，并保持下颌在前伸位数分钟。反复多次训练可以增强翼外肌及浅层咬肌的张力，使下颌逐渐向前调整（图7-2）。反之，对于儿童期下颌习惯性前伸的患儿，可嘱其后退下颌至上下前牙切缘对切缘，反复训练。同时可配合矫治器或调殆去除殆干扰。

（3）正常吞咽的训练：对由于扁桃体或咽喉炎症的慢性疼痛，使患儿在吞咽时，通过舌的习惯性前伸来避免吞咽时的疼痛，所形成的舌刺入症，其治疗方法除治愈咽部疾病外，也可辅以舌肌功能训练，建立正常吞咽动作。

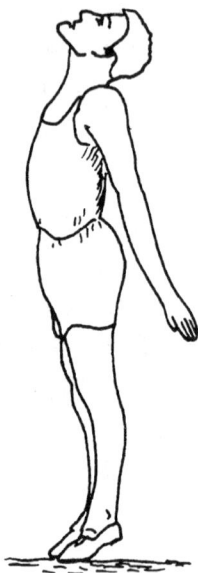

图7-2 下颌前伸训练

训练方法：嘱患儿在口内含一点水，面对镜子将牙正常咬合，用舌尖抵在上切牙腭乳头处，然后将水吞下。此法可在每餐饭后练习10次以上；此外，可用舌尖将无糖薄荷顶在腭盖上，直到薄荷溶化，由于顶着无糖薄荷时所产生的唾液必须咽下，从而养成正常的吞咽。

（秦丽红）

第二节 早期预防及预防性矫治

预防矫治系指自胚胎第6周（牙板开始发生）至恒牙列（不包括第三磨牙）建殆完成前的这段时期，通过定期检查，对影响牙（包括乳牙及恒牙）、牙槽骨、颌骨等正常生长发育变化中的全身及局部不良因素及时发现并去除，或对已有轻微异常趋向者从速纠正，或以各种方法诱导其趋于正常，从而使牙列顺利建殆，颌骨协调发育，颜面和谐生长，功能健全形成及儿童心理发育健康。预防矫治包括早期预防和预防性矫治两方面的内容。

一、早期预防

1. 胎儿时期的预防　母体的健康、营养、心理及内外环境对胎儿的早期发育十分重要。在妊娠期的 40 周中，胎儿在母体内一刻不停地完成着各脏器的发育成形。尤其是妊娠初期头 3 个月，稍有差错就会留下相应的畸形，而妊娠后期又是神经系统的重要发育期，故母体的健康是优生和避免畸形的关键。为此，孕期母亲应注意以下问题。

（1）保持良好的心理状态，心情愉快。孕妇的精神活动是最重要的"胎教"。

（2）重视孕期营养，摄入丰富的含糖、蛋白质、脂肪、钙、磷、铁等无机盐类食物和多种人体需要的维生素，以保障胎儿在母体内能正常生长发育。

（3）避免患急性发热性疾病，如流感、疱疹等。妊娠早期，这类病毒感染的疾病，常常会影响胎儿的面、颌部早期生长发育。据报告，母亲在妊娠 3~4 个月内患风疹其胎儿畸形可高达 15%~20%，可能造成牙发育不全、牙缺损、唇腭裂、小颌畸形、小头畸形、先天性心脏病等。

（4）避免接受过量的放射线照射，避免接触有毒、有害物质及污染的环境。这些都是导致胚胎死亡而流产、致畸，以及胎儿发育迟缓或功能不全的重要诱因。

（5）避免摄入过量的烟、酒、咖啡，避免服用一些化学药物以及吸毒等。这些均可妨碍胎儿在子宫内的正常生长发育，造成一些影响牙及颜面美观和功能的发育畸形。

（6）正常分娩，对保障胎儿颅面健康生长发育十分重要。应加强围生期保健（从妊娠 28 周到产后 7 天为围生期），避免分娩时对颅面的创伤致畸。

2. 婴儿时期的预防

（1）正确的喂养方法：提倡母乳喂养，喂养的姿势为约 45° 的斜卧位或半卧位。正确的喂养位置和足够的喂养时间（每次约半小时），是婴儿正常吮吸活动的保障。因为婴儿正常吸吮时，唇颊肌及口周肌功能收缩运动，可以刺激面颌部的正常生长发育。如果只能采用人工喂养时，则应请妇儿科医师给予指导，最好使用解剖形的扁形奶头使与口唇外形吻合，才不会泄露空气（图 7-3）。此外，奶头孔不宜过大，以使有足够的吮吸功能活动，刺激面颌部的正常生长。不论母乳喂养还是人工喂养，婴儿都不能睡着吮奶，因为长期睡着吮奶，可能使下颌过度前伸、偏斜而形成上下颌骨矢状向及侧向位置不调。

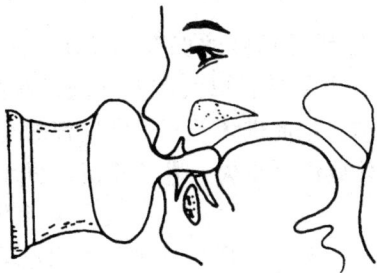

图 7-3　解剖式奶嘴

（2）正确的睡眠位置：婴儿多数时间是在睡眠和床上活动，应经常更换睡眠的体位与头位，以免因长期处于一种体位与头位；使头受压变形而影响面颌的正常生长。

（3）破除不良习惯：婴儿时期常因吮吸活动不足或缺乏与周围亲人的情感交流，而常有口腔不良习惯，如吮拇、吮指、吮咬唇或咬物等。如果发现有口腔不良习惯，应尽早破除，长时间的口腔不良习惯将影响牙及面颌部的正常生长发育。

3. 儿童时期的防治

（1）饮食习惯：儿童时期全身和颅颌面的生长发育很快，应注意补充富含营养和一定硬度的食物，促进和刺激牙颌正常发育。应避免偏食，教育儿童养成良好的饮食习惯。

（2）防治疾病：如有扁桃体过大、鼻炎、鼻窦炎时，应尽早治疗，以维持呼吸道通畅，从而避免口呼吸习惯。长期呼吸功能异常的患儿，常可造成牙颌畸形，因为通畅的鼻呼吸才能促使腭部在发育过程中正常下降；此外，一些影响生长发育的急性或慢性病也应尽早治疗，否则将影响牙及颌骨的发育。例如恒牙釉质的钙化发育期为：第一恒磨牙在出生当时；上下中切牙、下侧切牙及上下尖牙在出生后第 3~5 个月；上侧切牙在出生后第 2 年初；第一前磨牙在出生后第 3 年左右开始；第二前磨牙在出生后第 4 年左右开始。这些牙的釉质发育不全就记录了其在生命发育期中的全身障碍。因此，出生后患儿全身健康的维护对牙釉质钙化及口颌系统的发育十分重要。

（3）防龋：防龋是口腔预防保健的首要任务。由于乳牙列从 3 岁建𬌗直至 12 岁左右才被恒牙替换完，因此在儿童时期，保持乳牙列的健康完整十分重要。应养成儿童良好的刷牙和口腔卫生习惯，可通过窝沟封闭等避免龋坏的发生。如已发生龋坏，应及时治疗，恢复乳牙冠的正常外形以保持牙弓的长度及正常的咀嚼刺激，才能保障后继恒牙顺利萌出建𬌗。

（4）心理维护：婴幼儿喜欢亲人的拥抱、抚摸、引逗等亲昵活动。通过母乳哺育、母亲的依偎、微笑及照顾，可使其产生愉快和安全感，得到生理上的满足，这种满足有利于小儿的心理发育。反之缺乏亲人爱抚，则会影响其身心及智力发育，表现出胆小、孤独、迟钝等。据报道，疲倦、饥饿、不安全感、身体不适等均可导致幼儿吮指习惯。不良习惯也可对幼儿造成不利的心理刺激，特别是对年龄稍大的儿童，吮指行为及其所形成的牙颌畸形，常引起同学的讥笑和大人的责难，可造成某种程度的心理伤害，对此，家长决不能采取责备、吓唬或打骂的方法。其实，一些年龄较大的患儿常已意识到不应吮唇、吮指等，而且希望不这样做，但做不到，这时家长、老师、医生的正确指导及恰当的治疗才是唯一正确的方法，才能获得良好效果。

二、预防性矫治

预防性矫治包括：维持正常牙弓长度的保隙、助萌、阻萌，维护正常口腔建𬌗环境，去除咬合干扰，矫正异常的唇、舌系带，以及刺激牙颌发育的咀嚼训练等。因为完整的牙列、正常萌替和正常的功能运动，是促进牙颌面正常发育的基础。临床需要进行正畸预防性矫治和处置的情况主要有：乳牙或恒牙早失、乳牙滞留、恒牙萌出异常及系带异常。

1. 乳牙或恒牙早失

（1）病因：常见原因为龋齿、外伤、医生处理不当而过早拔除。

（2）临床表现：常见为以下四种。

下乳尖牙早失：可致下切牙向远中移动，下牙弓前段缩短，使上下牙弓大小不协调，常造成前牙深覆𬌗及牙中线偏移。

乳磨牙早失：第二乳磨牙早失后，第一恒磨牙常前移，以致后继前磨牙萌出位置不足而错位萌出及前方牙拥挤。多数乳磨牙早失，将明显影响咀嚼功能，造成单侧咀嚼和前伸下颌咀嚼习惯，可能造成单侧后牙反殆或前牙反殆。

恒上切牙早失：恒切牙早失后，破坏了牙弓的完整性，缺隙两侧的牙向缺隙区移动、倾斜，而使上下牙弓的咬合关系紊乱，上牙中线丧失。

第一恒磨牙早失：邻牙向缺隙倾斜、移位，对殆磨牙伸长，殆关系紊乱，影响下颌功能运动，咀嚼功能受障碍（图7-4）。

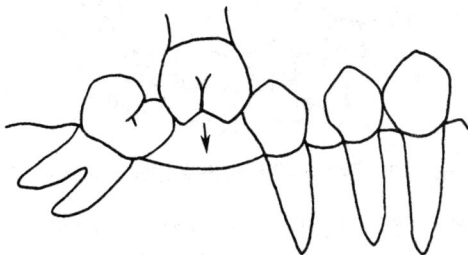

图7-4　6早失，7近中倾斜，5远中倾斜，对殆牙伸长

（3）诊断

①乳牙早失：主要通过临床检查及X线片，如乳牙提前脱落，X线片显示后继恒牙牙根尚未发育或仅形成不到1/2，牙冠殆面有较厚的牙槽骨质覆盖即可诊断为乳牙早失。

②恒牙早失：通过临床病史、口腔检查和X线牙片可以确诊。

（4）矫治

A. 乳牙早失的治疗：为保持牙弓长度，使后继恒牙萌出有足够的位置，临床上常采用缺隙保持器。缺隙保持器的适应证及要求如下。

适应证：①乳牙早失，恒牙胚牙根形成不足1/2，牙冠上覆盖有较厚的骨组织。②间隙已缩小或有缩小趋势。③一侧或双侧多数乳磨牙早失，影响患儿咀嚼功能者。

要求：①能保持牙弓长度。②不妨碍牙及牙槽高度、宽度的发育。③能恢复一定的咀嚼功能。

常用的缺隙保持器：

a. 丝圈式固定缺隙保持器（图7-5），常用于个别后牙早失，注意丝圈应离开牙槽嵴1~2mm，不妨碍牙槽嵴宽度的发育，并与邻牙有良好的接触以保持缺隙的宽度。

b. 固定舌弓（图7-6），常用于下乳尖牙早失，在下颌第一磨牙做带环附固定舌弓，以维持下牙弓长度，在舌弓上焊阻挡丝维持下切牙与第一乳磨牙位置，使之不向缺隙移动。

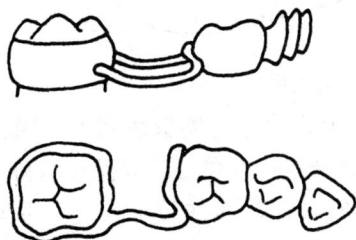

图7-5　丝圈式固定缺隙保持器

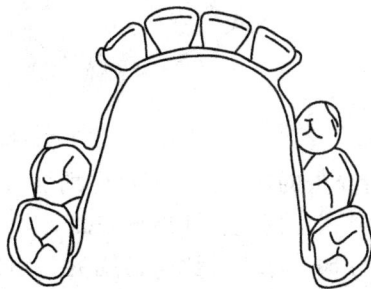

图7-6　固定舌弓

c. 活动义齿式缺隙保持器（图7-7），用于多数乳磨牙早失，可用活动义齿式缺隙保持器保持缺隙并恢复一定的后牙咀嚼功能。

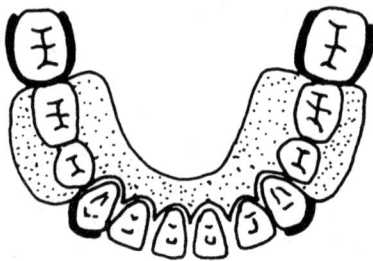

图7-7　多数乳磨牙早失义齿式缺隙保持器

d. 缺隙开大矫治器（图7-8），磨牙已近中移动，缺隙已缩小的患者可设计活动矫治器推磨牙向远中。也可采用固定矫治器，在增加前段牙弓支抗的条件下，用螺旋弹簧开展间隙，推第一磨牙向远中，或戴唇挡推磨牙向远中（图7-9）。

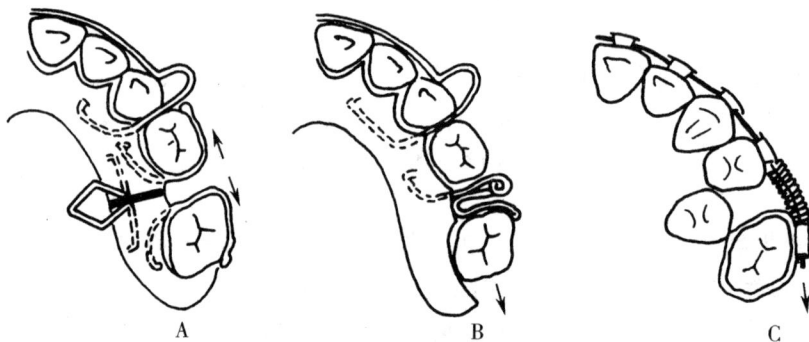

图7-8　扩大缺隙的矫治器

A. 用分裂簧；B. 用双曲簧；C. 用开大弹簧

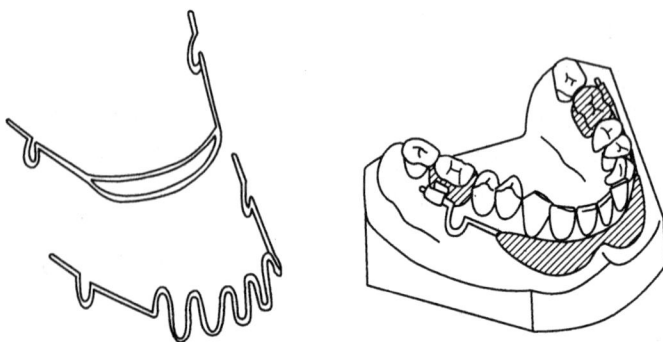

图7-9　推磨牙向远中的唇挡

B. 恒牙早失的治疗：一般也应酌情考虑是否采用间隙保持器保留间隙，保持缺隙的目的是待以后作义齿修复，即终身需戴义齿。如果判断困难，亦可待牙替换完后再作全面的矫治计划。但正畸临床中，比较常用的是用邻牙前移的替代疗法代替早失牙。常见的有以下几种。

上中切牙早失：可将侧切牙移至中切牙的位置上，并保持中切牙宽度的间隙，并先形成暂时冠，待成年后做全冠修复，恢复中切牙的外形。同时还应顺次让尖牙前移并磨改外形以代替侧切牙，继而让第一前磨牙顺次前移代替尖牙，其余后牙均顺次前移，尽量使上下颌牙列建立良好的尖窝关系（图7-10）。

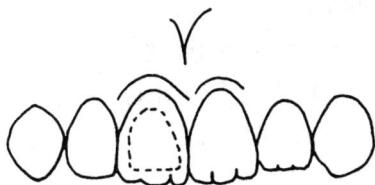

图7-10　恒中切牙早失，侧切牙甲冠修复成中切牙外形，尖牙牙冠改形成则切牙外形

第一磨牙早失：可酌情让第二磨牙前移代替第一磨牙，矫治过程中应注意防止第二磨牙近中移动时牙冠的近中及舌向倾斜，以及牙冠的近中舌向旋转，同时还应防止对𬌗磨牙伸长形成𬌗干扰（图7-11）。

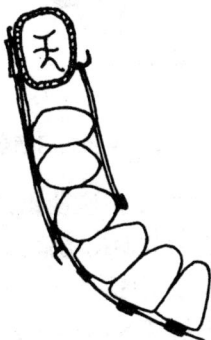

图7-11　固定矫治器移第二磨牙向近中，关闭第一磨牙间隙

2. 乳牙滞留

（1）病因：多为恒牙胚因外伤、异位、萌出道异常，使乳牙根完全或部分未被吸收而滞留。此外，可因乳磨牙严重龋坏致根尖周感染造成乳牙根粘连而滞留。

（2）诊断：主要通过临床检查评估乳牙是否逾期未脱，恒牙是否易位等。常见为下切牙和上侧切牙舌向萌出，上尖牙阻生、唇向或异位萌出而相应的乳牙未换。如果系乳磨牙粘连者，常可见龋损及充填治疗痕迹，主要通过X线牙片确诊。

（3）矫治：应先摄X线片，在确定有相应恒牙胚存在时，尽早地拔除滞留的乳牙，以便于恒牙萌出调整，有的观察数月后，恒牙常可达到正常位置。例如，恒下切牙舌向萌出，在拔除滞留乳下切牙后，如间隙足够，由于舌的活动，舌向错位的下切牙常能向唇侧移动到正常的位置。但是，上切牙舌向萌出后与下切牙已形成反𬌗关系时，常需要矫正。乳磨牙粘连的患者拔除粘连的乳磨牙后，应密切观察前磨牙的萌出。如果前磨牙牙根已基本形成但又缺乏自行萌出的能力时，应根据患者的牙龄、上下牙列拥挤等情况全面考虑后，再决定是否进行牵引助萌治疗。

3. 恒牙萌出异常

（1）恒牙早萌：在乳恒牙替换期间恒牙过早地萌出，此时恒牙牙根刚开始形成或尚未形成，早萌牙易受外伤或感染而脱落。

①病因：多系乳牙根尖周感染破坏了牙槽骨及恒牙胚的牙囊，使后继恒牙过早萌出。

②诊断：恒牙萌出时间过早时，临床检查可发现早萌牙常有轻度松动，X 线片显示恒牙根尚未形成或仅有近颈 1/3 牙根形成。

③矫治：早萌牙因无牙根或牙根很短易受外伤、感染而脱落。因此应阻止其继续萌出，等待牙根形成后再让其萌出。临床上可用阻萌器阻止早萌牙萌出。阻萌器是在丝圈式缺隙保持器上加焊一根阻萌丝（图 7-12）。定期观察牙根发育情况，如牙根已形成 1/2 以上时，可取下阻萌器让其萌出。

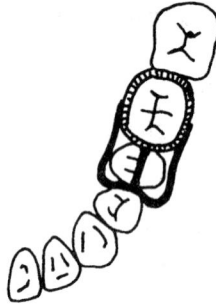

图 7-12　丝圈式阻萌器

（2）恒牙迟萌、阻生及异位萌出：恒牙在应萌出的年龄不萌而对侧同名牙已萌出时为迟萌。多系恒牙胚位置异常、缺乏萌出力或萌出道间隙不足所致。

a. 病因：①乳磨牙早失后第一磨牙近中移位造成间隙不足。②乳磨牙龋坏继发根尖周感染，牙根与牙槽骨粘连，妨碍了后继恒牙的萌出。③多生牙或残根使恒牙萌出道受阻。④囊肿、牙瘤、牙龈纤维组织增生等妨碍了恒牙的萌出。⑤替牙列期上颌尖牙、第二前磨牙萌出较晚，常因牙弓长度不足而阻生及异位萌出。

b. 诊断：X 线牙片显示未萌恒牙牙根已大部形成，位置异常，阻生在牙槽骨中。萌出道异常的恒牙常压迫邻牙牙根，造成牙根吸收。

c. 矫治：分析迟萌、阻生原因，尽早拔除迟脱的乳牙、残根、残冠、多生牙，切除囊肿、牙瘤和致密的软硬组织。如恒牙牙根已形成 2/3 以上而萌出力不足时，可用外科手术开窗、导萌（图 7-13），或牵引助萌（图 7-14）其阻生或迟萌的恒牙。对已造成邻牙根吸收者，则应根据个体情况全面考虑及选择拔牙或保存措施。

（3）恒牙萌出顺序异常：恒牙萌出的顺序对正常建𬌗影响较大。如上颌第一磨牙在下颌第一磨牙萌出之前萌出，当乳牙列有散在间隙时，上磨牙容易向前移动形成远中𬌗。上下颌第二磨牙先于尖牙和第二前磨牙萌出时，易前移引起牙弓长度变短，并使尖牙及第二前磨牙萌出时因间隙不足而错位萌出。

①病因：乳牙根吸收异常、乳牙滞留、乳牙根与牙槽骨粘连、乳牙冠的不良充填、恒牙胚的牙囊未被吸收等，均可引起乳恒牙替换时间紊乱。此外，也可能与遗传因素有关。

②诊断：临床检查可以确诊。必要时参考全颌曲面断层片。

③矫治：如第二磨牙先于前磨牙、尖牙萌出，可用第一磨牙前的固定舌弓维持牙弓长度，以便后继尖牙、前磨牙替换后有足够的间隙自行调整、排齐。如上颌第二磨牙已向前移

或已形成远中𬌗，则需设计唇挡等矫治器将上颌第二磨牙推向远中，以便保持磨牙中性𬌗关系。

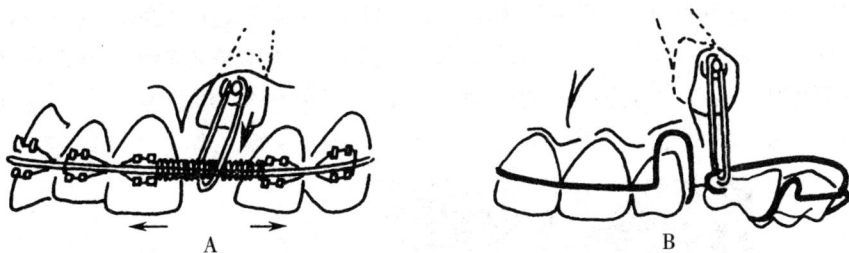

图 7-13　导萌

A. 上颌中切牙导萌；B. 尖牙导萌

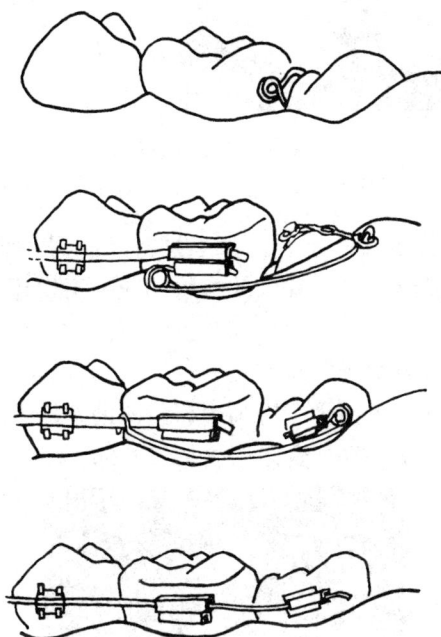

图 7-14　阻生牙牵引

4. 系带异常

（1）上唇系带附着异常：出生时唇系带附着于牙槽嵴顶，唇系带中的纤维组织伸入腭侧龈乳突，随着乳牙萌出和牙槽突的生长，唇系带附着的位置逐渐上移，到恒切牙替换后唇系带一般距龈缘约 4~5mm。异常的上唇系带可表现为粗大、宽厚而弹力差的纤维带，位于上中切牙之间与腭乳头相连，深嵌入腭中缝。此时，随唇的功能活动，系带牵拉而妨碍了上中切牙靠拢，从而形成上中切牙间间隙（图7-15）。

①病因：多系遗传因素或先天发育异常所致。

②诊断：临床检查时可见上中切牙间有间隙，其中有粗大的唇系带与腭乳头相连，牵拉上唇时切牙乳头区发白。X 线牙片检查时，可见上中切牙间腭中缝处的牙槽嵴较宽并有倒 V 形缺口。应注意与替牙期暂时性中切牙间隙相鉴别，后者 X 线牙片可见主要系侧切牙牙胚

压迫中切牙牙根所致。

③矫治：上中切牙间隙常用固定矫治器矫正，用关闭曲簧或托槽间橡胶圈牵引，将左右中切牙向中线靠拢关闭间隙。待间隙关闭后，采用外科手术升高唇系带的附着及切除多余纤维组织，以保持间隙关闭后的效果。如果间隙关闭后没有手术矫正异常的唇系带或手术不当保留了部分纤维组织，由于上唇的功能活动，系带纤维的牵拉常使中切牙间重新出现间隙。而如果过早进行切除手术，由于切牙间瘢痕的形成，反而影响正畸关闭间隙。

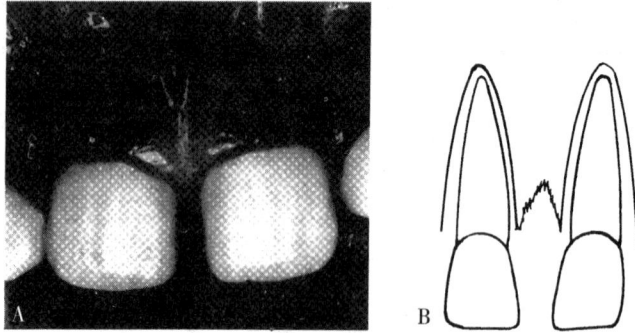

图 7-15 上唇系带附着异常
A. 异常唇系带；B. 上颌中切牙间腭中缝 V 形缺口

（2）舌系带过短：舌系带过短的患者，由于系带短妨碍了舌正常的功能活动，舌尖代偿性活动增加，姿势位时舌处于低位，在下牙弓舌侧或上下切牙之间，影响发音，易形成吐舌，可导致前牙开𬌗。

①病因：多系遗传与先天发育异常所致。

②诊断：临床检查时嘱患者上抬舌或医师用口镜协助上抬舌时，可见舌系带附着于舌的较前端，系带短，舌前伸和上抬活动均受障碍（图 7-16）。

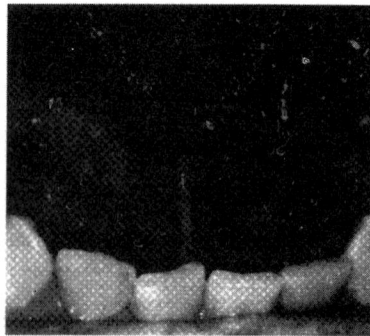

图 7-16 舌系带过短

③矫治：舌系带过短的患者常伴有下牙弓过宽、前牙开𬌗，应在矫治错𬌗的同时，做舌系带矫正手术以增长舌系带，使舌恢复正常的功能活动。

（秦丽红）

第三节 早期阻断性矫治

阻断性矫治是对乳牙列期及替牙列期因遗传、先天或后天因素所导致的，正在发生或已初步表现出的牙、牙列、咬合关系及骨发育异常等，采用简单的矫治方法进行治疗，或采用矫形的方法引导其正常生长。其目的是阻断畸形发展的过程，使之自行调整，建立正常的牙颌面关系。在正畸治疗中，预防矫治和阻断矫治两者间，只有时间上以及是否已有畸形表现的区别。预防矫治是"防患于未然"阻断矫治则是消除早期的"星星之火"，防其"烽火燎原"。

一、口腔不良习惯的矫治

口腔不良习惯可因疲倦、饥饿、不安全感、扁桃体肥大、鼻气道阻塞等复杂的生理、心理因素所引起，系一种儿童无意识行为。由于不良习惯可导致口颌系统在生长发育过程中受到异常的压力，破坏了正常肌力、咬合力的平衡、协调，从而造成牙弓、牙槽骨及颌骨发育及形态异常。口腔不良习惯持续的时间越长，错殆发生的可能性和严重程度就越大。因此，尽早破除不良的口腔习惯、阻断畸形的发展十分必要。常见的口腔不良习惯有以下几点。

1. 吮咬习惯　常发生在婴儿时期，由于吮吸活动不足、过早断奶、无意识动作或缺乏与家人的情感交流，常常在哺乳时间之外或睡眠时吮吸手指、吮颊、吮唇等，多数儿童可随年龄的增大，被其他活动所取代而消失，一般不会产生不良作用。但这种吮咬活动如果持续到3岁以后并加重，则应属于口腔的不良习惯。临床上可因吮咬习惯的不同表现，导致不同的错殆畸形。

(1) 临床表现：常见吮咬习惯有以下五种，可形成不同的错殆畸形。

①吮拇指：由于拇指放在上下前牙之间可造成上切牙前突、下切牙内倾、前牙开殆，同时因吮拇时唇颊肌收缩，颊肌的压力增大可使上牙弓缩窄、腭穹高拱、后牙伸长，下颌向下、后旋转。

②吮其他指：与拇指不同，其他手指的放置多将下颌引导向前而使下颌过度前伸，造成对刃殆或反殆。

③吮咬唇：如咬上唇，下颌常前伸，上前牙区唇肌张力过大，妨碍了上牙弓前段的发育，易形成前牙反殆；如吮咬下唇，常造成上前牙舌侧压力过大而使上前牙前突，同时下切牙唇侧压力过大而使下切牙内倾，妨碍下牙弓前段的发育，下颌后缩，临床上较为常见。

④吮咬颊：由于吮咬颊部，牙弓颊侧的压力过大，妨碍了牙弓宽度的发育，可使上下牙弓狭窄，或形成后牙开殆。

⑤咬物：如咬铅笔、咬袖、啃指甲等，在咬物的位置上常呈局部小开殆。

(2) 防治方法：婴儿期吮咬习惯患者，除注意改进喂养方法，国外常采用在口中放入奶嘴形橡皮乳头（这种方法所造成的损害较吮吸习惯小，可持续到儿童自发停止使用为止），也可在吮吸的拇指或示指上涂黄连素等苦味药水，或将手指戴上指套以阻断其习惯（图7-17A）。儿童期，则应通过讲清道理，调动儿童自身的积极性，自行改正口腔的不良习惯。决不能采用责备和打骂的方法，因为这样做会增加患儿的不安全感和孤独感，不仅达不到效果，反而对患儿的心理健康发育不利。如果不良的吮咬习惯改正十分困难，可做破除不良习惯的矫治器如腭网（图7-17B）、唇挡丝（图7-18）、唇挡（图7-19）、颊屏（图7-20）等。

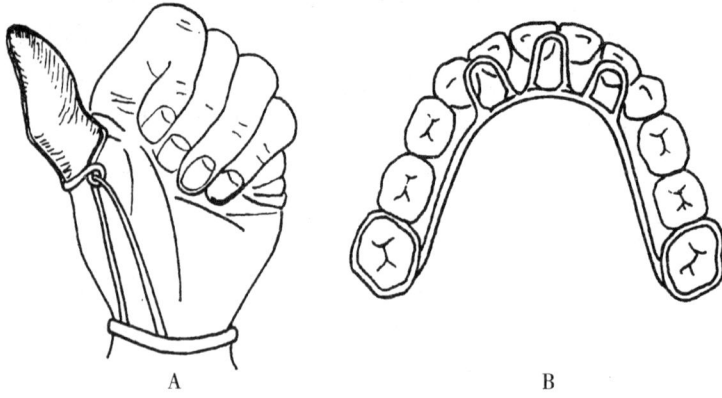

图 7-17　破除吮指习惯常用方法

A. 指套；B. 腭网矫治器

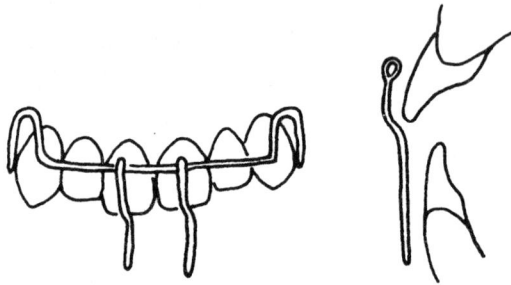

图 7-18　唇挡丝破除咬唇不良习惯

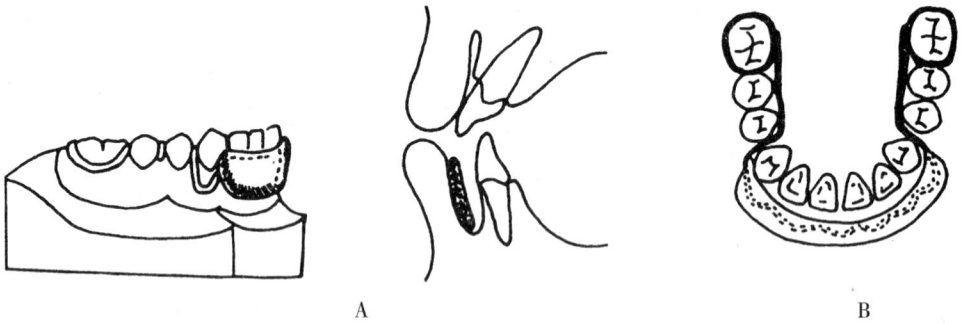

图 7-19　唇挡矫治器

A. 活动唇挡；B. 固定唇挡

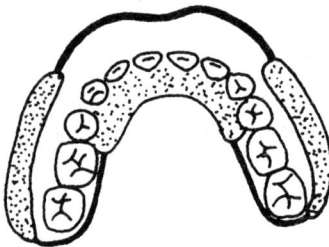

图 7-20　破除吮颊习惯的颊屏

2. 异常吞咽及吐舌习惯

（1）临床表现

①异常吞咽：婴儿不仅通过吮奶吸取生长必需的营养物质，而且充分的吮吸活动还能刺激口颌系统的发育。婴儿型吞咽是乳牙萌出前的吞咽方式，即舌放在上下颌龈垫之间，唇、颊收缩形成唧筒状吸奶并进行吞咽。牙萌出后，正常的吞咽为提下颌肌收缩，使上下颌牙接触、唇闭合、舌背与腭穹接触，舌尖接触硬腭前份上切牙乳头并向上、后推动使食物进入咽部，再到食管。一些保留了婴儿型吞咽的患者，或因慢性咽喉炎刺激而舌位前伸的患儿，吞咽时舌刺入上下前牙之间，并在吞咽时面部表情肌和唇肌活动明显。伸舌吞咽可表现出两种不同的错殆畸形，对于水平生长型的患儿常表现为双牙弓前突，垂直生长型者常表现为前牙开殆。

②吐舌习惯：最常见为患儿常将舌头放在上下前牙之间形成开殆，因此前牙开殆间隙多呈与舌外形一致的楔形间隙。由于舌经常放在上下牙之间，颊肌张力增大，可导致上牙弓缩窄。由于后牙咬合打开使后牙继续萌出常导致下颌向下、向后旋转生长。吐舌习惯的部位也可为牙弓侧方，则表现为相应的侧方开殆。

（2）防治方法：从病因学上，吐舌可以是原发性的或继发性的。治疗方法除教育儿童改正不良吞咽和吐舌习惯，教导患儿正常的吞咽方法外，对有扁桃体过大、慢性扁桃体炎、佝偻病等的继发性患者，应治疗其局部及全身疾病后再作正畸治疗。必要时可做腭刺、腭网（图7-17）或腭屏（图7-21）破除伸舌吞咽和吐舌习惯，同时训练正常的吞咽动作。

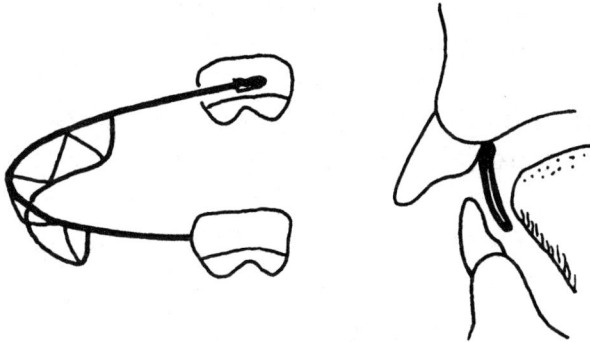

图7-21　破除吐吞习惯的腭屏

3. 口呼吸习惯　即常因慢性鼻炎、鼻窦炎、鼻甲肥大、腭扁桃体或咽扁桃体肥大等鼻咽部疾病，使鼻呼吸道阻塞而长期习惯于部分或全部用口呼吸。

（1）临床表现：这类患者由于长期习惯于张口呼吸使下颌及舌下降，唇肌松弛、开唇露齿、唇外翻、上前牙前突、上牙弓狭窄；由于气道从口腔通过妨碍了硬腭的正常下降，腭穹高拱；由于张口时后牙继续萌出而使下颌向下、向后旋转，形成开殆和长面畸形。

（2）临床诊断：检查时应了解鼻及咽呼吸道是否通畅。最简单的鼻气道检查方法是让患者闭口，作深吸气、呼气，正常时外鼻翼会扩张，即鼻孔的大小及形态随呼吸而变化。若用少许棉花放在鼻孔前，呼吸时可明显见到棉花飘动。此外，也可用一块双面镜平放在患者鼻孔与口裂之间，1~2分钟后观察镜子的口面和鼻面的镜面是否有雾气，以判断是否有口呼吸。

（3）防治方法：首先应治疗慢性或急性鼻呼吸道疾病，必要时切除过大的扁桃体，待鼻呼吸道完全通畅后，再酌情进行矫治；年幼的儿童，畸形尚不严重时，除教育其不用口呼吸外，可用前庭盾改正口呼吸习惯。前庭盾置于口腔前庭部分，双侧延至第一磨牙，前份与前突的上切牙接触，双侧后份离开后牙 2~3mm，以促进切牙压入，后牙弓扩大（图 7-22）。

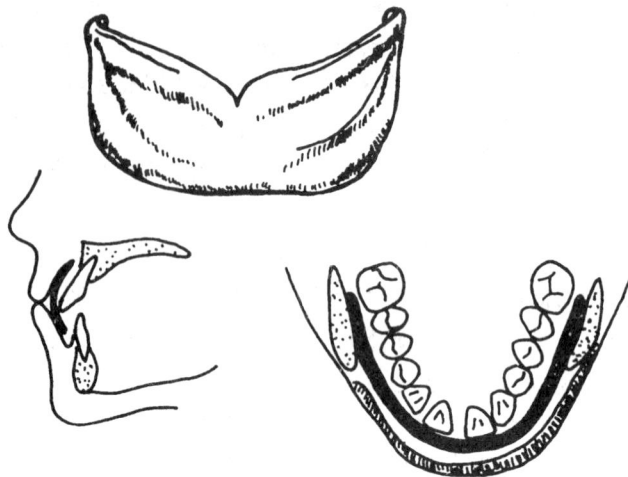

图 7-22　前庭盾

4. 偏侧咀嚼习惯　常因一侧后牙龋坏疼痛或一侧牙为残根、残冠而用单侧咀嚼，长期单侧咀嚼习惯可使下颌的功能侧发育过度、废用侧发育不足，功能侧咀嚼肌、翼内肌发达，废用侧肌张力不足。

（1）临床表现：面颊部左右侧不对称，咬合时下颌偏向一侧，颏点及中线偏斜，甚至形成单侧反𬌗，磨牙关系可能为一侧中性𬌗，或一侧远中𬌗、一侧近中𬌗，长期单侧咀嚼可形成偏颌畸形。

（2）防治方法：尽早治疗乳牙列的龋齿，拔除残冠、残根，去除𬌗干扰，修复缺失牙，并嘱患者注意训练用双侧咀嚼。对已形成错𬌗者，应根据错𬌗的情况，尽早进行以恢复正常咬合运动轨迹及生理刺激的一般性常规矫治。

二、牙数目异常的早期治疗

1. 多生牙　牙胚在发育过程中发生异常而形成一个或数个多生牙，其牙冠萌出方向一般向𬌗方，但在中切牙区有的冠根倒置而冠向鼻底。多生牙的发病率约为 0.3%~3.8%，其形态多为圆锥形、钉形，偶尔也与相邻恒牙相似。由于牙弓中存在多生牙，常使正常的恒牙迟萌或错位萌出（图 7-23）。

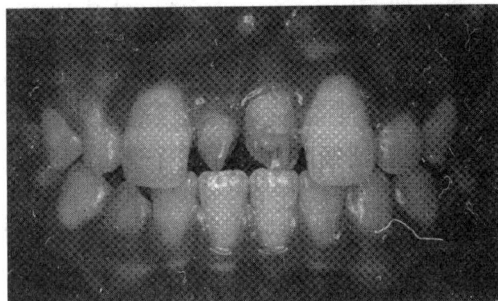

图 7-23 上中切牙间多生牙

（1）病因：多为遗传因素或先天发育异常。

（2）诊断：多生牙多出现于上颌，形状可同正常牙，但更多为畸形牙、过小牙，常伴有邻接恒牙错位、扭转。未萌多生牙常使恒牙分开，牙弓中出现间隙，最常见为埋伏多生牙所致的中切牙间隙，X线牙片可准确地做出诊断。有时，临床检查在上颌中切牙区仅有一颗已萌多生牙，X线牙片显示牙槽骨中还有阻生的多生牙。因此临床检查发现有多生牙的儿童，均应摄X线牙片或全颌曲面断层片以确诊其系一个或多个多生牙。

（3）矫治：尽早拔除多生牙，观察恒牙自动调整。对严重恒牙错位、扭转、间隙，或已形成反𬌗且不能自行调整时，可尽早用简单的矫治器矫治恒牙错位。如果阻生牙冠根倒置及位置高、不压迫恒牙牙根、不妨碍恒牙的移动，而且外科手术拔除困难时，可以定期观察暂时不予处理。

2. 先天缺牙 是牙胚发育异常所致，临床上可表现为缺一个牙、多个牙和全口缺牙。乳牙列中先天缺牙较少，多见于恒牙列中。其发病率为 2.3%～6.0%。较常发生缺失的牙依次为下颌侧切牙、上颌侧切牙、下颌第二前磨牙、上颌第二前磨牙以及第三磨牙（图 7-24）。多数牙缺失或全口缺牙称为无牙畸形，常伴有外胚叶组织发育异常，如缺少汗腺、毛发、指甲等。

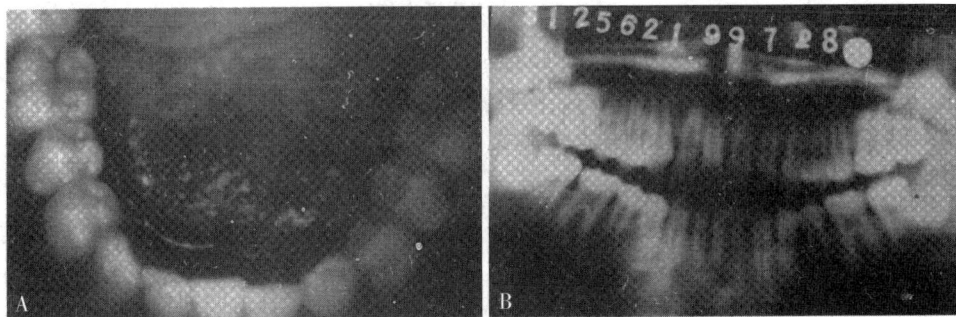

图 7-24 先天缺失牙

A. 缺失一下切牙；B. 曲面断层片显示无 1̅2̅ 牙胚

（1）病因：多为遗传因素，先天发育异常，外胚叶发育异常患者常有明显的家族遗传史。

（2）诊断：口腔及模型检查有缺失牙，无拔牙史，全颌X线片未见其恒牙胚。

（3）矫治：先天缺牙与恒牙早失的处理类似。在替牙列期可以观察其自行调整，待恒牙列期后，再根据错殆情况酌情处理。原则上对个别牙缺失的患者，尽量选用后牙前移的替代疗法，而多数牙缺失的患者只能用义齿修复的方法恢复牙列或咬合，以恢复其咀嚼功能。

三、个别牙错位的早期矫治

个别牙错位可形成咬合障碍，造成牙弓间隙缩小，妨碍牙、牙弓与下颌位置的正常调整，早期矫治个别牙错位并去除殆干扰，可阻断畸形的发展，引导牙、殆、颌、面正常生长。

1. 上中切牙旋转、外翻、错位的矫治 上中切牙萌出后旋转、外翻、错位，常可致侧切牙萌出时近中移动，旋转的上切牙舌侧边缘嵴可妨碍下颌向前调整，也可能使下切牙舌向或唇向错位。当 X 线牙片显示上中切牙根已发育 2/3 以上或基本发育完成时，应尽早矫治扭转或外翻的上中切牙，使之回到牙弓中正确的位置上。

矫治方法：可在上中切牙唇面粘接方丝弓托槽，在局部间隙开拓足够后，用局部或整体 0.012 英寸或 0.014 英寸钛镍丝，或 0.014 英寸不锈钢丝唇弓结扎入托槽的槽沟中，逐渐加力改正上中切牙的旋转（图 7-25），注意局部弓的末端不能刺激口唇及黏膜。同法，也可设计唇弓式活动矫治器，利用牵引力偶改正之。

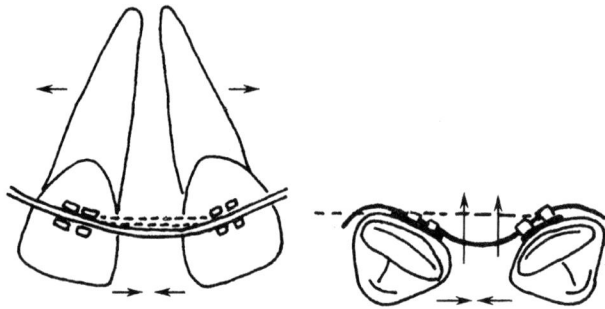

图 7-25 中切牙近中旋转

2. 上中切牙间隙的矫治 替牙列期上中切牙间隙可以是生理性的，即可因待萌的侧切牙的牙胚压迫中切牙牙根所致。随着侧切牙萌出，此间隙可自行关闭。但也可以是病理性的，常系中切牙间多生牙或异常的上唇系带所致，两者均需通过 X 线牙片判断。

矫治方法：可采用在中切牙唇面粘接托槽，并设计局部弓或弹簧关闭间隙。但切不可直接用橡胶圈套入两牙外缘关闭间隙，由于此期两中切牙牙冠远中倾斜多呈楔形，这将导致橡胶圈迅速滑入龈下，而被误认为橡胶圈已脱失，导致其不断向根尖区滑入，造成不可逆的牙槽骨吸收，最后导致中切牙伸长而脱落或不得不拔除。这是一种严重的医源性事故（图 7-26）。

3. 第一恒磨牙近中移动的矫治 第一恒磨牙近中移动的原因多系第二乳磨牙因龋坏早脱或第二乳磨牙残根、残冠。此时第一恒磨牙萌出后失去与第二乳磨牙的正常接触关系，而向近中移动占据第二前磨牙的位置。为了让第二前磨牙萌出时有足够的间隙，早期治疗的目标应是将近中移动的第一恒磨牙推向远中以维持间隙并等待第二前磨牙萌出。

矫治方法：①可用活动矫治器附第一恒磨牙近中的分裂簧，或摆式矫治器，推其向远中。②也可在第一恒磨牙带环上焊颊面管用唇挡（白天）及面弓（夜晚）推第一磨牙向远中。③采用固定矫治器，以前段牙弓和对侧牙弓作支抗，用螺旋弹簧推第一恒磨牙向远中。

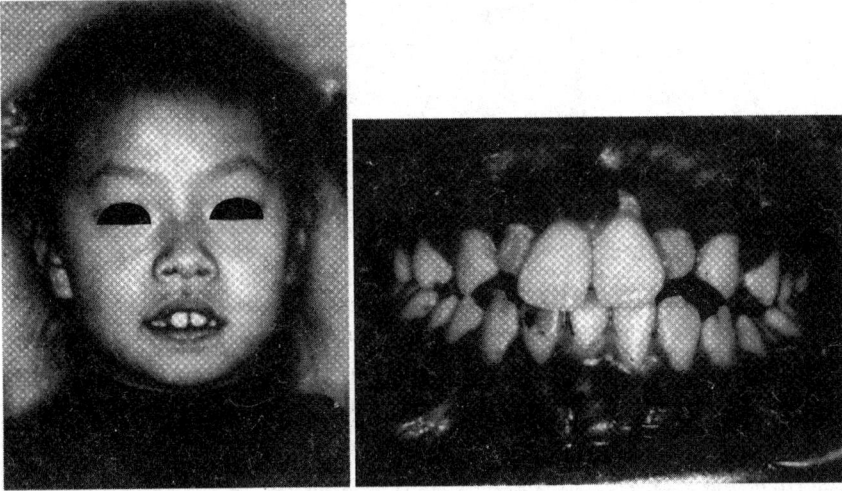

图 7-26　医源性中切牙伸长

患儿，女，用橡皮圈套入关闭中切牙间隙，橡皮圈滑入龈下导致切牙伸长，牙槽骨吸收，最终拔除

四、牙列拥挤的早期矫治

乳牙列期牙列拥挤极少见，主要为替牙期牙列拥挤。替牙期牙列拥挤很多系暂时性的，为此，首先应鉴别该拥挤是暂时性的还是永久性的。如为暂时性畸形应进行观察，替牙过程中常可自行调整；如为永久性畸形则应分析其拥挤程度属轻度、中度、重度，再根据情况酌情处理。

替牙𬌗期暂时性牙列拥挤的鉴别诊断主要采用模型计测分析法，特别是 Moyer 预测分析法。即通过对下颌最先萌出的下颌 4 颗切牙宽度的计测，查表得出尚未萌替出的恒尖牙及恒前磨牙总宽度，从而预估是否有足够的间隙供其萌出，是否会因间隙不足而造成牙列拥挤。如果通过模型分析显示现有牙弓长度等于或大于后继恒牙的牙冠总宽度，则恒牙列不会出现拥挤现象。此时如下切牙牙冠舌侧萌出且拥挤不齐，应属暂时现象，多系乳切牙迟脱所致，下切牙常可随舌压力自行向唇侧及向远中调整排齐，故称为暂时性牙列拥挤，而不必急于矫治。

临床上，如诊断为暂时性拥挤，应定期观察暂不作处理。如果通过模型分析显示现有牙弓长度小于后继恒牙的牙冠总宽度，可诊断为牙列拥挤，一般将其分为轻度、中度、重度，再根据情况酌情处理。

1. 轻度牙列拥挤的矫治　拥挤量不足 4mm 的轻度牙列拥挤患者，应定期观察（一般每 6~12 个月复诊），随着恒牙的萌出、颌骨及牙弓的长度与宽度的发育，可能自行生长调整为个别正常𬌗。但如发现有唇肌、颏肌张力过大，妨碍了牙弓前段发育时，应用唇挡消除异常的肌张力，以便切牙向唇侧自行调整。如果第一前磨牙萌出时间隙不足，可以片切第二乳磨牙牙冠的近中邻面，让第一前磨牙能顺利萌出（图 7-27）。如果第二乳磨牙有龋坏及第一恒磨牙有近中移动倾向，可做固定舌弓维持前段牙弓长度，以阻止第一恒磨牙前移。

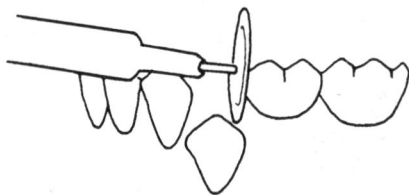

图7-27 片切第二乳磨牙远中，使间隙不足的第一前磨牙萌出

2. 中度牙列拥挤的矫治 混合牙列期拥挤量为4~8mm的中度牙列拥挤患者，由于很难预计生长调整变化，一般也不进行早期矫治，除了与上述轻度牙列拥挤相同的间隙监护、片切乳磨牙邻面外，可以定期观察至恒牙列期，再酌情按牙列拥挤矫治法矫治（见牙列拥挤的矫治）。但对一些伴有个别恒牙反𬌗、阻碍咬合及颌骨发育调整的错位牙，可在此期设计简单矫治器矫正，以保障正常的建𬌗过程及颌骨位置的生长调整。

3. 严重牙列拥挤的矫治 对拥挤量大于8mm确诊为严重牙列拥挤及有家族史拥挤倾向的患儿，可采用序列拔牙法治疗。但采用该矫治法应十分慎重，因为疗程长达3~4年，患者必须合作，且必须在有丰富临床经验的正畸医师监控下进行。应定期摄全颌曲面断层片，取牙𬌗模型，观察患儿的牙𬌗生长发育情况。此外，采用序列拔牙法的病例一般不可能完全调整得很理想，仍常需在恒牙列期再做进一步调整治疗。目前用现代固定矫治器技术对牙列拥挤的矫治并不困难，如果医师经验不足，患者不能坚持定期复诊时，宁可观察，等待恒牙替换完，拥挤程度确定后，再进行矫治。

4. 病例报告（图7-28）。

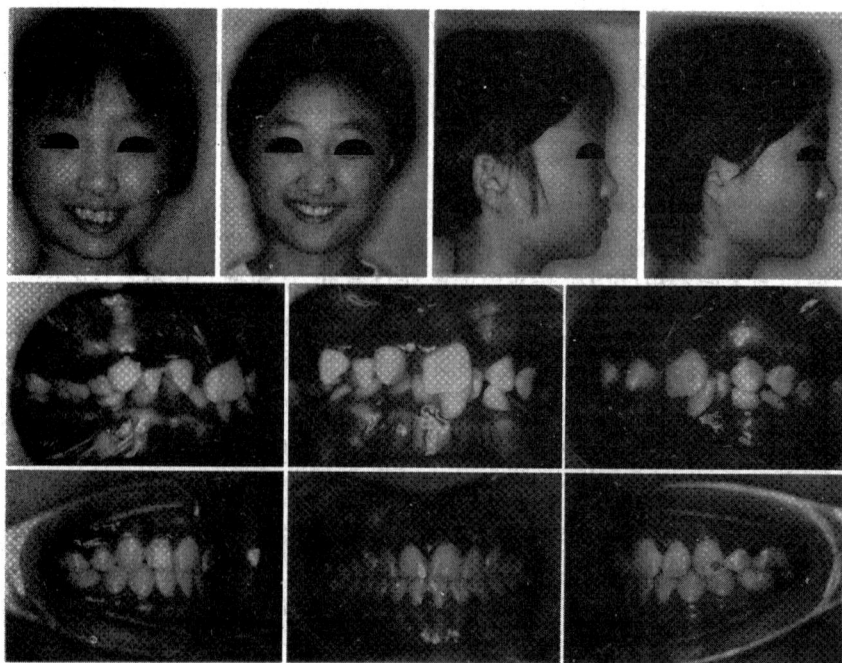

图7-28 安氏Ⅱ类错𬌗，拥挤、下颌后缩矫治前后面𬌗像

李某，女，10岁，替牙𬌗。磨牙远中关系，牙列拥挤，前牙深覆𬌗，下颌后缩。

诊断：安氏Ⅱ类Ⅰ分类，毛氏Ⅱ^2+Ⅰ^1。

矫治设计：双期矫治。第一期：片断弓改正前牙拥挤，双殆板（twin block）功能矫治器调整咬合。第二期：拔牙、标准方丝弓矫治。

治疗时间：第一期治疗9个月：3个月用片断弓排齐前牙，继而6个月，用双殆板功能矫治器矫正颌骨矢状不调，磨牙达到中性关系。第二期治疗12个月，拔除4颗第一前磨牙，用标准方丝弓矫治，牙列达正常殆，疗效稳定。

五、反殆的早期矫治

早期乳牙反殆或个别恒前牙反殆的患儿多为牙性及肌性反殆，如果不进行治疗，其颌骨可因长期生长受障碍而形成Ⅲ类骨性反殆，原表现为凹面的颜面畸形将越来越严重，治疗也越来越困难。因此，反殆患儿应尽早矫治以阻断畸形的发展。

1. 乳前牙反殆的矫治　乳前牙反殆是乳牙列期常见的错殆畸形，应尽早矫治。一般在3~5岁左右进行。如果矫治的时间太早，患儿难配合治疗；太晚（6~7岁），乳恒切牙替换期，乳牙根已吸收给治疗带来困难，则应观察暂不矫治。

矫治方法如下：

（1）反覆殆浅者：可采用调磨法矫治，即调磨下切牙切缘的舌侧部分、上切牙切缘的唇侧部分，使上下前牙解除反殆锁结关系。特别应注意调改未磨耗的乳尖牙，以便下颌闭合运动时无咬合干扰而回到正常的位置。如果反殆系后牙龋坏失牙后习惯性前伸下颌咀嚼所致，则应治疗龋齿，暂时修复后牙区失牙以恢复后牙咀嚼，同时应训练患儿克服前伸下颌的习惯。

（2）反覆殆中度者：可选用上颌殆垫附双曲舌簧的活动式矫治器推上前牙向唇侧，一般采用在下颌后退位制作解剖式殆垫，殆垫的高度以脱离前牙反殆的锁结关系为宜，注意双曲舌簧的弹簧平面应与上切牙长轴垂直，用轻微的矫治力则可引导上前牙向唇侧（图7-29）。当反殆解除后，应及时磨低殆垫以免长期殆垫压低后牙。矫治器通常7~10天复诊加力一次，每次打开舌簧1mm，嘱吃饭时必须戴矫治器，反殆解除后，应注意调改上下乳前牙的咬合早接触点，特别是过高的乳尖牙牙尖，一般在3~6个月内完成矫治。

（3）反覆殆深者：可设计下颌联冠式斜面导板或下颌殆垫式联冠斜面导板（图7-30），斜面与上切牙长轴呈45°以引导上切牙向唇侧。如斜面太平，则垂直压入分力过大，不仅压低了切牙，也无引导上切牙向唇侧的力；斜面过陡，上切牙受力过大，不利于上切牙调整（图7-31）。如果需移动4个上乳切牙向唇侧，下颌6个前牙联冠支抗不够时，可以将舌侧基托向后牙舌侧延伸至下颌第二乳磨牙舌侧以增加下颌的支抗。由于吃饭时必须戴矫治器，因此下颌联冠式斜面导板不适于上颌切牙参差不齐严重、反覆殆浅以及反覆盖过大不能后退至对刃殆的患儿，否则可因下颌后退有限，致使斜面的舌面压迫舌倾上切牙唇面而造成反殆加重。

（4）反覆盖过大者：多系骨性反殆，可根据畸形机制选择矫形治疗：如系下颌过长，可先戴头帽、颏兜抑制下颌骨的生长；如系上颌不足，可用面框前牵引上颌，待反覆盖减小后再视反覆殆的深度选择上述口内矫治器进行矫治。

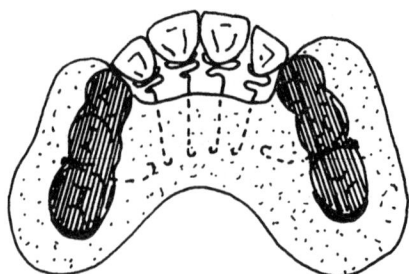

图 7-29　殆垫式活动矫治器

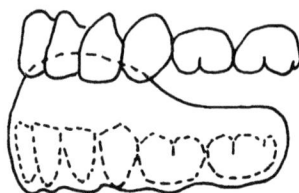

图 7-30　下颌殆垫式联冠斜面导板

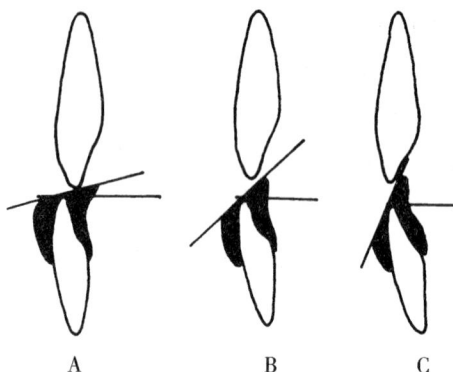

图 7-31　联冠式斜面导板的斜面设计

A. 过平；B. 合适；C. 过陡

2. 替牙期个别恒切牙反殆的矫治　多系乳牙迟脱，恒上切牙舌向错位与下切牙呈反殆关系，或下切牙唇向错位与上切牙呈反殆关系。

矫治方法：

（1）上切牙舌向错位所致个别恒牙反殆：反覆殆浅或上恒切牙正萌长者可用咬撬法。反覆殆中度者可用上切牙斜面导冠（图 7-32）或用上颌殆垫式活动矫治器。

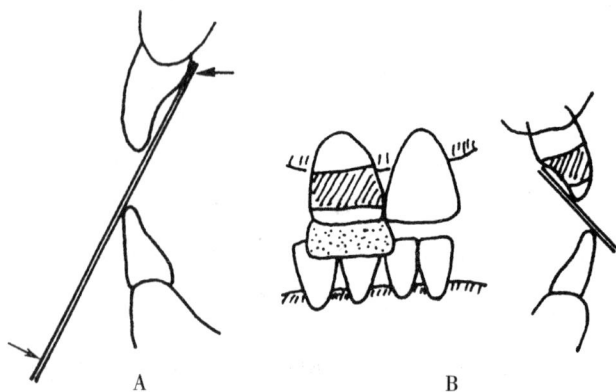

图 7-32　个别牙反殆的矫治

A. 压舌板咬撬法；B. 斜面导冠

（2）下切牙唇向错位伴间隙所致恒切牙反殆：一般可将矫治器做在下颌，即下颌活动矫治器附后牙殆垫以脱离反殆切牙的锁结，如同时伴有上切牙舌移者，还可附加导斜面，然后用双曲唇弓内收移唇向错位的下切牙向舌侧，每次复诊通过磨减下切牙区基托舌面及唇弓加力，逐渐关闭间隙并改正反殆（图7-33）。

（3）伴拥挤的个别恒前牙反殆：常见为上侧切牙舌向错位呈反殆并前牙拥挤，如果经模型计测分析为牙弓内间隙不足、前牙槽发育不足且前牙不显前突，可采用殆垫式舌簧活动矫治器或简单固定矫治器（如2×4技术），通过向唇侧扩大排齐牙弓解除个别前牙反殆。而对诊断尚难确定的伴拥挤的恒前牙反殆，一般应观察等待至替牙完成后再进行治疗。

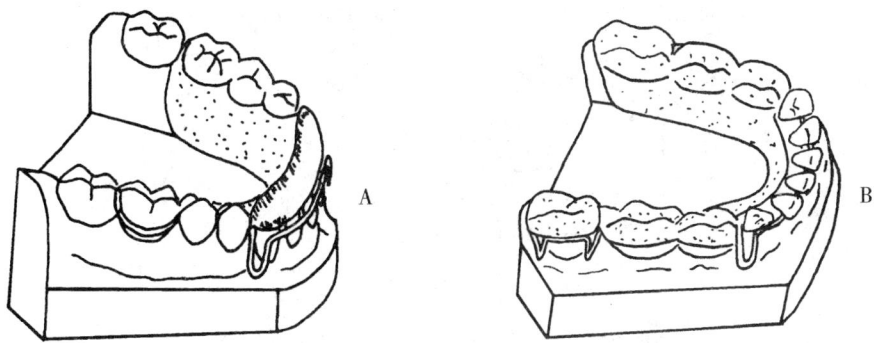

图7-33　下颌殆垫式矫治器矫治反殆

A. 加斜面；B. 加殆垫

3. 后牙反殆的早期矫治

（1）单侧后牙反殆：多系殆干扰而使下颌偏斜向一侧，其原因可能是一侧乳磨牙龋坏而长期单侧咀嚼所致。

矫治方法如下：

①调殆：仔细调改尖牙及乳磨牙咬合的早接触点以便下颌尽早地回到正常的闭合道位置。

②及时治疗后牙区龋齿，改正单侧咀嚼习惯。

③单侧殆垫式活动矫治器，在健侧做殆垫升高咬合，双曲舌簧移舌向错位的后牙向颊侧。特别是上颌第一恒磨牙舌侧萌出后的反殆，应尽早矫正到位，以利于前牙的正常建殆（图7-34）。

（2）双侧后牙反殆的矫治：乳牙列期双侧后牙反殆比较少见，可因咬合干扰、舌习惯、乳后牙早失、前伸咀嚼、腭裂修复术后上牙弓狭窄所致。

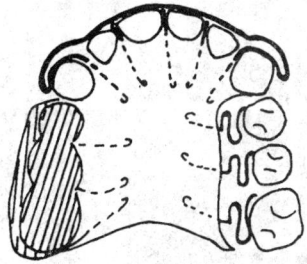

图7-34　矫正单侧后牙反殆的矫治器

矫治方法如下：

①仔细调𬌗，去除𬌗干扰，使之不妨碍下颌功能运动，观察牙弓的调整。

②如果第一恒磨牙萌出后仍为反𬌗时则应进行矫治。如系上牙弓狭窄，可以扩大上牙弓以改正后牙反𬌗。可选用以下矫治器：①活动式扩弓矫治器，附双侧上颌后牙平面𬌗垫，腭侧用分裂弹簧或扩大螺旋以扩大上牙弓，改正后牙反𬌗（图7-35）。②固定式扩弓矫治器，可采用 W 形簧或四眼簧扩弓矫治器扩大上牙弓，纠正双侧后牙反𬌗（图7-36）。

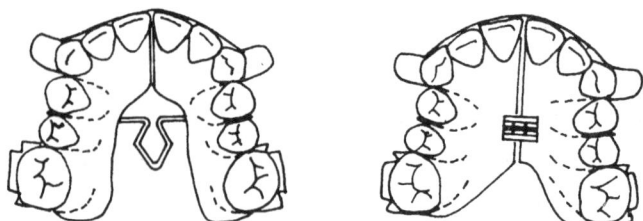

图 7-35　扩大牙弓矫治器（活动式）

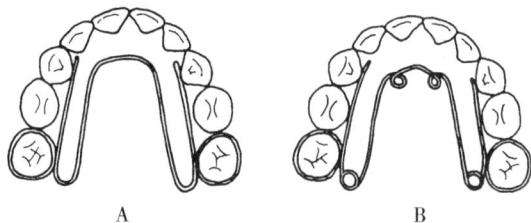

A　　　　　　　　　B

图 7-36　扩大牙弓矫治器（固定式）

A. W 形扩弓器；B. 四眼簧扩弓器

4. 病例报告　见图 7-37。

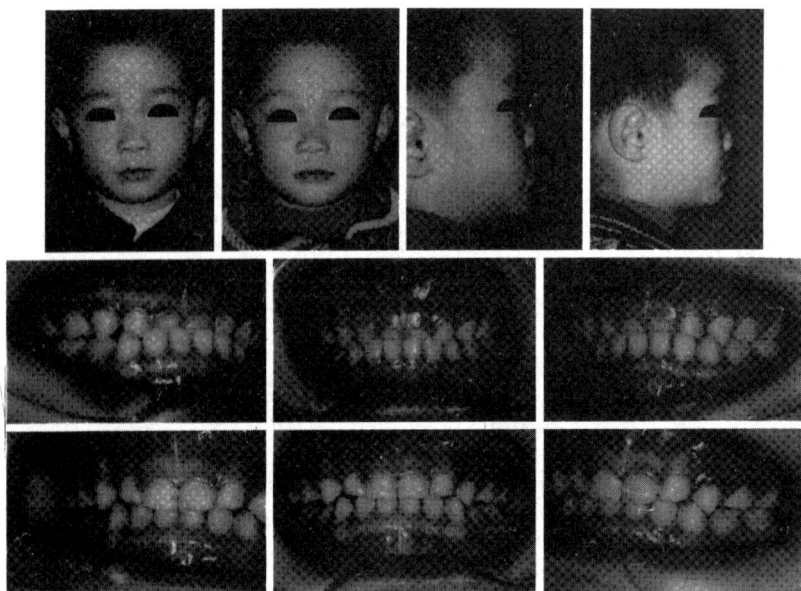

图 7-37　安氏Ⅲ类错𬌗，乳前牙反𬌗矫治前后面𬌗像

杜某，男，4 岁，乳牙验。磨牙近中关系。前牙反验，下颌前突，位置前移。

诊断：乳前牙反验，安氏Ⅲ类，毛氏Ⅱ[1]。

矫治设计：上颌验垫式活动矫治器。下颌后退位解剖式验垫，舌簧推乳上切牙向唇侧，调验。

治疗时间：1.5 个月，乳前牙反验解除，乳切牙达到正常覆验、覆盖。下颌回到正常位置。

六、深覆盖的早期矫治

在乳牙列及混合牙列早期的前牙深覆盖，多数是牙性、功能性的，磨牙多为安氏Ⅱ类验关系，可表现为上切牙前突、上切牙间隙、上切牙间多生牙、侧切牙舌向错位、上尖牙区狭窄，或下切牙先天缺失，并大多伴有深覆验、下颌后缩等。问诊及检查时多可发现有吮指、吮下唇习惯、咬合干扰、下切牙先天缺失、下前牙融合牙以及不良的唇位置（即静止及吞咽时下唇常置于上切牙舌面），后者常可致吞咽时吮吸压力的刺激而进一步加重畸形。过度前突的上前牙不仅影响美观、易造成前牙外伤，而且不良的唇习惯及唇齿位可进一步影响正常建验及上下颌骨的生长发育，因此应当早期矫治。

除上述牙性及功能性前牙深覆盖外，在乳牙列及混合牙列期也存在因颌骨发育畸形所致的骨性前牙深覆盖，即可因上颌前突或发育过度、下颌后缩或发育不足或两者共同引起。其早期诊断较困难，通常需要结合家族史、面型分析、模型测量及头影测量辅助进行判断。这类骨性畸形也可并发有牙错位、咬合干扰及功能异常。因此，对于伴有严重颌骨发育异常的患儿，一般应常规进行牙及功能调整治疗，此外，还应采用早期矫形力导引颌骨的生长。

矫治方法：对于因异常功能刺激及牙位置异常所致的前牙深覆盖，早期矫治的方法主要为阻断病因和咬合诱导调整如下。

1. 破除不良习惯 对患儿除应进行说服教育外，常需辅以破除不良习惯的矫治装置，如在双曲唇弓上焊向下的唇屏丝、戴下唇挡、前庭盾等；同时早期可进行肌功能训练，如上唇肌张力训练，通过矫正异常的肌位、肌力，可为恢复正常的肌功能创造条件。

2. 去除咬合障碍 正中验位的早接触、验干扰，如上侧切牙舌侧错位、上切牙畸形舌侧尖，上尖牙牙弓狭窄等，常导致下颌闭合运动时向远中滑动，形成前牙深覆盖。因此早期治疗应注意去除这些干扰因素，通过扩大牙弓、调磨畸形舌侧尖、尽早矫正错位上切牙等改正之。对下切牙融合或先天缺失的，一般应观察至恒牙列初期再决定是保隙还是代偿治疗。

3. 功能矫治器 因咬合障碍及不良唇习惯所致的深覆盖患儿，常表现为上切牙前突、下颌后缩，可设计功能矫治器矫正。最常用的功能矫治器为肌激动器，在其腭基托上可附分裂簧，利用其分裂簧加力及唇弓内收改善上牙弓形态，并通过其侧翼前导下颌达到最终改正前牙深覆盖的目的。此外，前导下颌的功能矫治器可促进髁突生长改建，适于因下颌后缩或下颌发育不良的骨性深覆盖患儿使用。

4. 固定矫治器 对替牙期恒上前牙舌向错位、不齐、前突、间隙的深覆盖患儿，也可考虑采用固定矫治器治疗。一般在已萌的第一恒磨牙上粘颊面管，前牙上粘托槽，采用弓丝上的曲或利用颌内及颌间牵引，排齐上前牙、解除咬合干扰、矫正深覆盖关系并改善颌位。

5. 口外矫形力 对确诊为上颌骨前突或发育过度所致的前牙深覆盖患儿，在进行上述治疗的同时应考虑早期口外矫形力的应用，即以头、枕或颈部作为支抗，使用头帽口外弓向后牵引抑制上颌生长，详见后述。

七、开𬌗的早期矫治

当乳牙或恒牙正在萌出或已经萌出时，因牙-牙槽骨的垂直向萌长及发育受干扰，在正中咬合位时不能与对𬌗牙发生接触而出现𬌗间间隙者，称为开𬌗。开𬌗出现于前牙区，称为前牙开𬌗，出现于后牙区，称为后牙开𬌗。早期开𬌗可分为牙性及骨性两类。在乳牙列期和混合牙列初期，由于牙萌及牙槽发育受障碍而致的牙性开𬌗最常见，常见于有吮拇指习惯、咬物习惯，以及乳磨牙与牙槽骨粘连的患儿，此外，也存在因遗传、先天因素、疾病（如佝偻病）等所致的骨性开𬌗。但后者相对较少，且矫治困难。因此临床上，幼儿期开𬌗早期矫治的对象，主要是针对由于牙-牙槽骨垂直生长受干扰所致的开𬌗畸形。

矫治方法：矫治开始之前，必须根据检查结果，仔细地分析其病因及机制。通常，病因的诊断，如吮拇指、咬物、吐舌习惯等的发现并不困难，但同时应仔细地分析其发病机制，是仅为牙-牙槽高度发育不足，还是由骨骼发育异常造成，以便确定相适的治疗方案。

乳牙列期和混合牙列期之初，观察开𬌗隙的形态和位置常可辅助诊断，如果开𬌗系由于吮拇指及咬物（如咬铅笔杆）习惯所致，常在相应的咬合接触区出现同形局部小开𬌗。而对于有吐舌习惯、舌刺入症的患儿，开𬌗隙则与舌刺入的相应前牙受压区的大小和形态相应，多呈梭形（图7-38）。通常对这类开𬌗畸形只要能早期及时应用舌刺、舌屏、腭网、指套等装置，破除口腔不良习惯，开𬌗畸形一般能得到自行纠正，但至成年后则需常规正畸治疗才能矫正。

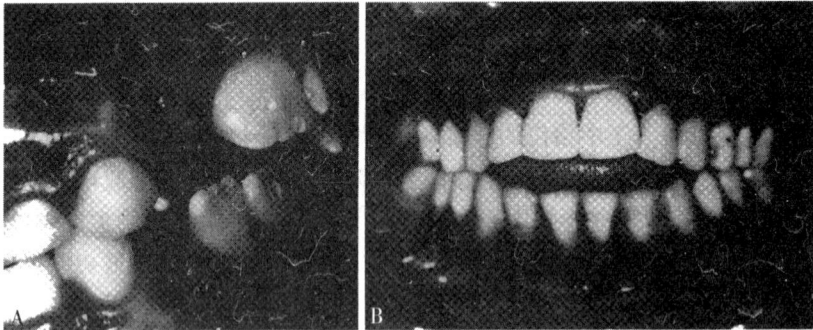

图7-38 口腔不良习惯引起的开𬌗
A. 混合牙列期；B. 恒牙列期

口腔不良习惯如果延续过久未得到改正，如吐舌从混合牙列初期到混合牙列晚期，甚至延续到恒牙列期，不但阻止了切牙-牙槽的垂直向生长，而且由于后牙长期脱离咬合接触而又受颊肌压力使后段牙弓缩窄，后牙不断伸长，还可能加重前牙开𬌗。此时的矫治则是既要使受限区切牙伸出移动，又要抑制过度萌出的双侧后牙，常用高𬌗垫式活动矫治器并应注意纠正不良习惯。

在正畸治疗中，并不是所有的错𬌗畸形都可以通过早期阻断矫治得到治愈，阻断矫治对牙颌的矫治是有一定限度的，故又称有限矫治。大多数的患儿都需到替牙后再进行后期常规正畸治疗。此外，对一些具有严重遗传倾向的严重错𬌗，例如复杂拥挤、重度骨性反𬌗、开𬌗、深覆𬌗、深覆盖等诊断一时难以确定的畸形，可观察至替牙结束后再开始治疗。而对一些有明显颌骨发育异常的患儿，可采用颌骨生长控制的方法进行早期功能矫形治疗。

（秦丽红）

第四节 早期生长控制和颌骨矫形治疗

对处于生长期因遗传或先天、后天原因有严重骨骼（主要是上颌骨及下颌骨）发育异常、异常倾向和肌功能性畸形表现的儿童患者，在早期（生长发育高峰期左右）可采用牙颌面生长导引和颌骨矫形治疗的方法，即用较大的重力，促进或抑制颌骨的生长，改变其生长方向、空间位置和比例关系，引导颅颌面正常生长。根据作用力的类型，早期生长控制和颌骨矫形治疗可以分为两类：①由肌能力（如肌力和咬合力）作为力源的功能矫形治疗。②以口外力（如头、颈、额为支抗的牵引力）作为力源的口外力矫形治疗。

功能矫形治疗 系利用肌功能力对颌骨生长的导引治疗，即通过口内戴入功能矫治器进行咬合重建，改变下颌的位置并牵张咀嚼肌、口周肌和黏骨膜，借助于被牵张肌及相应软组织收缩的力量，通过矫治器部件传递到牙、牙槽基骨和颌骨，导引并刺激其协调生长，达到矫正异常的颌骨生长和位置的目的。这类装置还可以调整异常的肌功能压力，同时矫正一些不良口腔习惯、唇舌肌异常活动以及矫正错位牙，因此，适于因功能异常及有早期骨骼生长异常的Ⅱ类及Ⅲ类错𬌗，如早期Ⅱ类下颌后缩畸形的下颌前导、Ⅲ类骨性及功能性反𬌗的咬合诱导治疗等。

口外力矫形治疗 即对颌骨生长的早期重力控制治疗，则是通过口外装置，以头、额、颏、颈作支抗，配合口内矫治器传力于上、下颌骨等结构，通过施以较大的力，刺激或抑制髁突或骨缝的生长改建，调控颌骨的生长方向，以矫正畸形。根据口外力的作用方向和作用部位，常用的口外力矫形装置有①口外前牵引装置，主要有面框和改良颏兜两种类型，用于对上颌骨的前方牵引，适用于治疗上颌发育不足或伴有下颌发育过度的Ⅲ类骨性反𬌗患儿。②口外后牵引装置，常用有面弓、J形钩及头帽、颈带颏兜，主要用于对上颌骨或下颌骨的后方牵引，适用于矫治Ⅱ类上颌前突（及上牙弓前突）和Ⅲ类下颌前突的患儿。③口外垂直牵引装置，常用有头帽、颏兜，主要用于骨性开𬌗的早期矫治。

一、骨性（或功能性）Ⅱ类错𬌗的早期矫形治疗

1. 下颌后缩 是儿童早期常见的牙颌畸形，可因功能性因素，如上切牙内倾、错位，上牙弓狭窄和吮下唇等不良习惯所致的下颌位置后移，以及骨性因素，如下颌骨过短、发育不足、位置后移等所致，并可同时伴有上牙-牙槽或上颌前突畸形。下颌后缩不仅影响牙弓的正常发育及建𬌗，而且严重影响面下1/3的发育及美观。为了尽早调整上下颌矢状向关系不调，纠正下颌后缩，刺激下颌的生长并抑制上颌及上牙弓的生长，应进行早期矫治。

下颌后缩的诊断主要通过面型分析、比较正中𬌗位与姿势位的面型差异、检查有无咬合干扰以及X线头影测量分析等进行，确诊并不困难。

治疗方法：下颌后缩畸形的早期治疗，多使用功能矫形治疗方法，除纠正不良习惯、去除咬合干扰、扩大狭窄的上牙弓外，功能矫治器的主要作用是前导下颌，刺激下颌髁突的生长，并调正颌骨位置，这是一种十分有效的治疗手段。一般常用的功能矫治器有肌激动器、功能调节器（FR）、双𬌗垫矫治器和Herbst咬合前导矫治器等，矫治器的戴入时机，以混合

牙列期中后期，恒前牙已基本替换完成后（牙龄ⅢB、ⅢC），骨龄显示在青春生长发育高峰期为佳。矫治器的制作及适应证，通常戴用6~12个月后，下颌前移达较好的前移位，可明显改善矢状向关系不调及侧貌美观。

2. 上颌前突　也是临床常见的Ⅱ类骨性错𬌗畸形，一般指表现为上颌骨前移及上牙-牙槽骨向前发育过度的Ⅱ类骨性错𬌗，多系遗传或长期不良习惯所致。大多数上颌前突患儿的上前牙唇向倾斜，前牙可有拥挤或间隙，但也可排列整齐而基骨前突。由于Ⅱ类骨性关系，其上颌前突而下颌相对后移或伴后缩，必然导致前牙深覆盖，同时其下切牙区下牙-牙槽常代偿性过长，Spee曲线过大，故严重者多并发有前牙深覆𬌗及腭黏膜咬伤。此外，该类患儿上唇多短而松弛、外翻、唇闭合不良、开唇露齿，十分影响美观及功能，应尽早进行矫治。

上颌前突的诊断主要应与下颌后缩相鉴别，尽管都表现为前牙深覆盖、深覆𬌗，但前者主要系上颌前移而后者则是下颌骨不足或位置后退所致。主要应通过侧貌分析、X线头影测量分析确诊，否则将导致错误治疗而加重畸形。上颌前突多采用口外力矫形治疗，早期矫治的目的是抑制上颌的矢向及垂直向发育，协调上下牙弓的关系。

治疗方法如下。

（1）不良习惯：对由于有吮下唇、吮颊及不良吞咽习惯而致的上牙弓狭窄、上牙-牙槽弓前突者，可用矫治器破除不良习惯，恢复牙弓的形态、矫正过度前突的上前牙并排齐。

（2）上颌发育过度：早期可选用头帽-口外唇弓矫治器，口内设计为有磨牙颊面管的唇弓式活动矫治器并附扩弓簧。口外装置的作用是以头枕为支抗向后牵引抑制上颌生长，牵引力一般为单侧400~500g，并注意力的牵引方向正确施力。口内磨牙区颊面管供内弓插入以将口外力传递至上颌，口内唇弓的作用系固位并结合扩弓簧的加力内收前突的上切牙，改善协调上牙弓形态。

（3）上颌前突并发下颌后缩：可选用附口外牵引弓的头帽式肌激活器（HGAC），通过口外力抑制上颌、上牙槽突、上磨牙，而口内矫治器前导下颌（图7-39）。在口内肌激活器上还可附扩大簧，以矫正狭窄的上牙弓使与下牙弓协调。

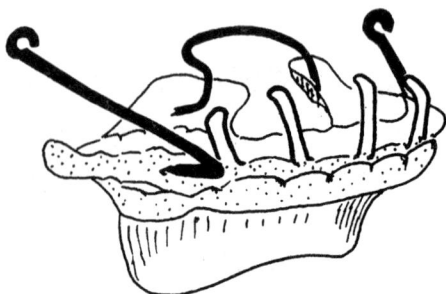

图7-39　头帽式肌激活器

3. 病例报告　见图7-40。

李某，女，10岁，替牙𬌗。磨牙远中关系。上前牙前突有间隙，前牙深覆盖，下颌明显后缩，面下1/3短。

诊断：安氏Ⅱ类Ⅰ分类，毛氏Ⅱ²。

矫治设计：不拔牙矫治，功能性矫治器（FR-Ⅰ）前导下颌。

治疗时间：7个月，上下牙列排齐，前牙覆殆、覆盖正常，磨牙达到中性关系。面下1/3高度恢复正常，下颌后缩畸形矫正。2年后复查，牙殆及面型正常，疗效稳定。

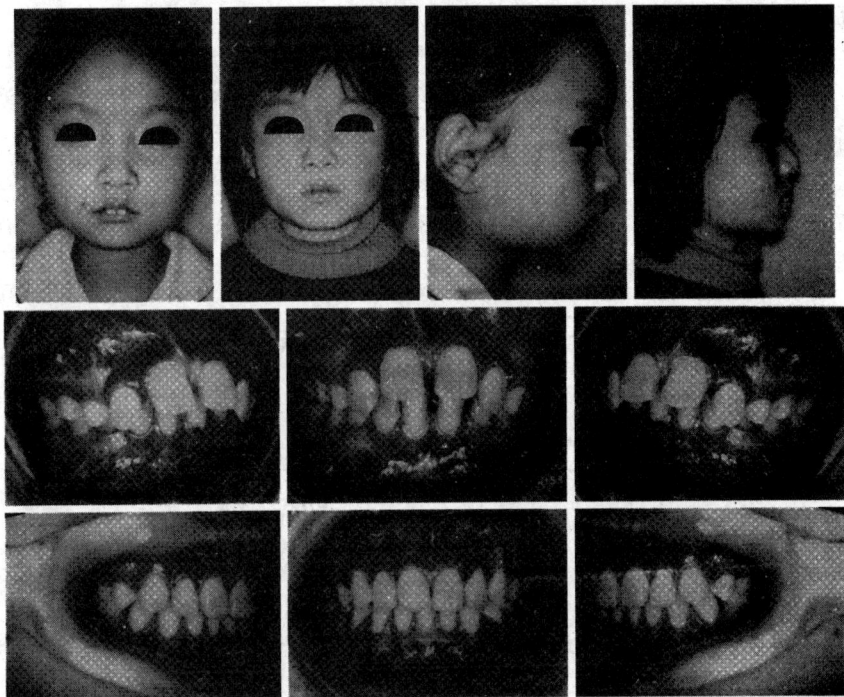

图7-40 安氏Ⅱ类1分类，上牙前突，下颌后缩，矫治前后面殆像

二、骨性（或功能性）Ⅲ类错殆的矫形治疗

1. 下颌前突

（1）功能性下颌前突：Ⅲ类功能性下颌前突，多系幼儿早期不良习惯、乳后牙早失、替牙障碍及乳、替牙期咬合干扰等原因，导致下颌前伸咀嚼所致的畸形。此类错殆可表现为前牙反殆、全牙反殆或一侧反殆，后者还表现为下颌偏歪。此类错殆畸形如不及时矫正，长期下去可抑制上颌发育及造成下颌发育过度，从而导致骨性反殆，偏颌畸形，不仅影响咬合而且严重影响面容美观，因此应尽早进行治疗。

功能性下颌前突的诊断主要通过临床检查、功能分析及X线头影测量分析进行，常可发现典型的咬合干扰（如下尖牙磨耗不足）、不良习惯（如咬上唇、吮示指、偏侧咀嚼）、后牙龋坏、髁突前移（幼儿颞颌关节窝平，髁突活动度大，易移位）等，诱导下颌后退时前牙多可达正常及切对切位置关系，其诊断多不困难。

矫治方法：功能性下颌前突的治疗，除首先应破除不良习惯、通过治龋及修复后牙咬合单位以恢复正常咬合等对因治疗外，主要采用功能矫治器矫正，常见的功能矫治器有：斜面导板、改良的肌激动器、功能调节器Ⅲ型（FRⅢ）等。功能矫治器戴用的最佳治疗时机，应是幼儿合作且牙列变化最大的时期，即替牙列中、后期。由于此类错殆发现时，常已伴有不同程度的牙错位及颌骨异常，因此大多在反殆解除后，还需观察至恒牙列初期，再进行二期治疗以作进一步的咬合调整。

（2）骨性下颌前突：是下颌骨发育过度或下颌位置前移所致上下颌骨大小不调所致的

上下颌矢状向关系异常。其病因常为：①遗传性下颌前突，发育过长。②乳牙反𬌗未矫治。③舌体过大或位置过低。④垂体功能亢进等。

矫治方法：骨性下颌前突多采用口外力矫形治疗。

乳牙列期患者：戴头帽、颏兜沿颏联合至髁突连线的生长方向牵引下颌向后，抑制下颌骨的生长，牵引力不宜过大，（小于 400g）以免造成下颌角切迹过深，影响面型美观。

替牙列期患者：伴上颌骨后缩发育不足者，可用长拉钩改良颏兜抑制下颌生长的同时，前牵引上颌以刺激上颌的生长（图 7-41）。口内设计后牙平面𬌗垫，用卡环或邻间钩以增强固位，基托包绕上颌后结节，尖牙远中放置牵引钩。采用橡皮圈以一侧 300~500g 的重力前牵引，牵引方向为向前、下，与𬌗平面呈向下约 30°角。

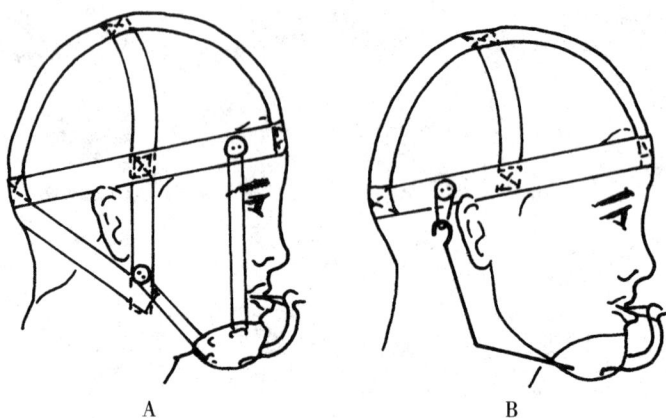

图 7-41　改良颏兜前牵引
A. 颏兜前牵引杠；B. 颏兜加长拉勾

2. 上颌后缩　骨性上颌后缩的机制可为上颌前颌骨发育不足、上颌骨发育不足或上颌位置后移，是临床多见的Ⅲ类骨性畸形。其病因常为：①遗传性下颌前突，颅面早融。②乳牙反𬌗未矫治，上颌骨发育受障碍。③先天性唇腭裂。

矫治方法如下。

（1）上颌骨发育不足：可选用面框前牵引矫治器，口内矫治器设计为：①后牙平面𬌗垫式活动矫治器，用卡环或邻间钩以增强固位，基托包及上颌后结节，尖牙远中放置牵引钩。②固定式唇舌弓装置，唇弓末端作后倾弯，尖牙区设计牵引勾，采用橡皮圈以一侧 300~500g 的重力开始作前牵引，牵引方向为向前、向下与𬌗平面呈向下约 30°角（图 7-42）。

（2）前颌骨发育不足：可设计活动矫治器，后牙平面𬌗垫，用卡环或邻间钩以增强固位，用前牙区双曲舌簧或螺旋扩大器推切牙向唇侧，通过切牙唇移刺激前颌骨的发育。双曲舌簧应尽量靠近牙颈部，并与被推切牙的长轴垂直，每 2 周加力一次，每次打开舌簧 1mm 或旋转螺旋扩大器 180°；唇腭裂患儿如腭部平坦或因替牙期活动矫治器固位困难者，可用固定舌弓上焊弓簧加力刺激之（图 7-43）。

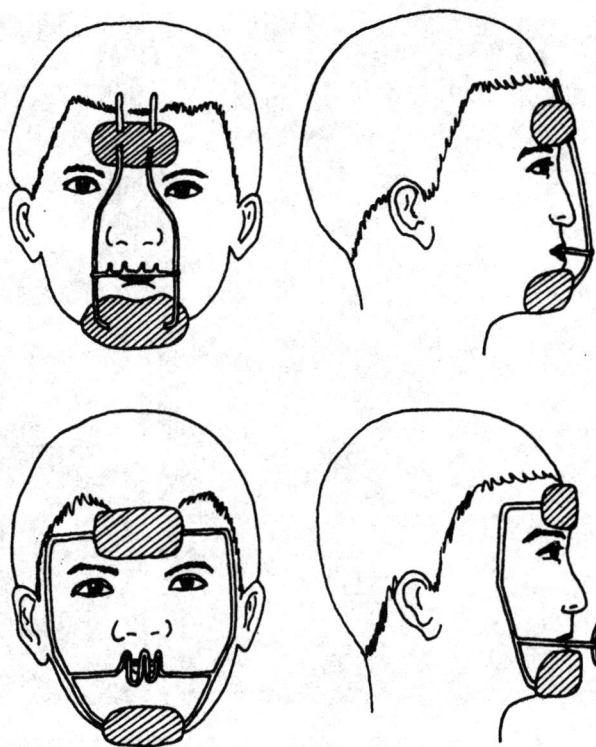

图 7-42 面罩前牵引矫治器

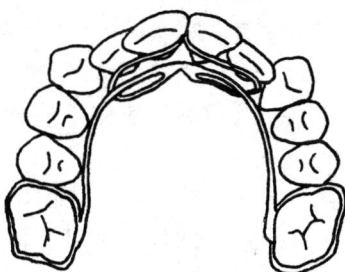

图 7-43 矫正前牙反殆的固定舌弓矫治器

3. 病例报告 见图 7-44。

李某，女，10 岁，替牙殆。磨牙近中关系。前牙反殆，下颌前突。下颌体稍长，下颌位置前移，上颌前颌骨区发育稍差。

诊断：安氏Ⅲ类前牙反殆，骨性Ⅲ类，毛氏Ⅱ[1]。

矫治设计：面罩前牵引上颌，移下颌位置向后，抑制下颌生长。口内：全牙弓夹板，后牙平面殆垫式活动矫治器。矢状关系调整后，去掉前牙区夹板，双曲舌簧加力移切牙向唇向。

治疗时间：2 个月，上颌前移，下颌位置后移，切牙覆殆、覆盖正常。

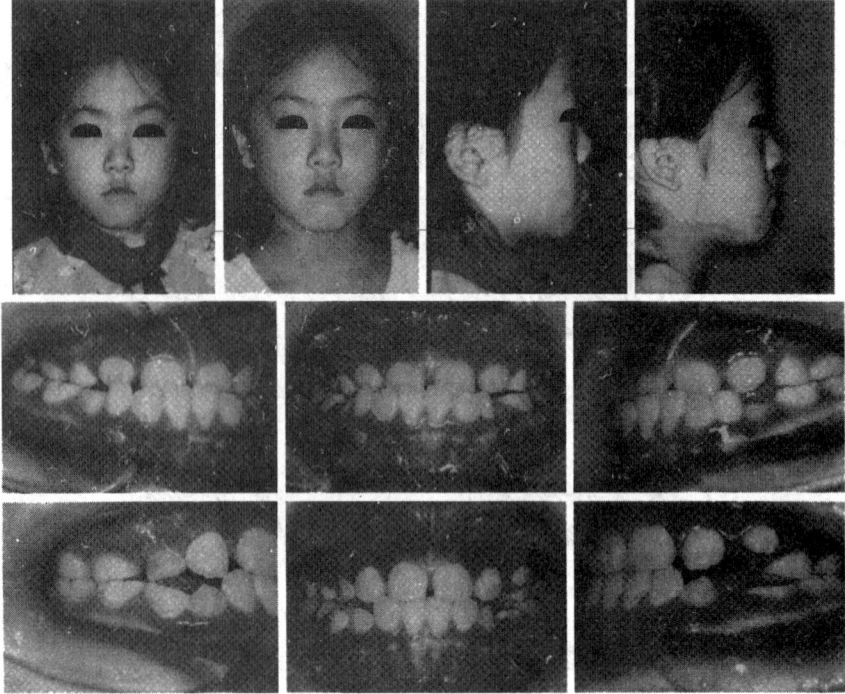

图 7-44　安氏Ⅲ类错𬌗，混合牙列前牙反𬌗矫治前后面𬌗像

三、骨性开𬌗的矫形治疗

骨性开𬌗可因遗传或后天因素所致。对于后天原因造成下颌向下后旋转生长，从而导致的前牙骨性开𬌗，不但可引起后牙牙槽特别是上后牙槽的过度垂直向生长，而且前牙也因代偿性生长而垂直高度增加。此类患儿应尽早地在替牙𬌗期进行早期矫治。

矫治方法如下：

可使用口外力支抗矫治器，除口内用𬌗垫压低过度萌出的后牙-牙槽外，同时，采用颏兜进行口外垂直向上重力牵引（图 7-45），此种大而间歇的矫形力可以改变下颌骨的生长方向，从而达到矫治开𬌗，降低面下部高度的目的。

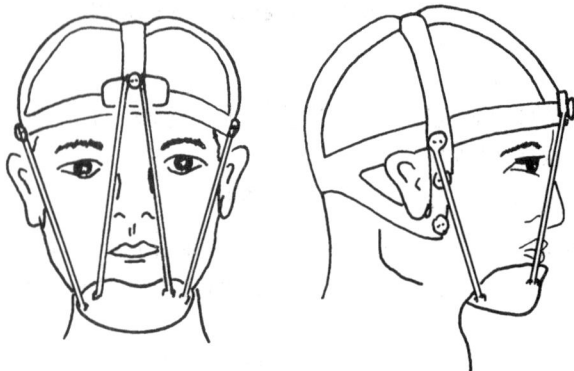

图 7-45　口外垂直牵引矫正开𬌗

　　对于具有强遗传倾向的骨性开𬌗患儿，在未能确诊前，通常也可尝试采用早期矫形力抑制下颌生长方向的方法，或观察至恒牙列初期待诊断明确后确定是否采用常规正畸治疗。但很多学者目前倡导对严重骨性开𬌗应观察至成年后行手术矫正，以彻底改善面型美观及功能。

（秦丽红）

第八章

各类错殆畸形的矫治

第一节　牙列拥挤

　　牙量相对大于骨量，主要症状表现为牙列拥挤。牙列拥挤是最常见的错殆畸形，它可单独存在，也可伴随其他错殆畸形，前者被称为单纯拥挤，后者被称为复杂拥挤。单纯拥挤因牙弓内间隙不足而表现为不同程度的牙唇（颊）舌向错位或扭转，一般不伴有上下颌骨及牙弓间关系不调，多为安氏Ⅰ类错殆畸形。复杂拥挤除了因牙量骨量不调造成的牙列拥挤外，还伴随有上下颌骨及牙弓间关系不调，磨牙关系为近中或远中，软组织侧面型多有异常。因此，在诊断和制订矫治计划时，均应区别对待单纯拥挤与复杂拥挤。本章重点介绍单纯牙列拥挤。

一、病因

　　牙列拥挤的直接原因为牙量骨量不调，即牙量相对大，而骨量相对小。牙量骨量不调受多因素的影响，总体可归纳为遗传因素与环境因素两大方面。

　　1. 遗传因素　一方面，在人类演化过程中由于生活环境的变迁和食物结构的精细化，咀嚼器官功能表现出逐步退化减弱的趋势，而且各咀嚼器官之间退化不平衡，肌肉退化最快，颌骨次之，牙齿退化最慢，导致现代人类牙量骨量不调，也构成了人类牙列拥挤的种族演化背景。另一方面，牙齿及颌骨的形态、大小也受遗传的影响。

　　2. 环境因素　乳恒牙在替换过程中出现牙齿脱落或萌出的时间、顺序异常，可导致牙列拥挤。某些口腔不良习惯，比如长期咬下唇，可造成下颌前牙舌倾、拥挤。某些功能因素异常，比如咀嚼功能不足，长期食用精细柔软的食物可使颌骨发育受到影响，导致牙量骨量不调。

二、临床表现

　　牙列拥挤表现为个别牙或多个牙在各个方向的错位，如唇（颊）舌向错位、近远中向错位、高位、低位、扭转等。牙列拥挤可能影响牙弓形态或上下颌牙弓关系，可表现为牙弓形态不规则或不对称，前牙覆殆覆盖异常，后牙区拥挤并伴后牙反殆、锁殆。前牙拥挤不同程度地影响美观。少数患者因牙列拥挤导致上下颌牙弓关系紊乱而影响咀嚼功能，甚至引起颞下颌关节紊乱病。另外，牙列拥挤可能妨碍清洁而好发龋齿、牙周病。

三、诊断

1. 牙列拥挤度分级　牙量大于骨量的差值即为拥挤量，根据拥挤量将拥挤程度分为以下几种。

轻度拥挤（Ⅰ度拥挤）：拥挤量≤4mm。

中度拥挤（Ⅱ度拥挤）：4mm<拥挤量≤8mm。

重度拥挤（Ⅲ度拥挤）：拥挤量>8mm。

2. 牙列拥挤的诊断　对单纯拥挤的诊断主要依据牙𬌗模型的牙弓拥挤量分析，即测量并计算应有牙弓弧形长度（又称牙量）与可用牙弓弧形长度（又称骨量）之差值。常用的牙弓测量分析一般针对第一恒磨牙之前的牙弓拥挤度，但后段牙弓常常因间隙不足发生第三磨牙阻生、第二磨牙错位、后牙反𬌗或锁𬌗，后段牙弓拥挤还影响正畸疗效的稳定性。因此，临床上也应重视后段牙弓拥挤量的分析。

牙弓拥挤量是制订矫治方案的重要依据，但同时须对牙弓 Spee 曲线曲度、切牙突度、支抗磨牙前移程度、上下颌牙量大小比例（Bolton 指数）、上下颌牙弓宽度与基骨弓宽度的协调性、垂直骨面型、矢状骨面型、面部软组织侧貌以及唇齿关系等进行测量分析后，才能综合考虑制订矫治方案。

四、矫治

牙列拥挤矫治的基本原则是：应用各种正畸手段增加骨量或/和减少牙量，使牙量与骨量趋于协调，同时兼顾牙、颌、面三者之间的协调性、稳定性及颜面美观。增加骨的方法包括扩展牙弓的长度与宽度，比如通过功能性矫治器刺激颌骨及牙槽骨生长，通过骨牵张成骨术等外科手段使牙槽骨生长延长，通过开大腭中缝扩展上颌骨的宽度等。减少牙量的方法包括通过拔牙减少牙的数量或通过邻面减径减小牙的近远中宽度。

在制订治疗方案时，应对患者的牙颌面临床检查、模型分析及 X 线检查结果进行全面分析，并应结合患者的主诉。治疗方案可能是增加骨量或减少牙量，也可能是两者兼有之。在决定治疗方案时需考虑下列几个因素。①牙量骨量不调的发生机制：可能是单纯牙量过大，或者单纯骨量过小，也可能两者同时存在。②牙列拥挤严重程度：牙列拥挤越严重，越倾向于拔牙矫治。③合并的错𬌗畸形类型：同样的牙列拥挤量，伴随不同类型的错𬌗畸形可能采取不同的治疗方案。例如，同样上颌前牙拥挤，在安氏Ⅰ类错𬌗可能采取减数治疗，而在安氏Ⅱ类2分类错𬌗则往往采用上颌前牙唇向开展，再配合上下颌骨及牙弓关系的调整建立正常上下颌牙弓矢状向关系。④牙体健康状况：如有额外牙、严重畸形牙或严重龋坏牙时，则先考虑拔以上牙。⑤颌面部生长发育状态：常规的快速扩弓及刺激颌骨生长的方法适宜在生长发育阶段实施。以下介绍临床上常用的矫治方法。

1. 牙弓扩展　包括牙弓长度扩展和宽度扩展，是增加骨量的主要措施（图8-1）。

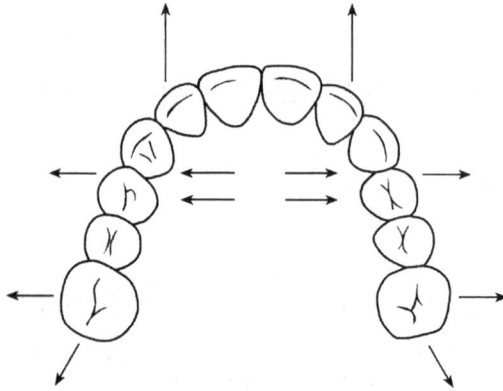

图 8-1　牙弓扩展示意图

牙弓长度扩展主要包括推磨牙向远中、切牙唇向移动等；牙弓宽度扩展主要有腭中缝扩展、正畸牙弓扩展及牙弓-牙槽骨功能性扩展。

（1）牙弓长度扩展

①推磨牙向远中：即通过各种矫治装置向远中整体移动或直立恒磨牙以获得牙弓间隙，同时矫治磨牙关系，一般上颌牙弓每侧可以获得 3~6mm 的间隙，具体可获得间隙的量需要通过 CBCT 进行估计。

适应证：适用于轻度牙列拥挤病例；部分中度牙列拥挤病例，必要时配合其他牙弓扩展方法；磨牙呈远中尖对尖关系；推上颌第一磨牙向远中最好在第二磨牙未萌或初萌尚未建𬌗，且无第三磨牙的情况使用。

除了远中移动上颌磨牙外，直立或远中移动下颌磨牙也可扩展下颌牙弓长度或调整近中磨牙关系。

高角或开𬌗趋势的患者，应慎用推磨牙向远中，在推磨牙向远中的过程中，需特别注意垂直向的控制。

矫治装置：临床上可选择多种矫治装置完成推磨牙向远中移动，常用的有以下几种。

A. 口外弓：由内弓和外弓组成。内弓与牙弓形态基本一致，推磨牙向远中时内弓前部应离开切牙唇面。内弓可有几种作用形式：在内弓的两端相当于磨牙颊管的近中管口处弯成倒 U 形曲或内收弯作为阻止点，内弓就位于颊管后，前牙不与内弓接触（图 8-2）；或在内弓相当于前磨牙处焊一阻止点，然后在阻止点与颊管近中端之间放置螺旋弹簧，内弓在牵引力状态下借助螺簧弹性推磨牙向远中（图8-3）。

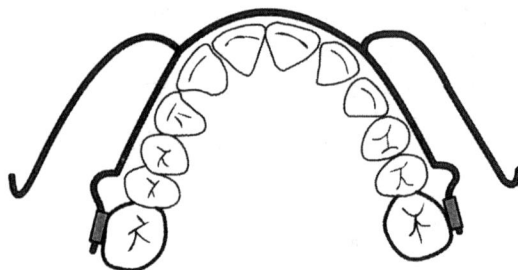

图 8-2　口外弓推上颌磨牙向远中示意图

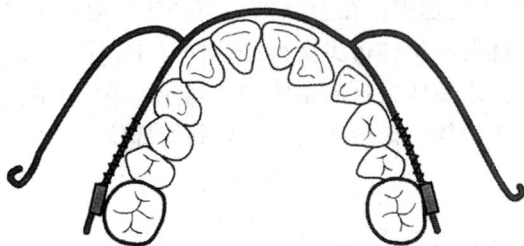

图 8-3　口外弓（含螺簧）推上颌磨牙向远中示意图

使用口外弓推上颌磨牙向远中时，每侧牵引力约 300~500g，每天戴用至少 12 小时，戴用时间越长效果越好。

B. 活动矫治器：牙弓轻度拥挤时，可采用活动矫治器推磨牙向远中，该矫治器由腭基托、改良箭头卡环和指簧构成（图 8-4），一般可获得约 3mm 的间隙。每次指簧加力 100~125g，形变范围约为 1.5 个磨牙牙尖宽度，由于该指簧不能形成力偶，磨牙呈向远中倾斜移动。为了减小磨牙远中移动阻力，可以在前牙腭侧增加一薄层平面导板，使后牙脱离咬合约 1mm。嘱患者全天戴用该矫治器。

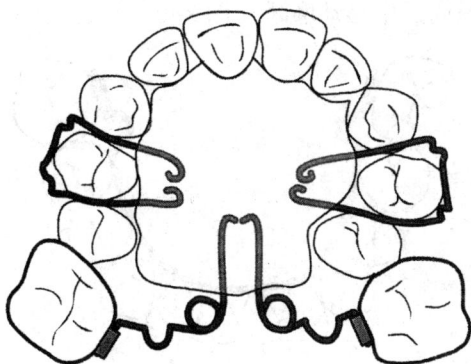

图 8-4　活动矫治器推上颌磨牙向远中示意图

C. 腭侧固定矫治器：最常用的是由 Hilgers 最先设计的摆式矫治器。其用来推磨牙向远中的弹簧曲由直径为 0.8mm 的 TMA 丝弯制而成，并用改良的腭部 Nance 弓增加支抗，不需要口外唇弓。0.8~1.0mm 直径的不锈钢丝由腭部 Nance 弓的基托内向前磨牙𬌗面延伸形成 4 个支托，矫治器就位后用粘结剂将支托固定在前磨牙𬌗面（图 8-5）。

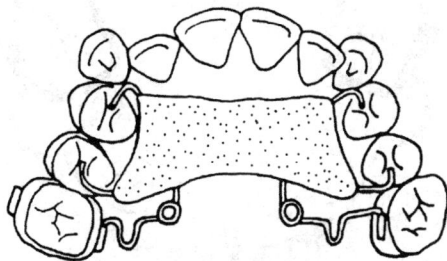

图 8-5　"pendulum" 摆式矫治器推上颌磨牙向远中示意图

D. 微螺钉种植体推磨牙向远中：在上颌第二前磨牙与第一恒磨牙之间，或第一恒磨牙与第二恒磨牙之间植入微螺钉种植体可少量推磨牙向远中（图8-6）；下颌也可采用同样的方法少量推磨牙向远中。如果要较大量的整体推牙列向远中，上颌微螺钉种植体应该植入腭牙槽嵴部位，下颌微螺钉种植体应该植入磨牙区外斜线部位。

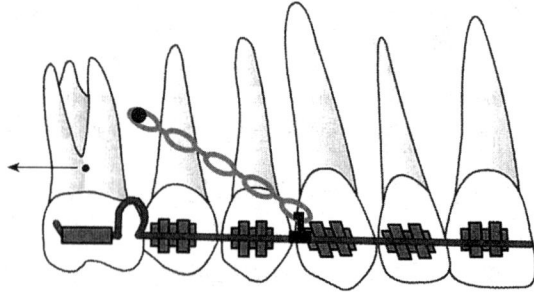

图8-6　微螺钉种植体拉磨牙向远中示意图

E. 下颌舌弓：在下颌牙弓舌侧放置直径为0.8~0.9mm的可摘式舌弓，舌弓在第一磨牙近中弯制成可调的U形曲，舌弓前部与下颌前牙舌侧颈1/3接触，开大U形曲并借助下颌前牙支抗可直立磨牙或少量向远中移动磨牙（图8-7）。

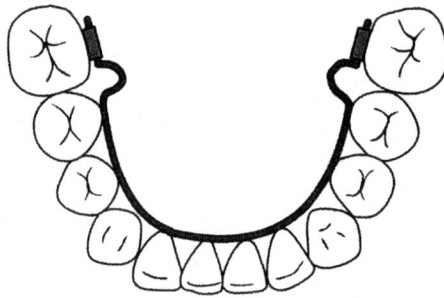

图8-7　下颌舌弓矫治器直立下颌磨牙示意图

F. 下颌唇挡：在下颌牙弓唇颊侧可放置固定式或可摘式唇挡，焊接于或欧米伽末端穿过下颌磨牙带环颊侧，唇肌的力量可通过唇挡传导到磨牙上，使磨牙直立。同时下颌切牙因来自唇肌的压力缓解而趋于直立或唇向倾斜（图8-8）。

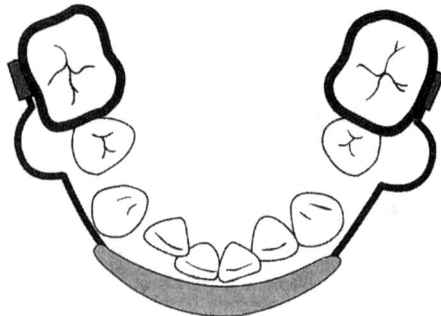

图8-8　下颌牙弓唇挡直立下颌磨牙示意图

G. 透明矫治器：近年来出现的无托槽隐形矫治技术在推磨牙向远中方面具有较好的效果，但一般需要使用颌间牵引或微螺钉种植体支抗控制前牙的唇倾。

②切牙唇向移动：适用于切牙较为直立或舌倾的牙列拥挤，单独使用适用于解除轻度牙列拥挤，若与推磨牙向远中等方法结合，则可用于解除中度拥挤。可以在固定矫治器上以垂直曲加力，唇向开展前牙（图8-9），或在磨牙颊管近中弯制欧米伽曲并使弓丝前部未入槽时与前牙唇面离开1mm左右间隙，将弓丝结扎入托槽后，每次加力逐渐打开欧米伽曲，即对切牙施以唇向倾斜的力（图8-10）。

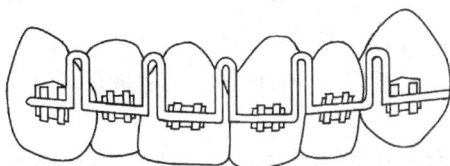

图8-9 垂直加力唇倾切牙

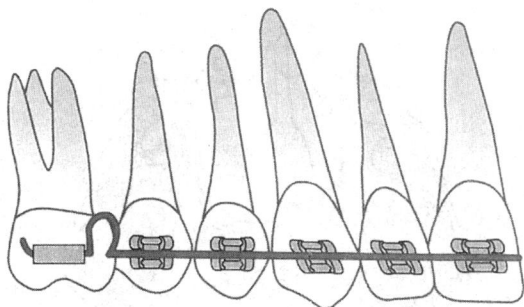

图8-10 带欧米伽曲弓丝唇倾切牙示意图

（2）牙弓宽度扩展：牙列拥挤患者可表现为不同程度的牙弓狭窄，牙弓狭窄的判断可以通过模型分析和CBCT进行。该畸形可能是牙性的，即牙舌倾所造成，也可能是骨性的，即基骨宽度不足，或者两者同时存在。使用扩大牙弓和基骨宽度的方法可获得牙弓间隙、解除拥挤。牙弓宽度扩展有三种方式：矫形扩展、正畸扩展和功能性扩展。

①矫形扩展：即扩展上颌腭中缝，刺激骨缝内新骨沉积。对大多数患者来说，在15岁以前扩展腭中缝都是有效的，但个体反应程度不一，且随着年龄的增长，腭中缝骨融合更加致密，扩开腭中缝变得更困难。

矫形扩展的适应证。①年龄：一般情况下，小于15岁的患者均适合矫形扩展，少数患者直到18岁仍有腭中缝扩展效果。②拥挤度：主要用于因骨性牙弓狭窄造成的中重度牙列拥挤或者伴有后牙反𬌗的病例。③牙列拥挤合并骨性矢状向不调：对于上颌发育不足进行前方牵引的骨性Ⅲ类错𬌗患者和上颌宽度发育不足戴用功能性矫治器治疗的骨性Ⅱ类错𬌗患者，可以合并使用腭中缝扩展以协调上下颌牙弓宽度。④下颌平面角正常或偏低，无开𬌗趋势。

矫形扩展的速度：按照腭中缝扩展速度，可分为快速腭中缝扩展（RPE）和慢速腭中缝扩展（SPE）。扩展速度越快，对组织施加的力越大，腭中缝扩展均为较重的力。

快速腭中缝扩展每日将螺旋开大至少 0.5mm，即每日旋转至少 2 次，每次 1/4 圈（0.25mm），连续 2~3 周，可使腭中缝迅速扩开 10mm 左右。随着腭中缝扩开，上颌中切牙间出现间隙，上颌骨及上颌后牙均轻微向颊侧倾斜，上颌磨牙舌尖与下颌磨牙形成干扰，前牙区形成暂时性开𬌗，当上颌磨牙舌尖与下颌磨牙颊尖舌斜面咬合时停止扩展，然后将螺旋开大器结扎固定约 3~6 个月，使新骨在扩开的中缝处沉积。此后，拆除固定螺旋扩弓器，换用基托式活动保持器保持或继续用固定矫治器治疗。

慢速腭中缝扩展每周仅将螺旋打开 1mm，或 2 天旋转 1 次，每次旋转 1/4 圈（0.25mm），在 2~3 个月内渐使腭中缝有一定扩开，牙弓扩展 10mm。与快速扩展一样，慢速扩展结束后将螺旋开大器结扎固定约 3~6 个月。

近年来，微螺钉种植体支抗的广泛使用为牙弓宽度的矫形扩展提供了新的支抗方式的选择。

牙弓扩展过程中由于后牙一定程度地向颊侧倾斜，可使咬合升高，尤其对高角型患者，可能引起前牙开𬌗及不利的下颌向后下旋转。在扩展过程中可以通过在后牙区戴𬌗垫限制后牙伸长（图 8-11）。

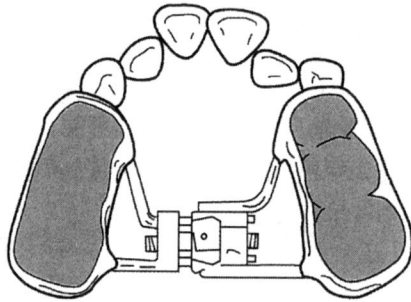

图 8-11　后牙区𬌗垫扩弓矫治器示意图

②正畸扩展：是指当腭中缝骨改建效应缺乏时，扩弓器主要使两侧后牙向颊侧倾斜而扩大牙弓，每侧可得到 1~2mm 的间隙。正畸扩展虽然没有腭中缝效应，但后牙的颊向移动可能在某种程度上能刺激该区域牙槽骨的生长，因此，正畸扩展的长期效果也是稳定的。常用的上颌牙弓正畸扩展矫治器有螺旋扩弓分裂基托活动矫治器（图 8-12）及四眼圈簧扩弓矫治器（图 8-13），也可以采用方丝弓矫治器主弓丝扩展，或配合扩弓辅弓（骑师弓）（图 8-14）。

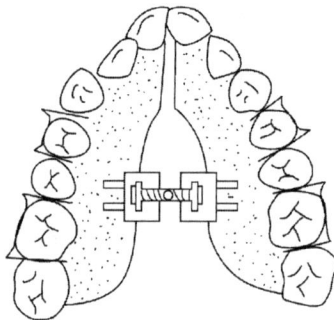

图 8-12　螺旋扩弓分裂基托活动矫治器示意图

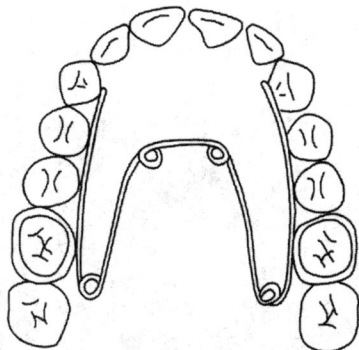

图 8-13　四眼圈簧扩弓矫治器示意图

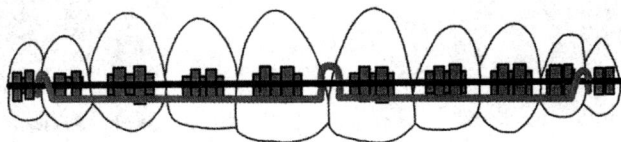

图 8-14　固定矫治器配合扩弓辅弓示意图

为了与上颌牙弓匹配，通常在上颌腭中缝开展之前或同时对下颌牙弓进行正畸扩展。值得提醒的是，在进行正畸扩展前，应对后牙转矩、牙冠牙根与牙槽骨的横向位置关系进行正确分析，避免因过度扩展导致后牙颊向倾斜、颊侧牙槽嵴高度降低、牙根颊侧牙槽骨过薄甚至穿孔等发生。

③功能性扩展：牙弓内外的唇颊肌及舌肌功能影响牙弓的生长发育及形态大小。功能调节器由于其颊屏去除了颊肌对牙弓的压力，在舌体的作用下颌牙弓宽度得以扩大，牙弓宽度增加可达 4mm。

2. 邻面减径　作为非拔牙矫治方法之一，可单独使用，也可以与其他矫治措施如牙弓扩展、拔牙矫治联合应用。

3. 拔牙矫治　是通过减少牙数达到牙量与骨量相协调的目的。

单纯拥挤时，错殆畸形仅仅涉及牙及牙槽骨，拔牙的目的主要是解除拥挤，拔牙与否主要依据拥挤度。一般来说，轻度拥挤采用牙弓扩展或邻面减径的方法，重度拥挤则采用拔牙矫治，中度拥挤者多为可拔牙也可不拔牙的边缘病例，此时应结合患者的牙颌面硬软组织形态，经全面测量分析后再决定治疗方案。

牙列拥挤伴随其他错殆畸形时，拔牙的目的除解除牙列拥挤外，还需改善上下颌牙弓之间矢状向、横向及垂直向不调，以掩饰可能存在的颌骨畸形，在诊断时应对牙殆模型、头颅定位 X 线片和面部软组织侧貌进行全面的测量分析。

五、典型病例（图8-15）

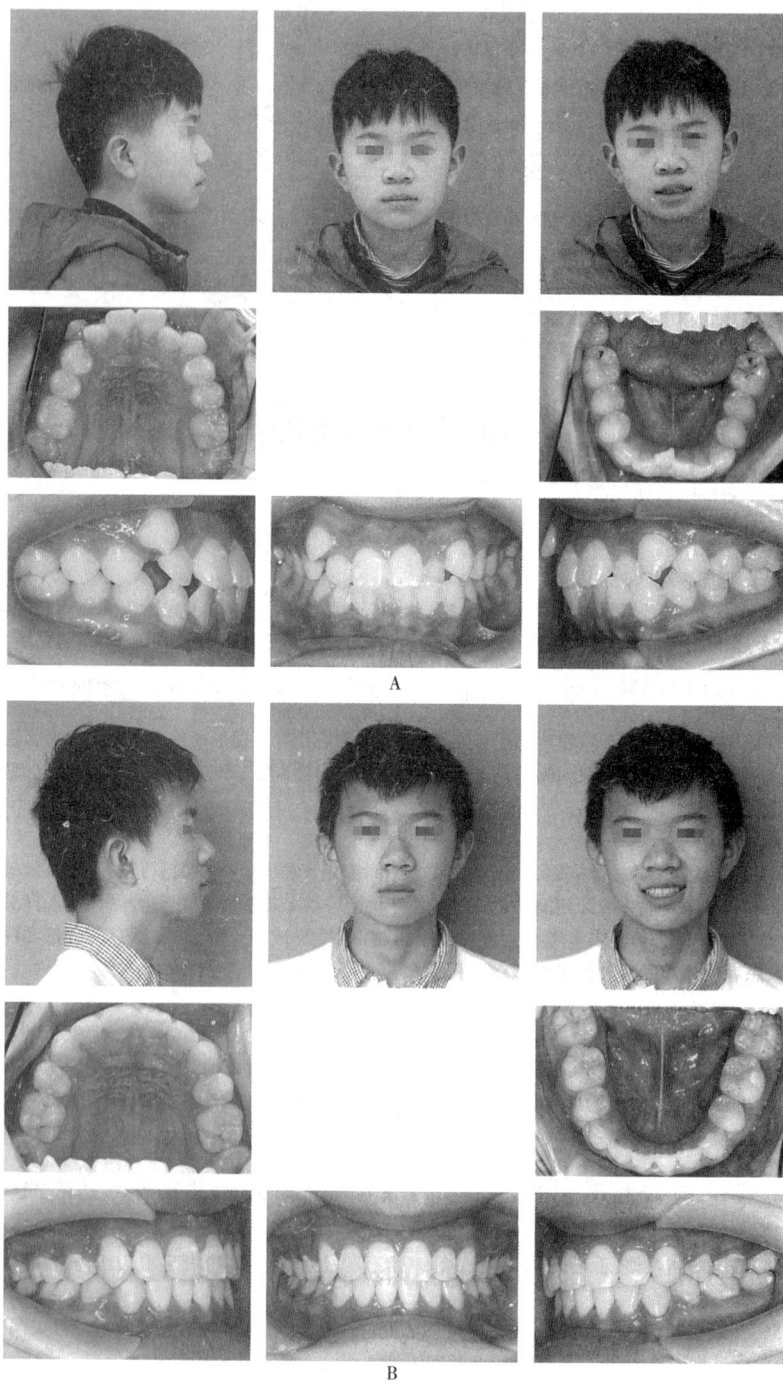

图8-15 牙列拥挤拔牙治疗

A. 牙列拥挤拔牙治疗前；B. 牙列拥挤拔牙治疗后

患儿，12 岁，上下颌牙弓拥挤，双侧磨牙中性关系，前牙覆殆覆盖正常，直面型，均角型。

诊断：安氏Ⅰ类、骨性Ⅰ类错殆，上颌牙弓重度拥挤，下颌牙弓中度拥挤。

治疗计划：拔牙矫治，拔除四个第一前磨牙，直丝弓矫治技术。

治疗时间：16 个月。

（林　芳）

第二节　牙列间隙

牙量相对小于骨量，主要症状表现为牙列间隙。牙列间隙可单独存在，也可伴随牙齿缺失或一些遗传综合征存在。单纯牙列间隙多为安氏Ⅰ类错殆畸形，以牙和牙之间有间隙为特征。本节重点介绍单纯牙列间隙。

一、病因

牙列间隙的直接原因为牙量相对小于骨量。牙量骨量不调的影响因素可分为遗传因素和环境因素两大类，环境因素可分为先天因素和后天因素。

1. 先天因素　上颌侧切牙、下颌切牙、前磨牙是常见的先天缺牙的牙位，先天性缺牙会导致牙列间隙的发生。上颌侧切牙也是常发生形态变异的牙位，锥形过小的上颌侧切牙会导致局部间隙。巨舌症患者肥大的舌体，会导致牙列向唇颊侧扩展，使牙弓内出现散在间隙。上唇系带附丽过低会使上颌中切牙间出现间隙。埋伏额外牙和/或阻生牙的存在也会使局部表现为牙列间隙的存在。

2. 后天因素　一些全身性疾病，比如肢端肥大症，会导致颌骨发育过度，形成牙列间隙。因龋病、外伤、牙周病等导致的牙齿早失，邻牙移位，也会出现牙列间隙。吮指习惯、伸舌习惯、咬唇习惯等口腔不良习惯易出现前牙唇倾及散在间隙。牙周病所导致的前牙扇形展开也会导致牙列间隙。不良的发音习惯，如说话时舌的位置放在上下颌前牙之间，也可能导致前牙间隙。

二、临床表现

牙列间隙表现为牙和牙之间有间隙。根据牙列间隙的病因不同，伴有相应的临床表现，比如颌骨过大，牙齿数量少或形态小，X 线检查显示埋伏牙的存在，舌体过大或功能异常，唇系带异常，牙周病，口腔不良习惯，发音时舌在上下颌前牙之间等。

三、诊断

牙列存在间隙，依据牙殆模型的牙弓拥挤度测量，当可用牙弓弧形长度大于应有牙弓弧形长度时，即诊断为牙列间隙。对牙列间隙的诊断应注意对病因的判断，以便合理地制订矫治计划和判断预后。

四、矫治

矫治原则是发现并去除病因，关闭间隙或集中间隙用于修复，注意保持，预防复发。发现并去除病因，有利于高效地完成牙列间隙的矫正，也有利于矫治结果的保持。矫治设计是选择关闭间隙还是选择集中间隙修复需要考虑多方面因素，比如间隙形成的原因，间隙所在的部位和间隙量的大小，患者的牙颌颅面硬软组织形态以及𬌗关系，并结合患者的主诉要求。

1. 去除病因

（1）唇系带异常导致的牙列间隙，需配合系带修整术，切除粗壮的牙间纤维组织，行嵴上韧带环切术或嵴间韧带切断术。常见上唇系带纤维组织粗壮并过多嵌入切牙间，从而导致中切牙出现间隙。考虑到手术后瘢痕的形成会阻碍间隙的关闭，如果中切牙之间的间隙较小，建议间隙关闭后行系带修整术；若间隙较大，建议正畸治疗关闭部分间隙后，行系带修正术，术后立即进行剩余间隙的关闭。

（2）舌体过大导致的牙列间隙，必要时可考虑做舌部分切除术，否则需要永久保持。

（3）埋伏牙导致的局部间隙，需酌情行埋伏牙牵引术或拔除术。

（4）破除吮指习惯、舌习惯、咬唇习惯等口腔不良习惯，以引导患者自主纠正为主，必要时使用破除不良习惯矫治器。

（5）牙周病导致的牙列散隙，需先行牙周治疗，待牙周病稳定期可进行正畸治疗并关闭间隙，在正畸治疗过程中需定期进行牙周维护。

（6）不良发音习惯导致的前牙间隙，让患者进行发音训练、舌肌训练，必要时采用腭刺等矫治器进行纠正。

2. 关闭间隙　中切牙之间的间隙关闭可以采用交互支抗法，可在托槽间使用弹簧关闭法、片段弓加橡皮圈牵引滑动关闭法等。需要注意的是，千万不能简单地在存在间隙的中切牙上直接套橡皮筋关闭间隙，否则橡皮筋顺着牙冠滑向牙根尖，引起牙周组织病变而导致牙齿松动脱落。

存在牙列间隙，又需要缩短牙弓的患者，可以使用活动矫治器的双曲唇弓内收前牙关闭间隙，也可以使用固定矫治器通过关闭曲法或滑动法关闭间隙。内收前牙关闭间隙时，应注意覆𬌗的控制，必要时需要压低前牙或升高后牙打开咬合，同时应注意前牙转矩的控制。

3. 集中间隙修复　形态变异的过小牙导致的散隙，如锥形上颌侧切牙，可以使用固定矫治器将间隙集中于变异牙近远中，冠修复牙齿至正常形态，有利于美观和咬合关系的稳定。

先天性缺牙、后天因故拔牙未及时修复者，往往容易出现邻牙倾斜移位、对𬌗牙伸长等问题，可以通过固定矫治器竖直邻牙、压低伸长的对𬌗牙、集中间隙用于义齿修复。

五、典型病例（图 8-16）

患者，27 岁，全牙列间隙，双侧磨牙中性关系，前牙覆𬌗覆盖正常，直面型，均角型。舌习惯。

诊断：安氏 I 类、骨性 I 类错𬌗，上下颌牙弓间隙。

治疗计划：直丝弓矫治技术关闭间隙。舌肌训练。

治疗时间：14 个月。

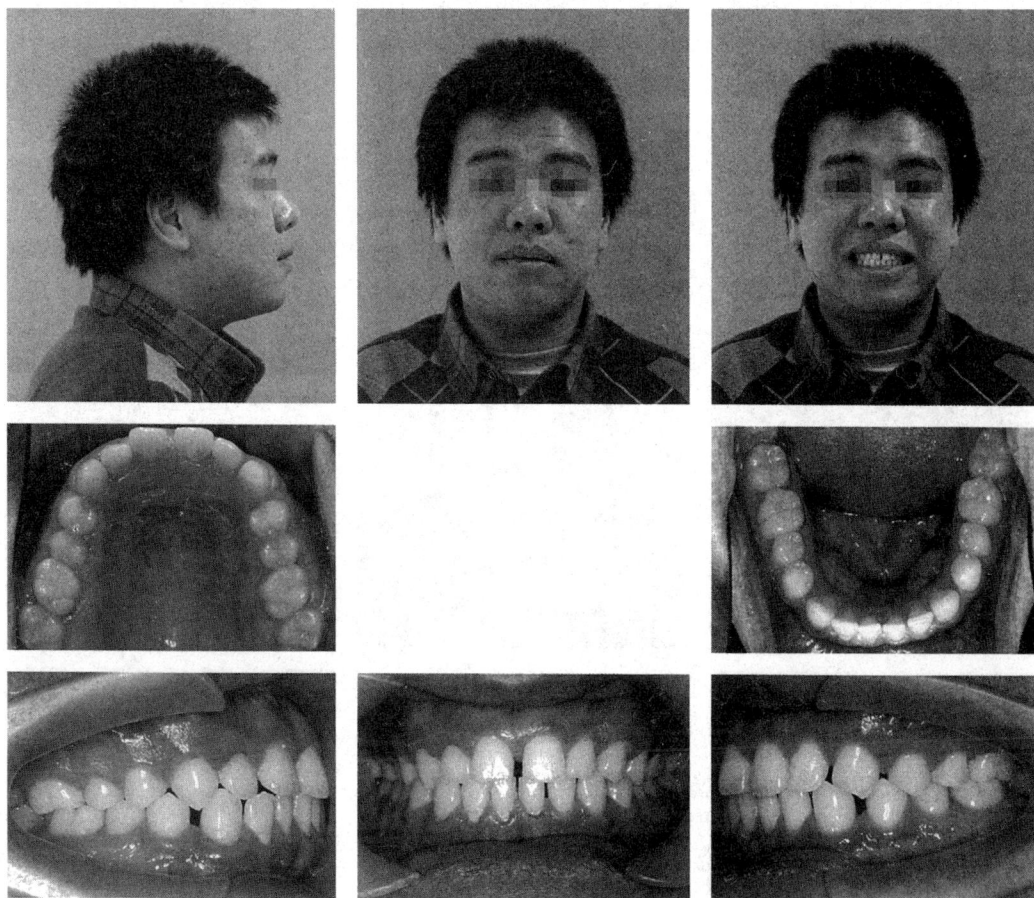

A

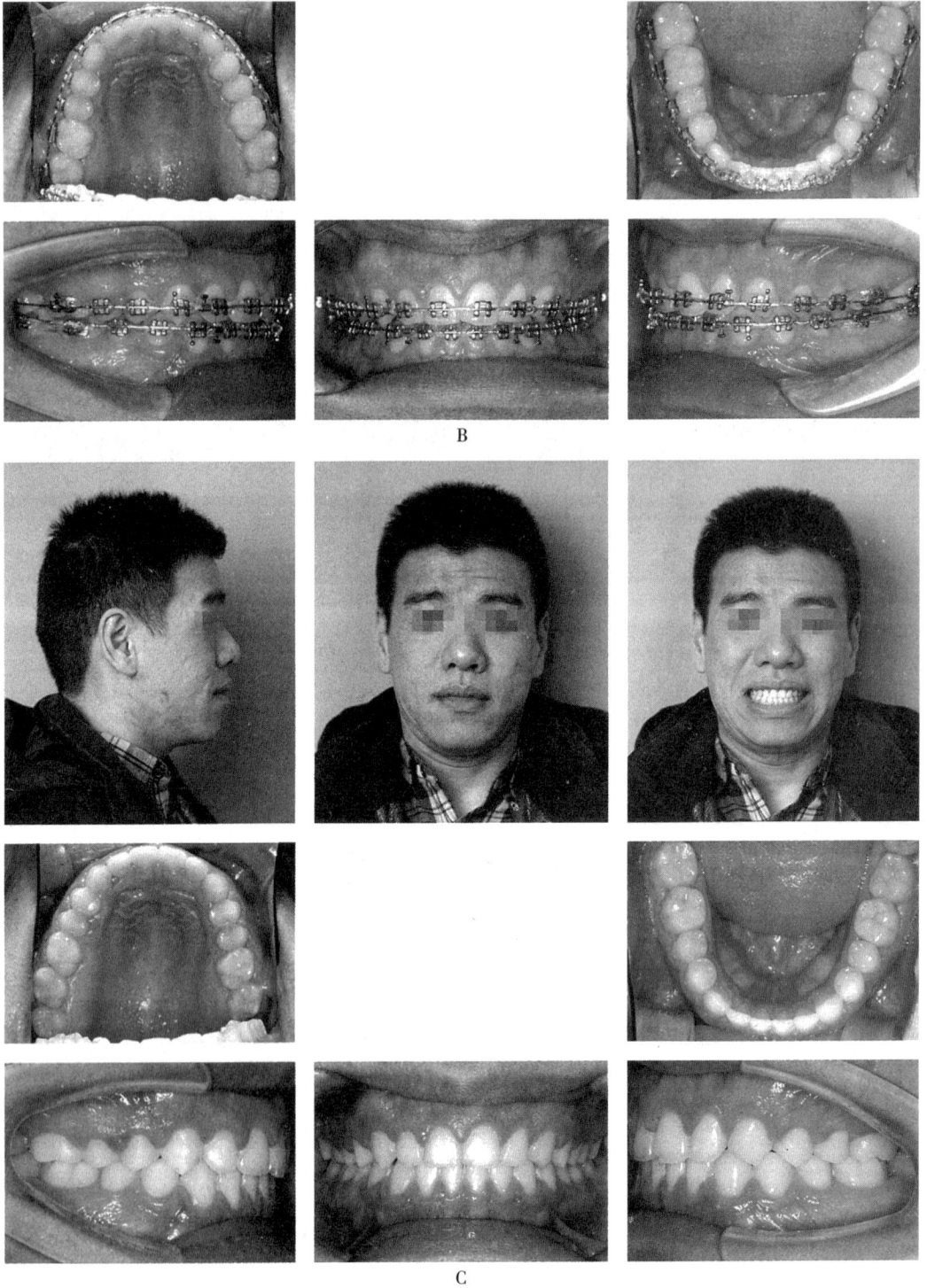

图 8-16　牙列间隙治疗

A. 牙列间隙治疗前；B. 牙列间隙治疗中；C. 牙列间隙治疗后

（林　芳）

第三节 双颌前突

双颌前突指上下颌前牙均前突，可同时伴有上下颌骨前突的错殆畸形。上下颌骨正常，仅上下颌前牙前突的双颌前突，亦可称为双牙弓前突，以强调其为单纯牙性错殆而非骨性错殆。

双颌前突往往咬合功能基本正常，但前牙前突造成唇突，对容貌，尤其侧貌美观影响较大。此外，过度唇倾的前牙也会增加牙周殆创伤的风险，影响健康。双颌前突有明显的种族倾向，如黑种人和黄种人患病率较高，白种人患病率较低；亦有地域差异，如我国南方人较北方人患病率高。

一、病因

由于遗传、口腔不良习惯、替牙障碍、舌体过大等原因，使上下颌骨矢状向生长发育过度或上下颌牙列整体前移。

二、临床表现

1. 颜貌检查 上下唇前突，闭合不全；颏部紧张，形态往往不明显。

2. 口内检查 上下颌牙弓矢状向关系正常，双侧磨牙基本中性关系，前牙覆殆覆盖基本正常，没有或仅有少量拥挤。

3. X线头影测量分析 反映上、下颌骨矢状向位置的 SNA 角、SNB 角增大，亦可基本正常（单纯双牙弓前突）；ANB 角正常或轻度增大，表明为骨性I类或轻度骨性II类。反映上、下颌切牙突度的 UI-NP 突距、LI-NP 突距增大；反映上、下颌切牙倾斜度的 UI-SN 角、LI-MP 角多增大，而上下颌切牙夹角（UI-LI 角）多减小。反映上、下唇突度的 UL-E 线距、LL-E 线距增大。

需要说明的是，一些安氏 II 类错殆的患者，上、下颌前牙也可表现为前突，但其磨牙关系为远中，即存在上下颌牙弓、颌骨的矢状向不调，其形成机制与双颌前突不同，不属于本部分讨论的范畴。

三、诊断

根据颜貌检查、口内检查和 X 线头影测量分析不难诊断。其诊断要点包括：上下唇前突、磨牙中性关系、前牙覆殆覆盖基本正常、无明显拥挤等。若 SNA 角、SNB 角增大，则双颌前突存在骨性因素；若 SNA 角、SNB 角正常，则双颌前突仅为牙性前突，即双牙弓前突。

四、矫治

1. 一般性矫治 对于不存在，或仅存在轻、中度骨性因素的双颌前突，通常采用一般性矫治。正畸治疗的主要目标是减小上下颌前牙的突度，从而减小唇突度，改善侧貌美观和唇闭合功能。由于改善前突往往需上下颌前牙较多内收，所需间隙量较大，因此常采用拔牙方案。多选择拔除 4 颗第一前磨牙，以较粗的不锈钢方丝作为工作丝内收前牙关闭间隙。为获得较大的前牙内收量，常需加强支抗，尤其是上颌，可以使用口外弓、Nance 弓、种植体支抗等。但由于前牙内收量大，内收过程中尤其需要注意上颌切牙转矩控制，防止其牙冠过度舌倾甚至牙根唇向移动。上颌切牙一旦发生转矩丢失，即变得过于直立甚至舌倾，侧貌很可能会变得更差。对于治疗前上颌切牙倾斜度基本正常的情况，内收时须进行上颌切牙的整体移动或舌向控根移动，比原本唇倾的上颌切牙内收时"有控制的倾斜移动"要困难得多。采用"双尺寸技术"，即 4 颗上颌切牙采用槽沟宽度为 0.018 英寸的托槽，其余牙采用槽沟宽度为 0.022 英寸的常规托槽，以 0.018 英寸×0.025 英寸的不锈钢方丝为主弓丝关闭间隙，可消除上颌切牙区的"余隙角"，有利于双颌前突拔牙矫治前牙内收时上颌切牙的转矩控制。此外，上颌切牙可使用预设了较大冠唇向转矩的"高转矩"托槽。另一方面，上颌切牙区弓丝上需加冠唇向转矩。如需上颌切牙舌向控根移动，当常规方法作用不明显时，还可使用门形辅弓等辅助工具。

若双颌前突程度较轻，则应考虑拔除第二前磨牙，无需额外支抗，以免过度内收前牙；对于拒绝拔除前磨牙者，在确定第二磨牙远中有牙槽骨的前提下，也可选择拔除 4 颗第三磨牙，利用种植体作为支抗整体远移上下颌牙列，达到内收前牙、减小唇突的目的。

双颌前突正畸治疗通常疗程较长，切牙牙根吸收的可能性较大，程度也可能较重；此外，前牙大量内收可能造成舌位后移，需密切关注气道改变。

2. 正畸-正颌联合治疗　对于存在较严重骨性因素的双颌前突，需要采用正畸-正颌联合治疗，通过外科手术后退颌骨或牙槽骨。

在确立双颌前突的矫治目标时，应充分考虑患者的人种特点和个性化审美，并没有绝对通用的侧貌标准。此外，还应考虑颅颌面的生长发育规律，其普遍趋势是随年龄增长颏部逐渐变突，前牙逐渐直立，唇部后移。因此，对于较年轻的双颌前突患者，不要追求过多内收前牙，以免造成唇部相对于其实际年龄显得过于后缩。

五、典型病例（图 8-17）

患者，女，23 岁，要求矫治"嘴突"。

检查：侧貌唇突。磨牙中性关系；前牙覆𬌗、覆盖正常；牙排列整齐。ANB 角正常，上下颌前牙唇倾。

诊断：安氏Ⅰ类；骨性Ⅰ类、低角；双颌前突（双牙弓前突）。

治疗计划：拔除 14、24、34、44，利用 4 颗微种植钉内收上下颌前牙，利用门形辅弓为上颌中切牙施加根舌向转矩。

治疗时间：28 个月。

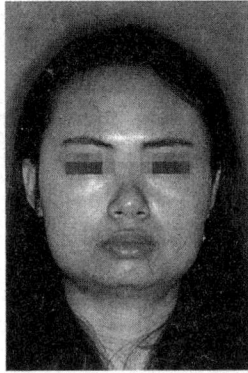
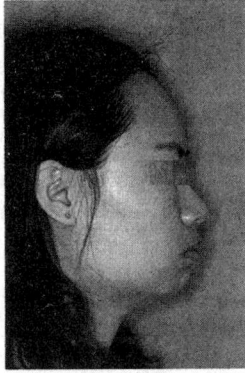

A　　　　　　　　B

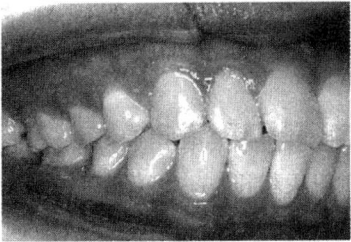
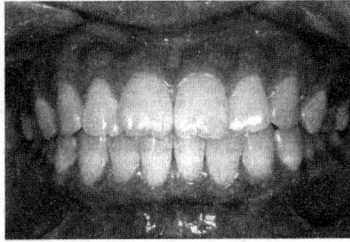
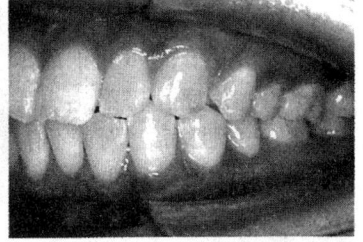

C　　　　　　　　D　　　　　　　　E

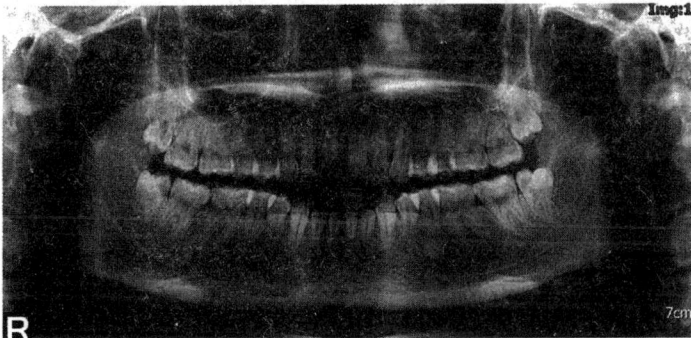
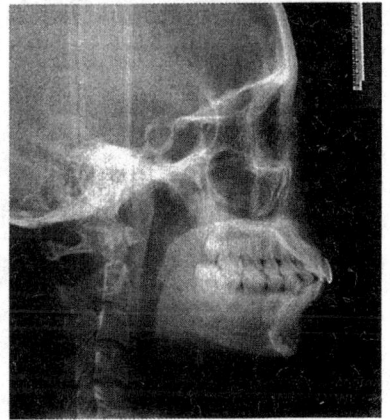

F　　　　　　　　G

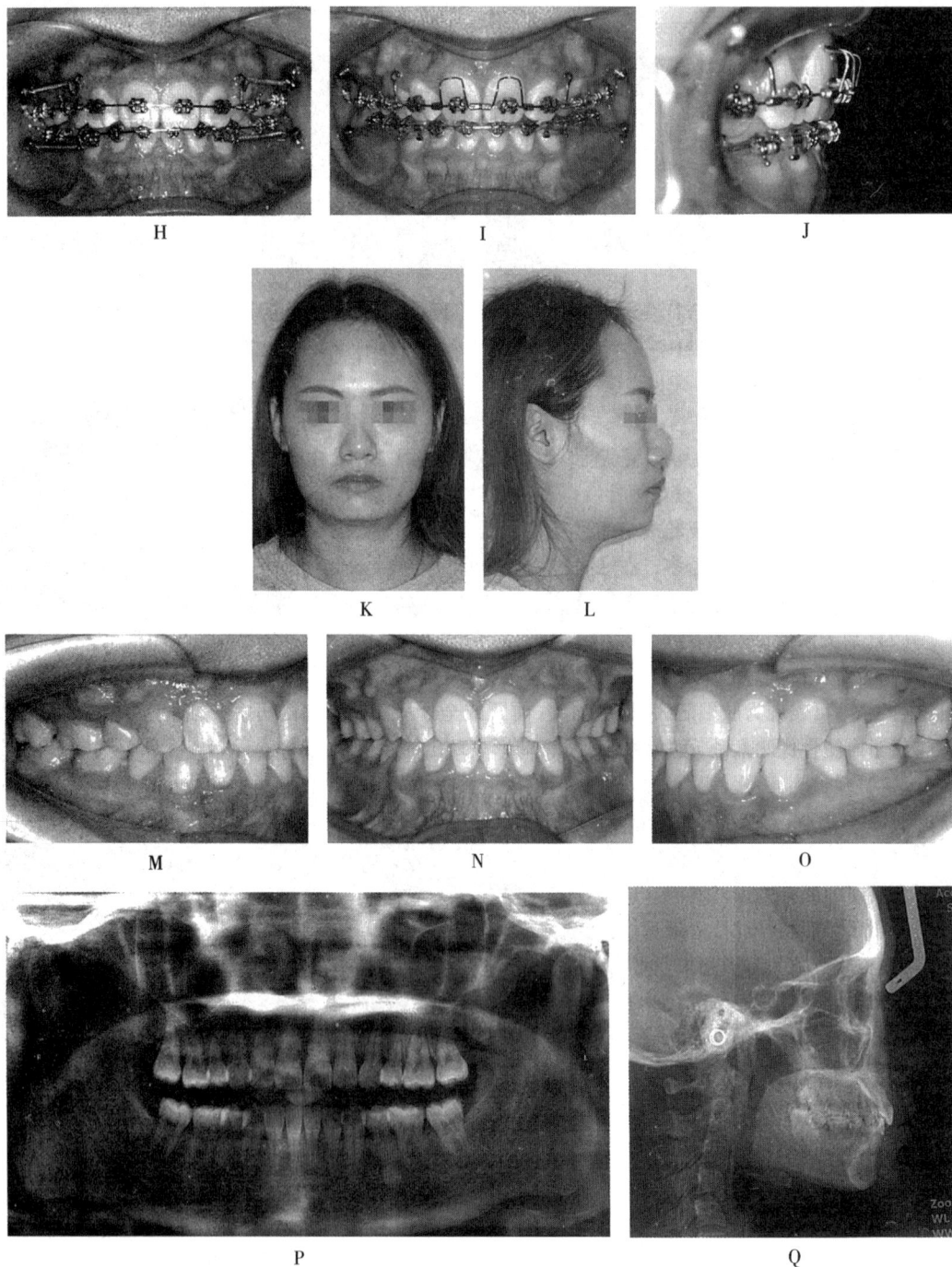

图 8-17　双颌前突治疗

A~G. 正畸前面像、牙𬌗像及 X 线片；H. 利用种植体支抗内收上下颌前牙；I、J. 利用门形辅弓对上颌中切牙施加根舌向转矩；K~Q. 正畸后面像、牙𬌗像及 X 线片

（林　芳）

第四节　前牙反殆

前牙反殆可有个别前牙反殆及多数前牙反殆。多数前牙反殆指三个以上的上颌前牙与对颌牙呈反殆关系，是一种错殆类型。本节所讨论的"前牙反殆"指多数前牙反殆。前牙反殆时，磨牙关系多数为近中，称为安氏Ⅲ类错殆。

前牙反殆是我国儿童中常见的一种错殆畸形，流行病学调查结果显示乳牙期、替牙期和恒牙期的患病率分别为 14.94%、9.65% 和 14.98%。前牙反殆对口腔功能、颜面美观和心理健康有较严重的影响，并且随患者的生长增龄症状逐渐加重。

一、病因

1. 遗传因素　前牙反殆有明显的家族倾向，但临床上不能通过简单地询问家族史来区别患者反殆的类型及估计预后。作为一种多基因遗传病，前牙反殆不论是"骨骼性"还是"功能性"均受到遗传和环境的双重影响，家族史阳性的患者骨骼畸形并不一定比家族史阴性者更严重，也并没有更多的概率发展成为严重骨性前牙反殆。只有仔细地分析亲属，特别是父母的殆型、骨型，家族资料才能提供有价值的参考。

一些单基因的遗传综合征会影响到颌骨和牙齿的发育，前牙反殆可以是该综合征的表征之一。这样的遗传综合征主要有：21-三体综合征（唐氏综合征，Down's syndrome）、颅骨-锁骨发育不全综合征、Crouzon 综合征、虹膜-牙齿发育不全综合征等。

2. 环境因素

（1）先天因素：先天性唇腭裂是前牙反殆的重要病因之一。由于唇腭裂影响骨缝增生和骨的表面增生，同时手术瘢痕组织对颌骨发育有一定限制，唇腭裂伴有的错殆畸形中，最多见的是因上颌骨发育不足造成的前牙反殆或全牙弓反殆。反殆的发生率、出现部位及严重程度与唇腭裂的类型有关，一般来说，骨缺损越多，反殆的发生率越高，反殆涉及双侧牙的可能性越大，畸形也越严重。上颌恒牙先天性缺失也常伴有前牙反殆。

（2）后天因素

①全身性疾病：垂体功能亢进产生过量的生长激素，如持续到骨骺融合之后，或者在骨骺融合之后发病，可表现为肢端肥大、下颌前突、前牙或全牙弓反殆。佝偻病由于维生素 D 缺乏，影响钙磷代谢而使骨代谢紊乱，可因下颌骨发育畸形表现出前牙反殆、开殆。

②呼吸道疾病：慢性扁桃腺炎，腺样体增生、肿大，为保持呼吸道通畅和减小压迫刺激，舌体常向前伸并带动下颌向前，形成前牙反殆、下颌前突。

③乳牙及替牙期局部障碍：乳牙龋病及其引起的乳牙及替牙期的局部障碍是前牙反殆形成的一个重要的后天原因。

乳磨牙邻面龋导致牙冠近远中径减小，牙齿的位置发生改变，形成早接触和殆干扰。乳牙期关系不稳定，颞下颌关节形态未发育完成、可动范围大，神经肌肉反射也易于改变，任何原因造成的早接触和殆干扰都很容易诱发下颌关闭路径向前，或者向前侧方改变，形成前牙反殆，或者前牙及一侧后牙反殆。

乳牙早失对殆的发育影响较大。上颌乳前牙早失时因缺少功能刺激，该部位牙槽骨的发育将受影响，恒侧切牙萌出时位置常偏向舌而与对颌牙产生早接触，诱发下颌关闭时向前移位，形成前牙反𬌗；多数乳磨牙早失因被迫用前牙进行咀嚼，下颌逐渐向前移位，日久形成下颌前突、前牙反𬌗。上颌乳切牙滞留，恒切牙常被迫腭侧萌出，与对颌牙形成反𬌗关系。乳尖牙磨耗不足时，相对的尖牙形成早接触可导致前牙反𬌗或前牙及一侧后牙反𬌗。

④口腔不良习惯：伸舌、吮指、咬上唇、下颌前伸习惯及不正确人工喂养等都可造成前牙反𬌗、下颌前突。

二、临床表现

1. 牙关系异常　多数情况下反𬌗涉及6个上颌前牙，有时可为4个切牙。牙性前牙反𬌗表现为上颌前牙舌倾，下颌前牙唇倾。骨性前牙反𬌗则相反，表现为上颌前牙唇倾、下颌前牙舌倾，以代偿骨性不调。前牙反𬌗病例（除外唇腭裂）合并双侧后牙反𬌗者约占7%。下颌牙弓的长度和宽度较上颌牙弓发育得大，特别是在长度方向上。上颌前牙常有不同程度的拥挤，下颌前牙较少拥挤，即使有程度也较轻。磨牙关系多数为近中，也可为中性。

2. 颌骨发育与颅面关系异常

（1）下颌：下颌生长过度，不仅下颌综合长度增加，而且下颌体长度也比正常者大。下颌整体位置前移，下颌关节、升支、下颌角、颏部都靠前。常可伴有下颌发育不对称、面部偏斜。

（2）上颌与面中部：上颌向前发育不足，造成上颌长度减小，位置靠后，面中部可后缩。

（3）上、下颌间关系异常，Ⅲ类骨面型。

（4）后颅底相对于前颅底向前向下倾斜。颅底位置异常促进了下颌前突。

（5）骨性下颌前突常合并骨性下颌偏斜。

3. 口颌系统功能异常

（1）咀嚼肌活动不协调：有关研究表明，与正常相比前牙反𬌗患者正中位时颞肌后束低电压，正中最大咬合时颞肌后束以及咬肌活动均减小，前牙反𬌗患者咀嚼活动的不协调还表现在咀嚼期中静止期和放电期的节律变动较大，从而造成了咀嚼节律的紊乱。

（2）咀嚼效能减低：根据有关研究结果，前牙反𬌗患者的咀嚼效率约为正常者的1/2。此外，食物咽下之前的咀嚼次数和咀嚼时间也比正常者多。

（3）颞下颌关节紊乱：前牙反𬌗患者中伴有颞下颌关节紊乱病者并不多见。一些患者关节X线片上虽表现出髁突前移，但临床症状却不明显。值得注意的是，下颌前突但前牙不反，而呈浅覆盖的患者，由于浅覆盖关系限制了下颌向前发育的强烈趋势，髁突位置被迫后移，容易造成颞下颌关节紊乱病。

三、诊断

1. 安氏分类（图8-18）　Angle根据磨牙关系将磨牙关系中性的前牙反𬌗列为Ⅰ类错𬌗，将磨牙关系近中的前牙反𬌗列为Ⅲ类错𬌗。

2. 毛氏分类　在毛燮均错𬌗分类法中，前牙反𬌗列为两类，即后牙近中、前牙反𬌗（Ⅱ¹）和后牙中性、前牙反𬌗（Ⅱ³）。

安氏和毛氏分类都是根据上下颌牙列的牙关系，而不涉及颌骨-颅面位置关系。

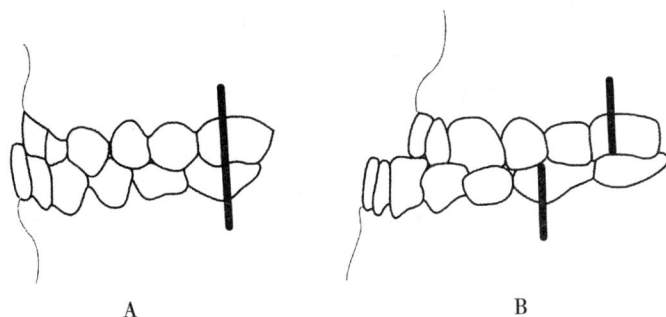

图 8-18　前牙反殆的牙性分类示意图
A. 安氏Ⅰ类，毛氏Ⅱ³；B. 安氏Ⅲ类，毛氏Ⅱ¹

3. 按致病机制分类

（1）牙性：由于牙齿萌出、替换过程中的障碍，上下颌切牙的位置异常，造成单纯前牙反殆。这种前牙反殆，磨牙关系多为中性，上颌前牙舌倾、下颌前牙唇倾；骨性Ⅰ类（0°≤ANB角≤5°）。矫治一般较容易，预后良好。

（2）骨性：由于上、下颌骨生长不均衡造成的颌间关系异常，表现为下颌发育过度、上颌发育不足、骨性Ⅲ类（ANB角<0°）、下颌不能后退；磨牙近中关系、上颌前牙唇倾、下颌前牙舌倾。骨性前牙反殆又称为真性Ⅲ类错殆，矫治难度较大，严重者需要配合正颌手术。

（3）功能性：根据 Moyers，凡后天获得、神经-肌肉参与、下颌向前移位所形成的安氏Ⅲ类错殆，称为功能性Ⅲ类错殆或假性Ⅲ类错殆，其所伴有的下颌前突症状称为功能性或假性下颌前突。咬合干扰和早接触是诱发功能性前牙反殆的主要原因。此外，由口腔不良习惯、不正确哺乳、扁桃腺肥大等引起的下颌位置前伸形成的前牙反殆和下颌前突也多属于此种功能性错殆之列。功能性前牙反殆，磨牙关系多为轻度近中，一般反覆盖较小，反覆殆较深，下颌骨大小、形态基本正常，但位置前移，显示出轻度的下颌前突和Ⅲ类骨面型。功能性前牙反殆的典型特征为下颌可以后退至上下颌前牙对刃关系，下颌后退或处于姿势位时，ANB角明显增大、侧貌也较牙尖交错位时明显改善。单纯功能性前牙反殆的治疗反应较好，预后较佳。

功能性反殆患者常可以伴有不同程度的骨骼异常，骨骼性反殆病例也可以表现出一些功能因素。由于这两种因素常常同时存在，此时往往无法绝对区分功能性反殆或骨性反殆。所谓"功能性"或"骨性"的诊断一般是指反殆以某种因素为主要特征。

4. 鉴别诊断

（1）骨性前牙反殆与功能性前牙反殆的鉴别诊断

①有无家族史：骨性前牙反殆一般都有家族史，但并非所有骨性前牙反殆都有家族史。

②临床检查

A. 检查下颌闭合道：功能性前牙反殆常有下颌的功能性移位，下颌闭合道不规则，由下颌姿势位到牙尖交错位下颌前伸。牙尖交错位时前牙为反殆关系，面型为凹面型，下颌姿势位下颌可以后退至前牙切对切，面型明显改善，改为直面型。

骨性前牙反殆往往没有下颌的功能性移位，下颌闭合道为规则的圆滑弧形，下颌难以后退至切对切。也有一些骨性患者下颌可以少许后退，但面型不会因此而改变。

B. 检查咬合关系：功能性前牙反𬌗在牙尖交错位时磨牙关系为近中关系、前牙反覆盖比较小，反覆𬌗比较深；下颌姿势位时磨牙关系可能为中性甚至为远中关系。

骨性前牙反𬌗磨牙关系为近中，尖牙关系也多为近中关系。反覆盖多较大，多超过3mm，反覆𬌗一般较小，甚至为开𬌗或开𬌗趋势。

C. 检查牙性的代偿：骨性前牙反𬌗有前牙的代偿，上颌前牙唇向倾斜，下颌前牙舌向倾斜。

③颌骨特征

A. 矢状类型：前牙反𬌗的上、下颌骨矢状关系可分为以下六类（图8-19）：上颌正常下颌前突型、上颌后缩下颌正常型、上下颌均正常型、上颌后缩下颌前突型、上下颌前突型和上下颌后缩型。

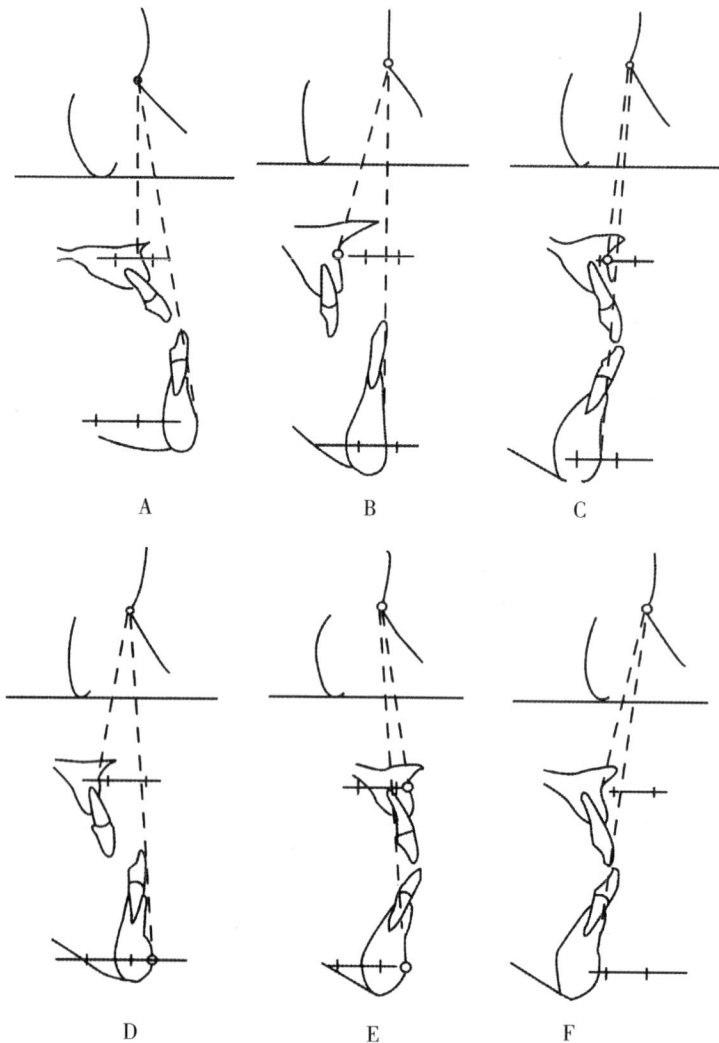

图 8-19　骨性前牙反𬌗的类型示意图（矢状方向）

A. 上颌正常下颌前突；B. 上颌后缩下颌正常；C. 上下颌正常；D. 上颌后缩下颌前突；E. 上下颌前突；F. 上下颌后缩

功能性前牙反𬌗上颌多为正常，下颌在牙尖交错位时可表现为前突，ANB 角偏小或<0°；骨性前牙反𬌗上颌多为后缩，下颌多为前突，ANB 角偏小或<0°。有调查显示：75%的Ⅲ类错𬌗为骨源性，其中下颌过大、位置前突约占47%、上颌发育不足、位置后缩约占19%、上下颌同时异常约占9%。

B. 垂直类型：前牙反𬌗的垂直骨面型可分为均角型、高角型和低角型。功能性前牙反𬌗的下颌平面角一般较为平坦，为低角型或均角型；骨性畸形的下颌平面角较为陡峭，为高角型或均角型（图8-20）。

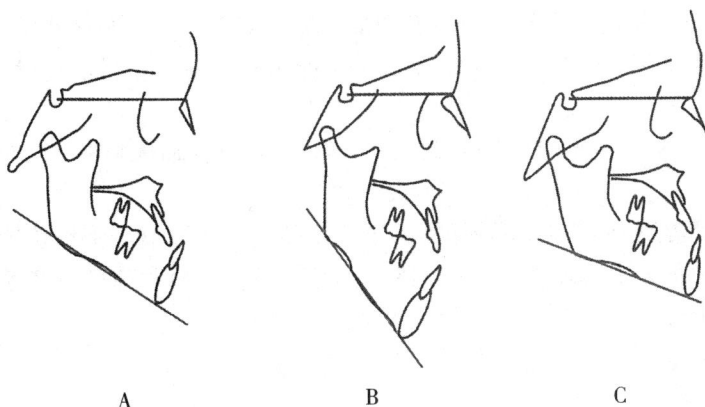

图8-20 骨性前牙反𬌗的类型示意图（垂直方向）
A. 均角型；B. 高角型；C. 低角型

（2）正畸代偿治疗与正畸-正颌联合治疗适应证的鉴别

①畸形的严重程度：ANB 角 0°~2° 为轻度，−2°~−4° 为中度，<−4° 为重度骨性畸形。一般轻度和中度骨性反𬌗可考虑正畸代偿治疗，中度以上可考虑正畸-正颌联合治疗。当然随着种植支抗、引导性组织再生术（GTR）、牙周辅助加速成骨（PAOO）等技术的不断创新和完善，使得正畸代偿治疗的范围越来越大。

②从三维角度分析畸形类型：若Ⅲ类骨性畸形除了涉及矢状向还合并垂直向错𬌗畸形，如合并开𬌗患者，则正畸代偿治疗的难度显著增加，更倾向于采用正畸-正颌联合治疗。若Ⅲ类骨性畸形还合并水平向错𬌗畸形，如伴有偏颌畸形，则也更倾向于正畸-正颌联合治疗。

③牙周情况：牙周情况差、骨质吸收、牙齿松动、前牙去牙槽骨骨质薄等情况，会增加正畸代偿的治疗风险，应该尽量少移动牙齿，也倾向于正畸-正颌联合治疗。

④治疗前牙齿代偿情况：治疗前，前牙代偿若已经较为严重，即上颌前牙较为唇倾，下颌前牙较为舌倾，正畸代偿治疗会加重前牙的倾斜，易造成𬌗创伤、骨开窗、骨开裂，等情况。

⑤X 线头影测量：ANB 角<−4°、LI-MP 角<82°、SNP 角>83°、颏角 IDP-MP<69°、联合变量 CV<201°是外科治疗的参考指征。

⑥软组织侧貌：Ⅲ类患者若颏部太突，则正畸代偿治疗往往难以改善侧貌，反而常导致下颌前牙舌倾，更倾向于采用正畸-正颌联合治疗。

四、颅面生长和预后估计

1. 颅面生长　前牙反殆的有些颅面结构异常出现较早，且随生长发育加重（如上颌长度不足、下颌位置前突、Ⅲ类骨面型），它们对前牙反殆的形成和发展都起到重要作用；有的虽然出现较早，但却并不随生长发育而加重（后颅底前倾、上颌位置靠后、下颌体长度增大、面部生长靠前），它们只对前牙反殆的形成起重要作用；另外一些颅面结构异常，在生长发育过程中出现较晚（如下颌角开大）。

前牙反殆颅面生长发育仍是一个研究中的问题。对于一个年龄较小的反殆患者，如何预测其牙面畸形的发展、最终的严重程度以及可能采取的对策，目前仍然主要靠医生经验推定。

2. 疗效与预后估计　前牙反殆的预后可以根据病史、临床检查、X 线头影测量进行估计。

关于发育期Ⅲ类患者正畸疗效预测的系统文献研究结果发现，下颌位置前突、升支短、下颌体较长、下颌角大预后较差；然而，除下颌角被较多文献报道外，其他指标变化很大。这提示临床上评价Ⅲ类的疗效与预后要综合考虑。

五、矫治

由于前牙反殆有随生长逐渐加重的趋势，早期矫治尤为重要。早期矫治方法相对简单，且有利于颌面部向正常方向发育。有的前牙反殆病例矫治较易，而更多病例可伴有牙列拥挤、牙弓宽度和高度不调以及颜面不对称等，矫治难度较大。前牙反殆特别是骨性前牙反殆病例，反殆矫治后随生长发育有复发的可能，因此不少病例要分阶段治疗，矫治的时间比较长。前牙反殆的矫治器包括上颌殆垫矫治器、下颌前牙树脂联冠式斜面导板矫治器、功能调节器Ⅲ型（FR-Ⅲ）、口外上颌前方牵引器、头帽颏兜、固定矫治器等。

1. 矫治方案　在制订矫治方案时要根据各方面收集到的资料分析患者的现状，估计治疗的难易程度，预测将来的发展。不同发育时期的患者治疗目的和处置方法各不相同。

（1）乳牙期：乳前牙反殆病例中，牙性和功能性反殆的病例比较常见，颌骨畸形一般不明显。此期的治疗目的在于：恢复下颌正常咬合位置，改善骨面型；解除前牙反殆，促进上颌发育、抑制下颌过度发育。

乳牙期改变牙位和移动下颌的可能性都很大。对于以牙齿因素为主的患者，简单的活动矫治器如上颌双曲舌簧殆垫式矫治器可以完成上述两个目的；而对于功能因素较明显的患者，功能性矫治器如下颌联冠式斜面导板矫治器、FR-Ⅲ都能收到很好的效果。最佳矫治时间在 4~5 岁，疗程一般为 3~5 个月。部分合并伸舌不良习惯的病例，反覆盖可能较大，甚至前牙开殆，但伴随不良习惯的纠正，反覆盖及开殆逐渐消除。少数骨骼畸形比较明显的病例治疗比较复杂，需要配合使用头帽颏兜等口外装置，疗程也长一些。

一般认为，乳牙反殆矫治后，如果没有遗传因素，恒牙发生反殆的可能性减小，如果有遗传因素，乳牙反殆的矫治也对恒牙正常建殆有利，而且早期改正乳牙反殆有利于缓解家长焦虑。

（2）替牙期：此期前牙反殆可能为功能性与骨性的混合，因此要区别患者现有错殆类型并预估反殆的发展趋势。替牙期反殆的治疗复杂而多变，是前牙反殆治疗的关键期。

①无论是哪种类型的反殆，首先要通过上、下颌前牙的移动解除前牙反殆关系以利于上、下颌骨的生长趋向正常，防止骨性前牙反殆的发生或发展。前牙反殆矫治之后要观察替牙过程，防止反殆的复发和拥挤的发生。

②反殆的类型不同，矫治过程有所差别，观察期的处理也不尽相同。

对于牙性反殆，通过唇倾上颌前牙、舌倾下颌前牙矫正。

对于功能性反殆，主要是消除功能因素，如通过压低前牙减小反覆殆，并引导下颌退回到正常位置。

对于骨性反殆，要区分问题是在上颌或者下颌。上颌发育不足多进行前方牵引，牵引前可快速扩开腭中缝有利于牵引的效果。观察期中可使用功能性调节器保持；下颌生长过度时治疗难度较大，因为很难抑制下颌向前生长。此类患者反殆的解除主要通过上、下颌前牙的代偿，必要时可以稍向前牵引上颌。观察期中使用颏兜抑制下颌过度向前生长。

③替牙期前牙反殆伴有拥挤病例的矫治一般遵从以下原则：只要拥挤不影响反殆的矫治，不要急于减数，特别是上颌减数。

替牙期反殆的矫治可能涉及各种矫治器，包括活动矫治器、功能矫治器、固定矫治器等。

（3）恒牙早期：恒牙早期颌骨和牙的发育大部已完成，很难通过改变生长来调整颌骨关系，移动颌骨的可能性也不大，正畸治疗的目的是通过牙齿位置的改变建立适当的覆殆覆盖关系，掩饰已存在的骨性畸形。

恒牙早期上颌发育不足、伴上颌牙弓拥挤的反殆患者，为维护面型拔牙应当谨慎。对于仍有一定生长潜力的病例，可尝试前方牵引促进上颌向前生长。可采用传统牙支持式或微钛板种植体辅助骨支持式前牵引。高角型病例扩大上颌牙弓有可能造成前牙开殆，此时可以考虑拔牙。患者生长完成、上颌牙弓拥挤严重，也应考虑拔牙矫治。

以下颌前突为主要特征的恒牙早期前牙反殆患者，正畸治疗常需要减数拔牙。根据下颌前牙需要舌倾移动的量，决定拔除下颌第一或第二前磨牙关闭间隙，或者拔除下颌第二或第三磨牙，并利用种植钉作为支抗整体远中移动下颌牙列（图 8-21）。对于伴有前牙开殆或开殆倾向的高角型病例，首选拔除下颌第二或第三磨牙，后移并压低后牙，可同时解决矢状不调和垂直不调。

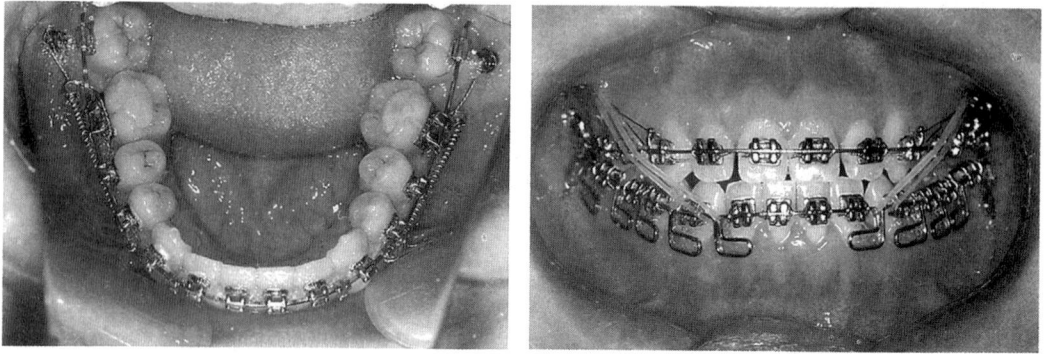

图 8-21　种植支抗辅助纠正反𬌗

　　需要强调的是，在确定是否拔牙和拔牙模式时要注意正畸的限度，防止超限矫治造成下颌前牙过度舌倾和上颌前牙过度唇倾，过度倾斜的切牙对牙周健康、功能、面型美观和治疗稳定性都不利。对于骨性Ⅲ类前牙反𬌗，需综合考虑骨性畸形严重程度、生长发育预测、患者主观要求，谨慎选择正畸代偿治疗或是留待成年后正畸-正颌联合治疗。

　　2. 保持　牙性前牙反𬌗矫治后常规保持即可。骨性前牙反𬌗虽经矫治，在生长发育完成之前反𬌗仍有复发的可能，前牙反𬌗矫治后是否复发主要与患者下颌的生长有关，与𬌗保持与否关系不大。尽管如此，一般主张替牙期有骨性反𬌗倾向的患者矫治后要定期复查，观察颌骨生长与𬌗的发育，处理出现的牙弓拥挤，并酌情配合矫形力控制生长。

　　3. 典型病例（图 8-22）

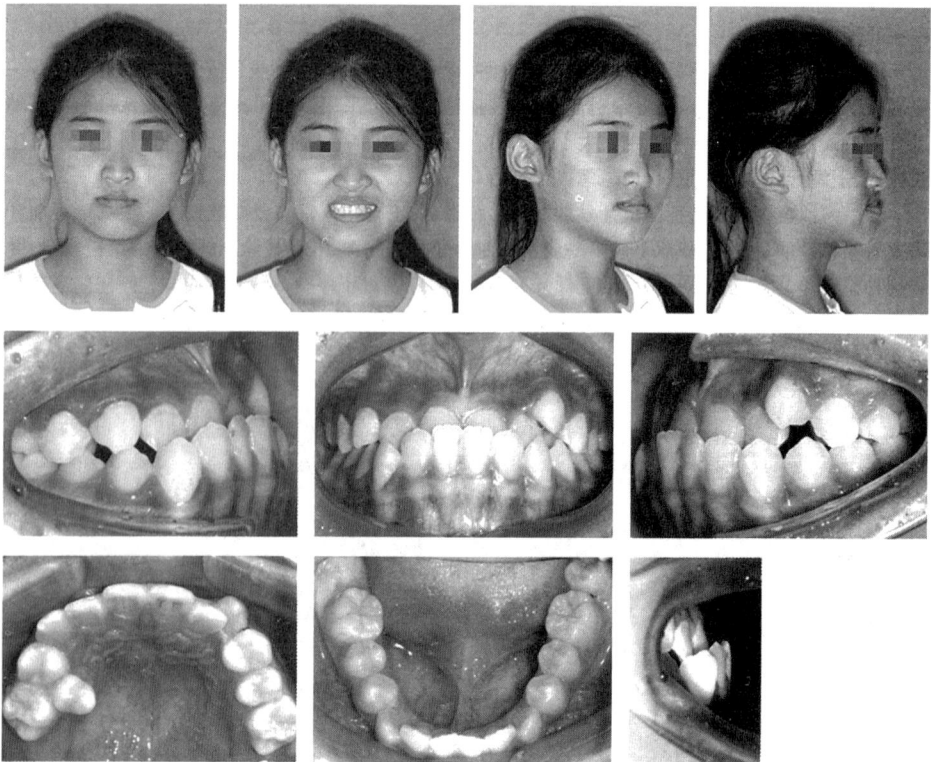

A

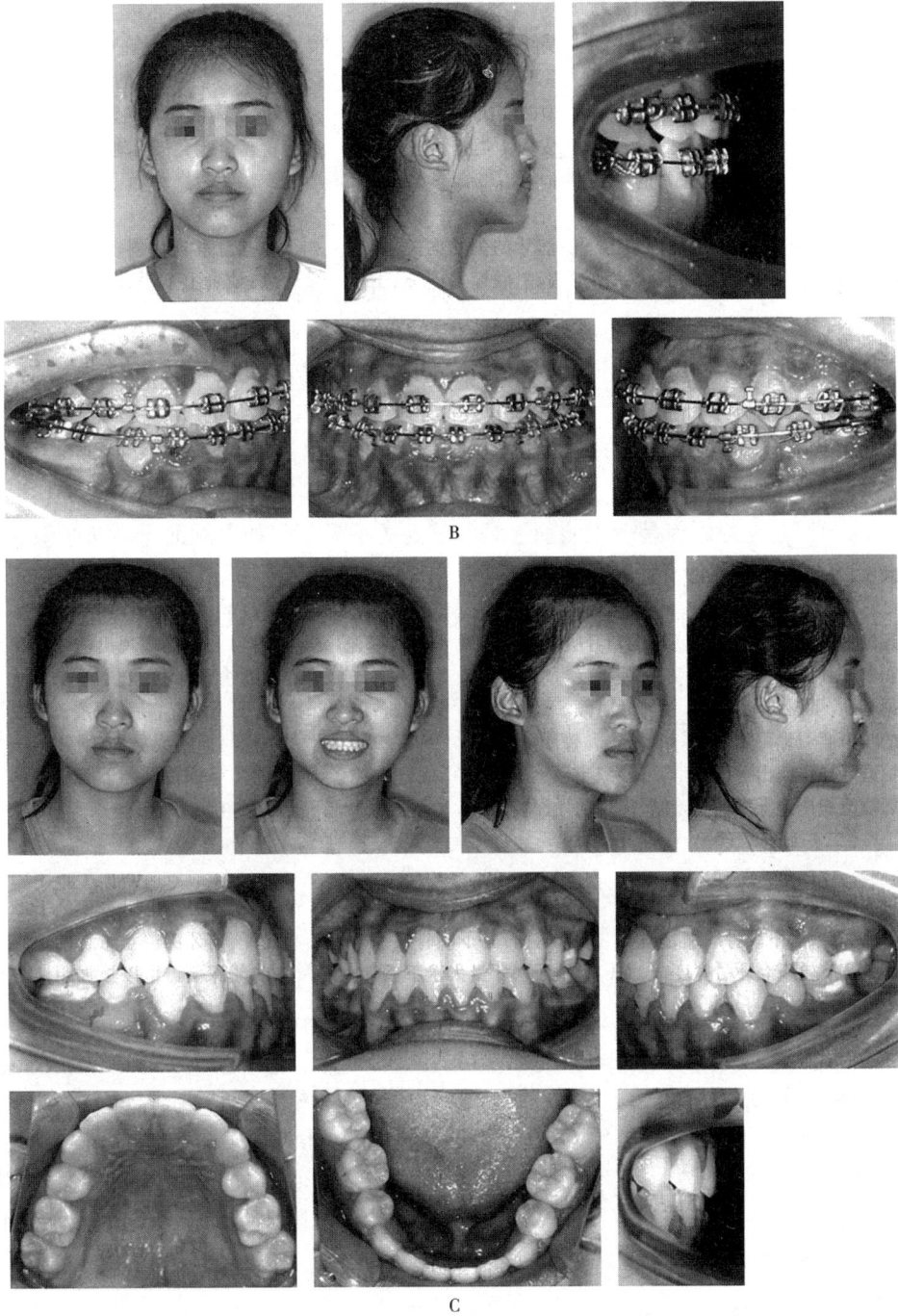

图 8-22 安氏Ⅲ类恒牙列前牙反殆矫治前后
A. 矫治前；B. 矫治中；C. 矫治后

患儿，女，12岁，恒牙初期。近中关系，前牙反殆，上颌牙列重度拥挤，下颌牙列轻度拥挤。

诊断：安氏Ⅲ类错殆，骨性Ⅲ类错殆。

治疗计划：拔除 15、25、34、44，直丝弓矫治技术。

治疗时间：24 个月。

（姜　靓）

第五节　前牙深覆盖

覆盖是指上下颌切牙切端间的水平距离。前牙深覆盖，即覆盖过大，是一种常见的错𬌗畸形，表现为上下颌（牙弓）矢状关系不调，其患病率仅次于牙列拥挤。此类畸形的磨牙关系多为远中𬌗，并常伴有前牙深覆𬌗，是典型的安氏Ⅱ类1分类错𬌗。另外，上颌前牙唇向错位、下颌前牙舌向错位或者下颌前牙先天缺失的安氏Ⅰ类错𬌗也会出现前牙深覆盖。此类错𬌗畸形影响面部美观，严重者还会影响正常的口腔生理功能。

一、病因

造成前牙深覆盖的原因是上下颌前牙的矢状向关系异常，如上颌前牙唇向倾斜、下颌前牙舌向倾斜；或者上下颌牙弓矢状关系不调，上颌牙弓前突、下颌牙弓后缩；或者上下颌骨矢状向关系异常，如上颌骨发育过度或者下颌骨发育不足等。上下颌骨或者上下颌牙弓关系不调受遗传与环境两方面的影响。

1. 遗传因素　研究表明，Ⅱ类错𬌗上颌牙量相对于下颌牙量偏大。另外，受遗传因素调控的上颌前牙区的额外牙、下颌切牙先天性缺失以及恒牙萌出顺序的异常，如上颌第一恒磨牙早于下颌第一恒磨牙萌出，或者上颌第二恒磨牙早于下颌第二恒磨牙或上颌尖牙萌出均可致前牙深覆盖。严重的骨骼畸形，如下颌发育过小、上颌发育过大也受遗传因素的控制。

2. 环境因素

（1）全身因素：全身疾病如钙磷代谢障碍、佝偻病等，由于肌及韧带张力减弱，引起上颌牙弓狭窄，上颌前牙前突和磨牙远中关系。

（2）局部因素：鼻咽部疾患，例如慢性鼻炎、腺样体肥大等造成上气道狭窄而以口呼吸代之，逐渐形成口呼吸习惯。长期的口呼吸可形成上颌牙弓狭窄、前突、腭盖高拱，最终表现出前牙深覆盖和磨牙远中关系。此外，口腔不良习惯、替牙障碍和下唇局部瘢痕也可导致前牙深覆盖。长期吮拇指、咬下唇等可造成上颌前牙唇倾、下颌前牙舌倾、拥挤、前牙深覆盖，下颌位置靠后；深覆盖继发的咬下唇习惯可加重畸形的发展。替牙障碍，如上颌第二乳磨牙大面积邻面龋或早失，上颌第一恒磨牙异位萌出等因素，均可导致上颌磨牙前移形成远中关系，而使前牙呈深覆盖。下唇局部的瘢痕组织压迫下颌前牙舌倾，出现前牙深覆盖，严重者还会造成下颌后缩畸形。

二、临床表现

前牙深覆盖的临床表现为牙和颌骨的畸形。牙表现为上下颌前牙切端前后向的水平距离超过 3mm，磨牙多数表现为远中关系，少数情况也可以是中性关系。上下颌骨关系可以表现为上颌骨前突，或者下颌骨后缩，或者上颌骨前突合并下颌骨后缩。多数情况下，前牙深覆盖患者的上颌牙弓宽度较下颌牙弓宽度窄，而且上颌牙列牙量大于下颌牙列牙量。前牙深覆盖可以根据距离大小进行分度。

— 246 —

前牙深覆盖的分度：

Ⅰ度，3mm<覆盖≤5mm。

Ⅱ度，5mm<覆盖≤8mm。

Ⅲ度，覆盖>8mm。

三、诊断

前牙深覆盖根据临床表现及 X 线头影测量结果来诊断。按照前牙深覆盖的病因机制，可以分为牙性、功能性和骨性。

1. 牙性　前牙深覆盖主要是因为上下颌前牙位置或牙的数目异常造成，如上颌前牙唇向、下颌前牙舌向错位；或上颌前部额外牙或下颌切牙先天性缺失，口腔不良习惯等。此种局部原因造成的前牙深覆盖，一般没有上下颌骨之间以及颅颌面关系的明显不调。

2. 功能性　由于神经肌肉反射引起的下颌功能性后退；也可以由牙因素所致。例如当上颌牙弓尖牙和后牙段宽度不足时，下颌在咬合时被迫处于后退的位置，形成磨牙远中关系、前牙深覆盖。功能性下颌后缩，上颌位置一般正常，当下颌前伸至中性磨牙关系时，上下颌牙弓矢状关系基本协调，面型明显改善。

3. 骨性　由于颌骨发育异常导致上下颌处于远中关系。ANB 角通常大于 5°。上下颌前牙可出现明显的代偿，体现在上颌前牙直立，下颌切牙唇倾。典型表现为安氏 Ⅱ 类 1 分类错殆。

对于骨性前牙深覆盖错殆患者，其颅面骨骼类型可分为三类：①上颌正常，下颌后缩。②下颌正常，上颌前突。③上颌前突，下颌后缩。

临床研究表明，在形成安氏 Ⅱ 类 1 分类错殆的骨骼因素中，下颌后缩是主要因素。多数患者都表现为下颌后缩，有些患者则表现为下颌后缩伴有上颌前突。这提示对处于生长发育期的患者，通常可以采用生长改良治疗，如使用功能性矫治器以促进下颌发育，以达到矫治前牙深覆盖的目的。当然有些患者也可以使用口外弓以抑制上颌发育，同时可以有利于下颌骨的向前生长。

四、矫治

1. 早期矫治　一般在替牙期到恒牙早期进行，多采用矫形力矫治器或功能矫治器对颌骨畸形进行生长改良。

（1）去除病因：破除各种口腔不良习惯，治疗鼻咽部疾患等。

（2）及时处理替牙期出现的问题

①拔除上颌前牙区域的额外牙，关闭上颌前牙间隙，减小前牙覆盖。

②及时治疗乳牙龋病，第二乳磨牙早失后及时安装间隙保持器。

③若上颌第一恒磨牙已经前移，可用摆式矫治器或口外弓推磨牙向后，矫正磨牙远中关系，恢复前磨牙的萌出间隙。

（3）当上颌牙弓宽度轻中度不足时，可使用活动或固定扩弓矫治器扩弓。当上颌牙弓严重狭窄时，可以采用腭中缝开展增加上颌牙弓宽度。在纠正上颌牙弓狭窄的同时可以创造间隙，利于上颌前牙向后移动，进而减小前牙深覆盖。

（4）对于下颌前牙舌向倾斜的患者：可以采用下颌唇挡，撑开下唇，从而打破下颌前牙的内外力量平衡，舌肌力量促使下颌前牙唇向移动，进而减小深覆盖（图 8-23）。

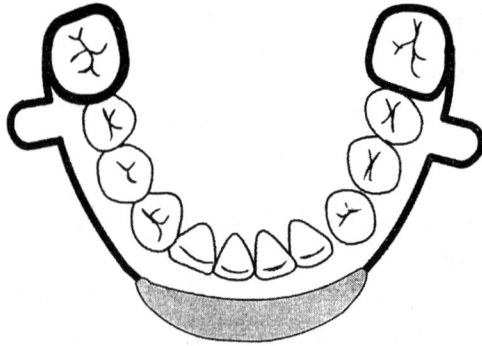

图 8-23　下颌唇挡示意图

（5）生长改良治疗：对于存在上下颌骨关系不调的功能性或骨性前牙深覆盖患者可以进行生长改良治疗。最佳治疗时间在青春生长迸发期开始时，即生长发育高峰期曲线的上升阶段。在恒牙早期，下颌仍保留一定的生长潜力，下颌长度与相对于颅底的突度仍有一定程度的增大。因此，对于恒牙早期病例的治疗应充分利用患儿的生长发育潜力，使用生长改良矫正上下颌骨在三维方向上的不调，而不宜过早进行拔牙矫治。待早期矫治完成后，重新评估牙颌面畸形程度，再决定是否拔牙。大多数患者需要在恒牙期进行二期综合性矫治。

①充分利用下颌向前生长的潜力：从替牙期到恒牙期，下颌骨经历了快速生长期，在此期间下颌的总长度（Ar-pg）和下颌相对于颅底的突度（SNB 角）均有明显的增大。前牙深覆盖多由下颌后缩造成，因此利用快速生长发育期下颌骨的向前生长是矫正前牙深覆盖、远中磨牙关系和增进面部和谐与平衡的有效方法。此阶段可采用功能矫治器（如肌激动器、双𬌗垫矫治器或 Herbst 矫治器等），使磨牙关系由 Ⅱ 类变为 Ⅰ 类，减小前牙深覆盖和深覆𬌗，以利于二期治疗。这种方法对于下颌平面角较小的低角病例特别适合。在使用功能性矫治器的治疗中也会出现后部牙槽高度增加、下颌前牙唇倾度增大的情况。对以下颌后缩为主、下颌平面角较大的 Ⅱ 类高角病例，临床上常将高位牵引口外弓与带有上颌后牙𬌗垫的肌激动器联合使用。

②远中移动上颌与控制上颌向前生长：由于大多数前牙深覆盖病例的上颌位置相对正常，真正的上颌前突并不多见。而且即使使用口外弓远中移动上颌，上颌突度（SNA 角）的减小也极其有限。因此，正畸临床上将上颌骨远中移动的必要性和可能性均很小。真正的骨骼畸形通常需要采用外科手术。

临床上常做的是控制上颌向前的发育。对于有上颌前突或前突倾向的病例，在生长发育早期使用口外弓，限制上颌向前生长，与此同时，下颌能向前发育追上上颌，最终建立正常的上下颌矢状关系。同时，口外弓有推上颌牙弓整体后移或推上颌磨牙向后的作用，这也有利于改善磨牙远中关系。

在使用口外弓对上颌骨或上颌牙弓施加矫形力的时候需要注意，施加牵引力的方向不同会使上颌后部牙槽高度产生不同的改变。颈牵引，即低位牵引有使上颌后部牙-牙槽高度增加，下颌向后向下旋转，下颌平面角增大的趋势，这对低角病例的治疗有利。高位牵引有使后部牙-牙槽高度减小的趋势，能减少正畸治疗中上颌后牙垂直向高度的增加，这对高角病例的治疗有利。

2. 一般矫治　一般在恒牙期开始。

除了单纯牙性畸形外，多数前牙深覆盖会伴有不同程度的颌骨及颅面关系不调。轻度或中度骨骼关系不调时，正畸治疗常需要减数拔牙。在间隙关闭过程中，通过上下颌牙齿、前后牙齿的不同移动，代偿或掩饰颌骨的发育异常。

(1) 牙性错殆：应根据牙列拥挤度、前牙唇倾度等因素决定矫治方案。

对于上下颌牙列无拥挤或者轻度拥挤，上颌前牙唇倾，上颌后牙有足够间隙的患者，多采用不拔牙矫治，推上颌磨牙向远中的方法，缓解前牙拥挤，矫治Ⅱ类磨牙关系。如上颌牙弓相对下颌牙弓狭窄，需配合上颌扩弓以协调牙弓宽度。如上颌牙列牙量较大，则需要在上颌牙列做适度的邻面减径以协调上下颌牙量关系。如上颌后牙间隙不足，可考虑拔除上颌两个第二前磨牙来减小前牙深覆盖。

推上颌磨牙向远中矫治的最佳时机应该在第二恒磨牙未萌前，此时向远中移动上颌第一恒磨牙，每侧可以得到 2~4mm 的间隙。如果矫治时第二恒磨牙已萌出，而且其远中的骨量足够上颌磨牙后移，只要患者配合，也能使用口外力推磨牙向远中。

推磨牙向远中可以采用口外弓、口内固定矫治器或两者兼用、种植体支抗配合固定矫治器。近年出现的透明矫治器也可推磨牙向远中，并取得较好疗效。

①口外弓：内弓的前部应离开切牙 2~3mm，使用口外弓推上颌磨牙向远中时，每侧牵引力为 200~300g，每天戴用 10 小时以上，并且应根据患者的面部垂直发育调整牵引力的方向。

②口内矫治器：目前经常使用的是摆式矫治器，其后移磨牙的弹簧曲由 β 钛丝制成，并用改良的 Nance 弓增加支抗。一般不需要使用口外弓。此外，也可以使用改良 Nance 弓和螺旋推簧推上颌磨牙向远中。由于该方法使用上颌前磨牙和前牙以及硬腭前部为支抗，因此，在推上颌磨牙向远中的同时会导致支抗牙的前移。此外，该方法还会导致上颌后牙伸长，因此不适合于前牙覆殆较浅的病例。

③种植体支抗：使用种植体支抗配合固定矫治器远中移动上颌牙列有两种方式。其一是在上颌双侧颧牙槽嵴植入种植支抗钉，利用种植体支抗整体远中移动上颌牙列，改善磨牙远中关系，减小前牙覆盖。其二是先在上颌第一磨牙与第二前磨牙之间植入种植支抗钉，使用间接支抗稳定上颌前磨牙，同时利用螺旋推簧推上颌磨牙向远中。当上颌磨牙远中移动到位后，在上颌第一和第二磨牙之间再次植入种植支抗钉，利用种植体支抗远中移动上颌前磨牙和上颌前牙，此时还需要拆除在上颌第一磨牙与第二前磨牙之间的种植支抗钉。对于下颌前牙舌倾患者，则可以唇向移动下颌前牙，以减小前牙覆盖。必要时采用Ⅱ类颌间牵引，利于下颌前牙唇向移动，并利于磨牙关系向中性关系调整。

对于上下颌前牙均有唇倾，伴或不伴有拥挤，通常采用拔牙的方法进行矫治。一般会拔除上颌第一前磨牙，合并拔除下颌第一或者第二前磨牙进行矫治。这样不仅利于前牙覆殆覆盖关系的纠正，还利于上下颌磨牙关系的调整，以达到中性的磨牙和尖牙关系。

对于下颌前牙先天缺失造成的前牙深覆盖，若上颌牙弓正常，下颌牙弓前部发育不足。可采用固定矫治器扩展缺失的下颌前牙间隙，改善前牙覆盖，日后修复牙列缺损。若上颌前牙较唇倾，下颌位置正常，则可以上颌单颌拔除第一前磨牙，利用拔牙间隙内收上颌前牙，矫正前牙深覆盖。

（2）骨性错拾：这类错拾治疗的目标如下。①解除可能存在的牙列拥挤，排齐牙列。②减小前牙的深覆盖。③减小前牙的深覆拾。④矫正磨牙远中关系。为达到这一矫治目标，需要拔牙提供间隙。常用的拔牙模式是减数上颌第一前磨牙和下颌第二前磨牙，对于生长发育潜力较大的患者，也可考虑减数上下颌第一前磨牙。需要注意的是，患者的磨牙远中关系越严重，前牙覆盖越大，下颌越后缩，减数的选择应为上颌第一前磨牙和下颌第二前磨牙（图 8-24）。

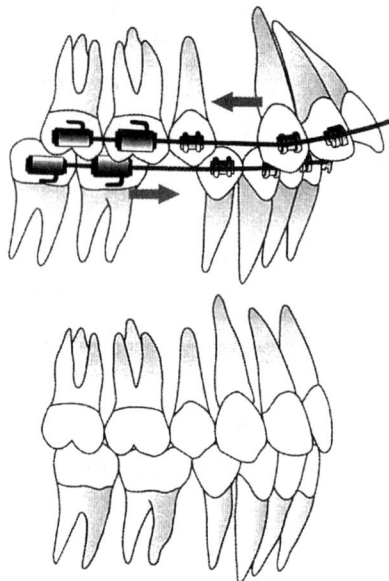

图 8-24　前牙深覆盖拔牙矫治示意图

上颌牙弓拔牙间隙主要用于上颌牙列排齐、上颌前牙后移、减小覆盖；下颌牙弓拔牙间隙主要用于下颌牙列排齐整平、下颌后牙前移、矫正磨牙关系。

正畸治疗过程：恒牙期拔除 4 颗前磨牙的前牙深覆盖患者，多采用固定矫治器治疗。矫治过程分为三个阶段：①排齐和整平牙弓。②关闭拔牙间隙，矫正前牙深覆盖与远中磨牙关系。③拾关系的精细调整。上述三个阶段治疗中第二阶段为整个矫治过程的重点，以直丝弓矫治器为例简介如下。

①排齐整平上下颌牙列：可颌内牵引远中移动上颌尖牙，使上下颌尖牙成为中性关系。如果希望上颌前牙最大限度的内收，此时可配合使用口外弓或在上颌后牙区植入种植支抗钉，以加强上颌磨牙支抗。下颌尖牙一般不需要单独向远中移动。

②内收切牙、减小覆盖：关闭拔牙间隙和内收上颌前牙是矫正前牙深覆盖的主要方法，此阶段应当使用方丝，多采用滑动法内收上颌前牙。应注意对上颌切牙进行转矩控制，在内收的同时进行根舌向/冠唇向控制。若使用圆丝，上颌切牙的移动将为不可控的倾斜移动，间隙关闭后上颌切牙将会过于直立，甚至舌向倾斜，这不仅影响切牙的功能、美观，而且会造成磨牙远中关系不能完全矫正。

上颌前牙内收时，由于"钟摆效应"，前牙的覆拾将会加深，使原本在第一阶段得以控制或矫正的深覆拾重新出现。为此，需使用摇椅弓丝，在内收的同时，继续整平牙列。

内收上颌前牙时也应当进行支抗控制，对于需要较多后移上颌切牙的病例，可以同时使用Ⅱ类颌间牵引，并配合口外弓，或使用种植体支抗协助内收上颌前牙。

③磨牙关系矫正：在内收切牙时常常配合使用Ⅱ类颌间牵引，起到保护上颌磨牙支抗，消耗下颌磨牙支抗的作用，有利于磨牙关系的矫正。治疗中若使用口外弓或种植体支抗，上颌磨牙的前移会得到更有效的控制，此时不一定需要使用Ⅱ类颌间牵引。通过这些共同作用，使前后牙段发生不同比例的近远中移动，最终前牙达到正常的覆盖关系，磨牙建立中性𬌗关系。

应指出的是，磨牙关系中性是正畸治疗追求的目标，但并非每一个患者能够达到，特别是年龄较大的患者。例如，当上颌牙弓前突而下颌牙弓基本正常时，可以仅拔除两个上颌第一前磨牙，内收上颌前牙减小覆盖，使尖牙达到Ⅰ类关系，而磨牙为完全远中关系，仍可以得到良好的形态和功能。

3. 正畸-正颌联合治疗　成人患者严重的上颌前突和/或下颌后缩畸形可进行正颌外科手术治疗。术前多需要拔除下颌第一前磨牙，解除下颌前牙过度唇倾，进一步增大前牙覆盖。上颌牙列也可能需要配合拔除上颌一对前磨牙，以排齐上颌牙列，解除上颌前牙的过度唇倾。

上颌作 Le Fort Ⅰ 型截骨术或上颌前部截骨术，调整上颌骨和上颌牙弓的形状和位置。下颌作升支矢状劈开截骨术，使下颌前徙至正确的位置。通过上、下颌截骨后的调位，可使前、后牙建立正常关系，并协调牙颌面关系，极大地改进口腔功能和颜面美观。

五、典型病例（图 8-25）

患儿，女，12 岁。凸面型，上颌前突，下颌后缩，磨牙和尖牙完全远中关系，前牙深覆𬌗、深覆盖。上下颌牙列轻度拥挤。

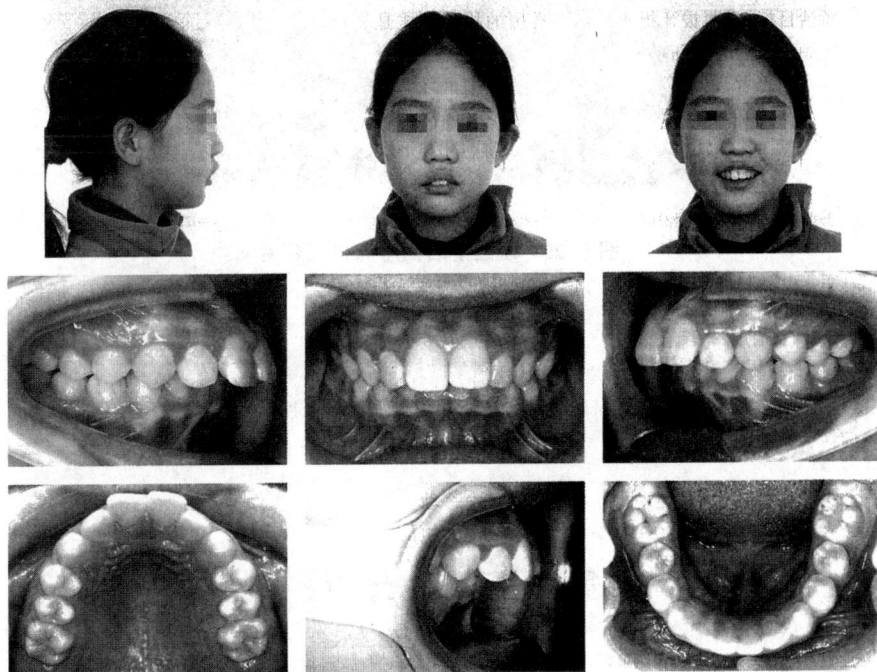

A

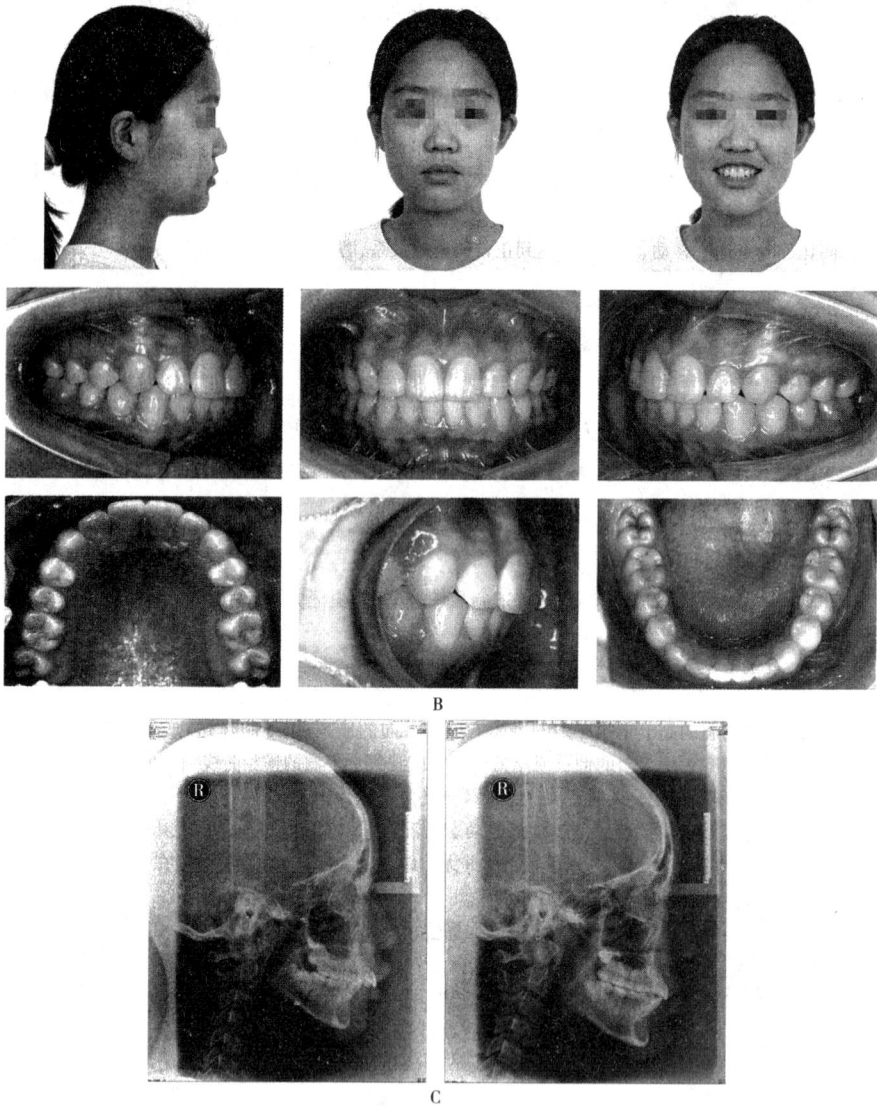

图 8-25 矫治前后面𬌗像和 X 线片

A. 矫治前面𬌗像；B. 矫治后面𬌗像；C. 矫治前后 X 线片（左：矫治前，右：矫治后）

诊断：安氏 II^1 类；毛氏 $II^2 + IV^1 + II^1$；骨性 II 类。

治疗计划：早期矫治，上颌快速扩弓，使用肌激动器导下颌向前，1 年后使用直丝弓矫治器治疗。

（姜　靓）

第六节　后牙反𬌗

后牙反𬌗可见于乳牙列、替牙列和恒牙列。它往往因上颌牙弓狭窄或上颌后牙舌侧倾斜所造成，也有小部分患者是由下颌牙弓过宽或下颌后牙颊侧倾斜引起。临床上，后牙反殆可发生在单侧，也可发生在双侧；可表现为个别后牙反殆，也可以是多数后牙反殆。

一、病因

1. 牙性因素　乳磨牙早失或滞留引起替牙后上颌后牙舌向错位或下颌后牙颊向错位，可导致个别后牙反殆；上颌牙列后牙区的拥挤可导致上颌牙列个别牙舌侧移位，而造成个别后牙反殆。

2. 功能性因素

（1）一侧多数牙龋坏，只能用另一侧咀嚼，日久可导致该侧多数后牙反殆。

（2）对一侧下颌的不正常压力，如长期一侧托腮的习惯，可使下颌逐渐偏向另一侧，引起另一侧多数后牙反殆。

（3）替牙期由于咬合干扰引起下颌偏斜，也常引起单侧后牙反殆。

3. 骨性因素

（1）口呼吸患者舌处于低位，颊肌压力相对增大，上颌牙弓逐渐变窄，可引起双侧多数后牙反殆。

（2）唇腭裂患者，由于上颌牙弓宽度发育不足或手术后瘢痕的影响，常表现为双侧后牙反殆。

（3）巨舌症导致下颌牙弓过宽，也可引起后牙反殆。

（4）髁突良性肥大，容易引起下颌偏斜，导致单侧后牙反殆。

二、临床表现

后牙反殆的解剖学表征为下颌后牙的颊尖及其舌斜面位于相应上颌后牙颊尖及颊斜面的颊侧。后牙反殆可发生于单侧后牙段，也可发生于双侧后牙段。后牙反殆大多伴有殆干扰和上下颌牙列咬合接触后发生的下颌骨功能性移位。严重的后牙反殆还可伴有颞下颌关节的症状以及颜面畸形。

三、诊断

和其他错殆畸形的诊断相似，后牙反殆的诊断也需要在矢状向、水平向以及垂直向上辨明牙性和骨性畸形的部位及严重程度，从而为后牙反殆的诊断和矫治奠定基础。

首先，需要明确的是上下颌牙列的排列有无颊舌向的错位，上下颌牙列的牙冠有无颊舌向的倾斜，上下颌牙列有无垂直向的伸长或压低。同时应观察上下颌的横殆曲线，通过横殆曲线的检查可以提示牙冠倾斜的问题主要是存在于上颌牙列还是下颌牙列。

其次，应检查上下颌牙列咬合接触时的动态情况，以了解干扰是否存在及其严重程度。例如单侧后牙反殆患者常在上下颌牙列接触之前并无下颌牙列及下颌骨的偏斜，但在上下颌牙列接触后，由于殆干扰而导致下颌骨的功能性移位。

同时，对上下颌骨及牙列基骨的诊断也很重要，以明确上下颌骨及牙列基骨在颊舌向以及垂直向的不调情况。

对于一些比较复杂的后牙反殆病例，可能还需运用殆架辅助诊断，在明确髁突位置的前提下，更准确地诊断上下颌牙列基骨和牙列的位置关系，同时明确殆干扰的存在位置。

四、矫治

1. 牙性后牙反𬌗的矫治

（1）上颌后牙舌向倾斜引起的后牙反𬌗：①采用上颌扩弓矫治装置，颊向移动上颌后牙，纠正牙齿颊舌向的倾斜度，使后牙反𬌗得以矫治。常见的上颌扩弓装置为分裂基托扩弓装置、四眼圈簧扩弓簧、W形扩弓装置、上颌螺旋扩弓装置等（图8-26）。②对于单侧后牙反𬌗，可使用单侧放置双曲舌簧的上颌单侧𬌗垫矫治装置、单侧翼上颌活动扩弓矫治装置等，注意在健侧增强支抗，防止健侧牙齿过多颊向倾斜。③采用固定矫治装置，利用上下颌后牙间的交互牵引来矫治舌向倾斜的上颌后牙，需要注意的是，在进行交互牵引时，下颌牙弓应换用较粗弓丝，以避免上下颌后牙间交互牵引时的反作用力破坏下颌后牙的正常颊舌向倾斜度。

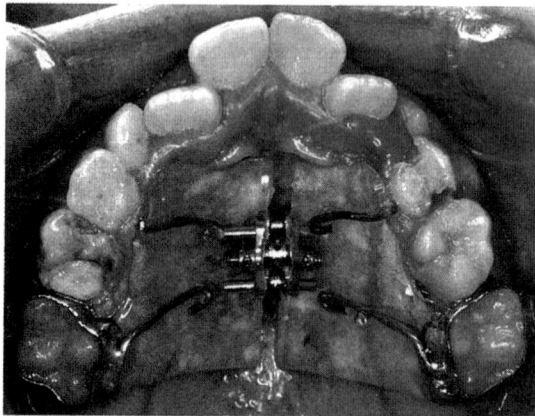

图8-26　上颌螺旋扩弓装置

（2）下颌后牙颊向倾斜引起的后牙反𬌗：多采用上下颌后牙间的交互牵引来矫治。此时，上颌牙弓应换用较粗的弓丝，避免交互牵引时的反作用力破坏上颌后牙的正常颊舌向倾斜度。

（3）后牙拥挤导致的个别牙反𬌗：多通过减数或其他方法创造间隙，利用固定矫治装置的弓丝作用，或者配合上下颌后牙间的交互牵引使其得到矫治。

2. 骨性后牙反𬌗的矫治

（1）上颌牙弓狭窄引起的后牙反𬌗：腭中缝闭合以前，多采用上颌扩弓矫治装置，如上颌螺旋扩大装置，快速扩弓以开展腭中缝，同时配合上颌后牙的颊向移动，使后牙反𬌗得到矫治；腭中缝闭合后，对于轻度上颌牙弓狭窄的患者，仍可使用上颌扩弓矫治装置，多为慢速扩弓治疗，通过上颌后牙的代偿性颊向移动矫治后牙反𬌗；严重上颌牙弓狭窄引起的后牙反𬌗，单纯的扩弓治疗难以打开腭中缝时，可以通过种植体或者手术辅助的上颌快速腭开展或正颌外科手术来矫治。

（2）下颌牙弓过宽引起的后牙反𬌗：对于轻中度下颌牙弓过宽引起的后牙反𬌗，可通过上下颌后牙间的交互牵引，使下颌后牙代偿性舌向移动来加以矫治，或者通过扩大上颌牙弓，使之适应过宽的下颌牙弓，达到矫治后牙反𬌗的目的；对于重度下颌牙弓过宽引起的后牙反𬌗，通过单纯正畸的方法缩窄下颌牙弓比较困难时，通常只能采用正颌外科手术缩窄过宽的下颌牙弓，矫治后牙反殆。

在后牙反殆的矫治过程中，可配合牙尖的适当调磨，以利于建立正常的咬合关系。骨性后牙反殆，在生长发育期间矫治效果较好，反殆矫治后可以配合咬肌、颞肌的训练，以巩固矫治效果及建立平衡。另外，后牙反殆的患者常常伴有牙弓矢状关系的不调，矢状不调的矫治可以改善横向关系的不调，也可以加重横向关系不调的程度，在制订治疗计划时应充分考虑这一点。

五、典型病例

典型病例如图 8-27。

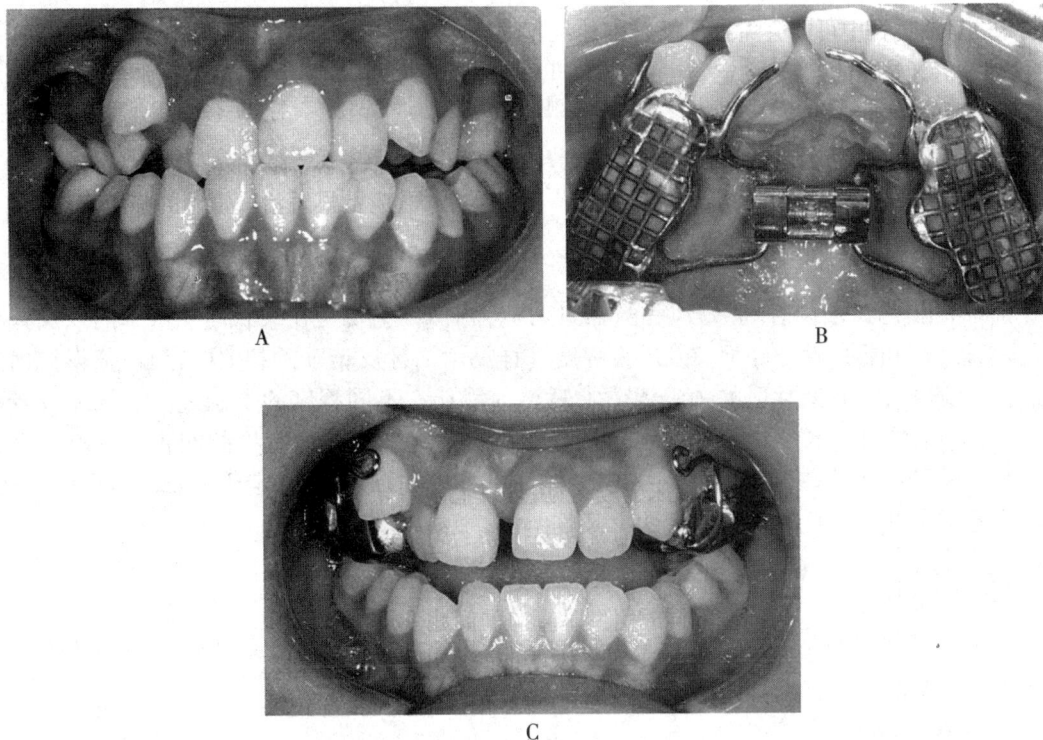

图 8-27 后牙反殆的矫治

A. 治疗前；B. 治疗后，上颌螺旋扩弓装置；C. 治疗后，上颌中切牙之间由于快速扩弓产生间隙

（姜　靓）

第七节　后牙锁殆

锁殆，也称为跨殆，根据上下颌后牙的颊舌向位置关系，锁殆在临床上可分为正锁殆和反锁殆。

一、病因

1. 牙性因素　个别牙锁殆，可因个别乳磨牙早失、滞留或恒牙胚位置异常以致恒牙错位萌出而造成,常发生于第一前磨牙区。后牙段的拥挤也可能导致后牙锁𬌗的发生,多见于上下第二恒磨牙的正锁𬌗。

2. 功能性因素 多因一侧多数乳磨牙重度龋损或早失,不得不用对侧后牙单侧咀嚼,长期废用侧逐渐形成深覆盖,进一步发展而成为多数后牙正锁𬌗。

3. 骨性因素 常由于上颌基骨水平向过宽和/或下颌基骨过窄导致,同时还可伴有上下颌骨的矢状向不调。

二、临床表现

后牙正锁𬌗的主要𬌗学表征是上颌后牙的舌尖及其舌斜面咬合于下颌后牙颊尖及其颊斜面的颊侧,相应上下颌后牙𬌗面无接触;后牙反锁𬌗的主要𬌗学表征是上颌后牙的颊尖及其颊斜面咬合于下颌后牙舌尖及其舌斜面的舌侧,相应上下颌后牙𬌗面无接触。后牙锁𬌗可以发生于单侧后牙段,也可发生于双侧后牙段。后牙锁𬌗可伴有不同程度的𬌗干扰和上下颌牙列咬合接触后发生的下颌骨移位。同时,后牙锁𬌗可能伴有不同程度的颞下颌关节紊乱症状,较严重的单侧后牙锁𬌗者还可能伴有明显的颜面不对称。

三、诊断

后牙锁𬌗的诊断内容和后牙反𬌗的诊断内容相似,主要是在矢状向、水平向以及垂直向上明确牙性和骨性畸形的部位及严重程度(详见"后牙反𬌗"的相关内容)。值得指出的是,后牙锁𬌗尤其是磨牙区的锁𬌗通常在矫治前就伴有不同程度的上颌牙、下颌牙或者两者并存的垂直向牙伸长,这个问题在矫治过程中可能会随着牙倾斜度的纠正而逐渐显露出来,成为矫治中比较棘手的问题,因此,对于后牙锁𬌗的诊断,一定要注意垂直向的问题。同时,也需要注意对后牙锁𬌗患者的后牙段拥挤情况的诊断。

四、矫治

锁𬌗对咀嚼功能、颌面发育及咀嚼器官的健康影响较大,应及早矫治。锁𬌗的临床表现不同,矫治时需要根据具体情况,采取适当的矫治方法。

1. 正锁𬌗的矫治

(1) 前磨牙区个别牙正锁𬌗:多见于上颌个别后牙颊向错位,同时伴或不伴下颌个别牙舌向错位。这类后牙锁𬌗的矫治一般可以通过常规的固定矫治器所产生的颌内牙移动或者配合上下颌牙列间的交互牵引来完成。

(2) 个别的第二磨牙正锁𬌗:临床上较多见,且以上颌磨牙颊向错位为主,下颌磨牙位置大体正常或轻微舌向错位。此类病例的矫治通常需要拔除上颌第三磨牙,以便为上颌第二磨牙的矫治创造间隙,矫治方法同个别牙正锁𬌗,但在此过程中应尤其注意对上下颌牙列的垂直向控制,以防在矫治了上下颌牙列水平向问题的同时引发垂直向的问题。近年来,微螺钉种植体支抗的应用为后牙锁𬌗的矫治提供了一种新的方法。种植体支抗的应用,一方面可以有效地矫治锁𬌗,另一方面,也可以防止矫治后锁𬌗牙的伸长。对于第二磨牙正锁𬌗错位情况较重、很难用常规方法有效矫治者,可拍摄全景片或 CBCT 观察相应上颌第三磨牙的形态、位置及其萌出情况。如果相应的上颌第三磨牙即将萌出且形态正常,并确认有较大可能自行调整至正常位置,可考虑将该侧上颌第二磨牙拔除,以便上颌第三磨牙自行调整至已拔除的上颌第二磨牙位置萌出，从而与相应下颌第二磨牙建立正常关系。

（3）单侧或双侧多数后牙正锁殆：常见于下颌牙弓狭窄者，锁殆侧下颌后牙舌向错位严重，但上颌后牙颊向错位不明显。此类病例的矫治较为复杂，通常应在三维方向准确诊断的同时，联合固定矫治器、颌间牵引装置、殆垫、修复学治疗方法，甚至正颌手术等多种治疗方法，达到矫治目标。值得指出的是，在治疗前和治疗中应关注颞下颌关节的健康和髁突功能位置问题，以保证矫治效果及稳定性。

2. 反锁殆的矫治　后牙反锁殆的矫治原则、方法与后牙正锁殆相同，只是在矫治力学设计上正好上下相反。

3. 锁殆矫治注意事项

（1）由于锁殆牙无殆面接触关系，牙尖缺乏生理性磨耗，矫治后，通常会出现个别牙的早接触。随着生理性磨耗的进行，早接触通常会自行消失；如果早接触在矫治结束后一段时间内持续存在，则需要进行少量的调殆。

（2）矫治个别后牙正锁殆或多数后牙锁殆，都要注意间隙问题。如果间隙不足，需先开拓间隙，如严重拥挤则需配合减数。

五、典型病例（图 8-28）

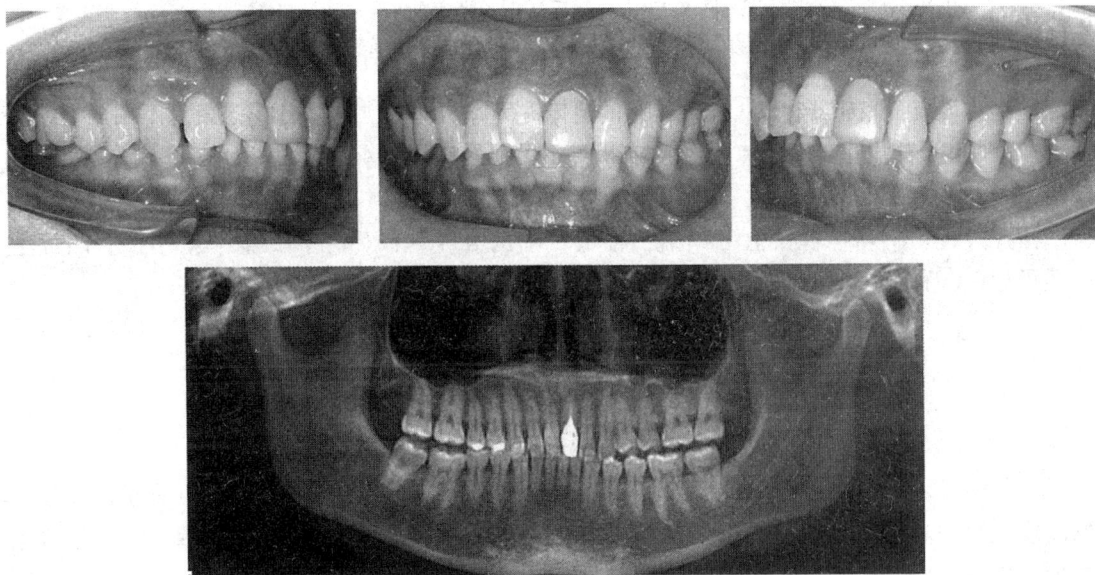

A

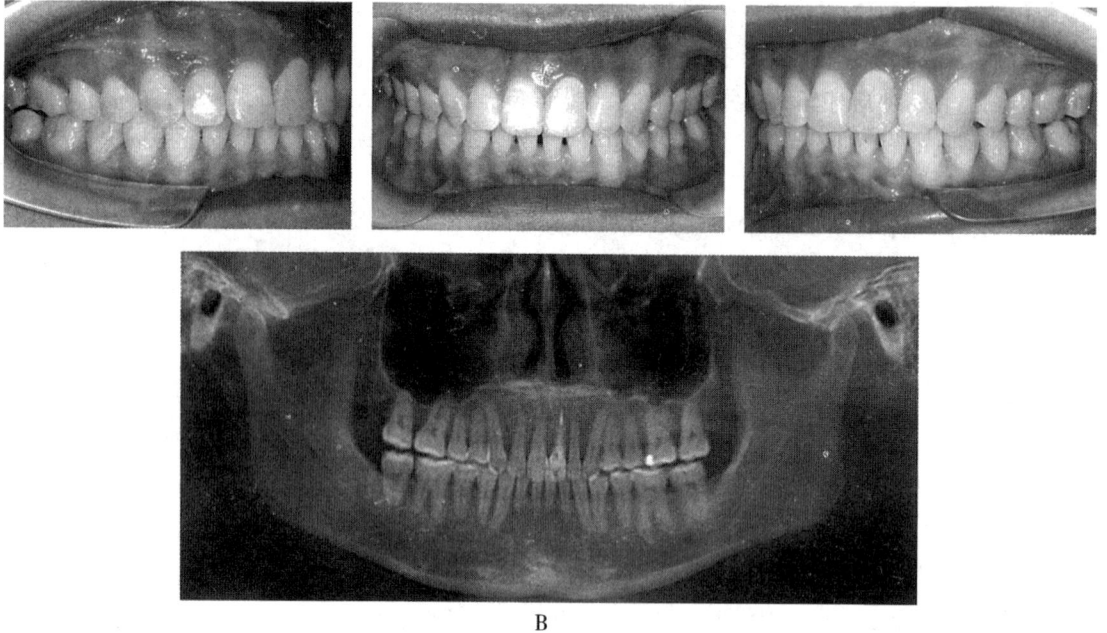

图 8-28　单侧后牙锁𬌗矫治前后

A. 单侧后牙锁𬌗矫治前；B. 单侧后牙锁𬌗矫治后

患者，女，30 岁，因咬合不佳就诊。

诊断：凸面型，下颌后缩，右侧后牙正锁𬌗，𬌗平面偏斜，上下中线不齐，深覆𬌗、深覆盖。

治疗过程：①𬌗垫解除上下锁结，种植钉辅助竖直舌倾后牙。②整平𬌗平面，匹配上下颌弓形。③种植钉辅助上下颌牙列整体后移，改善前牙凸度、改善面型。

（霍文艳）

第八节　深覆𬌗

深覆𬌗是上下颌牙弓和/或上下颌骨垂直向发育异常所致的错𬌗畸形，即前牙区牙及牙槽高度发育相对或绝对过度，和/或后牙区牙及牙槽高度发育相对或绝对不足。根据深覆𬌗的形成机制，可将其分为牙性深覆𬌗和骨性深覆𬌗。临床上表现为上颌前牙牙冠覆盖下颌前牙牙冠唇面 1/3 以上；或下颌前牙切缘咬合于上颌前牙牙冠舌面切 1/3 以上。

牙、颌、面是一个整体，其在垂直向、矢状向及水平向三维空间内的生长发育是相互联系、相互制约的。这在深覆𬌗病例中表现得尤为突出，很少出现单纯性深覆𬌗，临床上常表现为深覆𬌗合并深覆盖。这是因为在安氏Ⅱ类 1 分类病例中，由于下颌后缩或者上颌发育过度，下颌长度绝对或相对发育不足，形成了深覆盖，使下颌切牙脱离与上颌切牙的接触，下颌切牙及其前段牙槽骨在垂直方向失去制约而生长过度，导致深覆𬌗。在安氏Ⅱ类 2 分类病例中，由于上颌前牙内倾，使下颌前牙舌倾，改变其生长方向，形成深覆𬌗。

一、病因

1. 遗传因素　咀嚼器官以退化性性状的遗传占优势，上下颌骨间大小形态发育不调可导致深覆殆。常见上颌发育过度，下颌发育绝对或相对不足而形成深覆盖，导致深覆殆；或下颌支发育过长，下颌平面角较小，下颌呈逆时针旋转生长型，导致深覆殆；或由于遗传因素决定的牙大小形态异常所致的上颌前牙相对于下颌前牙过大而导致深覆殆。

2. 环境因素

（1）先天因素：牙胚发生过程中的异常环境因素可导致额外牙的发生，引起深覆盖，下颌前牙失去垂直方向的咬合限制而伸长，导致深覆殆。

（2）后天因素

①全身因素：儿童时期全身慢性疾病等致颌骨发育不良，后牙牙槽高度过低、后牙萌出不足，导致下颌逆时针旋转，而前牙继续萌出，前牙槽高度发育过度。

②局部因素

A. 功能因素：下颌功能性后缩使得下颌前牙脱离咬合而过度萌出，后牙区因较大的咬合力抑制了后牙牙槽的生长，使后牙牙槽高度过低，Spee 曲线加深。

B. 口腔不良习惯：咬下唇习惯，对下颌前牙舌向压力会造成下颌牙弓以及下颌向前发育障碍，形成下颌前牙区的拥挤、前牙深覆殆、下颌后缩等畸形。紧咬牙习惯者，在牙尖交错位时，咬肌、颞肌等肌张力过大，使后牙牙槽高度被压低。

C. 乳牙期及替牙期的局部障碍：上下颌同时多数乳磨牙或第一恒磨牙早失，牙弓间失去支持，颌间距离减小，致使面下 1/3 发育不足，前牙覆殆加深，造成闭锁殆；或先天性缺失恒下颌切牙或乳尖牙早失，下颌切牙向远中移位，使下颌牙弓前段缩短，下颌切牙与对颌牙无接触，导致下颌切牙伸长。双侧多数磨牙颊、舌向错位严重，后牙过度磨耗，使颌间距离降低，导致前牙深覆殆。

二、临床表现（图 8-29）

以安氏Ⅱ类2分类为例。

1. 牙　前牙区表现为上颌切牙垂直或内倾，上颌尖牙唇向错位，典型病例为上颌中切牙内倾，上颌侧切牙唇向错位，上颌牙列拥挤，下颌牙列内倾拥挤；在磨牙区，由于下颌被迫处于远中位，常呈远中关系；但如仅为牙弓前段不调，磨牙可能呈中性关系。

2. 牙弓　上下颌牙弓呈方形，上颌切牙内倾导致上颌牙弓长度变短。下颌 Spee 曲线过大；上颌牙弓因切牙内倾纵殆曲线常呈反向曲线。

3. 颌骨　上下颌骨一般发育较好，由于闭锁殆，下颌处于远中位，下颌前伸及侧向运动受阻，只能作开闭口铰链式运动。下颌角小，或下颌支过长，下颌平面角小。

4. 肌　唇肌张力过大，颏唇沟深。下唇常覆盖在上颌切牙牙冠唇面 1/2 以上，咬肌粗壮，常呈方面型。在牙尖交错位（ICP）紧咬时，各肌电位均增大，颞肌后份功能亢进。

5. 关节　下颌运动长期受限的一些患者，下颌髁突向后移位，关节后间隙减小，出现张口受限等颞下颌关节紊乱症状，也可能伴有咬肌、颞肌、翼内肌压痛症状。

6. 咬合　前牙呈深覆殆，覆盖常小于 3mm，甚至为 0~1mm，上颌切牙舌面与下颌切牙唇面接触，呈严重的闭锁。

7. 牙周　由于上下颌切牙呈严重闭锁𬌗，可能引起创伤性龈炎，急性或慢性牙周炎，严重的成人患者会有牙槽骨吸收、牙松动现象。

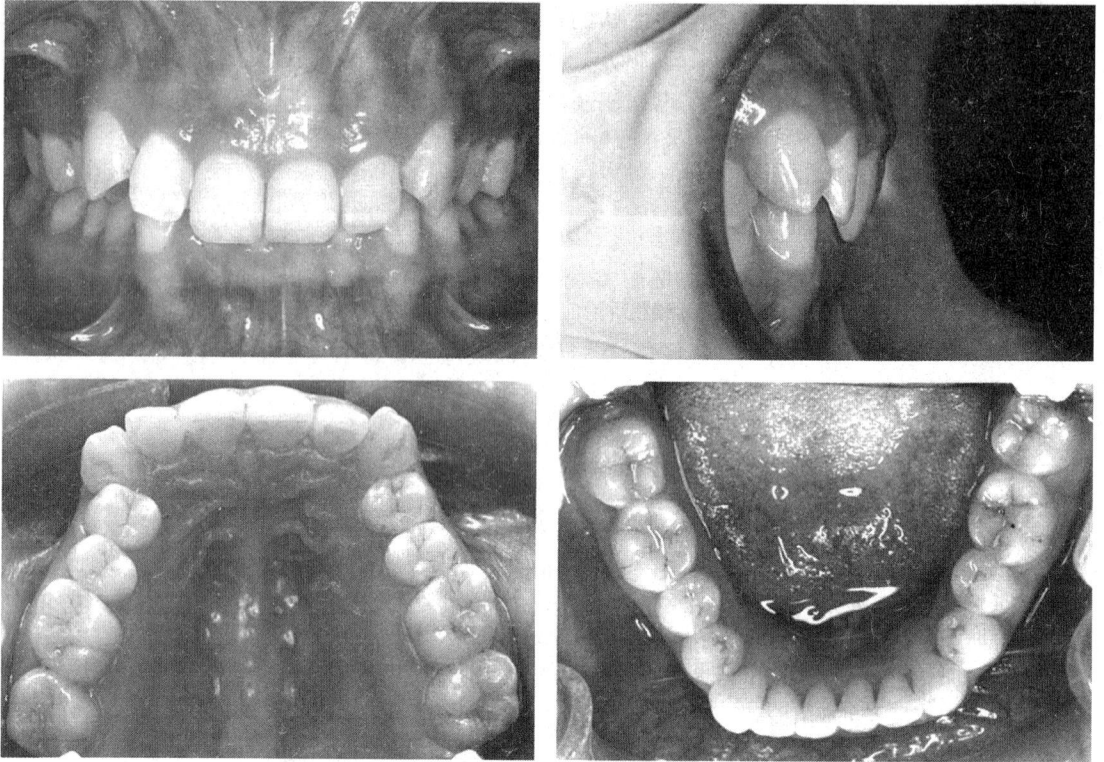

图 8-29　深覆𬌗的临床表现

8. 面型　一般呈短面型，面下 1/3 高度较短，下颌角小，咬肌发育好，下颌角区丰满。

三、诊断

临床上将深覆𬌗分为以下三度（图 8-30）。

Ⅰ度：上颌前牙牙冠覆盖下颌前牙牙冠唇面 1/3~1/2，或下颌前牙切缘咬合于上颌前牙舌面切端 1/3 以上至 1/2 处。

Ⅱ度：上颌前牙牙冠覆盖下颌前牙牙冠唇面 1/2~2/3，或下颌前牙切缘咬合于上颌前牙舌面切端 1/2~2/3 之间或舌隆突处。

Ⅲ度：上颌前牙牙冠覆盖下颌前牙牙冠唇面 2/3 以上，甚至咬在下颌前牙唇侧龈组织处，或下颌前牙切缘咬合于上颌前牙舌侧龈组织或硬腭黏膜上，导致创伤性龈炎、牙周炎。

为了更好地分析错𬌗形成的机制，制订恰当的治疗方案，将深覆𬌗分为牙性和骨性两类。

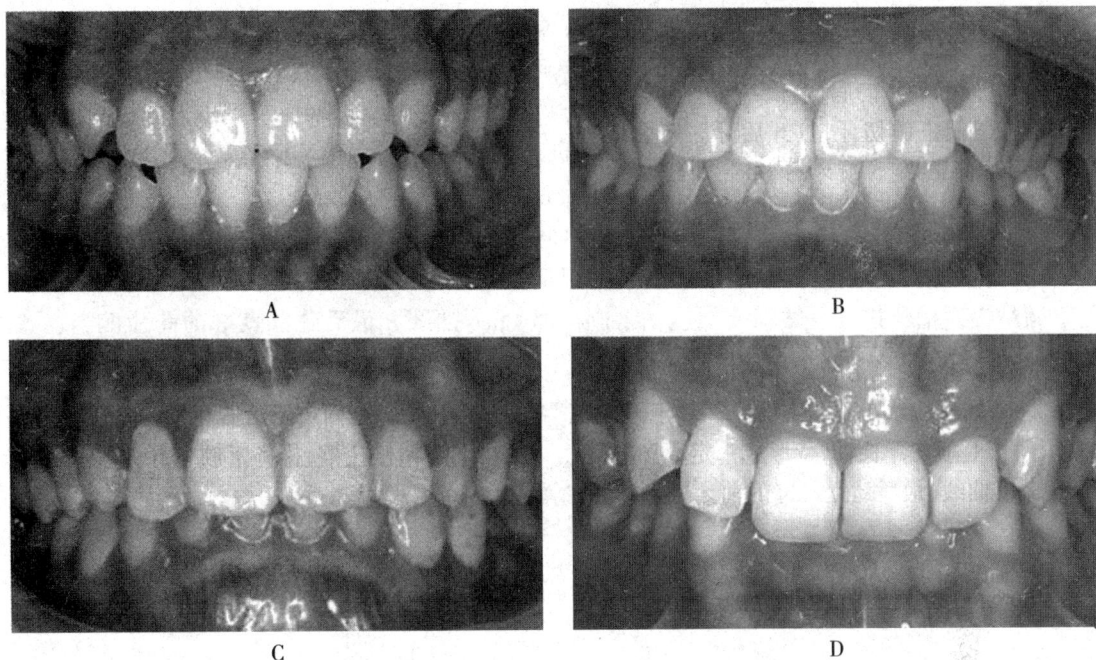

图 8-30 深覆殆分度

A. 正常覆殆；B. Ⅰ度深覆殆；C. Ⅱ度深覆殆；D. Ⅲ度深覆殆

1. 牙性　此型主要由牙或牙槽垂直向发育异常引起，常表现上下颌前牙及牙槽高度过高和/或后牙及后牙牙槽高度过低。另外，可表现为上颌前牙牙轴垂直或内倾，下颌前牙有先天性缺牙或下颌牙弓-前段牙列拥挤致下颌牙弓前段缩短；磨牙关系多数为中性，也有少数为轻度远中或远中；面下 1/3 短，X 线头影测量显示主要为牙轴及牙槽的问题。上下颌骨的形态、大小及在矢状方向上的相互关系基本正常，面部畸形不明显。

2. 骨性　不仅有上下颌前牙内倾、前牙及前牙区牙槽发育过度、后牙及后牙槽高度发育不足的牙及牙槽问题，同时伴有上下颌骨间位置的失调，磨牙关系多呈远中关系。X 线头影测量显示 ANB 角大，后、前面高的比例（S-Go/N-Me）超过 65%，PP、OP、MP 三平面离散度小，甚至接近平行，下颌平面角小，下颌支过长，下颌前面高短，下颌呈逆时针旋转生长型，U1-NA、L1-NB 距均小于正常，U6-PP、L6-MP 高度不足。

四、矫治

深覆殆的矫治主要是根据前后牙和牙槽的情况，压低前牙和牙槽和/或升高后牙和牙槽的高度以打开咬合，纠正前牙轴倾度，协调上下颌骨之间的矢状位置关系，矫治深覆殆、深覆盖。对于安氏Ⅱ类 2 分类病例，首先改变上下颌前牙长轴，再进行进一步的矫治。对此类病例采取拔牙矫治要慎重。深覆殆矫治后，复发趋势较明显，因此，常需过矫治。

1. 生长期儿童

（1）牙性深覆殆

①矫治原则：改正切牙长轴，抑制上下颌切牙的生长，促进后牙及后牙牙槽的生长。

②矫治方法：常采用两种方法矫治。对于替牙期或恒牙初期患者，先使用上颌附舌簧的

平面导板矫治器，在内倾的上颌前牙舌侧设计双曲舌簧，推内倾的切牙向唇侧，以纠正切牙长轴，用平面导板压低下颌切牙，打开后牙区咬合，使后牙升高，从而改善下颌牙弓 Spee 曲线（图 8-31）；或采用"2×4"矫治器改变上颌前牙的唇倾度，视情况考虑是否使用上颌平面导板矫治器或 Frankel Ⅱ 型矫治器、Twin-Block 等功能性矫治器进行矫治（图 8-32）。先天性缺失下颌切牙的患者视下颌切牙长轴矫治后间隙的情况酌情处理，必要时做义齿修复以保持上下颌切牙正常的覆𬌗、覆盖关系，同时应改正不良习惯。对于恒牙期患者，可一开始就用固定矫治器。先唇向开展上颌前牙，纠正上颌切牙长轴，待形成一定程度的覆盖后再在下颌粘接托槽，排齐下颌切牙并整平下颌牙弓 Spee 曲线，最后建立良好的前牙覆𬌗、覆盖关系。

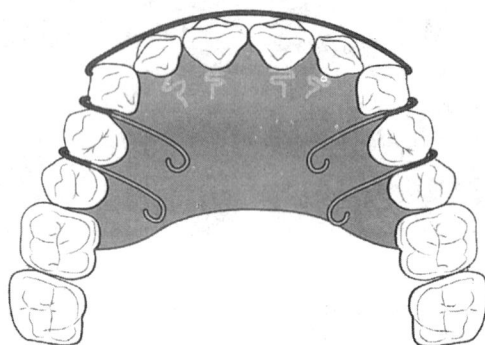

图 8-31 上颌附舌簧的平面导板矫治器示意图

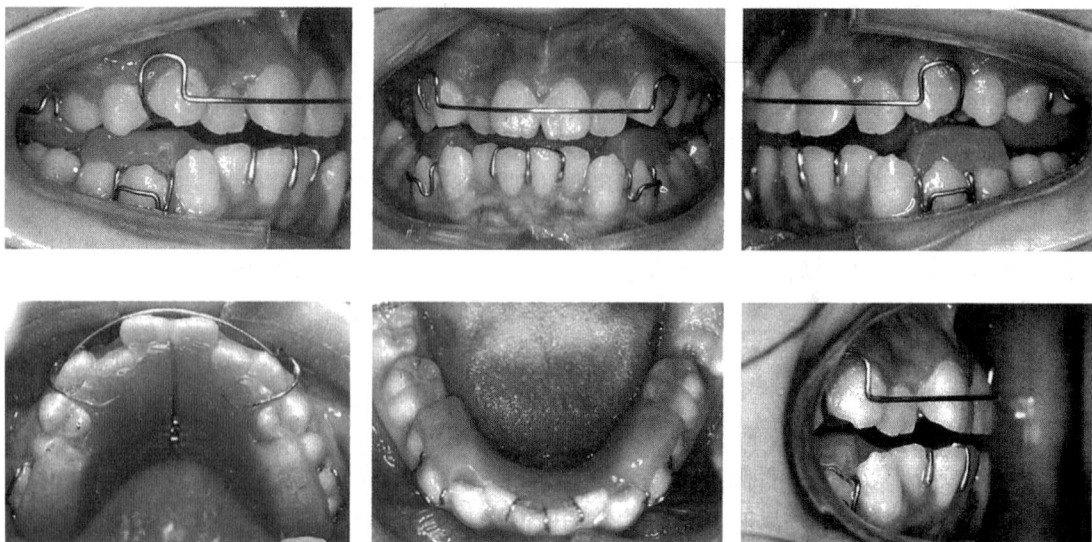

图 8-32 Twin-Block 矫治器

（2）骨性深覆𬌗

①矫治原则：唇向开展上颌前牙，解除闭锁𬌗，消除下颌骨向前发育的障碍，协调上下颌骨间关系，并抑制前牙及前牙槽高度的生长，刺激后牙及后牙槽高度的生长。

②矫治方法：对于替牙期或恒牙初期患者，可先用上述附舌簧的平面导板矫治器，纠正

上颌切牙长轴，升高后牙区高度，改善下颌 Spee 曲线。对于上下颌骨矢状向严重不调的患者，可采用导下颌向前的功能性矫治器，如斜面导板、肌激动器（图 8-33）、Twin-Block 等，以促进下颌向前生长，待上下颌骨关系基本纠正后，再用固定矫治器行二期矫治。对于恒牙期患者，先用固定矫治器纠正上颌切牙轴倾度，此时可考虑同时配合使用前牙区平面导板以压低下颌前牙，升高后牙。上颌前牙牙轴纠正后，如果覆盖较大、磨牙关系呈明显远中关系，可使用导下颌向前的功能性矫治器或固定前伸下颌装置进行下颌位置的调整；如果覆盖较浅，且磨牙关系已自行调整至中性，则直接用固定矫治器进一步排齐、整平。

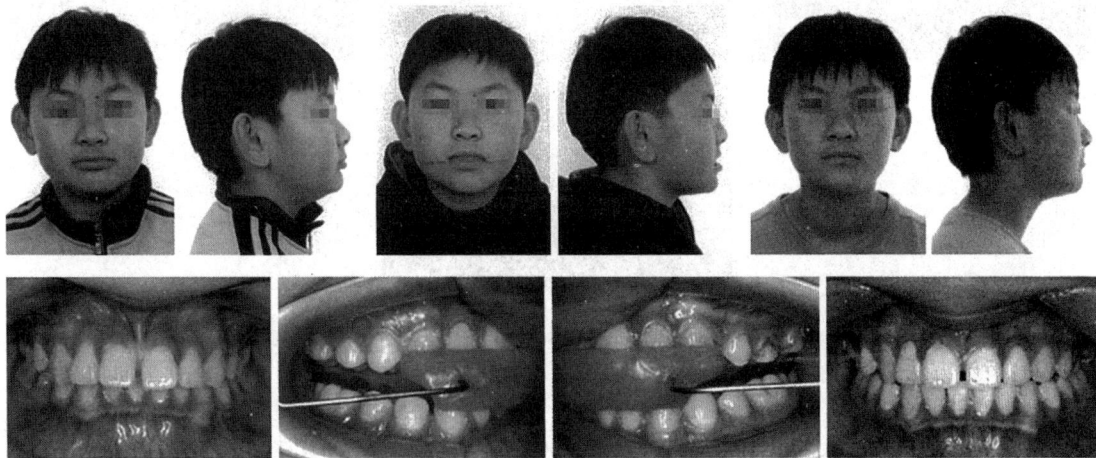

图 8-33　肌激动器

2. 生长后期及成年人　因为生长发育已基本结束，应重点矫治牙及牙槽的异常，例如用固定矫治器打开咬合，整平 Spee 曲线，必要时可以运用种植体支抗帮助压低前牙，矫治深覆殆。对于Ⅲ度深覆殆并咬伤牙龈的成年患者，必要时可行正颌外科手术治疗，以降低前牙牙槽高度，矫治深覆殆。

（1）牙性深覆殆

a. 对于前牙牙槽高度过高导致的深覆殆。①矫治原则：压低上下颌前牙，整平 Spee 曲线。②矫治方法：可用固定矫治器，先矫治内倾的上颌切牙以解除其对下颌的锁结，然后使用多用途弓压低上下颌前牙，整平 Spee 曲线，矫治深覆殆（图 8-34）。

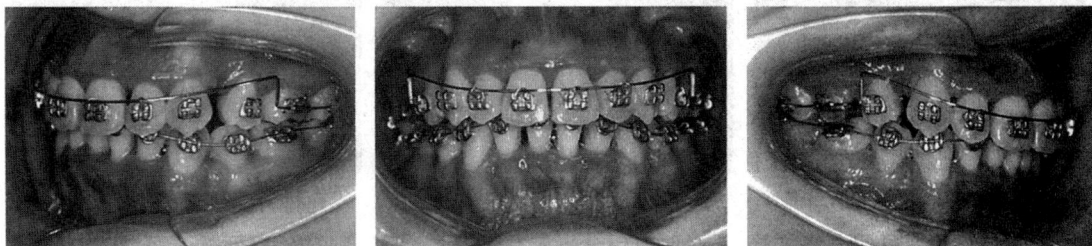

图 8-34　多用途弓

b. 对于后牙牙槽高度过低导致的深覆殆或前牙牙槽高度过高、后牙牙槽高度过低导致的深覆殆。①矫治原则：压低上下颌前牙，升高后牙，整平 Spee 曲线。②矫治方法：可用固定矫治器，先矫治内倾的上颌切牙以解除对下颌的锁结，然后使用摇椅形弓丝（尤其是摇椅形方弓丝）配合Ⅱ类颌间牵引，必要时加前牙区的小平面导板，以压低上下颌前牙，升高后牙，整平 Spee 曲线，矫治深覆𬌗（图8-35）。

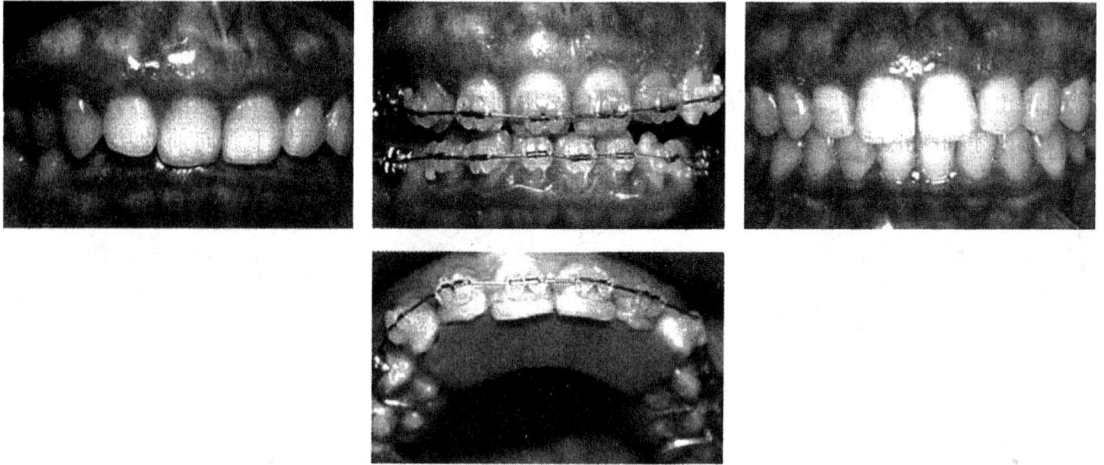

图 8-35　小平面导板

（2）骨性深覆𬌗

①矫治原则：纠正上颌前牙牙轴，整平 Spee 曲线，协调上下颌骨间关系。

②矫治方法：成年人骨性深覆𬌗，特别是后、前面高比例过大、下颌支过长、下颌平面角小的患者，治疗十分困难。

轻度骨性畸形患者可采用正畸治疗。一般用固定矫治器，先矫治上颌以矫治内倾的切牙长轴，并附上颌舌侧小平面导板打开后牙咬合，使后牙伸长以改正深覆𬌗。待上颌切牙向唇侧移动后再矫治下颌，排齐下颌牙列并改正曲线，必要时上颌可用 J 形钩或微种植体牵引以压低上颌切牙，后牙垂直牵引以刺激后牙槽生长。随着微种植体支抗的发展和应用，对于成年人骨性深覆𬌗患者，可以在上下颌种植微种植体支抗以压低上下颌前牙，打开咬合（图8-36）。

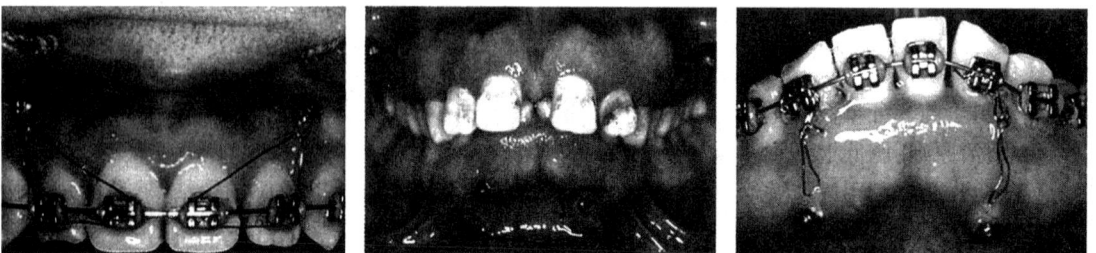

图 8-36　种植体支抗压低前牙

严重的骨性深覆𬌗患者打开咬合、改正深覆𬌗难度很大，必要时可以采用正颌外科治疗，即先正畸治疗改正上下颌切牙长轴，排齐上下颌牙列，再酌情采用外科手术行前牙区根尖截骨术，压入前段牙及牙槽以矫治过高的上颌或下颌前牙及牙槽。

对一些年龄较大、后牙磨耗过多、垂直高度不足的患者，上下颌牙列排齐后如覆𬌗仍深，无法用正畸方法矫治时，可配合修复治疗，必要时后牙做𬌗垫或高嵌体升高咬合，以便使上下颌切牙获得正常的覆𬌗、覆盖关系，并恢复面部下 1/3 的高度。

五、典型病例（图 8-37）

患者，女，23 岁。上下颌前牙舌倾，Ⅲ度深覆𬌗，尖牙、磨牙远中𬌗关系。

诊断：安氏Ⅱ类错𬌗，毛氏Ⅳ[1]。

治疗计划：直丝弓矫治技术。拔牙矫治，拔除 14、24、35、45。

矫治效果：上下颌前牙轴倾度改善，覆𬌗覆盖正常，Spee 曲线平坦。尖牙、磨牙纠正为中性𬌗关系。

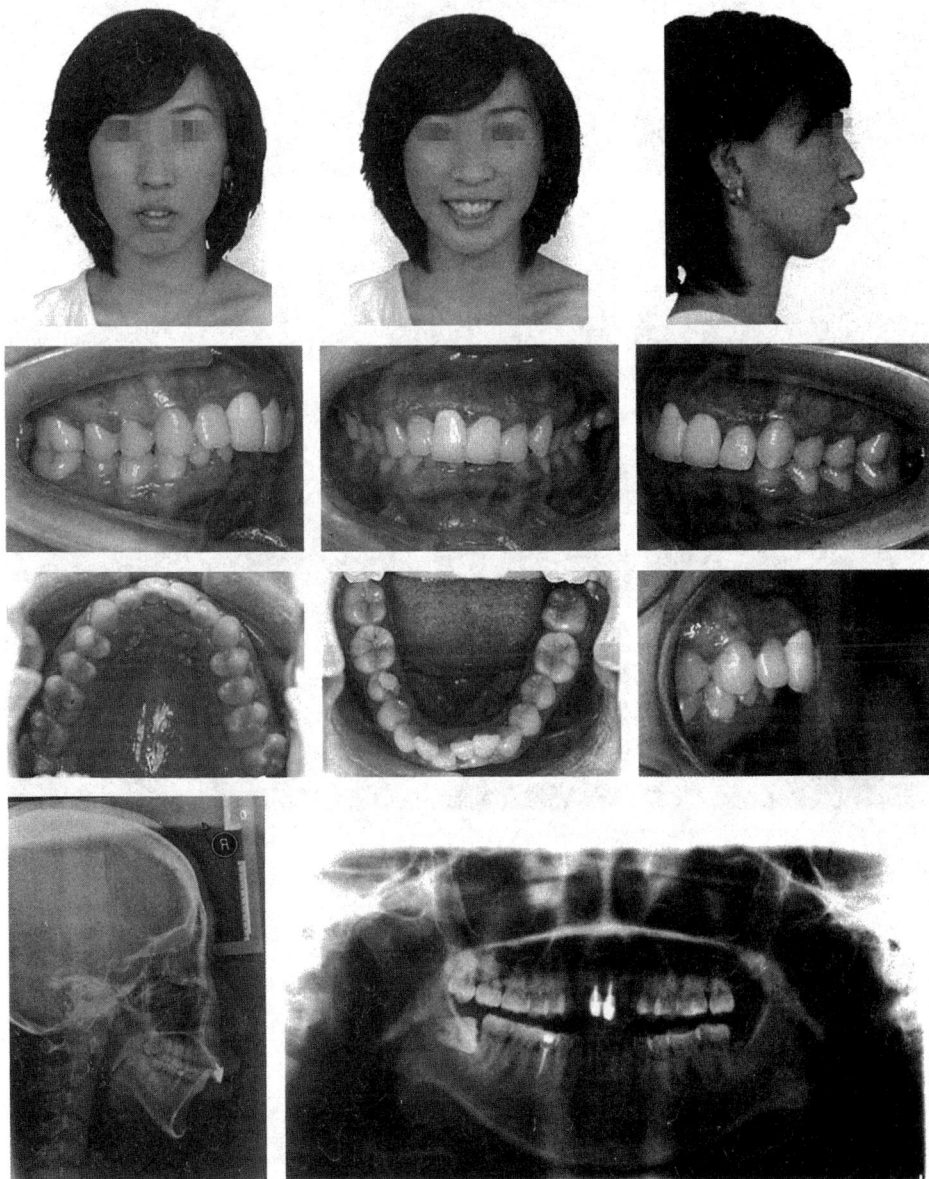

A

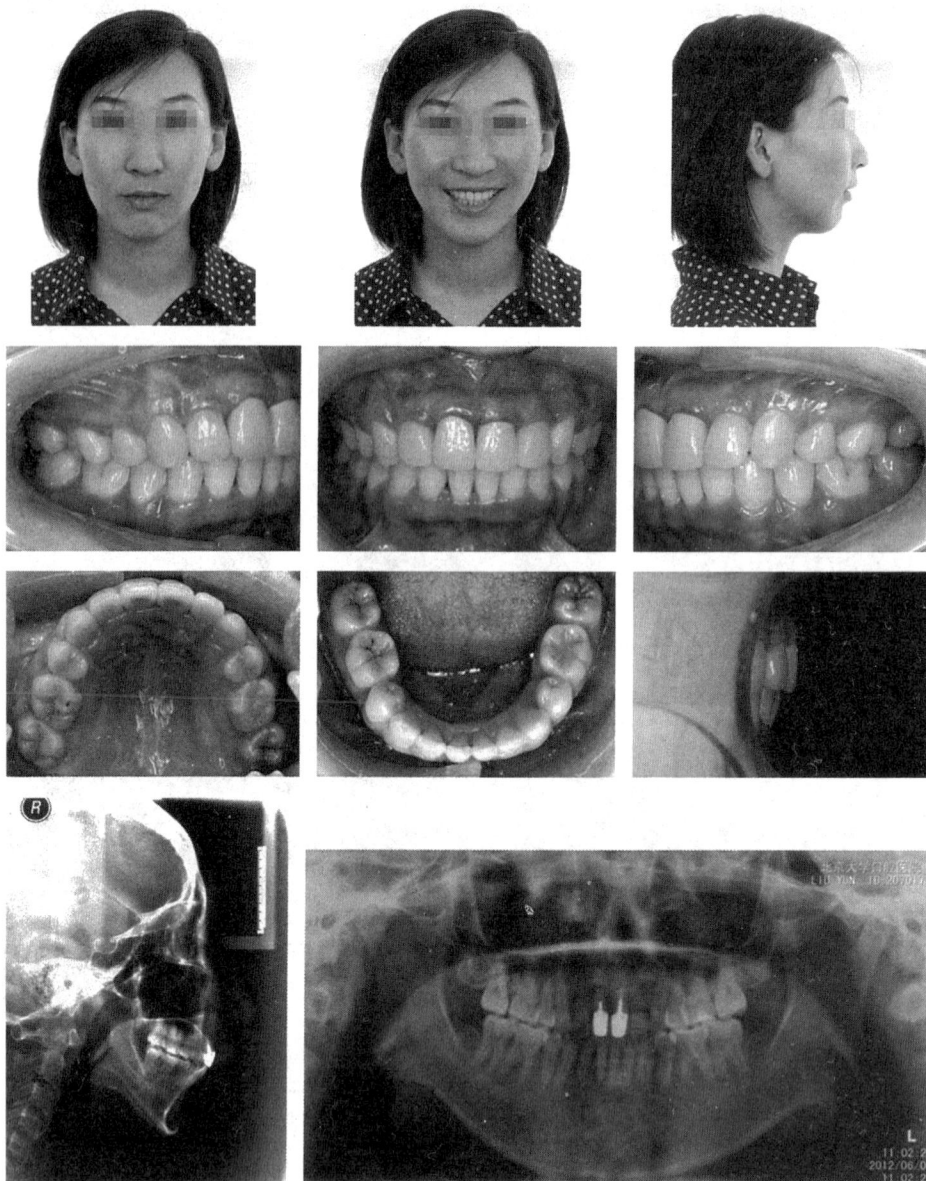

B

治疗前——
治疗后——

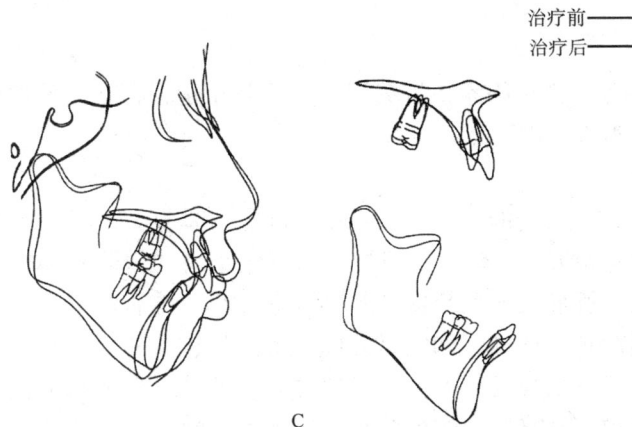

C

图8-37　治疗前后面殆像及 X 线片、头影测量重叠

（霍文艳）

第九节　开殆

开殆畸形是上下颌牙弓及颌骨在垂直方向上的发育异常，其临床表现是上下颌部分牙在牙尖交错位及下颌功能运动时在垂直方向上无接触（图8-38）。开殆可涉及前牙也可涉及后牙，严重者只有个别后牙有接触。开殆的形成机制为前牙段牙、牙槽或颌骨高度发育不足，和/或后牙段牙、牙槽或颌骨高度发育过度。需要注意的是开殆不应仅考虑高度问题，而应视为牙齿与颌骨在长度、宽度、高度不调的综合表现。开殆畸形可发生在乳牙列、混合牙列和恒牙列，这里重点介绍恒牙列开殆畸形的矫治。

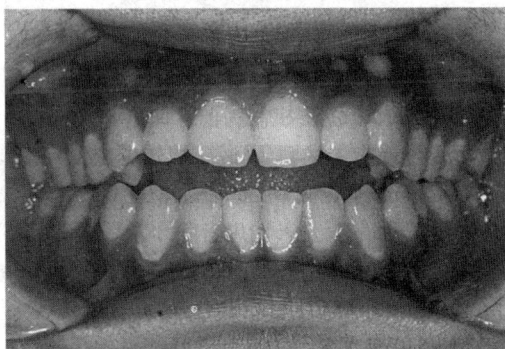

图8-38　前牙开殆

按上下颌切牙切缘间的垂直距离大小作为分度的标准，将开殆分为以下三度。

Ⅰ度开殆：0mm<开殆≤3mm。

Ⅱ度开殆：3mm<开殆≤5mm。

Ⅲ度开殆：开殆>5mm。

一、病因

1. 遗传及全身因素　遗传因素不容忽视。关于开𬌗是否存在遗传的问题，一些学者对此有不同的看法，尚需进一步研究。

2. 后天及环境因素

（1）口腔不良习惯：长期的口腔不良习惯破坏了牙垂直方向上的建𬌗动力平衡，影响牙垂直萌出，导致开𬌗畸形。口腔不良习惯所致开𬌗患者约占开𬌗病因的 68.7%。常见的不良习惯为吐舌习惯，所形成的前牙区开𬌗间隙呈梭形，与舌的形态一致，这是吐舌习惯所导致的特征性开𬌗畸形。此外，如吐舌吞咽、吮拇指、咬唇等口腔不良习惯均可造成前牙区开𬌗，而咬物习惯（如咬铅笔等）则可能在咬物的位置形成特征性局部小开𬌗。值得注意的是，吐舌习惯和开𬌗畸形的孪生关系，不管舌习惯是否为始发因素，一旦发生开𬌗也会继发舌习惯，并且恶性循环，加重开𬌗畸形，从而给开𬌗的病因诊断带来困难。

（2）后段磨牙位置异常：常见于后牙特别是牙弓末端磨牙萌出过度，后牙区牙槽垂直向发育过度，也见于下颌第三磨牙前倾或水平阻生，挤推下颌第二磨牙移位、向𬌗方伸长，而高出𬌗平面将其余牙撑开，形成开𬌗，临床检查可见第三磨牙阻生及第二磨牙伸长。

（3）颞下颌关节紊乱病：也可导致开𬌗，如特发性髁突吸收，会导致髁突体积减小、下颌升支高度降低、下颌骨向下向后旋转，形成前牙开𬌗。

（4）外伤：由于意外事故，颌骨骨折、髁突颈部骨折等造成颌骨形态发生异常，牙移位，导致部分牙接触，其他部位形成开𬌗，询问病史不难诊断。

二、临床表现

临床检查时除见到牙开𬌗外，还可见到以下方面。

1. 牙及牙槽　前牙牙槽发育不足，后牙牙槽发育过度；或前牙萌出不足，后牙萌出过度。部分患者因始终缺少生理磨耗，前牙可见清晰发育叶，由此也可判断患者开𬌗时间。

2. 牙弓　伴发有其他错𬌗畸形的存在。上下颌牙弓的形态、大小、位置可能有不协调，上颌纵𬌗曲线曲度增大，下颌纵𬌗曲线曲度平坦或呈反向曲线。

3. 颌骨　上颌形态可能正常或宽度发育不足，腭穹隆高拱，其位置向前上旋转；下颌骨发育不足，下颌支短、下颌角大、角前切迹深，下颌体向前、下倾斜度增大，下颌骨向下后旋转。

4. 面部　严重的开𬌗患者呈长面型，面下 1/3 过长，同时面宽度减小。放松状态下，还可见到有吐舌习惯。

5. 功能　咀嚼功能及语音功能明显受到影响，表现为发音不清，尤其是闭齿音；前牙开𬌗无法切断食物，后牙开𬌗咀嚼效率明显降低，且随着开𬌗程度及范围的增大，功能降低更为严重，咀嚼肌张力不足。

三、诊断

为便于矫治将开𬌗的诊断分为两型，即牙性开𬌗和骨性开𬌗。单纯的牙性开𬌗较少，早期的牙性开𬌗随着儿童的生长发育会发展为骨性，因此开𬌗畸形的矫治应尽早开始。

1. 牙性开𬌗　主要机制为前牙萌出不足，前牙牙槽发育不足和/或后牙萌出过长、后牙牙槽发育过度。后牙或末端区磨牙倾斜，扭转等位置异常也常见于开𬌗病例。面部无明显畸形，颌骨发育基本正常。FMA、Y 轴角、后前面高比（S-Go/N-Me）等基本正常。

2. 骨性开𬌗 骨性开𬌗患者除牙及牙槽的问题外，主要表现为下颌骨发育异常，下颌升支短、下颌角大、角前切迹深、下颌平面陡、下颌平面角（FH-MP）大，PP、OP、MP 三平面离散度大，Y 轴角大，下颌呈顺时针旋转生长型，后前面高比（S-Go/N-Me）小于 62%，面下 1/3 过长，严重者呈长面综合征表现，可能伴有上下颌前牙及牙槽骨的代偿性增长。

四、矫治

前牙开𬌗矫治的总体原则是去除病因，根据开𬌗形成的机制、患者的生理年龄，采用合适的矫治方法，达到解除或改善开𬌗的目的。

1. 口腔不良习惯的纠正 必须注意的是，如果口腔不良习惯不去除，畸形无法纠正，即便暂时纠正也易复发。因此对于前牙开𬌗的患者，不论处于乳牙列、混合牙列还是恒牙列，都应及时纠正口腔不良习惯。

2. 一般治疗 简单地说，纠正前牙开𬌗的方式就是使前牙建立覆𬌗。通过移动牙齿建立前牙覆𬌗的方式，主要有以下几种（图 8-39）。

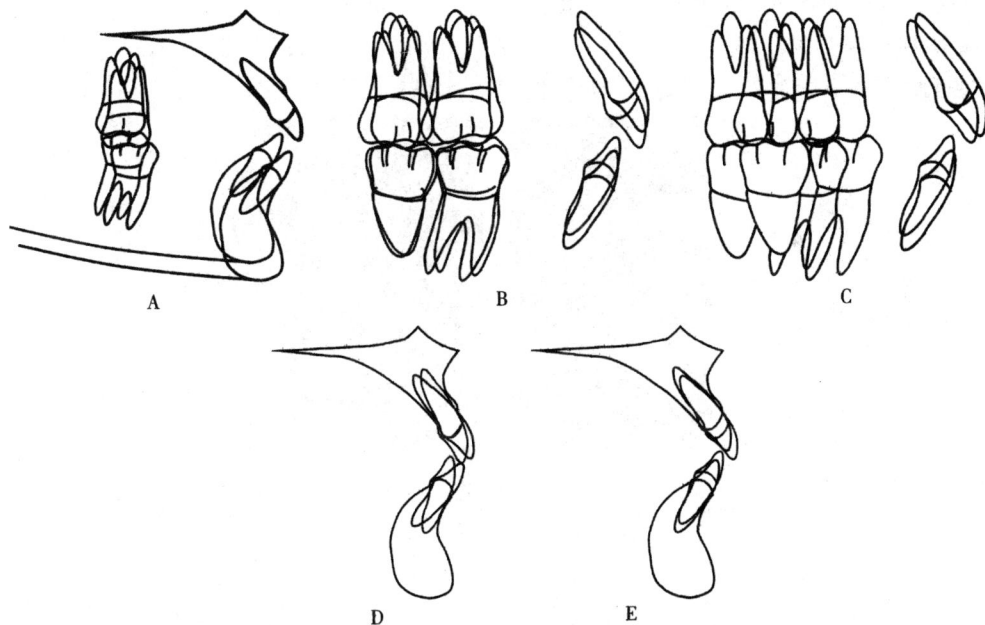

图 8-39 牙齿移动纠正前牙开𬌗示意图
A. 后牙压低；B. 后牙直立；C. 后牙前移；D. 前牙内收；E. 前牙伸长

（1）后牙压低：单纯利用固定矫治器实现后牙的绝对压低非常困难。随着种植体支抗的应用，固定矫治器配合种植体支抗压低后牙可取得非常显著的效果。

（2）后牙直立：由于上、下颌牙列咬合呈楔形，近中倾斜的下颌后牙被直立，远中支点降低，前牙开𬌗减轻，目前临床常用后牙直立的方法有多曲方丝弓矫治技术、摇椅弓配合前牙区垂直牵引等方法。

（3）后牙前移：后牙前移，颌间距离减小，下颌发生向前、上旋转，前牙开𬌗减轻，后牙前移需要牙弓内间隙，应结合其他牙齿、颌骨不调综合考虑。

（4）前牙内收：由于"钟摆效应"，切牙舌向移动时前牙覆𬌗将加深，从而纠正前牙开𬌗。前牙内收同样需要牙弓内间隙，应结合其他牙齿、颌骨不调综合考虑。

（5）前牙伸长：通过前牙𬌗向移位、建立覆𬌗、纠正前牙开𬌗，临床可利用前牙区垂直牵引，达到前牙伸长的目的。但需要注意，前牙的伸长有一定限度，还应充分考虑患者唇齿关系。

（6）上述几种方法相结合。

3. 正畸-正颌联合治疗纠正前牙开𬌗 严重骨性开𬌗、长面综合征患者应进行正畸-正颌联合治疗，用外科手术纠正骨性开𬌗。

五、典型病例（图 8-40）

患者，男性。面下 1/3 高度大，凸面型。前牙Ⅲ度开𬌗，Ⅱ度深覆盖，双侧磨牙基本中性。上下颌前牙区散在间隙。口腔卫生欠佳。过敏性鼻炎病史，口呼吸习惯，吐舌习惯。

诊断：安氏Ⅰ类错𬌗；毛氏$Ⅳ^2 + Ⅱ^4 + Ⅰ^2$。

治疗计划：纠正舌习惯及口呼吸习惯。

减数 14、24、34、44。

排齐整平上下颌牙列，利用拔牙间隙内收前牙建立覆𬌗。

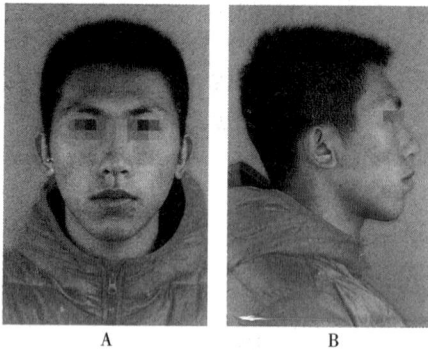

A B

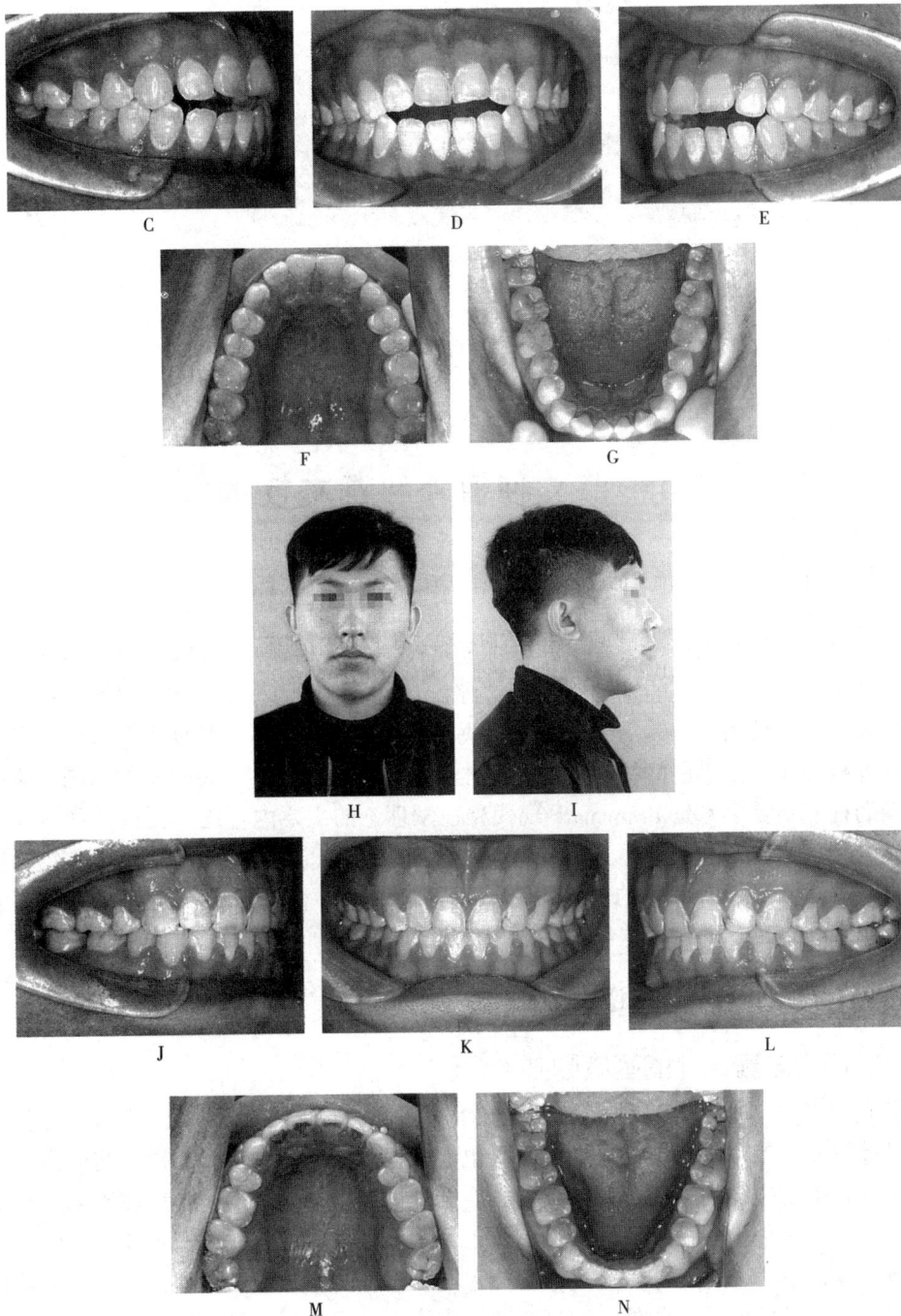

图 8-40 开殆病例矫治前后面殆像

A~G. 矫治前；H~N. 矫治后

（霍文艳）

第九章

口腔种植

第一节　种植外科基本技术

一、基本原则

　　口腔种植手术是指采用外科手术方法将金属钛等生物相容性材料作为人工牙根植入上、下颌骨并通过骨结合后形成的牢固基桩来支持义齿的一种新的技术方法。口腔种植修复能否在复杂口腔环境中长期行使其功能，关键取决于种植体能否获得并长期维持骨结合。而种植体植入的外科操作是获得良好的长期的种植体骨结合的基本条件。符合基本原则的规范的微创而准确的种植外科手术是 Brånemark 现代种植学理论的主要内容之一，也是种植外科手术必须遵循的原则之一。种植体在三维方向上位于理想的位置与轴向，是保证上部结构修复成功的前提，也是保证长期成功的重要因素。避免在种植外科手术中损伤相邻的重要解剖结构，如上颌窦、鼻底、下牙槽神经、邻牙牙根，也是种植外科手术必须遵循的原则。

二、外科切口设计和翻瓣

（一）切口与瓣设计的基本原则

　　1. 瓣的设计基本原则　当种植治疗中设计外科切口，涉及黏骨膜瓣的形态和剥离范围，瓣应该设计得既能保存种植位点血管供应，也能保存牙槽嵴的周围形态以及前庭沟形态。如未能做到，将因瓣边缘的循环受损导致创口裂开的情况增加。瓣的设计应便于识别重要的解剖形态，同时提供种植器械进入的途径和便于手术导板的应用。只要有可能，瓣的设计应允许术者进行局部取骨，种植体植入过程中如果遇到意外的骨缺损需要移植自体骨，就可以避免采取另外一个术区取骨。此外，为将细菌污染降到最低，瓣的设计应使创口关闭位置远离位点扩增部位。当潜入式种植体进行基台连接或植入非潜入式种植体时，瓣的设计应有利于附着性软组织环绕种植体穿龈部位，有利于软组织结构进行适应性改变，在软组织结合期间，提供形成稳定的种植体周软组织环境所需的解剖组成成分（上皮和结缔组织），从而保护下方牙槽骨的水平。为了便于操作，种植治疗中使用的瓣的设计，必须有利于剥离、复位和在手术位点无张力缝合。种植体植入的外科手术的切口和瓣设计与种植位点位置、缺牙数量、软硬组织条件等因素相关，多数学者认为种植手术切口和黏骨膜瓣的设计应考虑下列因素。

（1）软组织瓣有足够的血供，不至于发生术后坏死或伤口裂开。

（2）保存牙槽嵴和龈颊沟的形态。

（3）提供足够的手术视野。

（4）为种植器械和手术引导装置的使用提供了宽敞的术区。

（5）为局部取骨提供手术入路。

（6）便于识别重要的解剖结构，避免损伤相邻的重要解剖结构。

（7）当手术区域行骨增量手术后，软组织瓣仍能提供较为良好的软组织封闭。

（8）细菌污染降到最低。

（9）有利于形成或经二期手术形成种植体周围的附着龈结构。

传统用于种植治疗的两种基本的瓣的设计，根据术区水平切口的定位（前庭沟或牙槽嵴顶）来区分。Brånemark 等人最初在无牙颌的下颌种植体植入时推荐前庭切口。Buser 等人也提倡用改良的前庭沟切口，使得软组织瓣可以覆盖下颌骨局部骨扩增。虽然在下颌牙槽嵴局部扩增治疗中应用的前庭瓣大多数都获得了成功，但前庭瓣处理起来比较困难，而且经常需要大量剥离骨膜来为种植器械提供充分的术区，此外，前庭瓣设计还会妨碍手术导板应用，改变牙槽嵴和龈颊沟的表面形态，很少能够达到种植治疗中瓣的最佳设计标准。

相反，在大多数种植手术中，行嵴顶切口的颊侧瓣设计，为外科医生提供了实用、有效的软组织处理方法。这个瓣的设计临床适用范围广，很容易改良，达到期望的手术目标。通过嵴顶周围切口和一个或多个种植位点近中和远中的曲线斜形的垂直松弛切口，确定了种植手术的颊侧瓣轮廓。通过改变嵴顶周围切口的位置及倾斜度，颊侧瓣对潜入式和非潜入式种植手术都适用。同样的瓣设计可用于潜入式种植体的基台连接和非潜入式种植体植入。潜入式种植体植入时，瓣的设计不同之处只是在于嵴顶周围切口的位置和倾斜度，以及舌侧或腭侧瓣的剥离程度方面。

2. 整形外科原则在切口设计的应用

（1）斜面形切口：种植手术和位点组织增量治疗中采用整形外科的斜面形切口，与传统技术相比具有显著的优势。切口倾斜可以扩展创口边缘面积，增加复位后瓣的表面贴合面积，增强早期愈合中创口复合体的稳定性，可以减少瓣边缘裂开的发生，大大提高切口处的美观效果。而且由于瓣的收缩减少，出现凹痕和瘢痕的情况也会较少。切口适当倾斜，瓣边缘的厚度从部分到全厚逐渐增加，并与同样倾斜的对侧瓣边缘紧密贴合，会掩饰切口线瘢痕，而且形成的瘢痕透光性增加，与垂直组织面的切口相比，更不显眼。

当种植治疗中行斜面形切口时，刀刃与组织表面成近似 45°角，朝向瓣的中心。在牙槽嵴顶切口时，采用比较窄小的刀片可以方便获得正确的角度。斜面形切口的瓣复位贴合后，切口线立刻变得不显眼了。

（2）整形外科技术在松弛切口的应用

①松弛切口的设计要尽量在不显眼的地方：从美学效果讲，切口直接位于或平行于天然解剖标志如牙间沟和膜龈联合，可以很容易地掩饰曲线切口，和直线切口相比更不显眼。而且，如果可能，尽可能避开上颌中切牙位点。

②曲线松弛切口的应用：曲线松弛切口是整形外科一项基本技术，与直线松弛切口相比较，具有明显优势。应用曲线切口时，瓣内包含的黏膜组织量更大，从而增进其整体弹性，

这有利于瓣的被动适应，并在必要时将黏膜瓣向冠方推进而不会影响瓣的边缘组织血运供应。一个沿曲线路径的切口，要长于直线切口，在关闭创口时，曲线设计增加了切口的长度，有利于减小瓣复位的张力，减少伤口裂开的风险。

当进行大量的位点组织重建治疗时，需在离种植位点更远处单个或多个牙位（位点近中或远中第二或第三个牙间区域）开始切口，从而增宽瓣的基底部。这将获得扩大的曲线瓣设计。这一改良可以保证大量硬组织和软组织移植物表面的瓣无张力覆盖，从而更容易被动关闭创口。

③反折切口的应用：反折切开可以进一步增加切口线的长度，增加瓣的拉伸范围，在不超过瓣的弹性极限情况下使瓣得以额外冠向拉伸，而不会影响瓣边缘的血液循环（图9-1）。传统的减张方式采用骨膜松弛切口，因横穿瓣的基底而减少了瓣边缘的血液循环。如果位点组织重建治疗中（如进行各种骨增量）采用曲线斜面型瓣设计并联合使用反折切口，因反折切口的张力释放作用，则很少需要骨膜松弛切口减张。进行反折切口时，黏膜组织要处于绷紧状态下。这样做可以保证张力释放切口的精确位置和角度。

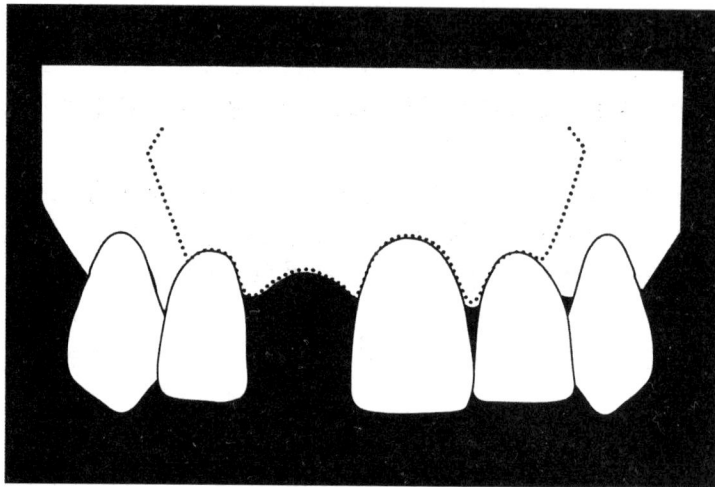

图9-1　反折切口

（二）瓣的处理考虑

种植软组织处理的主要目标是建立健康的种植体周软组织环境，提供形成保护性结缔组织封闭所需要的结缔组织和上皮。此外，当在美学区域进行种植治疗时，在接受修复位点，必须重塑软组织结构和表面形态，获得自然的外观。为实现这些目标，外科医生必须仔细保存和巧妙处理种植位点现有的软组织，以及在需要时，进行软组织扩增。

种植体周软组织瓣的轮廓设计，首先保证最佳的舌侧和腭侧软组织环境。瓣的设计应该保证，在种植体计划穿龈部位的舌侧或腭侧要有足够宽度的质量良好的附着龈组织。以这种方式设计瓣很实用，因为以后很难纠正发生在舌侧和腭侧区的软组织问题。在种植手术前，应该评估与种植体穿龈部分相关的附着性组织的质、量和位置。外科医生然后就能决定需在哪里作切口，需要采取哪些外科手术处理现有的软组织，从而在每个病例建立稳定的种植体周软组织环境。

潜入式及非潜入式植入方式瓣的处理特点如下。

1. 潜入式种植体植入 当植入潜入式种植体，颊侧瓣必须设计成能保存位点的血液供应和牙槽嵴以及龈颊沟的表面形态。嵴顶切口斜向舌侧或腭侧。切口起始于牙槽嵴顶舌侧或腭侧表面，而刀片成角度以便和下方的骨接触。翻起颊侧瓣暴露全部牙槽嵴顶，为种植器械提供充分的操作入路。舌侧或腭侧瓣不需要剥离或最少程度剥离，更有助于保存骨膜血循环，在以后关闭创口时为颊侧瓣的固定保存足量的附着性组织，提高了创口复合体的稳定性，减少了术后创口裂开的发生，并且保存了牙槽嵴和龈颊沟的表面形态。

2. 非潜入式种植体植入 尽管还没有提出建立稳定的种植体周软组织环境所需的最小附着组织宽度，目前更倾向于在种植体周围最好有不小于 2mm 的附着龈宽度。为了在种植体的穿龈部位形成良好的软组织附着结构，应尽量保证在切口舌侧有大约 2mm 宽度的附着性组织或质量良好的舌/腭侧黏膜。现有软组织的量和位置将指导切口的定位。嵴顶切口的位置通常比潜入式种植体植入时的切口更接近牙槽嵴中间的位置。

（三）同部位种植治疗中切口和瓣的设计和处理考虑

1. 下颌种植治疗中切口和瓣的设计及处理考虑

（1）下颌无牙：颌牙槽嵴顶切口范围要超过拟行种植体植入或需暴露的区域，整体瓣的设计还包括后牙区的松弛切口和中线处的垂直切口。这个瓣的设计提供了极好的外科器械入路，方便使用外科引导模板。嵴周切口向后面延长，可以迅速、容易地剥离后面松弛切口区的牙周组织，从而方便在最初翻开颊侧瓣。而且延长切口的范围，方便局部取骨，也可以通过侧方软组织推进术获得创口一期关闭和种植体穿龈结构周围软组织环形封闭。

舌侧要尽量保证足够的附着龈。另外舌侧翻瓣应减到最小，以保存来源于舌侧牙周组织的血液循环，并在关闭创口时为颊侧组织缝合提供锚固。遵守这一外科技术可以提高创口复合体的稳定性并减少术后创口裂开的发生。

当计划植入潜入式种植体，行牙槽嵴顶偏舌侧切口。刀片方向垂直，使瓣边缘轻度向舌侧倾斜。采用嵴顶偏舌切口，将骨预备过程中舌侧翻瓣的需要减到最小。

在种植体植入后，通过水平褥式缝合，将两侧颊侧瓣的前角和舌侧附着龈相缝合。这种缝合使得两侧颊侧瓣边缘对齐。然后使用水平褥式缝合或简单间断缝合迅速获得种植体表面的封闭。在术后早期，褥式缝合更不易因临时修复磨损而裂开。建议交替单纯间断缝合和褥式缝合以获得种植体植入区创口的关闭。在潜入式种植体表面获得无张力关闭后，远中的延长切口以更简单的方式完成缝合关闭。

（2）下颌牙列缺损：在下颌牙列缺损的情况下，应根据潜入式或非潜入式种植体植入的需要调整嵴顶切口的定位和倾斜度。在需要进行位点骨增量操作时，应向近中或远中行曲线松弛切口，刀片向瓣的中心倾斜。

2. 上颌种植治疗中切口和瓣设计及处理考虑 当腭黏膜过厚或组织健康状态不够理想时需要在术中削薄腭侧组织。这可以通过锐性分离的方法切除该区域的结缔组织，减少组织厚度。否则，腭侧组织过厚，食物残渣容易堆积，并妨碍对这些区域进行日常所需的口腔卫生维护。

（1）上颌无牙颌：上颌无牙颌切口和瓣设计及处理考虑与下颌无牙颌基本一致，稍加变化即可以用于上颌无牙颌的种植手术。

当计划植入潜入式种植体，应用向腭侧倾斜的嵴顶偏腭-切口。向腭侧倾斜的嵴顶偏腭-切口可以暴露全部牙槽嵴，在骨预备减小了腭侧翻瓣的可能性。在种植体植入后，颊侧瓣复位，并将其缝合锚固在仍附着于骨面的腭侧组织。

在植入非潜入式种植体时，牙槽嵴周切口位置通常更接近嵴顶正中，腭侧需要少量翻瓣，以便于骨预备或基台连接。削薄过厚的腭侧瓣。

前庭沟深度的不足给外科医生和修复医生造成了软组织处理难题。在非潜入式种植体植入时，瓣的设计应能加深前庭沟，为口腔卫生维护提供便利途径。

（2）上颌后牙区：牙槽嵴顶正中切口。其优点是入路短、暴露好。

牙槽嵴顶偏腭侧切口，其优点是有利于腭侧附着龈向唇侧转移，增加唇侧的附着龈宽度。

（3）上颌前牙区切口：上颌前牙区常因骨量不足需在种植同期行牙槽突骨增量术，同时，手术切口又与后期的软组织成形的美学效果息息相关，故上颌前牙区的手术切口必须考虑以上两个因素。上颌前牙区无论是单牙还是多牙，种植的手术切口一般均行松弛切口，向上翻起黏骨膜瓣，暴露受植床。曲线斜面形切口结合张力释放反折切口，瓣内包含的黏膜组织量更大，切口线延长，瓣的整体弹性增加，有利于冠向复位软组织，覆盖骨增量区域，达到无张力缝合。而且斜面形切口伤口对位更加精确，术后瘢痕小。

三、逐级备洞

种植手术是整个种植修复工程的基础，而优良的设备、器械和精细规范的操作技术，则是确保外科种植成功的主要因素。

（一）种植外科采用逐级备洞目的

逐级备洞的主要目的是：①保证种植体植入准确的位置与轴向。②保证整个手术过程中钻头产热小于42℃，防止洞壁表面骨细胞因产热发生坏死。

（二）种植外科的器械和设备

国际上成熟的种植系统均提供一系列逐级备洞的器械与工具。牙种植系统的专用手术设备和器械主要由种植机和种植窝洞制备、植入及连接器械两部分组成。此外，还包括种植手术常用的辅助外科器械及其他专用器械，如上颌窦底提升植骨器械，以及其他辅助外科器械。

1. 种植机　种植机为种植手术的主要设备，分主机和手机两部分。临床中常用的种植体有体积大小之分，也有附加功能有无之分。

主机提供可控的动力电源，通过液晶内图标或面板图标控制按钮可进行高速钻削与低速运转的切换、扭力大小的调节，以及正、反转的切换功能。

一般种植体的手机分高速与低速两种，操作时分别使用。手控或脚控按钮可切换到相应的速度标志和扭力。冷却管有内冷却和外冷却之分。

2. 手术器械　种植系统的手术器械分别配置于一期和二期专用器械盘内。遵循逐级备洞的原则，合理化设计的专用器械盒内主要器械在种植手术过程先后按顺序使用。主要包含：球形导钻，先锋麻花钻，成形钻，肩台钻，攻丝钻。此外，在种植手术中需要应用的辅助工具还有：方向指示杆，深度测量尺，种植体输送器，螺丝刀，手动扳手（带或不带扳手）。

（三）基本手术步骤

在术前麻醉，切口设计与翻瓣后，在充分生理盐水冷却下进行种植窝洞的逐级备洞。具体操作过程为：①球钻定点，一般用直径 2mm 左右的球钻，做深度抵达骨松质的圆孔。在前牙美学区域建议采用外科模板，保证定点在近远中和唇舌向的准确性。不建议采用直径过大的球钻做第一定点钻。②先锋麻花钻确定种植体的深度与轴向，先锋钻直径以 2mm 左右为宜。在有 CAD/CAM 模板操作时，可直接达到预定深度。否则，在钻入深度 7~8mm 左右时，放入方向指示杆，检测初步预备的近远中、唇腭向及种植体的轴向，并观察指示杆外延伸展的方向与对颌牙的咬𬌗关系。以便在偏离时及时调整，然后再预备至所需深度。③方向指示杆（深度测量尺）测量，检测种植体窝洞初步预备的位置、深度、轴向；在多牙缺失位点植入两个以上的种植体时，应将测量杆留在种植窝，作为第二个种植窝预备参照物，尽可能保持植入的种植体互相之间的平行或长轴方向的一致性。④扩大钻，扩大备洞，并可对种植体的轴向做小的调整。⑤终末钻成形。以上操作都应将手机转速在 1 000 转/分左右，有些种植系统要求在使用特定骨钻时，强调速度控制在 800 转/分钟以下进行，避免过度骨创伤。⑥肩台钻，只有在下颌骨皮质很厚的情况下多平行壁种植体颈部存在较大级差时才使用。避免因肩台钻的使用，影响种植体植入的初期稳定性。⑦攻丝，上颌因骨质疏松，很少使用攻丝。对于骨密度较硬的位点，尤其是下颌位点，根据植入体的深度，选用相应长度的攻丝钻进行骨孔内螺纹的制备，深度一般至种植窝深度的 2/3 即可，剩余部分依靠种植体的自攻作用。多于非埋入式种植体来说，避免过度攻丝而导致初期稳定性下降。在选用机动攻丝操作时，仍需持续水冷却。途中若停止，说明扭力不够，此时可加大扭力继续攻丝，直至底部后反转退出。操作时最初放置攻丝钻的方向要与种植窝轴心一致，不能偏斜，开始加之少许压力，之后顺其自然旋入。遇阻力较大可退出后反复攻丝，避免暴力操作。

四、植入种植体

因种植体表面都经过了特殊的处理，以促进骨结合，故种植体就位时，应避免手套、牙、唾液等物触及种植体表面，应用专门设计的夹持工具直接将种植体送入备好的洞形中。

种植体的植入可以选择机动法或手动扳手植入法。机动法植入种植体：将预选长度与直径的种植体通过连接器装入手机，选择种植体相应档位，逐渐增大扭矩。一般在种植机设定扭矩已达 35（N·cm），而种植体已有 2/3 以上长度进入骨内，可换用手动扳手继续旋入至预定深度。若阻力过大，超出50（N·cm），应考虑退出种植体，重新攻丝甚至窝洞预备后再植入种植体。扭矩过大时强行植入，不仅会造成边缘皮质骨的过大应力，而且有可能导致种植体传送螺丝折断甚至种植体壁的裂开，尤其是对小直径内连接种植体而言，风险越大。

在种植体植入过程中是否需要水冷却，不同种植体表面处理和设计要求不同，有些种植体在植入时强调勿用生理盐水冷却。所以具体操作要详细了解厂家使用指南。

种植体就位后应该在各个方向上没有任何动度，称为初期稳定性。良好的初期稳定性是成功骨结合的前提。

五、种植二期手术

种植体植入后，一般 3~6 个月即可行二期手术，暴露种植体，连接愈合基台。不同的种植系统其二期手术略有差异，但其目的基本相同。同时，种植体二期手术要检查评估骨结合的状态以及种植体周围软组织状态。一般来说，缺牙区域因缺乏生理性刺激，常见硬组织吸收和软组织萎缩，特别是附着龈宽度不足或缺如。所以，尽可能在二期手术时保留软组织和附着龈，必要时通过自体组织移植恢复或重建种植体周围软组织结构。

（一）种植二期手术的软组织处理方法

二期手术通常使用三种不同的软组织外科方法以获得期望的缝合效果，达到环绕种植体穿龈结构的附着性软组织封闭效果：切除性塑形法，旋转瓣重建法和侧方瓣推进法。在大多数临床情况下根据指导原则采用上述软组织外科处理，都会取得稳定可靠的效果。具体应用哪那种外科处理方法，主要应根据种植位点颊侧的附着龈宽度。这些外科策略经常需要联合使用。

1. 切除性塑形法　当颊侧附着龈宽度在 5~6mm，可以进行切除性的塑形，以便于环绕种植体穿龈结构的软组织达到环形封闭效果。在切除性塑形后，软组织与种植体穿龈结构贴合，使得环绕种植体穿龈结构的软组织形成环形封闭。

2. 旋转瓣重建法　当颊侧瓣剩余的牙龈组织宽度在 4~5mm，推荐使用 Palacci 提倡的牙龈乳头重建方法。这一方法易于创口初期缝合，易于获得绕种植体穿龈结构的软组织环形封闭，同时维持充足的环种植体穿龈结构的附着性组织带。使用窄刀片锐性分离组织，形成颊侧瓣的蒂部，被动旋转后填充种植体间空隙。牙龈乳头重建法比切除性塑形法切除的组织量更少，因为形成的软组织蒂可以用来获得种植体间的软组织覆盖和创口一期关闭。只有在下方骨组织和种植体穿龈结构能支撑种植体间的软组织蒂时，这项技术才能成功用于重建牙间乳头。该技术的一项改良应用是使用腭侧瓣形成的蒂，也能在旋转后填充种植体间空隙内，在上颌腭侧组织较厚的情况下尤其有用。

3. 侧方瓣推进法　当颊侧附着龈宽度在 3~4mm，使用侧方瓣推进法，以方便初期缝合和种植体穿龈结构的软组织环形封闭。这一方法尤其适合于无牙颌或后牙缺失种植病例，此时种植位点附近存在充足的附着性组织带。外科医生只要将附近区域的附着性组织侧向移位，就可以获得创口一期关闭，并形成种植体穿龈结构的附着龈环形封闭。

（二）手术步骤

首先根据一期手术记录、根尖片等影像学检查以及临床检查结果，初步判定种植体位置。切口设计与翻瓣：一般种植体二期手术切口多采用牙槽嵴正中切口，以便减少创伤，顺利暴露种植体（软组织美学处理及重建除外）。若可明确种植体的位置，在其覆盖螺帽上方做与牙槽嵴一致的弧形切口，一次切透黏骨膜，若有多枚相距较近的种植体时，可采用单一连续切口，用骨膜剥离器贴骨面剥离，充分显露覆盖螺帽及外延 2mm 周缘区。

暴露种植体后，在未旋出愈合帽之前，判断评估骨结合情况，并去除覆盖于愈合帽上放的多余骨质，然后旋出愈合帽，冲洗种植体内腔及周围组织，根据局部黏骨膜的厚度选择适宜长度的愈合基台，旋入就位。要注意观察种植体颈部周围有无骨吸收和纤维组织包绕，仔细清除纤维组织。

选择愈合基台：愈合基台的功能是引导软组织袖口形成。愈合基台高度应高于黏膜，但不能与对颌牙有接触，若黏膜厚度大于 3mm 时，一般应修薄黏膜厚度，旋入愈合基台，旋紧愈合基台的力量大致为 10~15（N·cm），可用扭矩扳手控制，以防止其松动脱落。一般来说，愈合基台应保持 4~6 周，方可取修复印模。

（樊卜熙）

第二节 颌骨不同区域的种植外科技术

由于上、下颌骨不同区域的解剖结构与生理功能不同，牙齿承受𬌗力的大小与方向也不同，所以对颌骨不同区域种植体植入的位置、轴向、深度要求也不一样，本节就不同解剖部位分别介绍种植体植入的基本原则。

一、下颌无牙颌种植

下颌无牙颌的种植修复设计愈来愈多地采用种植体支持的覆盖义齿修复，而其上部结构多见杆式结构、切削杆结构、球帽式结构、双套冠结构、按扣式以及磁性上部结构。无论其上部结构如何，种植体植入理想的位置与轴向并获得良好的骨结合是其前提。另外下颌无牙颌种植修复还要注意黏膜厚度、附着龈宽度、牙槽骨厚度，必要时须行软组织成形术。

（一）手术切口

下颌无牙颌种植体植入的外科入路一般多采用牙槽嵴顶正中切口，至牙槽嵴顶骨面（图9-2）。其优点是暴露容易且充分，颊舌侧均可保留一定的附着龈，有利于种植体颈部的清洁与维护。

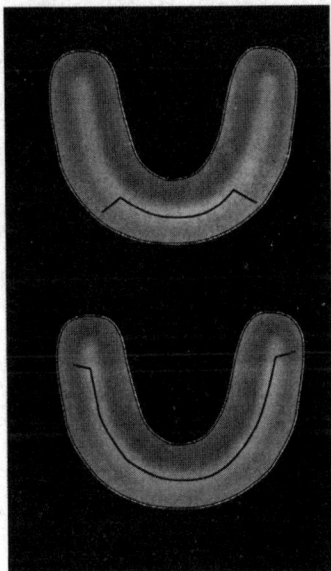

图9-2 牙槽嵴顶正中切口

（二）种植体植入的部位

下颌无牙颌种植的部位多选择下颌颏孔区，该区域一般在无牙颌状态时仍有足够的骨量以植入种植体，且骨质较好，这对于无牙颌的老年人而言极其重要，因老年人骨质质地均较疏松。该区域植入种植体的修复宽容度大，修复方式多为种植体支持的可摘修复。

由于下颌在功能运动，特别是在功能性负重时，下颌骨体部会有一定程度的弹性运动，而非刚性结构。故有学者认为下颌无牙颌行种植体支持的固定修复时，建议行分段固定修复。

（三）种植体数目

下颌无牙颌种植时，植入颏孔区的种植体数目（图9-3）。

1.2个种植体/3个种植体　种植体主要用于固位及部分支持义齿作用，适应于患者年龄较高，希望易于清洁。两个种植体支持的义齿一般为覆盖义齿，其固位效果较好，但受力不够理想。可行球帽式覆盖义齿、锁扣式覆盖义齿、磁性固位覆盖义齿、杆卡式覆盖义齿等修复方式。种植体位置在下颌中线两侧各10mm处，即种植体中心间距离20mm为宜，过大则影响舌运动，过小则固位不良。如果解剖条件和患者经济条件允许，也可在下颌颏孔区植入3个种植体，远中的两个种植体位于颏孔近中5mm处，中央的种植体位于下颌中线处。三个种植体支持的修复体仍以活动修复为主，类似于两个种植体的修复方式，但其固位力较两个种植体好且在前后向抗旋转的性能较两个种植体好。

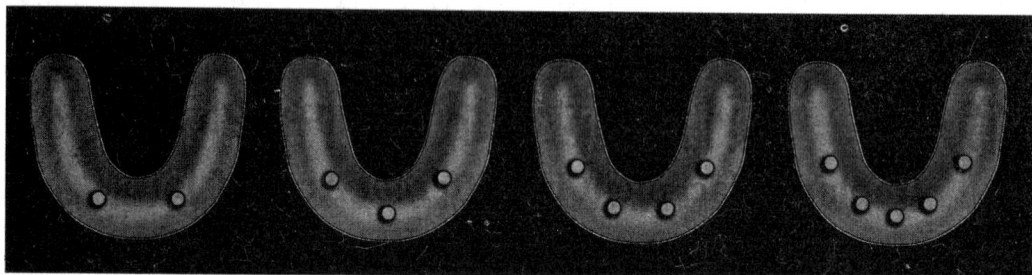

图9-3　下颌无牙颌植入种植体数目及分布

2.4个种植体　较为常用，修复的宽容度较大，可选择多种上部结构修复。种植体位置一般是远中的两个种植体应位于颏孔近中5mm处。中线两侧的两个种植体距各自远中的种植体间至少应有7mm的距离。

3.5个种植体　如设计行切削杆上部结构，亦可植入5个种植体，即在中线处再植入一个种植体。但5个种植体不适合球帽式上部结构，也不适合杆卡式结构。

（四）下颌无牙颌种植固定修复

若下颌无牙颌的解剖条件允许，即在前后牙区均有足够的水平和垂直骨量，同时上、下颌骨位置关系正常，也可植入6~8颗种植体，支持一个固定修复体，远中的种植体至少要位于第一磨牙位置。固定修复体可以是分段式金瓷桥体修复，也可以是一体式整体修复。

二、下颌后牙区种植术

下颌后牙区特别是游离端缺失的种植义齿修复被认为是疗效显著的修复方法。但也是种植风险较大的区域之一。首先是下颌后牙区𬌗力负重较大，种植体负担重；其二，下齿槽神经在该区域骨内穿过，要避免损伤之风险。

（一）手术切口

下颌后牙区种植手术切口一般采用牙槽嵴顶正中切口，其近远中方向绕邻牙颈部分别向近远中作延伸切口，以充分暴露术野（图9-4）。其优点是术野暴露充分，根据植入种植体的需求，既可选择完全关闭伤口，也可选择连接愈合基台后修整软组织关闭剩余伤口，术后组织肿胀轻。若缺牙部位是游离端，可向近远中颊侧作适当附加切口，以暴露术野（图9-5）。

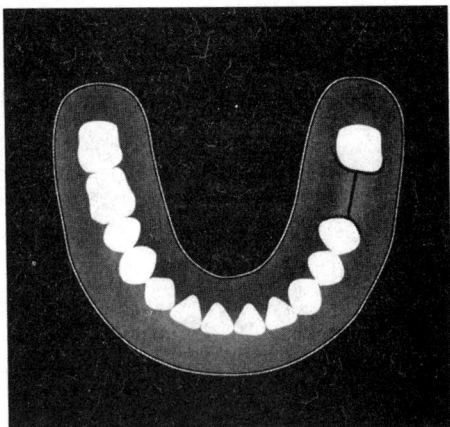

图 9-4 绕邻牙颈部的牙槽嵴顶切口

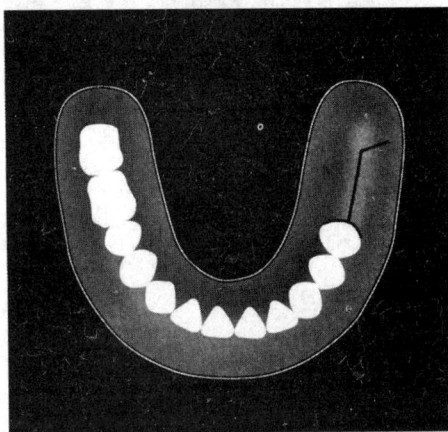

图 9-5 下颌后牙游离缺失时远中颊侧附加切口

(二) 种植体的三维空间位置

下颌后牙区种植体植入必须位于下齿槽神经之上至少 1mm，以确保下齿槽神经不受损，这是该区域种植手术的基本原则。有报道称，根据下齿槽神经在下颌骨体的走向，可避开下齿槽神经植入足够长度的种植体。但多数报告认为，该方法因过多考虑下齿槽神经管的位置，往往导致种植体植入的轴向不理想，后期修复困难，故较少采用。当下齿槽神经位置距牙槽嵴顶小于 7mm，可以考虑下齿槽神经解剖术，游离下齿槽神经，植入足够长度的种植体。该方法手术风险大，不作为常规方法。

由于正常生理牙列的覆𬌗覆盖关系，正常情况下，下颌后牙区植入种植体的轴向在冠状面上应正对于上颌后牙的舌尖颊斜面（图 9-6），以保证修复后种植体的轴向受力及长期效果。

有报道认为，植入 3 个以上种植体，则尽可能使种植体不要排列在一条直线上，以更有效地拮抗侧向受力，但临床实践中往往由于牙槽嵴顶宽度所限，难以实现。

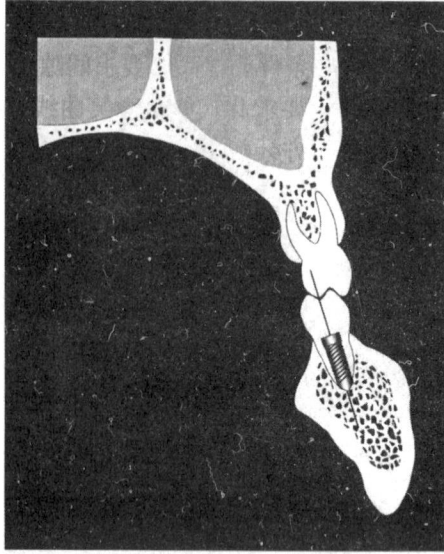

图 9-6　下颌后牙种植体轴向

（三）种植体数目

1. 下颌后牙区种植修复时植入种植体的数目一般等同于缺牙数目，如当下颌第一、第二磨牙均缺失，形成游离端缺失时，一般植入 2 个种植体修复。

2. 当下颌第一、第二磨牙缺失，但对𬌗仅有第一磨牙时，可只修复到下颌第一磨牙，即植入 1 个种植体，支持游离缺失状态下的第一磨牙。

3. 当仅为下颌第一磨牙缺失种植时，因其间隙较大、生理受力也大，植入种植体的直径、长度也有所要求。一般情况下若其近远中间隙小于 13mm，且骨量高度>10mm，植入 1 个常规直径与长度的种植体，如直径≥4mm，长度≥9mm 的种植体，则可满足修复及受力需求。反之，有报道认为需考虑增加骨量或正畸缩小间隙后植入种植体。

三、上颌前牙区单牙种植术

口腔种植修复在早期成功地用于下颌无牙颌修复以后，其经验亦被用来进行上颌前牙区单牙种植修复。然而，上颌前牙区单牙种植修复的要求很高，难度远远大于无牙颌种植。

（一）上颌前牙区单牙种植的问题

上颌前牙区因其特殊的位置和解剖结构，种植修复通常会面临更多的问题。

1. 骨量不足　上颌前牙缺失后，由于生理性吸收，患者就诊时常常伴有缺牙部位骨量的不足。据统计，60%～80% 的上前牙缺失患者在种植时需行不同程度与方法的植骨术。

2. 种植体位置要求高　上前牙种植时，对种植体的位置与轴向要求极高，因其直接影响修复的美学效果。

3. 解剖条件要求高　要求间隙与对侧同名牙类似，要求正常覆𬌗覆盖关系，正常龈𬌗距离。

4. 美学要求高　如果微笑曲线高，则美学效果不但涉及单纯修复体的美学问题，而且还涉及到修复体根方牙龈美学效果，包括颜色、质地、轮廓、膜龈连合线。所以，微笑曲线位于牙齿高度以内，修复难度小；若微笑曲线位于牙龈上，则修复难度大。

总之，上颌前牙区种植修复是牙种植修复里难度较大的一种类型。现分步讨论。

（二）临床检查

1. 缺牙原因 缺牙原因直接关系到缺牙区牙槽嵴的解剖形态。一个因长期牙周病或根尖周病缺失的牙齿，其唇侧骨板大都因炎症吸收而缺失。而一个外伤根折的患牙则可能伴有唇侧骨板的骨折，若外伤直接造成牙齿缺失或已急诊拔除患牙，则可能存在其唇侧骨板外伤性缺失，要预计其植骨的量与方式。因不能治疗的龋坏牙根或外伤尚待拔除的根折牙，则有可能是即刻种植的适应证。

2. 缺牙区的解剖形态 有无明显的软硬组织缺损，硬组织厚度可通过专用测量针探知，亦可通过 CT 确定。附着牙龈是否充分，膜龈联合线位置是否与邻牙区一致，若上述解剖条件不理想，则可预见其种植修复的美学效果会严重受限，此时要计划是先行该区域软、硬组织重建后再行二期种植，还是种植时同期行软、硬组织重建。

3. 微笑曲线与牙列状态 微笑曲线过高，牙列不齐都会加大美学难度，应建议患者正畸排齐牙列，并及时向患者解释修复后的美学问题。

4. 咬殆关系 龈殆距离过小，深复殆、对刃殆及各种错殆等不利种植修复或修复后的长期效果。应在纠正不良的咬殆关系之后，再行种植修复。切忌简单种植。

5. X 线检查 种植体植入术前，X 线检查均应行曲面体层片检查。即是单牙缺失亦应如此。需判断，相邻的颌骨主要解剖结构、缺牙间隙有无异常、邻牙位置等。在怀疑邻牙根尖有病征时，需加拍小牙片以确诊。若有条件时，应加拍缺牙区矢状 CT 片，其能提供牙槽突骨量的准确信息以及应患者要求解释手术设计、植骨的必要性等。但 X 线检查无法对软组织状态提供足够的帮助信息。

通过上述临床及 X 线检查，一般则可对是否种植修复的适应证、手术的难易程度、修复的效果包括美学效果做出初步判断。对非适应证的患者则可提供其他修复建议。

（三）手术切口

上颌前牙区单牙种植体植入的手术切口，在不存在嵴顶或颊侧骨缺损的情况下，一般只做牙槽嵴顶正中切口则可；若存在骨量不足需作骨增量时则需做颊侧黏膜附加松弛切口，以充分暴露术野行骨增量术（图 9-7）。

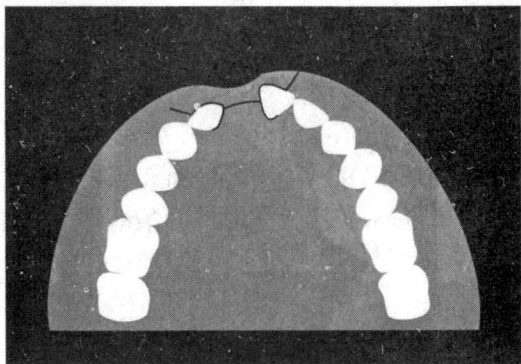

图 9-7 上前牙嵴顶切口及附加切口

（四）位置和轴向

1. **种植体植入深度** 上颌前牙区种植体植入的深度与骨结合、良好的牙龈外形及理想的修复美学效果有直接关系。研究认为当缺牙后，牙槽嵴顶垂直向至少有 1mm 骨质发生吸收，所以在上前牙区域种植体植入时其肩台应低于邻牙的釉牙本质界 2~4mm，才能给种植体基台留出足够的垂直空间进行修复，并使修复体具有从龈下向龈上自然过渡的美学效果。

当种植体肩台与邻牙釉牙本质界的距离小于 2mm 时，即种植体的植入深度不足时，则修复体与邻牙的形态不易协调。当种植体肩台在根方低于邻牙釉牙本质界大于 4mm 时，为补偿其位置过深造成的美学效果的不协调，常常需要较深的上部结构位于龈下和增加较多的软组织来覆盖修复体，其长期效果不佳，且易发生种植体周围炎症。故上颌前牙区种植体在垂直方向的植入深度不应大于邻牙釉牙本质界 4mm，而应恰好在 3~4mm 之内（图 9-8）。

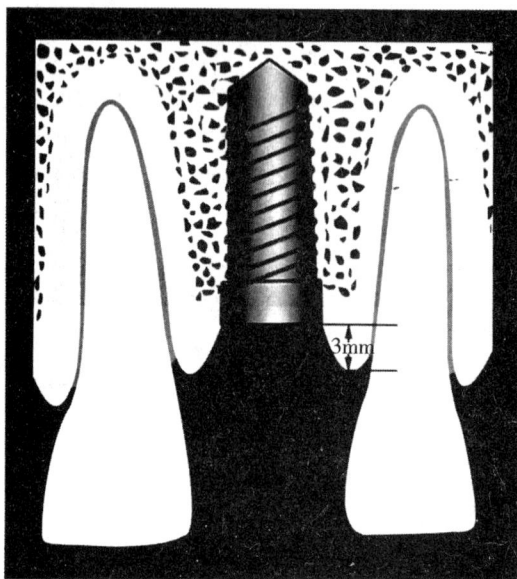

图 9-8　上前牙种植体植入深度

2. **种植体的轴向** 在上颌前牙区种植修复的功能及美学效果取决于种植体的位置与轴向。特别是种植体轴向的轻微偏差，可能引起其美学效果较大的区别。为取得成功的种植修复，上颌前牙区的种植体植入必须根据上部结构修复要求确定种植体的前后轴向。从侧面观，理想的种植体的轴向延长线应位于邻牙切缘以内。从𬌗面观，其位于原缺牙的舌隆突的位置。如过于唇倾，则修复困难。如过于腭倾，则美学效果亦不佳（图 9-9）。

3. **种植体的选择** 为保证种植修复后牙尖乳头和其他软组织形态的美学效果，有研究认为，种植体距天然牙至少有 1.5mm 距离，同时认为颈部膨大的种植体易造成嵴顶部的软硬组织退缩，导致修复后的美学效果受限，而平台转移的种植体更加有利于软组织的丰满度（图 9-10）。

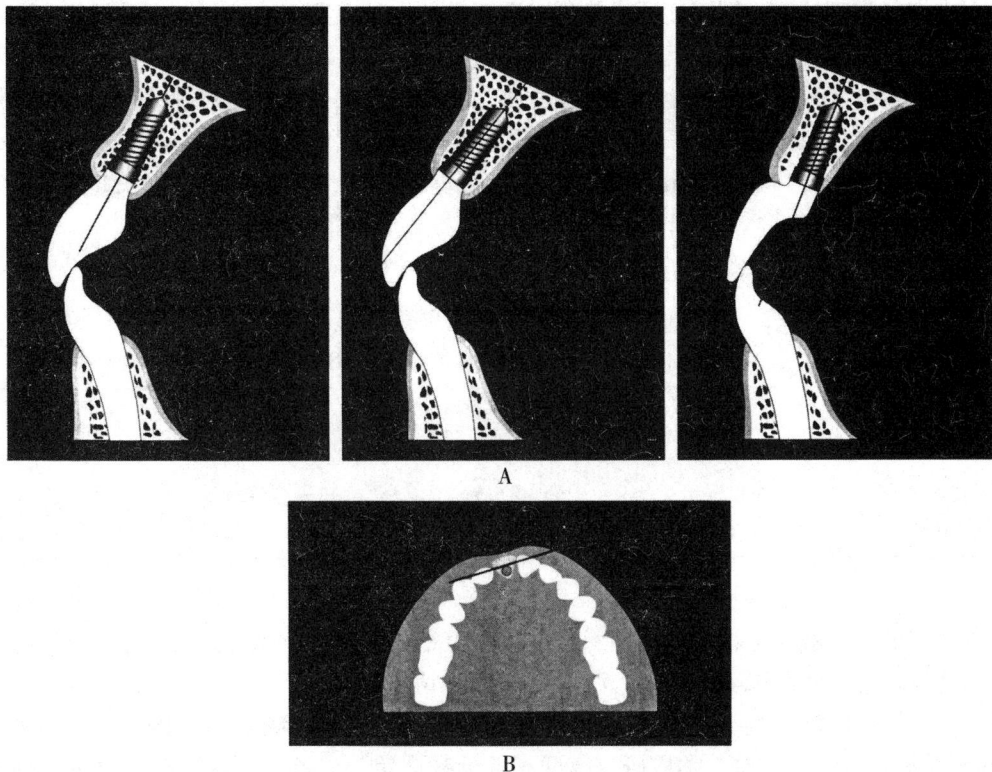

图 9-9 上前牙种植体位置

A. 种植体轴向；B. 种植体颊舌向位置

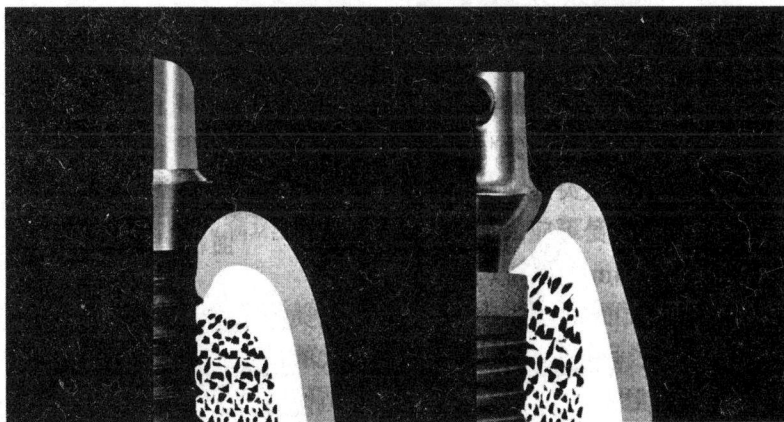

图 9-10 不同的颈部设计可能影响美学效果

四、上前牙多牙缺失的种植修复

（一）上前牙多牙缺失种植修复的问题

上前牙多牙缺失的种植修复，必须特殊考虑的有两个问题。其一，多个种植体必须均在三维方向上位于理想的位置与轴向；其二，种植体之间的牙龈乳头重建。前牙多牙种植修复不仅要求恢复生理功能，同时还要求恢复其美观功能。如前所述，这就需要种植体在三维方向上位于理想的位置与轴向，但多牙缺失种植时，缺乏参照物，定位效果困难，故建议尽可能应用外科引导模板，确定多个种植体在三维方向上的准确位置。重建种植体之间的牙龈乳头是上前牙多牙种植修复体重点。由于缺牙区牙槽间隙骨组织吸收，牙间乳头发生退缩，种植修复后该区域极易出现黑三角，直接影响美学效果。一般要求在种植手术或Ⅱ期手术时进行纠正。

（二）局部解剖条件

上颌前牙多牙缺失时对局部解剖条件有一定的要求（表9-1）。

表9-1　上前牙多牙缺失种植修复的解剖要求

	近远中距离	牙槽嵴顶厚度	龈𬌗	牙龈厚度
2个牙位缺失时	≥15mm	6mm	4mm	2mm
3个牙位缺失时	≥19mm	6mm	4mm	2mm
4个牙位缺失时	≥25mm	6mm	4mm	3mm

若以上局部解剖条件不能满足时，则种植修复的美学效果严重受限，须在配合检查之后，种植计划之前就向患者解释清楚。若近远中距离小于理想距离时，可考虑减少种植体数量以达到较理想的软组织美学效果。两个相邻的种植体间至少有大于3mm的间隔，才有可能维持种植体间的软硬组织形态，避免黑三角（图9-11）。如存在近远中距离过大、过小和/或龈𬌗距离过大、过小时，须取研究模型，进行试排牙，与患者沟通后确认通过正畸方法或后期修复方法进行纠正或弥补。当存在骨量不足，软组织缺损时，也应在种植手术时或二期手术时通过各种软组织成形技术重建缺牙区正常软、硬组织量和解剖形态，以利于种植体长期稳定及最大程度重建缺牙区美学效果。

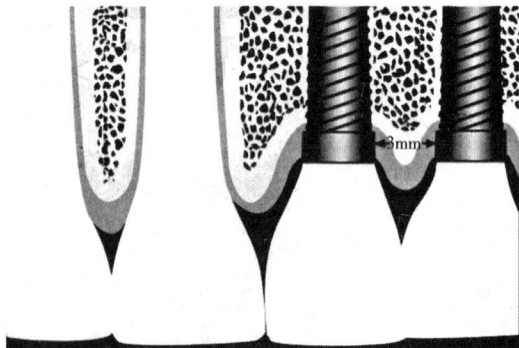

图9-11　上前牙相邻种植体间距离

（三）其他影响美学效果的因素

1. 患者对种植修复美学效果的期望值过高　患者，特别是年轻患者，往往在上颌缺牙后对修复的美观效果要求高于功能效果。也往往对种植修复的期望值高于其现实性。如果在治疗前没有对患者的期望了解清楚，没有及时详细地给患者做一合乎实际情况的咨询和解释，则有可能在修复后未能达到患者的期望值。

2. 微笑曲线过高，位于牙龈之上方　此时，上前牙多牙种植修复要达到理想的美学效果，则难度增大，且软组织的生理学改建机制及结果难于精确地通过手术方法预测和控制，须将其难度向患者解释清楚。

3. 种植区域骨组织有垂直方向上的骨吸收　垂直方向上的骨吸收在种植手术时较难以矫正，而其恰恰对美学效果有影响。修复后牙冠长度较长与邻牙不协调；若仅行软组织成形来掩饰垂直向骨高度不足，则上部结构及烤瓷冠过多位于龈下，易形成种植体周围炎症及唇侧牙龈退缩。

4. 牙龈厚度　多牙种植时其区域若牙龈厚度小于 3mm 时，很难形成牙间乳头，软组织移植是增加牙龈厚度、改善牙周生物型的可行方法。

5. 牙槽突唇侧凹陷　当牙齿缺失后，生理性骨吸收往往使上颌牙槽突唇侧出现凹陷。尽管其厚度仍可顺利植入种植体，但该凹陷会影响修复的美学效果。

6. 邻牙的牙周状态　研究认为：上颌前牙种植修复体周的牙尖乳头取决于邻牙的牙周状态。正常生理状态下，相邻两牙间的牙槽间隔会支持牙尖乳头的丰满度即充满牙间隙，该间隔顶点距两牙冠邻面接触点之间距离≤5mm，则两牙间隙会被牙尖乳头充满；当种植体相邻天然牙时，其宽容度变小，种植体和天然牙尖的牙槽间隔距两牙冠邻面接触点不能大于4.5mm，否则会出现牙龈乳头不能充满其间隙，即黑三角（图 9-12）。如果种植体相邻天然牙周有病变则会导致骨吸收，必然发生牙槽间隔顶点的高度降低，继而种植修复体与邻牙间隙出现黑三角。

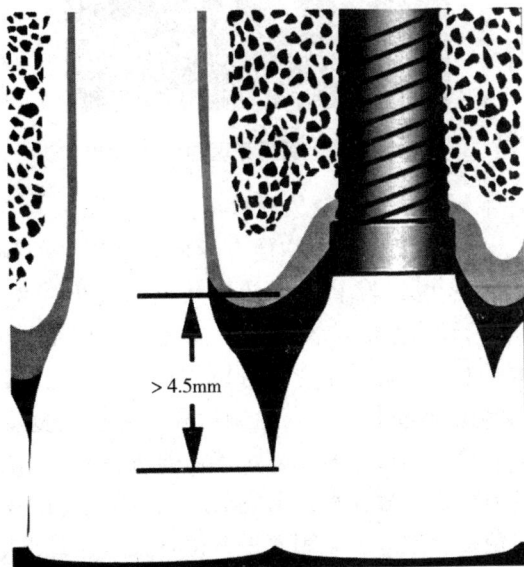

图 9-12　牙槽嵴顶与接触点距离与牙龈乳头的关系

五、上颌后牙区种植术

上颌后牙区是种植体植入难度较大的区域之一。原因是上颌后区的解剖位置及形态较为复杂，使其的生物力学特点较为复杂；上颌窦腔的存在限制了常规方法种植体植入的可行性，以及上颌后牙区在牙齿缺失以后牙槽骨质与量的生理性改变直接影响了种植体植入的可能性。

1. 手术切口　上颌后牙区种植手术切口一般采用牙槽嵴顶正中切口，其近远中方向绕邻牙颈部分别向近远中作延伸切口，以充分暴露术野。其优点是术野暴露充分，根据植入种植体的需求，既可选择完全关闭伤口，也可选择连接愈合基台后修整软组织关闭剩余伤口，术后组织肿胀轻。若缺牙部位是游离端，可向远中颊侧作适当附加切口，以暴露术野（同下颌后牙区）。

2. 上颌后牙轴向　由于下颌后区牙轴的舌倾，上颌后牙的天然轴向一般颊向倾斜以适应下颌牙的功能性位置。上颌后牙种植体轴向在上颌冠状断面上对应于下颌牙的功能颊尖上（图9-13）。

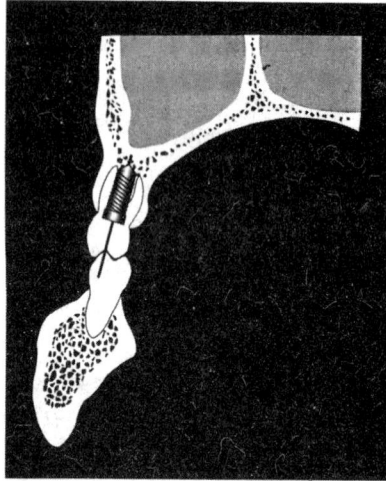

图9-13　上颌后牙区种植体轴向

3. 种植体数目　参考下颌后牙区种植体数目考虑。

4. 特殊处理　上颌后牙缺失以后，往往伴有牙槽突垂直向与颊侧骨板的吸收，导致种植时牙槽突骨量不足。一般来说，若上颌后牙区牙槽嵴宽度≥8mm，牙槽突骨量高度≥11mm时，植入种植体可位于较理想的位置与轴向，反之，则需行特殊处理，如上颌后牙区牙槽突颊侧上置法植骨术、上颌窦提升植骨术等以纠正骨量不足。若上颌窦底下方牙槽突高度小于6mm时，应考虑上颌窦底植骨术。若上颌后牙区牙槽突宽度≤6mm时，种植体植入的轴向会受到一定限制，上部结构修复时则有可能需要进行必要的技术调整。由于上颌后牙区牙槽突骨质在缺牙后较为疏松，故在种植备洞时，尽可能采用级差备洞的方法备洞，植入种植体，以取得良好的初期稳定性。上颌窦底提升植骨技术，骨再生引导膜技术，植骨后种植体周软组织重建技术等口腔种植外科技术不在本章里详述。

5. 双尖牙区的种植术　上下颌双尖牙区的种植外科手术可参考上下颌后牙区的种植外科原则。

6. 上下颌后牙区同时植入种植体时　也应遵循其解剖生理的轴向（图9-14）。

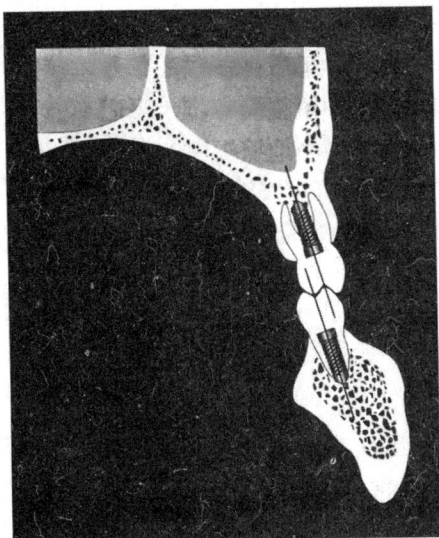

图 9-14　上下后牙区同时植入种植体轴向

六、上颌无牙颌种植修复术

上颌无牙颌由于缺牙前的牙周病变造成的骨吸收或缺牙后的生理性改建吸收常常伴有骨量不足，特别是上颌后牙区上颌窦的解剖存在，使得上颌无牙颌种植修复附加骨增量手术的概率远远大于下颌种植修复。上颌无牙颌种植修复设计通常多选择种植覆盖义齿修复，固位方式可以为球帽式、locator，但更为常用的是种植双套冠或分段式切削杆固位。一般在行双侧上颌窦底植骨术后，在双侧尖牙、第二前磨牙、第一磨牙共植入 6 枚种植体支持一个可摘义齿修复体。当上下颌位置关系正常时，也可考虑上颌用 6~8 枚种植体支持一个固定修复体。此时种植体的位置应当精确地位于设计的牙位上。在设计修复方式时应当注意的是种植覆盖义齿较种植固定义齿对上下唇支持的效果为好，这对于牙槽突重度骨吸收的患者的修复美学效果是有重要临床意义的。

七、无牙颌种植即刻修复技术

在因为各种不同原因造成牙列缺失后，不同的患者，颌骨不同部位会发生不同的解剖生理性改建，改建后若颌骨的三维骨量能够满足种植体植入时，则可直接植入种植体进行修复，其原则应遵循无牙颌修复设计原则，按照修复设计的要求在相应的位置植入一定数量的种植体。这里仅就无牙颌种植即刻修复技术进行简单介绍。

（一）"All-on-four"的理念和实践

种植修复经过四十余年的基础研究和临床实践已经取得了令人满意的临床效果。但经典的种植修复程序要求拔牙后 2~4 个月植入种植体，再需要经过 3~6 个月的愈合期方可进行修复。对于那些由于各种原因导致口内剩余牙齿无法保留，即将转变为无牙颌的患者来说，拔除剩余牙齿或常规种植后勉强佩戴数月过渡义齿等待骨结合完成，被认为是最为痛苦的过渡期，常常令许多患者对种植望而却步，迟迟不能下决心拔牙和接受种植治疗。拔除全部剩余牙后即刻种植、即刻修复可明显地缩短疗程，避免患者的缺牙期，在种植体植入后最短时间内完成义齿修复即全颌即刻种植修复,一直是国际种植学领域研究的热点。

Paulo Malo 于 2003 年和 2005 年先后报告了下无牙颌、上无牙颌 All-on-four 种植即刻修复的理念。即无牙单颌植入 4 枚种植体:颌骨前部垂直轴向植入两枚种植体,后牙区的种植体向远中方向倾斜植入。通过使用特殊的角度基台调整使 4 个种植体的上部结构取得共同就位道,利用 4 个种植体支持螺钉固位的即刻总义齿。上颌远中两颗种植体植入到位于上颌窦前下方的骨组织里,避开上颌窦,避免了上颌窦底提升植骨,下颌后部两种植体从颏孔前部植入,斜向远中穿出,避免损伤下齿槽神经。上下颌后部的种植体斜行植入,从远中穿出有效地减小义齿悬臂梁的长度,使颌骨后部的种植体所受杠杆力减小,使整个义齿受力更为合理,义齿可修复到第一磨牙。

(二)适应证

1. 因重度牙周病或其他原因最终将成为无牙颌并且要求固定修复的患者,面型外观美学因素符合无牙颌固定修复的基本要求。

2. 上下颌牙槽嵴宽度≥5mm,双侧尖牙之间的牙槽嵴最小骨高度≥10mm,至少允许单颌植入 4 颗长度 10mm 以上的种植体。并在种植体植入时能够获得>35(N·cm)扭矩的初期稳定性。

(三)临床过程

1. 手术过程

(1)有余牙的患者采用微创原则拔除单颌全部无法保留的患牙,彻底搔刮拔牙窝,3% 过氧化氢,0.2%氯己定交替冲洗,彻底清除感染灶,修整牙槽嵴顶,磨除过尖、过锐、过突部分。

(2)根据患者颌骨的解剖形态,在颌骨前部轴向植入两枚种植体,种植体可位于牙槽窝内,也可位于骨量较好的牙槽间隔上,远中部位根据情况倾斜或垂直植入种植体,单颌植入 4~6 枚种植体,均要避开上颌窦和下齿槽神经管(图9-15)。

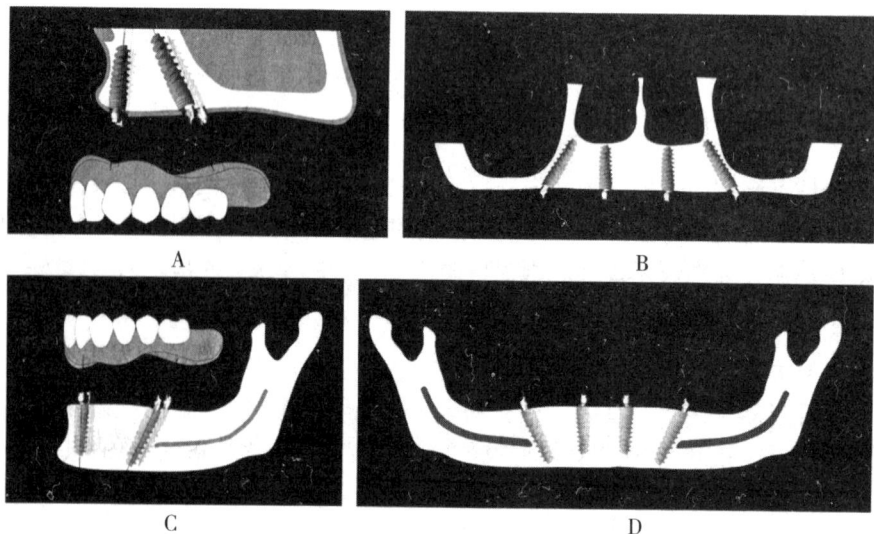

图9-15 远中倾斜的种植体
A. 上颌侧面;B. 上颌正面;C. 下颌侧面;D. 下颌正面

（3）采用级差备洞技术和尽可能植入长种植体以利用双层骨皮质使其初期稳定性能达到 35（N·cm）以上，方可以即刻负重，旋入扭矩小于 35（N·cm）时，不能进行即刻修复。倾斜植入的种植体穿出部位为第二双尖牙远中或第一磨牙𬌗面。种植体直径为 3.75mm 或 4.0mm，长度 10mm 以上。种植体植入后安放专用的修复基台，根据情况分别安放直修复基台或以 30 度/17 度基台调整角度，使各个种植体在基台水平取得共同就位道。基台完全就位后分别以 35（N·cm）或 15（N·cm）力锁紧。覆以愈合帽后严密缝合。术后即刻拍全口曲面断层片，确认基台完全就位。

2. 修复过程　手术后即刻在专用基台上将转移杆钢性连接后制取基台水平印模。灌制模型、在暂基托上确定颌位关系并试排牙。确认颌位关系无误，垂直距离、丰满度、中线位置均满意后，应用种植修复相应配件，采用注塑技术于术后 5~7 小时完成即刻修复的树脂牙义齿。根据远中种植体穿出的位置不同，即刻修复义齿为 10~12 个人工牙的塑料义齿。戴牙时确认义齿与基台之间达到被动就位，通过连接于基台上的纵向螺钉将义齿与种植体的基台相连固定，实现纵向螺钉固定的即刻义齿。义齿自两个远端种植体螺丝孔处分别向远中延伸 5~7mm，相当于一个双尖牙宽度。义齿完全就位旋紧螺丝后调整咬𬌗。咬𬌗调整原则：种植体支持的区域承担咬𬌗力，𬌗力分散均匀，避免局部的应力集中。义齿在正中𬌗时广泛接触，侧方𬌗和前伸𬌗时多点接触。注意使远中游离端悬臂梁区域在咬𬌗状态的各个位置均无咬𬌗接触。嘱术后 2 个月内进软食，每餐后保持义齿清洁。

3. 永久修复　采用内置钛合金支架的固定修复方式。下颌即刻修复 4 个月后，上颌 6 个月后进行永久修复（图 9-16）。

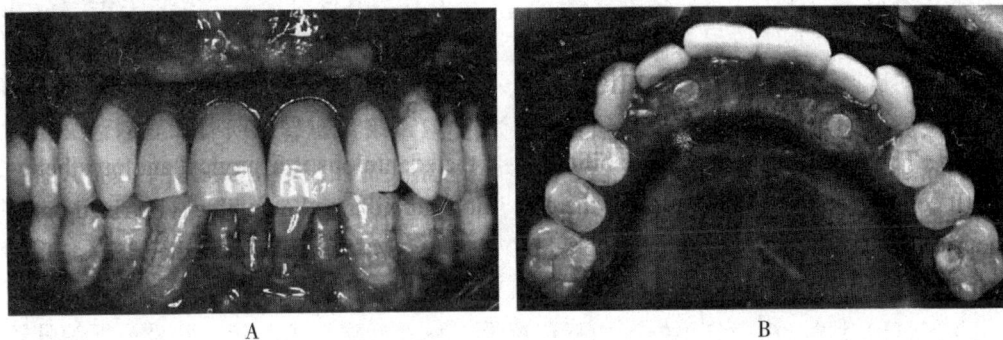

图 9-16　永久修复
A. 永久修复正面观；B. 永久修复𬌗面观

（樊卜熙）

第三节　骨量不足的种植外科手术

失牙后牙槽嵴失去功能刺激，会很快出现明显吸收。如果失牙后未能及时进行干预，则在牙种植治疗时，很多患者出现较明显的牙槽嵴萎缩，不能满足牙种植所需的牙槽嵴骨量要求。这样在牙种植前常需要对牙槽嵴骨量不足的病例进行不同程度的骨增量手术。在众多骨增量技术中，虽然人工骨、异种骨及异体骨也有大量成功的报道，但自体骨仍被普遍认为是最好的骨增量材料，本节主要介绍自体骨原位扩张及自体骨移植在种植前骨增量中的应用。

一、牙槽嵴骨增量技术的基本原则

在种植义齿修复时，使用骨增量来重建萎缩上下颌骨，已经过大量的临床实践，其有效性及可靠性已有大量基于循证医学原则的研究报告。然而，牙槽嵴骨增量手术的临床效果与操作者对骨的解剖生理状况的掌握以及临床实践经验密切相关。因此，根据骨愈合中的自然规律，掌握手术方案制订及操作中的一些基本原则，才能获得预期治疗效果，避免并发症的发生和发展。

（一）规范的术前检查与评估原则

良好的术前评估与掌握充分的解剖知识可以减少并发症的发生；合适的供区的选择、外科技巧以及密切随访是获得成功的保证。

曲面体层片以及根尖片可用于评估骨缺损、周围的牙齿以及局部解剖形态。计算机断层摄影术（CT）对骨缺损的三维观察十分有用，也能用于评估口内供骨区的情况，有助于决定所需移植骨的大小以及取骨的部位。可结合使用种植设计软件与 CT 扫描，更加精确地评估患者所需重建的骨量。使用计算机扫描制备颌骨的立体光刻模型，通过对𬌗架研究模型及诊断蜡型的研究分析等，可把握牙槽嵴形态与预期修复结果的关系。在骨移植手术中，选择合适的供区提供足够的骨量，设计预期修复体位置的模板，以使种植体能植入到理想的修复位置，也是术前诊断评估很重要的一个方面。

（二）供骨区选择的微创化原则

选择伤害最小的部位并且以伤害性最小的手术方式采取自体骨是牙槽嵴骨增量技术的一个原则。在牙槽嵴严重吸收患者牙种植前的骨增量技术中，自体骨移植被认为是预期效果最佳的选择，但同时也是增加手术创伤及手术并发症的重要原因，临床医生应根据治疗需要及供骨区特点选择创伤最小的手术方案。

供骨区的选择由以下几个因素所决定：受骨区的情况，骨缺损的大小，用于骨缺损修复所需的骨量，需要取块状骨还是颗粒状骨以及患者的要求及医生的经验。选择一个能提供足够骨量的供骨区，使种植体能植入到理想的修复位置，而且是患者愿意接受的，医生又有较多经验的供骨区，这是诊断评估和治疗计划制订中很重要的方面。

供骨区可取骨量，由大到小排序如下：髂骨、胫骨近端、头颅骨、肋骨、下颌骨颏部、下颌骨升支、上颌结节。尽管髂骨最常用于较大颌骨缺损的重建，但是它具有以下缺点：需要手术室、全身麻醉、手术后需住院以及步态的改变。口腔以外部位取骨，一般较难为患者所接受。近年由口腔内选择供骨区的临床实践被多数牙种植的医生和患者接受。在口腔内也就是颌骨解剖区内选择供骨区，可于门诊局部麻醉下手术，可减少手术和麻醉时间，避免了皮肤上的瘢痕。常见的口腔内颌骨自体骨块供骨部位包括下颌骨联合处也称颏骨块、下颌升支、颧骨支柱等。颌骨区取骨的缺点是能取到的骨量有限，所以在口腔内颌骨区取骨进行骨增量手术者，通常需要配合非自体骨增量材料的应用。

（三）手术操作原则

1. 软组织处理原则　确保骨增量手术成功的要点之一是保证进行了骨增量的手术区在密闭无菌的环境内愈合，因此保证术后创口的关闭是骨增量技术中的一个重要环节。在进行了牙槽嵴劈开破坏了原有的血供以及游离骨块移植后，尚未建立成熟的循环之前，骨的抗感染能力较差，此时如受区存在感染或污染或因创口裂开而致移植骨暴露于口腔内微生物环境中，则可导致手术失败。而术前对可能导致软组织愈合不良的因素都能有效地去除并在手术中尽量保护软组织的修复能力则是骨增量手术的一个重要原则。

如果术区软组织存在炎症、术后不能确保创区可靠地关闭时，应于骨增量手术前对骨增量术区软组织进行必要的处理。如病灶牙根或松动牙应于术前拔除，进行必要的牙周洁治等。且拔牙最好是于术前两周进行，这样两周后软组织已经愈合，局部由于病灶去除且经自身的清理抗病机制，清除了局部可能存在的感染源，使得骨增量手术中确保无菌状况较为容易。

吸烟可影响软硬组织的愈合和重建，因此，术前应建议吸烟患者考虑戒烟或减少吸烟的量，并在术前将此风险与患者进行足够的沟通，以获得患者的理解和配合。

在手术切口设计中，应当使用宽基底瓣，确保黏骨膜瓣充足的血供，扩大松弛切口、充分翻开黏骨膜瓣、骨膜松弛切口等措施来使骨增量术区的软组织达到无张力缝合。受区切口原则上不应设计在植入材料的部位。

2. 无菌操作原则　手术操作时保持术区及移植骨块的无菌状况，是保证手术成功的必要条件。

由于移植骨块在进入受区后，在相当长一段时间内处于无血供，无自身抗感染能力的状况，因此确保移植过程中的无菌操作，防止对移植骨及受区的污染，是手术中必须确保的措施之一。

3. 移植骨块活性保持原则　通常自体骨在刚离体时尚有部分具有活性的成骨细胞或前驱细胞，在手术过程中应尽量保护这些细胞，以利骨块的生长及愈合。取下的自体骨应保存于生理盐水中，有研究证实将自体骨块在室温下（22℃左右）保存于生理盐水中，4小时内仍可以保持95%以上的骨髓细胞活性。也有学者建议将其保存于血小板富聚抗凝血浆中。总的来说，切忌将骨块置于干燥环境下导致脱水，或浸泡于低张性溶液中（如蒸馏水）内。

4. 受区预备　受区预备的原则是增加局部血供或局部营养，促进移植骨块尽快完成血供的重建并避免愈合过程中因缺乏营养来源出现细胞坏死，死骨形成。受区应有良好的血供，皮质骨较厚时应去皮质化。

自体骨离体时部分具有活性的成骨细胞或前驱细胞，在愈合初期（3~5天内）仍需依赖受区内血浆来营养维持细胞活性，这里受区良好的血供就显得尤为重要。对受骨区的去皮质化，使之与移植骨块紧密贴合，有利于骨块的重新血管化以及骨愈合。

5. 移植骨固定和制动　新生血管形成及建立血流灌注通常需要2~3周的时间，而此时间与移植骨的大小及受区血供有关。新生的微血管通常较细（6~8μm）也极脆弱，此时如果有任何的挫动，则可导致损伤。因此移植骨块必须有良好的固定和制动，并且要尽量避免来自外界的干扰，如活动义齿等。

（四）遵循骨修复生理进程的手术治疗原则

在任何的骨增量手术中，都不同程度涉及到骨增量材料的应用。骨增量材料可以是来自自身的供骨区，也可以是人工骨替代材料。理想的骨增量材料应具备以下特点。

1. 骨生成作用　移植物内含成骨细胞，能在受区继续保持骨再生作用。

2. 骨诱导作用　能诱导受区组织形成新骨。含骨成型蛋白等成分。

3. 骨传导作用　移植物形成一支架，为新骨沉积提供一合适的物理架构，使邻近的骨组织沿支架长入。

目前除了自体骨增量材料能具备以上所有 3 个特点外，绝大部分的骨增量材料仅具备骨传导作用。这也是自体骨被认为是骨移植材料应用的金标准的原因。

游离自体骨必须要再血管化，才能发生骨结合。松质骨的再血管化较皮质骨更快。松质骨内仍保留着丰富的骨细胞，这些骨细胞能生产合成类骨质，有较强的骨再生能力。致密的皮质骨起到骨引导的作用。随着时间的延长，骨移植物逐渐改建并被新生骨所替代（爬行替代）。

自体骨本身具有与骨形成有关的细胞及细胞因子，在手术过程及愈合过程中，如果从供区断离了血供的骨块能继续保持细胞的活力及细胞因子活性，则该骨块就能在受区自行生长代谢。如果这些过程中，骨块内细胞失活，则该骨块失去了骨生成作用；如果细胞因子失活，则进一步失去了骨诱导作用，则其在骨生成的过程中，仅能起到支架作用，其成骨效能较差。

所以在手术操作过程中应尽量保护骨的活力，并应根据手术操作后骨块的情况决定手术方案。如果操作中骨块已完全断离，其在异位重建血循环期间需要来自邻近骨组织的营养，这时就不应选择同期植入种植体，以保证骨块与受植床充分贴合。并且通过受植床的去皮质化等操作，利于移植骨的修复重建进程。如果骨块移位后还有血供，如骨劈开增量操作时，骨块未完全断离，此移位的骨块能继续维持前述三个特点，其修复重建效能较强时，可考虑同期植入种植体，从而加快失牙的修复时间。

移植物在骨愈合的过程中发生骨吸收是必然的。而骨的吸收与移植骨的特性、来源等有关。在手术前应考虑到供区骨的特性，骨质骨与松质骨的比例、形态（骨块或骨屑），骨量的多少，不同胚胎发生来源等。通常松质骨、骨屑、软骨内成骨来源的髂骨等吸收较为明显，而皮质骨、块状骨以及膜内成骨而来的颏部骨块、下颌升支等吸收较少，手术设计时应根据骨增量的需要以及预期的骨吸收程度在对骨缺损进行修复时进行必要的过度矫正以补偿骨吸收。另外，用吸收率较低的异种/人工材料覆盖移植骨（加盖或者不加盖膜）可以减少骨吸收。

（五）经济和生物成本最小化原则

在满足患者的要求基础上，应根据患者选择手术方案时需要承担的经济及所受身心上的创伤综合考虑，减小不必要的经济负担及手术创伤。例如在条件允许时考虑选择短种植体和/或小直径种植体或较为简单的骨劈开方案而免于实施损伤及花费较大的其他骨增量手术。

二、牙槽嵴劈开技术

牙槽嵴劈开技术又称牙槽嵴扩张术，这种手术适用于牙槽嵴宽度不足，而高度尚能满足种植需要的情况。通过手术方法，将牙槽嵴从中间劈开，形成完整的颊、舌侧皮质骨板，将种植体植入劈开的间隙内，剩余的间隙则填入骨代用品；如果劈开后种植体不能满足种植体植入对初期稳定性的要求，或者不能满足种植体植入并保持在正确的方向和位置时，则可先植入骨代用品，二期进行种植手术。骨劈开技术的优点在于扩大了种植适应证的范围，充分利用了现存骨量，将唇颊侧皮质骨板推移向外而不是在种植窝预备过程中被去除，最大限度地保存了现有骨量，简化了手术，可以避免较为复杂的块骨移植等。在国际口腔种植学会第四次共识性研讨中，专家们按照循证医学的原则，分析了大量文献并结合世界著名专家的观点得出这样的结论：在适应证选择适当的患者中，牙槽嵴劈开扩张技术可以有效地改善轻度吸收的无牙牙槽嵴的情况。种植体植入牙槽嵴劈开扩张技术增加骨量的植床，其存活率与植入天然骨种植体的相似。

（一）术前检查

术前应进行必要的病史资料收集，如全身状况能否耐受手术，有无影响骨代谢的系统性疾病，用药史中有无静脉应用双膦酸盐等。检查包括口腔检查、影像学检查、血液检查等。结合病史资料排除手术禁忌证。由于骨劈开骨增量技术主要适用于牙槽嵴厚度不足者，而厚度的检查采用普通的 X 光平片无法显示，可采用 CBCT 观察厚度的情况，并了解其在唇（颊）舌侧骨板间是否含有松质骨，后者的存在直接关系到能否顺利劈开牙槽嵴以及能否同期植入种植体。

（二）适应证

1. 牙槽嵴轻度或中度骨量不足，需要同期植入种植体者，牙槽嵴宽度应在 4mm 以上，这样才能保证唇侧骨板能够完整地移向唇颊侧，并能保持根方的牙槽嵴不断裂。

2. 牙槽嵴中央必须有骨松质，在严重的牙槽嵴萎缩时，有时唇舌侧皮质骨板已经融合在一起，这时手术操作上就较为困难。

3. 主要适用于上颌骨 骨劈开牙槽嵴扩张的技术基础是骨组织的弹性特征，上颌骨骨质较为疏松，外层骨板较薄，可以允许较大的移动而不致折断，而下颌骨通常骨质骨板较为厚实，基本没有弹性，在扩张时较易折断。

4. 过度唇倾的牙槽嵴并不适合应用该手术，因为这会在扩张之后导致更加唇倾，给后续修复带来困难。

5. 如果劈开后种植体不能满足种植体植入对初期稳定性的要求，或者不能满足种植体植入并保持在正确的方向和位置时，则可先植入骨代用品，二期进行种植手术。

（三）手术步骤

1. 麻醉 局部麻醉下进行手术操作

2. 切口 可根据骨劈开扩张所需的术区大小设计角性切口或梯形切口，原则上松弛切口的位置应距离骨劈开线 2mm 以上。

3. 骨劈开 先用裂钻或超声骨刀预备出利于骨劈开器械进入的凹槽，再将骨劈开器械刃端置于凹槽内，通过敲击使骨凿切入牙槽嵴内，小心勿穿通唇侧或腭侧骨板，直到设计深度后，更换较厚的骨凿，直至所需的宽度。在较严重牙槽嵴萎缩时，有时不能将牙槽嵴平均劈开，这时应保证腭侧骨板完整，唇侧骨板劈开如有穿通或断裂时，可先配合 GBR 技术完成骨增量，二期植入种植体。

也可直接用一薄刃骨刀从牙槽嵴顶处轻敲凿开骨皮质后，用骨锤轻敲，逐步进入预定深度，直到术区整个沟槽有一定的长度并达预定深度，将骨刀插入，采用杠杆原理撬动唇腭侧骨板使之扩开。用力要恰到好处，尽量避免骨皮质折断。唇舌侧骨板分开后，最好能保留部分松质骨衬里，这样植入后骨愈合会更可靠。应用骨凿放于每个部位，用柔和的指部力量推挤和旋转，有助于获得所需宽度。由于上颌牙槽嵴骨质疏松，通过扩张至预定深度后常可同期植入种植体。应先尝试仅作嵴顶处劈开，利用上颌牙槽嵴的弹性宽容度扩张后植入种植体，这样两侧骨板未断开，愈合期来自两侧骨板的血供有利于骨的再生和修复。如果扩张有困难，可以增加垂直于嵴顶处平行切口的纵向松弛截骨线，可先增加一侧，在扩张操作无法达到足够的扩张大小时再增加另外一侧。

有学者介绍牙槽嵴劈开骨增量技术操作时先用咬骨钳或骨凿修整、骨锉锉平形成一窄平台，然后在此平台上进行下一步的操作。但由于牙槽嵴的骨高度很重要，这种方式通常要损失牙槽嵴高度，一般不要轻易采用这种方式，哪怕是刀刃状牙槽嵴，只要保护好，其本身的骨再生能力强，于其上植骨较易成活，可在保证了原来高度的基础上加宽牙槽嵴；相反，要在已经损失了高度的基础上再要植骨提高则明显增加了难度。

4. 骨劈开后的处理　扩张并同期植入种植体后如果近远中部位遗留的间隙小于 2mm 的话可不作处理，大于 2mm 则应在间隙中充填骨代用品，后者有利于新骨的生成并可防止可能出现的骨吸收。如果骨块劈开扩张时已经配合了垂直松弛骨切开，则需结合引导骨组织再生技术，避免翻起的骨块在术后吸收。

5. 关闭伤口　采用间断或褥式加间断缝合关闭伤口，如组织覆盖不足则需潜行剥离松解骨膜，使黏骨膜瓣在无张力状态下覆盖伤口，一期缝合。作了松弛处理后关闭伤口的操作后常有前庭沟变浅，二期手术时必须进行前庭沟成形术。

6. 术后护理

（1）术后 24~48 小时内冷敷。

（2）口服抗生素 7~10 天，使用漱口液。

（3）给予适当的镇痛药物。

（4）术后 3 天、7 天、14 天观察伤口愈合情况。

（5）口内缝线 10~14 天拆除。

（6）术后应软食，避免术区受到外力的干扰，尤其是唇（颊）侧应确保术后无干扰下愈合。

7. 二期手术　术后 3~6 个月拍摄 X 线片，观察骨劈开区骨创愈合情况。未同期植入种植体者，术后根据骨愈合情况可在术后 3~6 个月完成二期植入，如果同期植入了种植体的，应根据牙槽嵴在术前骨量不足的严重程度、术中创伤的大小及 X 线片观察的种植体骨结合情况确定二期修复时间。一般也是在术后 3~6 个月完成上部结构的制作和修复。

8. 手术要点　尽量植入较长的种植体，以保证种植体的初期稳定性。

手术中尽量不要破坏牙槽嵴原有的高度。在牙槽嵴骨增量手术中，增加宽度相对来说容易达到理想的效果，但增加高度就比较困难，所以手术中尽量不要破坏牙槽嵴原有的高度，以保证牙槽嵴高度修复的可预期性。

劈开的力度适中，尽量能够保证皮质骨板完整。

配合 GBR 技术。由于骨劈开后，被劈开移位了的唇颊侧骨板血供已受到不同程度的破坏，破坏的程度越严重，则术后吸收就会越严重，配合 GBR 技术则可有效避免过度吸收。

三、外置法植骨技术

外置法植骨技术是指块状骨嵌贴于受区骨面，增加牙槽嵴骨量的手术方法。在众多骨增量技术中，外置法植骨技术是应用较多的骨增量手术，这种手术可有效地改善严重吸收牙槽突的高度和厚度，使原本不能种植或难以种植的患者拟种植区骨量达到满足牙种植的基本要求。该术式所需的块状骨可取自髂骨、颅顶骨等。但由于在身体其他部位取骨，难于为患者所接受，采用颌骨局部供骨则因其具有手术简单、可在门诊局部麻醉下完成手术、植入后骨吸收较少等优点成为临床较多使用的手术方式。

（一）游离骨块移植后愈合的生理过程

外置法植骨是采用游离骨块移植，在手术设计及操作中我们应该了解游离骨块移植后愈合的生理过程。

游离骨块根据供骨区的不同，分为软骨成骨来源或膜性成骨来源，前者如髂骨、胫骨，后者如下颌骨、颅骨等。

游离骨块由于具备正常骨组织的物理架构，而且来自自身的组织，没有免疫原性，富含血管和细胞，所以在目前的研究已经证实其具备直接成骨能力及骨诱导与骨传导能力。

游离植骨块的成骨能力与植骨块内成活的骨细胞密切相关，有研究报告通过微创手术、最短的离体时间以及最佳的保存方法处理的新鲜自体骨的成骨细胞和骨细胞能成活，并具备形成新骨的能力。而早期有生命的移植骨细胞形成的新骨通常对术后 4~8 周的骨痂形成是非常重要的。若植入时移植骨无活细胞成分，骨形成将会延迟。富含骨松质的植骨块内具有较多活性细胞成分，具有较强的成骨能力。

移植骨块成活的另外一个因素是稳定固定骨块。如骨块不能稳定，则可导致新生血管的破坏，进而导致组织细胞缺氧，局部纤维化甚至骨块坏死。随着骨块的再血管化，局部的成骨细胞被激活，在骨块表面沉积新生骨。移植骨块内的细胞和基质有骨诱导能力，诱导随着新生血管长入的成骨前驱细胞的转化及分化，同时植骨块表面对新分化的细胞有骨传导作用。虽然再血管化进程能保存移植骨块内细胞的活性，但很多细胞仍会在操作及愈合过程中死亡，植骨块表面的细胞及手术中暴露的细胞会发生坏死。因此在愈合期存在与成骨过程并存的清除坏死的组织的破骨过程。

骨块的吸收程度与植骨块的组织成分有关，如髂骨的移植骨块多为松质骨，移植后吸收较多且吸收的量难以预期。下颌骨外斜线处骨质多为骨皮质，移植后吸收小。

移植骨块的胚胎发育时期组织来源不同，细胞的信号传导机制不同，分化过程及骨组织生理过程也不相同，也影响移植骨块的成活与改建。成骨过程有两种方式，即膜内成骨和软骨内成骨。膜内成骨是在间充质分化成的原始结缔组织膜内发生的。软骨内成骨是由间充质先分化成软骨，再把软骨逐渐吸收，形成骨组织。颅颌面骨来源于外胚叶间充质细胞，为膜内成骨方式，而躯干骨来源于中胚叶间充质细胞，为软骨内成骨。颅颌面骨与躯干骨完全不同的信号传导机制与基因调控机制使得二者的成骨过程完全不同，被认为是可能影响移植骨块成活与吸收改建的因素之一。

目前的研究认为移植骨块内的骨松质由于存在丰富的血管与细胞成分，有利于植骨块的血管化与新骨生长，而其外层的骨皮质较为致密且移植后较少吸收，比松质骨能更好地维持骨增量效果。因此，从生物学角度来说，如有可能，同时包含富含血管细胞成分的松质骨与致密的骨皮质共同组成的移植骨块是最佳的移植材料。而且相同胚胎来源的植骨块更易成活，吸收更少，更有利于骨结合的长期稳定。

（二）适应证

Branemark 根据种植体的结构以及牙种植体植入骨内骨结合的基本理论及临床经验提出，种植区域牙槽嵴的高度应大于 10mm，厚度应大于 5mm，否则不适宜做种植。外置法植骨技术则适用于牙槽嵴萎缩，残余骨量达不到以上要求的种植前治疗，不但适用缺牙区域宽度不足的唇颊侧植骨，也适用于垂直高度不足时的植骨。

（三）术前检查

植骨手术前应进行必要的病史资料收集，如全身状况能否耐受手术，有无影响骨代谢的系统性疾病，用药史中有无静脉应用双膦酸盐等。检查包括口腔检查、影像学检查、血液检查等。临床检查应评估缺牙区骨的质和量，并据之判断需要移植的骨量，确定供骨区。术前还需对供区进行必要的检查，如局部炎症情况、解剖结构及骨质骨量的情况等。如考虑下颌颊板区取骨，则应检查颊板区的厚度及大小。影像学检查可以评估缺牙区三维方向骨缺损情况，邻牙的情况，重要解剖结构的部位及其与术区的关系。对供区还可了解供区解剖形态，可提供的骨量，重要的解剖结构及骨密度等。通常曲面断层片可以提示下颌神经管走行的方向和位置，颏孔的部位。头颅侧位片可以确定颏部的骨量及取骨区周围牙根的位置，在取骨时可根据其确定截骨线与牙根间的安全距离。颌骨 CBCT 则能提供颌骨内受区及供区的三维方向上的足够信息。其他部位取骨时，也要根据需要拍摄相应的 X 线片。

（四）手术操作

1. 麻醉 局部麻醉下进行手术操作

2. 切口 切口的设计与植入部位、种植体数量及缺牙数有关。一般是牙槽嵴顶切口，加上单侧松弛切口（角形切口）或双侧松弛切口（梯形切口）。松弛切口的位置应设计在离开移植骨块 2mm 以上的部位，避免无自身血供的骨块影响切口的愈合并且增加渗漏及细菌污染的风险。

黏骨膜瓣的剥离及翻起过程中应注意保持其完整性，应尽量在骨膜下剥离翻起。在上颌前牙区，往上需剥离至梨状孔的下缘，露出部分鼻腔黏膜，在植骨后伤口关闭前作软组织松弛处理时应避开此黏膜以免切透后导致植骨区与鼻腔相通，增加感染的风险。但在剥离至前鼻棘时，其上的软组织不可完全剥离，以免导致术后患者鼻翼变宽或鼻尖中线偏移。

3. 取骨区选择 常用的供骨区为下颌升支及下颌颊板区、颏部及髂骨。外置法植骨技术的骨块多取自下颌颏部及下颌颊板区。一般来说，皮质骨含有较多的骨形成蛋白（BMP），但由于细胞成分少，较为致密，成活较为困难，而一旦成活后吸收较少；松质骨则富含细胞成分，疏松的结构有利于血管生长进入，较易成活，但容易吸收。下颌骨颏部既有较厚的皮质骨（3~6mm 厚），又有较为丰富的松质骨，较易成活。下颌骨外斜线处则主要为皮质骨，一般在第一、第二磨牙颊侧处皮质骨可有 3mm 以上的厚度，越向后则皮质骨越厚，有时取下的骨块主要为皮质骨构成，这种骨块则较易形成死骨。手术切取骨块时，骨切开线在保证不损伤深部重要结构的前提下，尽量深入到骨髓内，这样在用骨凿取下骨块时，在骨皮质深面就会有足够厚度的松质骨附于其上。髂骨由于组织学来源与牙槽嵴不同，且主要为松质骨，虽然成活容易，但与口腔内供区相比，吸收更为明显。

虽然下颌骨局部供骨成活后骨吸收明显少于传统的肋骨或髂骨，但相对于骨代用品如 Bio-Oss 来说，吸收仍较为明显，因此，在全部用自体骨移植者，二期手术时间不应超过 6 个月，尽可能早地植入种植体，使骨尽早接受生理性的刺激，防止吸收。

4. 植骨 移植骨块的稳定固定与植骨床密切贴合是保证移植骨块愈合的基本条件，因此外置法植骨应确保骨块与植骨床密切贴合。放置骨块前，应先作适当修整，使骨块能较好地与受区骨面吻合，可用骨剪、骨锯或骨钻等将取下的骨块进行适当的修整以使之与受区的解剖形态吻合。在修整时应保证骨块夹持稳定，避免掉落或被骨锯或骨钻挂飞。植骨块应固定牢靠并与骨面紧贴。修整合适后的骨块需制备固定螺丝进入的孔洞，此孔洞的直径应与固定螺丝的直径相同。孔洞制备后再以一圆钻将洞口处修一半圆形凹陷，以利固定螺丝的头部能进入此凹陷并与骨块外面平齐。可采用 2mm×7mm 或 2mm×10mm 规格的钛制螺钉，多数情况下固定一个螺钉即可，骨块较长者可固定两个螺钉。在放置骨块前应先在受区骨皮质上进行去皮质化处理，在皮质骨上钻数个孔洞，使骨髓腔的细胞及血浆成分能溢出，促进血供重建与愈合。然后将骨块的骨髓面与受区骨面相对，植入缺损区，用钛螺钉旋紧加压固定。虽然有学者认为骨块放置时皮质骨面与受区皮质骨面相对亦可成活，但最好将骨髓面与受区骨面贴合，这样有助于血管生长进入，血供重建。骨块固定后小心地将锐利的边缘修整圆钝。原则上骨块应距离邻近牙 1mm 以上，因为软组织与邻牙相接处无法保证严密的封闭，可增加渗漏及细菌污染的风险。另外，移植骨块也应距离切口 2mm 以上，以免渗漏及细菌污染并且避免无血供的骨块影响切口的愈合。块状骨植入后，其与受区骨面间的台阶及小的遗留缝隙可用碎骨屑或人工骨粉填平。另外，口腔内供骨时通常所取到的骨量较少，也应配合人工骨粉及引导骨再生技术才能获得理想的骨增量效果。

5. 关闭伤口　采用间断或褥式加间断缝合关闭伤口，应保证在无张力情况下关闭缝合创口。

6. 术后常规护理

（1）术后 24~48 小时内冷敷。

（2）口服抗生素 7~10 天，使用漱口液。

（3）给予适当的镇痛药物。

（4）术后 3 天、7 天、14 天观察伤口愈合情况。

（5）软食，避免术区受到外力的干扰。

（6）术后 7~10 天拆除供区缝线。

（7）口内缝线 10~14 天拆除。

（8）术后 3~6 个月拍摄 X 线片，观察植骨块愈合情况，如果同期植入了种植体的，可同时观察种植体骨结合情况。

（9）未同期植入种植体者在平均植骨 15 周后（12~24 周）行种植体植入。

四、取骨技术

在上颌骨牙槽嵴严重吸收患者牙种植前的骨增量技术中，自体骨移植被认为是预期效果最佳的选择。自体骨的供骨区可来自胫骨、髂骨、头颅骨、肋骨等多个部位，但由于在口腔以外部位取骨，较难为患者所接受。由口腔内选择供骨区的临床实践被多数牙种植的医生和患者接受，一在口腔内选择供骨区，可减少手术和麻醉时间，避免了皮肤上的瘢痕。近年来在牙种植前骨增量的手术中，除少数特殊病例还有采用髂骨及胫骨作为供骨来源之外，大量的临床报道中种植前骨增量的手术供骨来源都是下颌骨颏部、升支及下颌骨颊板区获取的块状骨以及颗粒状骨。

（一）下颌骨正中联合部（颏部）

颏部是口内能提供较大骨量的区域。两颏孔间的平均距离为 5cm。据研究此区域取骨量可达到5mL。

下颌骨颏部位于面颌部前份，手术时视野清晰，取骨入路容易，可提供相对丰富的松质骨及皮质骨来源，是术式相对简单的取骨区。颏部骨胚层来源与受区相同，在牙槽嵴骨增量技术中是常用的块状骨供骨区。

1. 植骨术前的临床检查　术前除进行前述植骨手术前应进行的必要检查外。需对颏区进行必要的检查，如局部口腔卫生，有无牙周或牙根的病变，局部解剖结构及骨质骨量的情况等。通过曲面断层片检查颏孔的部位，了解下颌神经越过颏孔先向前然后再向后穿出颏孔的走行路径。通过头颅侧位片了解颏部的解剖结构，取骨区周围牙根的位置，确定截骨线与牙根间的安全距离；还可测定下颌骨前牙区的前后径以确定可取骨量。利用根尖片能更精确地测量牙根长度。必要时可加摄颌骨CBCT以更好地设计截骨线位置及截骨深度及了解可供骨量。

由于存在个体差异，术前应对患者的骨缺损类型、性质有充分了解，对颏部的解剖情况也应心中有数。此处的唇侧皮质骨平均厚度约1.3~2.5mm，其厚度向靠近下颌下缘方向逐渐增厚。松质骨的厚度3.3~6.8mm，接近牙根的地方最薄。通常可以通过头颅侧位片及CT影像来评估。CT扫描以及曲面体层片能够评估该区的可供骨量。头影测量片可测定下颌骨前牙区的前后径。根尖片能更精确地测量牙根长度。

2. 麻醉　用含1：100 000肾上腺素的2%利多卡因施行双侧颏孔或下齿槽神经孔阻滞麻醉和前庭沟局部浸润麻醉。在下颌骨的基底部，当需要显露下颌下缘时，有时还需要额外的局部麻醉来阻滞来自颈神经的感觉支配。

3. 切口　切口的设计可有三种方式，即沿龈沟横向切口加两侧松弛切口（以下简称龈沟切口）、膜龈联合下方前庭区的横向切口（以下简称前庭区切口）及附着龈横向切口加两侧松弛切口（以下简称附着龈切口）三种手术切口方式。

（1）龈沟切口：龈沟切口就是沿一侧下颌尖牙至对侧尖牙，用11号尖刀片与牙长轴平行的方向，从牙龈沟底部切开牙颈部的软组织附着直达牙槽嵴顶部，并于双侧尖牙的中点或远中部位作两个垂直于此横行切口的松弛切口，然后从骨膜下翻起颏部唇侧的软组织附着，显露颏部取骨区。这种切口设计的优点是：颏部取骨区的显露主要是从骨膜下翻起，可避免切断颏部的肌肉附丽，可减少术后肌肉渗血导致的术后淤血及水肿；取骨后伤口关闭时由于组织瓣的上端是附着龈，较为坚韧，利用牙齿作为悬挂，将其通过悬吊式缝合复位，术后不易出现伤口裂开。缺点是：可能导致术后牙龈退缩，如原有牙龈退缩的牙周病患者，临床更需避免这一不良反应。

（2）前庭区切口：前庭区切口是将切口设计在膜龈联合下方前庭区的横向切口，操作时助手用拇指和示指将下唇牵向前方，于下颌移行皱襞下3~4mm处作平行于移行皱襞的切口，从尖牙至对侧尖牙之间，切开黏膜及颏肌至骨膜下。由于颏孔一般位于下颌第一前磨牙与第二前磨牙之间，限制切口不超过尖牙区则可避免伤及颏神经及其分支。于骨膜下分离，向下翻起黏骨膜瓣，显露颏部骨面后按常规方式取骨。由于前庭沟切口可以牵拉组织瓣，通过有限的切口也很容易到达颏部，但由于通常要切断颏肌，肌肉的损伤会造成更多的软组织出血，还有可能形成口内瘢痕。

（3）附着龈切口：附着龈切口是于附着龈上作平行于前牙殆平面的横向切口，并于双侧尖牙远中处作垂直于附着龈切口的松弛切口。注意切口尽量平分附着龈，于骨膜下分离并将黏骨膜瓣向下翻。由于附着龈在下前牙区相当菲薄，翻起黏骨膜瓣时从牙槽嵴上剥离附着龈时要小心勿将其撕裂，以免增加缝合关闭伤口的难度。一旦附着龈剥离后，下一步从骨膜下翻起黏骨膜瓣就比较容易了。向下翻起黏骨膜瓣，充分显露颏部骨面后，进行下一步的取骨操作。

4. 取骨 暴露颏部后，设计取骨的切口。下牙槽神经从颏孔穿出之前，会先向前行约3mm然后再转向后上，因此取骨时两侧的垂直截骨线应位于颏孔前5mm以上。另外，为了避免损伤下前牙，取骨时上缘的截骨线应至少距离下颌尖牙牙根尖5mm（图9-17）。下牙槽神经从颏孔穿出后，走行于骨膜上软组织内，由内而外分布于下颌前牙及前磨牙颊侧的软组织、下唇及颏部并支配这些区域的感觉，在下颌尖牙及前磨牙部位较靠近口腔侧，因此在此区域的手术应注意避免伤及这些分支甚至主干。

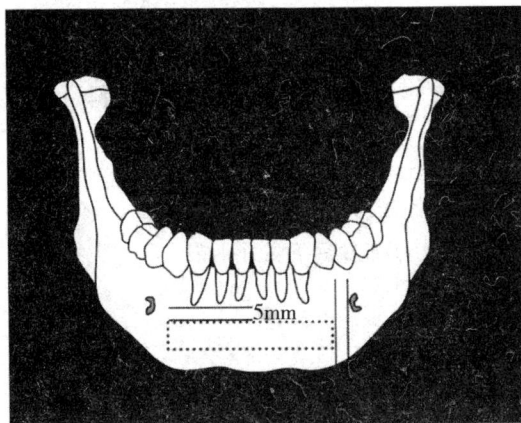

图9-17 下颌颏部截骨线设计

下截骨线首先应不破坏下颌下缘的完整性。舌侧骨板在手术时应避免穿过，以免导致口底出血。

为了保持颏部的外形，通常截骨线为两个长方形，保留颏隆突中线处的骨唇侧骨板，以维持颏部外形凸度，但这样会使取骨量减少，所以在需要取骨量较多时，作一完整的越过颏隆突的长方形截骨，取骨后再通过填塞骨代用品来恢复其外形。唇侧皮质较厚，可以使用裂钻或者来复锯将骨切开。切透皮质骨达松质骨后，用单面凿沿着骨切开线轻轻敲击，将骨块从基底部折断撬起。也可将块状骨分割成矩形骨块，分段获取。分成两个骨块后更容易获取，因下颌骨颏部内侧的松质骨通常较致密，骨凿如未进入骨块的舌侧面的话，较难分离骨块，先取出一块后，骨凿即可以较易从第二块骨块的舌侧进入撬起。为了取到较多的松质骨，在作长方形截骨线时，其深度最好能达到舌侧骨板的髓腔侧，这样就能在撬起骨板的时候带出较多的松质骨。虽然可以在移除块状骨后使用刮匙等工具获取一些松质骨，但是能挖出的量十分有限。较少或者颗粒状的骨移植时，可使用环形钻、骨收集器、骨挖器来获取。供区的伤口缝合可在骨块植入受区后再进行，这可以缩短取骨与植骨之间的时间，有利于保存移植骨块的活性。

5. 取骨区骨创的处理 有颏隆突处保留了一个条形唇侧骨板的患者，通常在移除块状骨后，可以将止血材料如胶原或明胶海绵置于松质骨表面即可，骨创一般能自行修复。当获取较大的骨块时，供区应使用骨替代材料如羟基磷灰石，来维持颏部唇侧的外形，以免在愈合期软组织塌陷进入骨腔，导致新骨无法进入骨缺损区。

6. 关闭伤口　前庭沟切口方式者，应分离前庭沟切口上方的黏膜，以减少水肿和下唇运动所产生的张力。保证在无张力情况下，用间断或褥式加间断缝合关闭前庭沟切口。深层组织使用可吸收线缝合，表层黏膜可使用可吸收或普通缝线缝合。龈沟切口及附着龈切口则采用悬吊式缝合方式关闭伤口（图9-18~图9-20）。

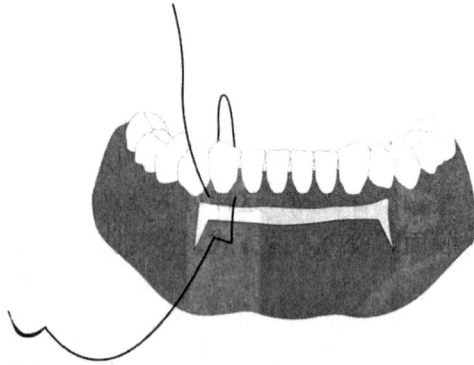

图9-18　缝针从颊侧尖牙与双尖牙牙间乳头处穿向舌侧，再从舌侧尖牙与侧切牙间穿向唇侧，穿过下游离瓣后于唇侧打结

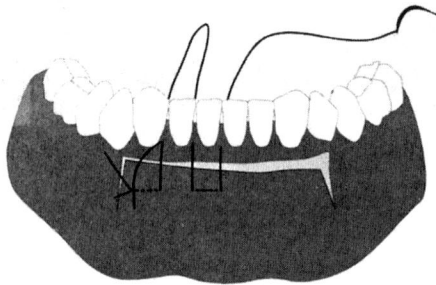

图9-19　继续按悬吊式缝合法关闭伤口

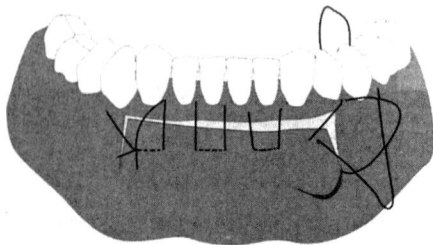

图9-20　最后按图示方式打结

7. 术后护理

（1）术后使用压力绷带包扎颏部，以减少水肿、血肿形成及切口裂开。

（2）术后口服抗生素7~10天。

（3）给予适当的镇痛药物。颏部取骨的术后疼痛比较明显。术后可应用长效局部麻醉药，如布比卡因行下颌神经阻滞麻醉，可以延迟疼痛的发生。

（4）口内缝线术后 14 天拆除。

（5）术后应软食，避免术区受到外力的干扰。

颏部供骨的手术方式以往采用前庭区切口，但前庭区切口由于切口部位组织较脆弱，在咀嚼等功能性活动时创口有一定的张力，术后较易出现裂开；由于切口处常需切开颏肌，术后水肿及淤血较为明显；另外，术后形成较明显的瘢痕。

有学者于颏部取骨时，采用分层切开的方式，使黏膜切口与黏膜下切口错开，缝合时先将骨膜及肌层缝合，然后再缝合黏膜层，有学者认为，这样可保证黏膜在无张力的情况下愈合；也有学者于颏部手术时，采用从下唇黏膜面切口进入的方式，但这些都增加了手术的难度，并且也不能减少术后的水肿、淤血及瘢痕。

附着龈切口术式，缝合时较易通过悬吊式缝合方式关闭伤口，由于翻起的黏骨膜瓣上端有宽度 1mm 以上的附着龈，有一定的韧性，不易撕裂，加上缝合时缝线在活动瓣上的走行类似于褥式缝合，不易撕裂组织；在切口的上方则悬吊于牙齿上，不会影响软组织。但需要强调的一点是，本术式中，伤口的缝合是决定术后有无伤口裂开的最重要一环，最好是采用悬吊式缝合法关闭伤口，如果采用常规的软组织上的缝合方法，由于切口上端的软组织少而薄，极易撕裂，即便是采用褥式缝合也很难避免伤口裂开。附着龈上的瘢痕基本不可见；两个松弛切口处也无明显的瘢痕，这可能是该切口处于前庭沟处黏膜完全无张力的部位有关。

（二）下颌骨升支和颊板区

下颌骨升支及颊板区作为供骨来源是目前种植前骨增量中选择较多的取骨部位，是一个理想的供区，它具有创伤小，术后并发症少，不影响患者的外形及功能等优点。另外，下颌骨为膜性成骨，与受区骨的胚胎来源一致，植骨后吸收少。这个取骨区在许多相关文献中称为下颌升支取骨区或下颌升支及外斜线取骨区，但实际的取骨范围是在下颌升支喙突下方、升支前 1/3 的部位以及下颌骨颊板区部位。外斜线在解剖学上指的是从颏结节向后上与下颌支前缘相连的骨嵴，显然与实际的取骨部位不符。颊板区指的是颊侧从牙槽嵴到外斜线的部位，主要结构是下颌体颊侧骨皮质。颊板区以第一磨牙颊侧中线为界，从该牙的远中根开始向下颌升支方向，逐渐向颊侧隆起，在牙根与外斜线间形成一个平台，越向后越宽，整个颊侧骨板与牙根的距离越大；颊板区向前牙区方向骨板与牙根关系密切，硬骨板与牙根间几乎没有松质骨；所以下颌骨颊板区的取骨部位通常是在颊板区偏后方，以第一磨牙颊侧中线为界，向后至下颌升支前缘。

下颌骨升支及颊板区的取骨范围。大小在 30mm×10mm×4mm 左右，取出的骨块大致呈长方形。单边的骨块大约可用于 1~3 个牙范围的牙槽嵴骨增量。必要时，可在两侧下颌骨升支及颊板区部位采取。

1. 取骨术前的临床检查 术前除进行前述植骨手术前应进行必要的检查外。需通过曲面断层片检查颏孔的部位，了解下牙槽神经的走行路径。了解有无阻生牙等。使用 CBCT 扫描可分析和评估骨性解剖标志，如下颌升支、外斜线、下颌神经管等。下颌升支的平均前后径为 30mm，下颌小舌常位于后三分之一。

2. 手术方法

（1）麻醉：用含 1∶100 000 肾上腺素的 2% 利多卡因施行双侧颏孔或下齿槽神经孔阻滞麻醉和下颌后牙区颊侧前庭沟局部浸润麻醉。当显露升支的外侧面较为深入，涉及到咬肌及下颌角部位时还需要于局部添加局部麻醉，以阻断颈丛的神经支配。

（2）切口：下颌升支及颊板区骨块手术切口的设计可有三种方式，若取骨区无牙，则可采用沿牙槽嵴正中切口线；若取骨区牙列完整，则可考虑使用牙龈沟切口线再加垂直松弛切口线；前庭沟切口线的方式则不论是否有牙均可适用。

前庭沟切口线位于下颌骨外斜线偏外侧，向上不要高于咬𬌗平面10mm，也就是不要超过颊脂垫尖的位置，以免切开后导致颊脂垫脱出干扰术野，也可避免伤及颊动脉而增加出血量。切口线向前延伸至下颌第一磨牙的颊侧。

在咬𬌗平面处，颊动脉越过下颌升支向前外侧延伸至磨牙后垫，如果受损可致明显的出血，可用止血钳于切口的舌侧面钳夹止血。切口向前延伸至下颌第一磨牙的颊侧。从下颌体翻起黏骨膜瓣，显露升支的外侧面。通常在翻起黏骨膜瓣时可先见到颊肌的附丽，将骨膜分离器置于颊肌附丽的内侧，在骨面上沿下颌升支的方向上下滑动将黏骨膜瓣翻起，翻起黏骨膜瓣后骨膜剥离器可沿下颌升支的表面向深部分离，如有需要的话，最深可至约15mm处。向前下剥离至第一磨牙近中处。

（3）取骨：取骨区包含下颌升支与下颌体部的颊板区部位，暴露下颌升支及下颌体后份外侧骨面后，设计取骨的切口。取骨块的大小由受区所需的骨量决定。如果单纯切取颊板区骨块的话，骨块呈长方形，有上、下、前、后四条截骨线。上截骨线从下颌第一磨牙远中根的颊侧开始，向后达下颌升支与下颌体交界稍后，前截骨线通常设计在下颌第一磨牙远中根的颊侧，后截骨线设计在下颌升支与下颌体交界稍后，下截骨线与上截骨线平行，与前后截骨线相连。截骨刀的方向除上截骨线与牙长轴平行外，其余截骨线皆与牙长轴垂直。

操作时根据下颌骨颊板区的宽度，可用直手机，采用小圆钻，在升支与外斜线部位钻孔确定上截骨线的位置，此截骨线在磨牙的颊侧至少应保留2mm。骨钻垂直于骨板平面，与牙长轴平行的方向先钻孔定位，然后用一裂钻或骨锯将此钻孔连接成线。钻骨或锯骨的深度以穿过骨皮质，有落空感或见到来自松质骨内的出血即可。前截骨线通常设计在下颌第一磨牙远中根的颊侧，垂直于水平截骨线，从上而下10~12mm。后截骨线的设计则根据是否要截取下颌升支骨块而定，一般设计在下颌升支与下颌体交界稍后，也是垂直于水平截骨线向下与前截骨线相同的长度切开骨皮质。垂直切口在接近下牙槽神经投影表面时，切入的深度限定在3~4mm的深度，应逐渐加深，在穿过骨皮质后见到来自松质骨内的出血时不能再深入，以免伤及下牙槽神经。下截骨线与上截骨线平行，与前后截骨线相连，与颊侧骨板及牙长轴垂直的方向截断骨皮质，可采用摇摆锯、超声骨刀或较大的球钻来完成。由于下截骨线位置深在，视野不清，操作较为困难，而且此截骨线可能位于神经管的表面，所以不宜过深，以刚穿透骨皮质即可。如果取骨区需包含下颌升支骨块的话，上截骨线在向后达下颌升支与下颌体交界后，需继续向上，沿下颌升支前缘，在升支的内侧至少应保留3mm作截骨操作，上可达喙突下。此时后截骨线则是从喙突下，平行于𬌗平面，由前向后切开骨皮质，颊板区的下截骨线则在越过下颌体与升支交界后，弧形向上与后截骨线相连，这样取下的骨块将是略带弧度的长条形。

完成各截骨线切口操作后，先用一薄的骨凿通过敲击锲入骨内，此时注意骨凿的方向应与下颌升支的外侧平面平行以免误伤下牙槽神经。然后再换用一较厚的骨凿通过敲击锲入骨内，进一步将骨块向颊侧撬动掀起。

由于下颌升支前缘处的骨板较薄，骨量不大，且主要是皮质骨，所以临床上更多的情况是仅仅采取下颌骨颊板区的骨块。后者骨量较大，含丰富的松质骨及较厚的皮质骨，形态及大小上更适用于牙槽嵴增量。

（4）取骨区骨创的处理：取骨后要将形成的锐利边缘修整圆钝，如有明显的出血可用骨蜡填塞止血。如果移除块状骨后，出血不明显可用明胶海绵填塞于松质骨表面即可，骨创一般皆能自然修复，目前还未出现过有修复不佳所致外形或功能上并发症的报道。

（5）关闭伤口：采用间断或褥式加间断缝合关闭前庭沟切口，一般此处的软组织较为松弛，通常不用作任何减张的处理就可在无张力情况下关闭伤口。

3. 术后护理

（1）术后 24 小时内冰敷，以减少水肿、血肿形成。

（2）术后口服抗生素 7~10 天。

（3）给予适当的镇痛药物。

（4）术后 14 天拆除缝线。

（三）髂骨

髂骨是临床上研究最多，移植效果较好的自体骨供体之一，其特点为：①供骨区骨量大，可满足大部分牙种植骨增量手术的需要。②髂骨既有较为厚实的骨皮质，在颌骨受区能较为方便地修整成较合适的其长度、宽度及曲度。③具有丰富的松质骨及含有大量骨细胞和血管的骨髓，再血管化进程较快，植入后能较快成活。④骨块或骨屑的采取操作较为容易和安全。

1. 髂骨供骨区的应用解剖

（1）骨骼：髂骨取骨的时候不要太靠近髂前上棘，因为髂前上棘与髂前下棘之间有一个凹陷，如果截骨区太靠近髂前上棘，会增加髂骨前翼折断的风险。由于该区域有许多控制大腿屈曲及外展的肌肉附着，若发生断裂，则会明显影响患者术后的活动并延长恢复期。

（2）血管：髂骨前段主要的血供来自旋髂动脉、旋髂深动脉及旋髂浅动脉。

（3）肌肉：髂前上棘上有几条重要的肌肉附着、腹外斜肌、阔筋膜张肌的肌腱在髂前上棘处汇合，在取骨时，切开皮肤及皮下组织后，可见一白色发亮的筋膜，就是这两条肌肉融合在一起的肌腱。阔筋膜张肌由髂前上棘的外侧向下，经膝关节外侧，附着于惹迪结节，主要功能是使大腿屈曲、外展，及向内旋转。缝匠肌由髂前上棘斜向内下方，经膝关节内侧，止于胫骨上端粗隆内侧面，主要功能是使髋关节屈曲及外旋，并使膝关节屈曲和内旋。直接附着于髂骨外侧面的肌肉有臀大肌、臀中肌及臀小肌。其中臀中肌及臀小肌较靠近髂前上棘，这两条肌肉皆附着于股骨大转子，主要功能是使大腿外展，在行走时则可单脚稳定身体。髂骨内侧面的肌肉有髂肌、腰大肌。这两条肌肉的主要功能是使大腿屈曲，使下肢能跨步向前。

（4）神经：此区域可涉及的神经有髂腹下神经、肋下神经、股外侧皮神经，都是感觉神经。股外侧皮神经来自腰椎第二及第三节，向下穿过腹股沟韧带下方，支配大腿外侧皮肤的感觉。据统计，有 2%~3% 的股外侧皮神经走行较为表浅，越过腹股沟韧带上方，与肋下神经并行，很靠近髂前上棘。髂腹下神经来自腰椎第一及第二节，从腰大肌侧方穿出，向下走在腰方肌上方，越过髂前上棘，支配臀部侧方的感觉，肋下神经来自胸椎第 12 节，支配鼠蹊部的感觉。

2. 手术操作

（1）麻醉：在全身麻醉下手术。

（2）切口：术前按术区要求常规备皮，手术体位为仰卧位，为了便于操作可用沙袋将术侧臀部垫高以使髂嵴突出。

消毒铺盖后，摸到髂嵴，按照取骨范围在皮肤画出标记，先由助手将髂嵴内侧皮肤向中线方向推压，使髂嵴表面皮肤移向嵴的内侧，然后平行于髂嵴切开皮肤和皮下组织。这样作切口的目的是，完成手术后，创口滑向髂嵴外侧，可避免切口正对髂嵴而承受过大的张力，亦可避免愈合后的切口受到摩擦和压力。切口线前端起于髂前上棘后方 1~1.5cm 处，避免损伤肋下神经，以及股外侧皮神经。切口向后的长度根据需要采取的骨量而定。切开皮肤、皮下组织及覆盖在髂嵴上的肌层及骨膜。翻开显露髂嵴及腹侧皮质骨，应小心地保持在骨膜下剥离，以免伤及旋髂深动静脉。可根据需要采取的骨量决定剥离的范围，一般是向内翻开骨膜至髂嵴下达切口下 4cm，外侧翻至髂嵴边缘。充分显露后，先根据需要采取的骨块大小用裂钻定位，确定截骨范围，小心保护好周围的软组织后，使用横切长锯以及骨凿进行取骨。从髂骨内侧皮质切取带松质骨皮质骨块时，最少应距离髂前棘 1cm 处的顶部开始行截骨术。截骨切口为沿髂嵴的长轴作纵形切口，在此骨切开处作前后两个垂直切口，两个切口皆在骨膜下向下切开骨皮质。只取单层皮质骨时，可沿着髂嵴长轴切开，保留对侧的皮质骨；用骨锯截骨，也可应用一尖利的 2cm 宽骨凿作截骨操作，应用骨凿撬动使之向侧面撬起，取下带松质骨的皮质骨块，接着可用骨钳等继续取出松质骨，取骨过程均应保持外侧骨皮质完整。将取出之骨髓置于充满盐水的玻璃器内，取料足够后，充分冲洗，填塞止血或使用血小板凝胶以减少骨内出血，必要时可用骨蜡止血。由于髂翼维持骨盆上部的外廓，其内侧面较光滑，骨膜与肌附丽易于分离，通常仅切取髂嵴内侧及其续连的髂翼内侧骨板，以保持骨盆的外形，不采取外侧骨皮质则可不用剥离髂嵴外侧的肌肉，使阔筋膜张肌、臀中肌及臀小肌的附着保持完整，可减少术后行走时的疼痛感、步态不稳等现象并缩短恢复期。

当需要更厚的骨块来进行骨增量手术时，可以切取髂嵴全层获取皮质骨块。沿着髂嵴的外侧皮质翻起臀肌附着。这种移植骨块通常是用于严重萎缩的颌骨重建。这时应从距离髂前棘更远的地方切取。否则，剩余髂前嵴段的骨容易发生骨折。取骨后使用骨锉将髂骨皮质骨边缘打磨光滑。术后，可以在取骨位点的松质骨表面，放置止血材料如明胶海绵。

取骨后如果是切取了全层髂骨块者，可采用移植材料植入以利供区骨修复解剖外形至切除前水平；但如果仅是截取单层骨皮质的话，可直接缝合，骨创常可自行修复。冲洗后分层缝合，注意阔筋膜层及其他层的缝合，保证能解剖复位，皮下组织和皮肤分层缝合。缝合结束前在骨膜下放置一小的橡皮引流条，在切口下缘以下约 2cm 穿出，用缝线缝于皮肤上。

3. 术后护理

（1）术后 24~48 小时内冷敷。

（2）预防性抗感染治疗 7~10 天。

（3）给予适当的镇痛药物。

（4）引流条术后 2~3 天去除。

（5）术后 7~10 天拆除缝线。

（6）术后一周之内勿用患侧全腿负重，术后 6 周应避免运动及搬举重物。

（四）胫骨

胫骨近端作为供骨区与髂骨相比最大的优点是能在门诊进行手术，可以在局部浸润麻醉及静脉辅助镇静药物下进行。可以获得大量松质骨，该取骨区可以取得高达 40mL 的松质骨，并且并发症发生率较低。术前行腿部备皮，将腿部垫高，膝盖微屈，消毒铺盖后，用无菌手术标记笔标记手术切口，再用含有血管收缩剂的局部麻醉药沿着手术切口行浸润麻醉，然后，将局部麻醉针直接插入骨组织进一步浸润麻醉这些区域。于腿部前外侧面位于惹迪结节（Gerdy 结节）上的皮肤作 2~3cm 的斜行切口。Gerdy 结节是一个骨性突起，位于胫骨关节平面下 1.5cm 处。该区域没有重要的神经及动脉。一般没必要使用止血带，使用电刀止血即可。逐层切开皮肤皮下及髂胫束的表层后，即可见到骨膜，在骨膜上做一个带有辅助松弛切口的斜行切口。翻起骨膜，显露供骨区。在皮质骨制备出 1.5cm 大小的窗口，另外，还可使用 10mm 直径的环形钻取骨。有环钻钻入时注意控制钻针的方向，靠内侧和下方一些，以避免损伤膝关节。胫骨近端的皮质骨相当薄，可以较容易地将皮质骨成块状撬下，用于牙槽骨缺损的重建。取下皮质骨后可用刮匙挖取松质骨。取骨后填入明胶海绵止血，分层缝合伤口。术后膝盖部位弹性压力绷带包扎并使用冰敷。术后患者可以行走，休息时保持腿部抬高体位，数天后患者可恢复常规活动，4~6 周内应避免剧烈运动及术侧腿部完全负重。

五、牙槽嵴骨增量并发症

如同其他外科技术一样，牙槽嵴骨增量也有其特有的并发症。正确的诊断技术、手术方案以及严谨的操作过程，能避免手术本身所潜在的许多并发症。

（一）供区并发症

1. 口腔内供骨区　颏部、下颌升支及下颌颊板区是骨移植手术的口腔内常用供骨区，三个部位都可有愈合期的疼痛、肿胀、淤血、术后感觉异常等表现。颏部、下颌支或下颌颊板区取骨后形成的骨缺损，一般可完全愈合而不出现外形的改变。早期的手术方式是取骨后，常规植入骨代用品，但由于骨代用品在某种程度上是一种异物，对伤口的愈合会有一定影响，所以目前在临床上一般仅填入明胶海绵，起到止血作用并有一定支撑作用，术后取骨区皆能自行修复，不会造成外形上的改变。

（1）颏部：与口腔颌面部的其他供区相比，颏部术后并发症的发生率更高。当骨块已移除后，下前牙感觉异常是术后常见的并发症。如切牙管神经在取骨过程中受损，患者会有切牙感觉异常，此时多数不需要做根管治疗，在 6 个月内可以自行修复。但有个别患者也会因牙髓受损，导致下切牙变色或者继发性牙本质形成。颏部取骨的患者还可出现术后颏部和下唇感觉障碍，常见的是下颌前牙或颏部下缘迟钝感。但只要遵循手术操作要点，确保不伤及牙根及颏神经，这种迟钝感会逐渐淡化、适应或消失。有时这个恢复时间会较长，少数患者会持续到半年以上，但这种感觉障碍不会导致牙髓坏死，也不会影响下唇及颏部的运动。

有的患者可出现颏部气候官能症，即在寒冷的天气时，会觉颏部感觉异常。这种情况大多数可恢复正常，但是仍给患者造成困扰。术前应就手术会导致牙齿以及颏部感觉的异常与患者有足够的沟通。

由于颏部取骨者可能有术区的感觉障碍，患者会主观感觉颏部外形上有改变，但目前尚未有术后颏部软组织外形改变的报道。

颏部取骨量的多少还与供区损伤和并发症发生率有关。取骨导致下颌联合部骨折是一个潜在的并发症，术前应对颏部高度、厚度有一仔细的分析和评估。下截骨线位置应设计在下颌下缘的骨皮质的上方，截骨切入的深度原则上不要穿过舌侧骨板，取骨操作时不要用力过猛，一般可避免骨折的出现。

（2）下颌升支及颊板区

①术后肿胀：在下颌支及颊板区取骨者，术后肿胀较为严重，可出现张口受限和咀嚼困难。通常没有外形改变的主观感觉或客观表现。从下颌支及颊板区所取的骨量的多少与术后供区损伤和并发症没有明显相关性。术后张口受限的原因：手术区进行软组织剥离时，可能会损伤到咬肌；术后局部区域的肿胀，也可激惹咬肌导致术后张口受限。预防：手术时应避免过大范围的剥离软组织，尽量不要侵犯到咬肌附着点。处理：服用止痛药及糖皮质激素例如地塞米松减轻水肿，一般可逐渐恢复。

②舌神经损伤

A. 原因：位于磨牙后垫处的切线如果过分偏向舌侧，就有可能伤害到舌神经。

B. 预防：在切开前，应通过触诊，确定下颌升支的位置，在磨牙后垫处的切线应略偏向颊侧。

③颊神经损伤：当需要切取较大骨块，前庭沟切口线需要延伸到前磨牙处时，有时可有颊神经支配区域的感觉障碍，但相对于颏部来说，下颌支或下颌外斜线术区出现感觉障碍的概率较低。

④下牙槽神经：Tsuji等对日本人下颌骨的解剖研究发现，以下颌角为分界，在近心端（向下颌髁突方向）的下牙槽神经走向较偏向颊侧，可有20%以上的患者其下颌升支内的下牙槽神经管与颊侧皮质骨接触甚至与其融合，而远心端（向下颌体方向）的下牙槽神经走向逐渐偏向舌侧。所以下颌升支及外斜线部位的取骨时，如果尽量以下颌角前方区域为主，则伤害到下牙槽神经的可能性就会大大降低，另外，术前对取骨区神经管的位置通过CBCT进行细心的分析和评估可减少手术的盲目性。

2. 口腔外供骨区

（1）髂骨：髂骨取骨术后的并发症包括疼痛、感染、感觉异常、血肿、步态障碍、外观畸形、瘢痕形成。缝合伤口时注意消除无效腔，并在缝合后采用适当的引流措施，可以避免术后血肿的形成及并发感染。形成血肿时，应及时进行引流处理。只要能有效地消除无效腔，避免血肿形成，伤口深层的感染较少见。但是表层皮肤的感染稍常见。

术后感觉异常是较常见的并发症。一般来说，髂骨部位供骨者多数在术后3周内就无疼痛。但可有部分患者术后疼痛的时间持续数周到数月不等。有研究观察到有11%的患者在术后两年仍觉得有疼痛、步行不适、可能因股外侧皮神经、肋下神经和髂腹下神经的皮支损伤导致大腿外侧皮肤的感觉障碍（感觉迟钝、皮肤烧灼感等）。股外侧皮神经穿过髂窝，然后穿行于髂骨嵴之下，在切开的过程中或者向内牵拉髂肌时可损伤该神经，神经损伤的概率约为10%，并与取骨的大小相关。髂腹下神经的外侧皮支横跨髂嵴，在手术过程中可能被切断或牵拉，切断后可出现大腿外侧和臀部感觉迟钝。该并发症通常可以在1~6个月内恢复。

手术先由助手将髂嵴内侧皮肤向中线方向推压，使髂嵴表面皮肤移向嵴的内侧，再平行于髂嵴切开皮肤和皮下组织，这样手术切口实际上位于髂前上棘外侧1~2cm处，可避免把神经横向切断，也可避免切口正对髂嵴而承受过大的张力，亦可避免愈合后的切口受到摩擦和压力；另外，在术中牵拉髂肌时动作尽量轻柔，避免对神经的牵拉损伤。术后由于创口的瘢痕牵拉等，可导致轻度的步态障碍，这通常是暂时的，待肌肉修复完善后会消失。切口长度一般控制在4cm左右，并且尽量位于比基尼线的内侧，这样在术后形成的瘢痕就会较隐蔽。具有瘢痕体质的患者，术后局部注射类固醇激素有减少瘢痕形成的作用。

如果手术取骨量较大，有可能导致髂骨翼的骨折。但髂骨翼部位无重要结构，骨折后可自行愈合，所以可采取非手术治疗，一般无后遗症。皮肤切口较大时，皮肤瘢痕形成，可有臀部外形的轻微改变。

（2）胫骨：胫骨供区可能会发生的并发症有瘀斑、血肿形成、伤口裂开、感染、骨折。胫骨在取骨后骨折发生率很低，但仍有报道，大部分胫骨骨折是由于取骨位置过低而引起的。手术应将术区限制在胫骨较高的位置，因较高位置时骨的三维尺寸较大，可在取骨区四周保证有足够的骨量，可有效避免术后骨折。

（二）受区并发症

1. 前庭沟深度的丧失及附着龈移位　在骨增量后由于骨量较增量前在体积上有增加，这常导致软组织相对不足，常用的方法是松弛和移动唇侧组织瓣，使之向舌腭侧移位覆盖移植物。这样处理后往往会导致角化龈移位，偏向腭侧或者舌侧。解决的方法是在暴露种植体的二期手术中，将角化组织向唇侧复位。较严重时还需进行角化龈移植重建附着龈。

2. 伤口裂开

（1）原因：软组织的质量和数量较差，感染，缝合不佳，组织瓣张力过大以及组织瓣的设计不良等可致伤口裂开。沿缝合口出现的感染可能是由于污染、滞留缝线等所致。拔牙创缺损，尤其是多根牙拔牙后，术区创口不规则，如果未作较好的松弛或转瓣处理，常有愈合不佳。术后使用的临时义齿在植骨区未作足够的缓冲，基托压迫黏膜使其破损以及对颌牙的咬伤也可导致伤口裂开。在采用了引导骨组织再生技术的患者，使用屏障膜尤其是非吸收性屏障膜时，由于其妨碍了组织的附着也使术后更易出现伤口裂开。

①软组织的质和量：对于计划进行牙槽嵴骨增量的患者，在术前应对软组织状况进行评估，如局部有无急性或慢性炎症，拟拔除患牙的牙周有无充血水肿等。术前应处理所有表层软组织的炎症。同时，应该调磨软组织支持式修复体，使之在术区有足够的缓冲。在植骨之前，对于邻近受区的牙齿，应当评估其牙周健康及牙髓状况。植骨术前，应拔除无保留希望，特别是伴有感染的患牙。骨缺损区邻牙的边缘骨高度，决定了垂直骨增量所能达到的水平。存在骨吸收的患牙，尽管尚稳固，但如果其限制了骨增量的需要，也有必要将之拔除。术前数周，拔除受区中有需要拔除的患牙。较佳的治疗方案是，拔除患牙，清除局部的致炎因素（如不良修复体等），2~3周后再进行骨增量手术。由于拔牙2~3周后，拔牙创软组织已经愈合，并且病因（患牙或不良修复体）已经去除，并在软组织愈合期内机体内在的抗炎及修复机制已经完成了局部的炎性产物的清除及软组织的修复，这样在骨增量术后，健康的软组织较易得到一期愈合。

术者应当检查受区的软组织特性，包括角化黏膜的质与量、组织厚度、是否有较高的肌肉附着、系带附着的情况以及瘢痕。尽量于植骨术前纠正软组织的问题。

植骨术前，软组织移植可以增加软组织的质量及厚度，有利于骨增量术中创口的关闭。瘢痕组织会限制组织瓣的移动，妨碍手术切口的血供。当受区有明显瘢痕组织时，应当考虑在骨增量术前使用牙龈组织瓣转移修复或腭部牙龈组织游离移植等。如果受区表面的黏膜较薄，可以使用腭部游离结缔组织瓣移植，增加其厚度。如果仅仅是增加软组织厚度，也可选择同种异体组织。软组织修整术应该在植骨术前8周进行，以让移植组织有充分的时间与受区发生整合以及血管化。

②吸烟与伤口裂开：嗜烟可影响软组织的愈合，术后应戒烟或减少吸烟量。已有文献证实了吸烟与伤口开裂以及onlay植骨的失败有密切的关系。戒烟能使植骨区表面软组织获得更好的愈合。考虑到嗜烟发生并发症的高风险，应该将吸烟可能对伤口愈合的影响作为知情同意的一部分充分教育好吸烟患者，通常在术前2~4周戒烟较为理想。重度吸烟者（1~2包/天）可能不会听从戒烟医嘱，但至少应建议其减少数量（每日控制在1包以下）。如果患者在软组织已经覆盖移植骨后恢复吸烟，仍有可能获得成功的骨结合。然而，吸烟仍然被认为是种植失败的一个重要的风险因素。

（2）预防：病例选择、受区的准备，软组织足够的松弛或转瓣处理，保证无张力缝合，术后适量的糖皮质激素应用减轻水肿，分期拔牙，戒烟或减少吸烟，生长因子应用，弃用或者调磨活动修复体等措施可有效预防伤口裂开。

①受区的准备：在取骨前，骨缺损区和移植物受区通常要暴露准备好。这便于更准确地决定取骨量的大小，并且能缩短从取骨到植骨的时间。熟悉口腔内的血管分布，对于避免损伤血管和不良愈合是十分重要的。通常，手术切口位于牙槽嵴顶。牙槽嵴顶切口可以保持组织瓣的血供，因为牙槽嵴唇侧的血管往往不会跨过腭侧或者舌侧区域。在上颌骨，切口过于偏向牙槽嵴的腭侧；或者在下颌后牙区，切口偏向颊侧，可能导致组织坏死而引起伤口破裂。切口设计远离骨缺损区，形成基底较宽的组织瓣，有利于伤口的关闭以及血供。

②无张力缝合：组织瓣的完全覆盖，完全无张力缝合是保证术后伤口不裂开的一个重要环节。如果存在张力的话，采取扩大翻瓣的范围、将组织瓣的骨膜松弛等方式进行减张，确保无张力缝合关闭伤口。如果勉强拉拢缝合，则会引起组织缺血，进而在愈合期出现伤口裂开。对骨移植物上方的组织瓣，应使用能维持一定的张力、在伤口完全愈合前不会降解的缝合材料来关闭。Vicryl、PTFE或者尼龙线优于铬肠线以及丝线。缝线应该在术后10~14天，伤口愈合后拆除。使用激素可减少术区的水肿，以降低额外增加的张力。糖皮质激素例如地塞米松，使用3天，通常用量为每日4.5mg，分3次口服。

为了促进软组织瓣覆盖骨移植物，应将翻起的黏骨膜瓣充分分离，超过骨修复的区域。另外，辅助垂直松弛切口，也可以增加组织瓣的活动。植骨区软组织瓣活动的最大限制，来源于骨膜。将唇颊侧瓣的基底部骨膜横向断开，可有效松解缝合张力。骨膜切口应仅位于表层，避免损伤深层的血管而影响血供，也应避免损伤这一区域的神经分支（例如眶下神经以及颏神经）。当骨膜松弛切口制备完毕后，轻柔地牵拉组织瓣，评估能否在无张力下关闭创口。如果关闭创口仍有阻力，可以超过前庭沟，进一步钝性分离骨膜的松弛切口。在上颌，很难移动腭侧的组织，因此，大部分的组织覆盖来源于唇侧。必要时，在远离牙槽嵴顶区域，做腭侧平行切口，可以使软组织有一定的移动度。植骨前如曾经有过感染或者手术的失败形成瘢痕组织，也会使切口边缘产生张力。瘢痕组织还会影响血供以及组织瓣的愈合。因此，骨增量手术失败而需再次治疗的病例，往往较复杂，应该由有丰富经验的外科医生来处理。另外，一些生长因子已被证明可以增加和促进软组织的愈合。有研究证实血小板的α颗粒中，有些细胞因子和介质可促进血管的再生以及胶原的合成。进一步的临床研究证实由自体血制备的富血小板血浆可以促进皮瓣的愈合，减少伤口裂开以及骨移植物的暴露。可以在缝合前，同期抽取自体血制备富集血小板血浆，覆盖于植骨区。有研究采用重组人血小板来源生长因子，来促进伤口愈合及防治并发症。这种生长因子避免了抽血进行离心，简化了操作并有更强的效果。

如有可能，在伤口完全愈合之前，口内应避免任何软组织支持式的可摘修复体。如果确实必须戴用义齿，则需要在义齿与植入区对应的内表面位置作出缓冲，以保护伤口的早期愈合。因为关闭组织瓣后，前庭沟往往变浅，所以应减少覆盖植骨区的修复体翼板。

（3）处理：当裂开出现在术后 24~48 小时，且裂开较小时，可立即重新缝合。但裂开较大（2~3mm）或时间已超过 48 小时，由于此时局部组织已有炎症，较为松脆，再次缝合效果不好，这种情况时伤口可不用进行外科处理，仅去除暴露坏死的移植物，抗生素抗炎。嘱患者定期氯己定漱口、每天或间天复诊进行冲洗。教会患者在家里采用橡胶头的注射器冲洗创口（用生理盐水或漱口水皆可）。通常伤口可完全愈合或骨面处愈合。用非吸收性膜引导骨组织再生手术后伤口裂开，如果发生在上颌，一般应尽量保留，轻易不要将其取出，因上颌血运丰富，且上颌部位的感染易于引流，易于控制感染，在保留至少 2 个月后取出，多数仍有不同程度的骨再生效果。如果是发生于下颌，则多需将膜取出，因下颌血运较差，且不易引流。如膜已松动不稳定，怀疑已成为病灶，应尽快将膜取出。

Onlay 植骨术后，伤口裂开的处理，因为移植物再血管化之前是无活力的，没有抗感染能力，一旦暴露于口腔，其多孔表面会受到细菌生物膜的污染，不再具有生物相容性，周围的软组织也无法在其上附着及修复。另外，因为此时的软组织通常有水肿、发炎，较脆，所以不应尝试重新缝合或者处理周围的组织瓣，应当让伤口自行愈合，避免局部的刺激或干扰（如避免佩戴活动义齿等），密切观察伤口的愈合过程。尽量保留移植骨块，每天冲洗伤口，通常可在骨块下方与受区产生骨融合并有部分成骨，但表层的皮质骨部分常变为死骨，注意保持良好的引流，若暴露的骨块在 2 个月后，出现松动，则应考虑去除移植骨。如果移植物仍保持稳定，则可再观察 2 个月。术后 4 个月，对移植物进行充分的检查及评估，如果仍然稳定，可用球钻磨除表层坏死的骨质，直至移植骨块的内层骨出血，然后待软组织生长覆盖创口。如前所述，吸烟会延迟伤口的愈合，导致更大范围的移植物暴露，应尽量戒烟。除非有明显的红肿、渗出等急性炎症的表现，手术 1 周后无需再全身使用抗生素。

3. 感染　植骨术后，感染可以发生在供区或者受区。术前一小时，患者应当预防性服用负荷剂量的抗生素，并且持续一周。通常使用阿莫西林，因为其容易吸收，并且每日仅需服用三次。青霉素过敏患者可使用克林霉素或克拉霉素。术前氯己定漱口，可以减少细菌对口内移植骨块的污染。术后也要使用氯己定，一天漱口两次，术区周围应避免常规的口腔卫生措施，如刷牙以及使用牙线。术前可以使用抑制涎腺分泌的药物（如阿托品）来降低唾液的分泌，以减少唾液将细菌带到植骨区。必要时可通过联合用药来扩大其抗菌的范围（如阿莫西林加甲硝唑）。

手术中应防止移植物受到细菌的污染。应坚持无菌手术操作原则。在传递和操作的过程中，应使用器械，避免因手操作乳胶手套上的滑石粉污染移植物。

为了维持细胞的活性，取骨后，移植骨块应该保存于无菌生理盐水中，并且在受区的准备过程中，最好是使用装有无菌生理盐水的密闭容器来保存移植物，以避免细菌污染。不应放在潮湿的海绵或者毛巾中。尽量减少取骨与植骨的时间间隔，减少移植骨块在体外存留的时间，可有利于保存细胞的活性，增加骨移植成功的概率及骨移植成功的效果。

4. 移植物吸收　在移植骨与受骨区发生骨结合的过程中，移植骨必然会发生骨吸收的现象。在植骨块愈合期间不可预知的骨吸收是外置式植骨术最常见的并发症，在下颌比上颌更常见，可能缘于两处血管化程度的不同。下颌通常骨质致密，血供不及上颌丰富，故再血管化的潜能较低。其他常见的原因还有：植骨块骨密度过低尤其是髂骨供骨时骨松质较多，骨皮质较少时；植骨块和宿主基骨固定不稳固，有微小的动度而导致植骨块的明显吸收；术后创区过早佩戴义齿。由于植骨块在愈合的第 1 个月内尚未完成再血管化，故其对可摘（过渡）义齿的压力和过早的负重很敏感，来自修复体的压力，可造成移植骨在短时间内吸收；另外，缝合时，如果软组织创口未行充分地减张，在有张力下关闭创口，则黏骨膜瓣会发生缺血，瓣对其下覆盖植骨块的压力可加速植骨块的吸收。在用较大的植骨块进行上颌前牙区的外置式植骨时，因为植骨块和宿主基骨间接触面积较小，再血管化程度不足以及软组织瓣缝合时很难达到完全无张力，更易发生骨吸收；术后伤口裂开或感染；植骨块愈合早期唇颊肌的压力也是导致骨吸收的一个重要因素。

自体骨移植物的胚胎来源，可作为预测其吸收趋势的一个提示。来源于骨膜成骨的骨移植物，如下颌骨或者颅骨，比来源于软骨成骨的髂骨移植物吸收更少。另外，骨的微观结构也是影响移植骨吸收的一个重要因素。来源于下颌骨的皮质骨移植物，仅出现少量的骨吸收，并能维持致密的骨质量，而来源于髂骨而又带有松质骨的皮质骨块发生骨吸收的量更大，原因之一就是其皮质骨较薄而松质骨较厚。尽管移植骨的宽度在前三个月变化最明显，但其高度的变化在 1 年后才稳定。

在重建牙槽嵴时，应适当地过量植骨，以弥补骨愈合过程中的一些骨丧失。对受区进行预备，以使游离骨块与之更加贴合。较软的松质骨较易堆塑到牙槽嵴，较易达到与受区的解剖形态吻合，这个修整就较为容易，相反，如果移植骨块主要为皮质骨，则修整就较为困难，但仍应尽量修整到大部分骨块的髓腔侧与受区的解剖形态吻合。另外，对受骨区去皮质来适应移植物的形态，比起调整移植物的形状更重要。可用小球钻在受骨区的皮质骨表面磨出小孔，释放出细胞及生长因子来加速移植骨的重新血管化，改善骨移植物的骨结合进程。

移植骨块如有微动，会发生骨吸收，因此，移植骨块应有可靠的固定及制动。固位螺钉除了可以增强移植物的固位力外，在骨改建的过程中还具有撑起骨膜的作用。

在种植体植入术时，应当尽量少的暴露原移植物的骨创面，以维持组织瓣的血供，减少随后的吸收。

5. 颌骨坏死与双膦酸盐治疗　在老年人群中，有很多患者长期应用双膦酸盐治疗或预防骨质疏松，有报道经静脉注射双膦酸盐的患者发生颌骨坏死的风险非常高。正在接受双膦酸盐静脉治疗的患者，对于侵入式口腔治疗，如可选择性的骨移植，应尽量避免。但是在口服该药物的患者中，由口腔手术导致进展性骨坏死的概率是十分低的。目前的观察没有发现口服双膦酸盐的患者导致植骨术失败或者植骨并发症的风险增加，因此，选择性骨移植术不是口服双膦酸盐人群的禁忌证。然而，当同时伴有以下风险因素，如长时间持续服用双膦酸盐（>3 年），老年（>65 岁），或者使用雌激素或者糖皮质激素，则应考虑停止服药一段时间，或者使用替代疗法。已有人提出在选择性侵入性口腔手术的前、后三个月停用双膦酸盐，这可以降低骨坏死的概率。必要时与患者的内科医生会诊，调整口服双膦酸盐的疗法。

（樊卜熙）

第四节 牙槽骨牵引成骨技术

一、概述

(一) 起源和发展

20 世纪 80 年代前苏联 Gavriel Ilizarov 教授使长管骨的牵引延长成骨技术成为一种在世界范围内被接受的有效治疗手段。牙槽骨牵引延长成骨技术是在长管骨牵引延长成骨技术的成功基础上借鉴与发展起来的。

尽管种植外科技术在 20 世纪 80 年代末出现了许多新技术，包括外置法植骨技术、骨再生引导膜技术，以纠正种植区域的骨量不足，但在种植临床实践中仍然有相当一部分患者通过各种植骨或骨扩增技术仍然无法满足恢复足够的牙槽骨高度。20 世纪 90 年代中期 M. Chin，J. Hidding，M. Black 等人试图运用 Ilizarov 骨牵引延长成骨的原理，分别使用自己设计的牙槽骨牵引器，以增加牙槽骨的高度，为种植体植入做准备。他们做了令人鼓舞的尝试。从 1996 年至今牙槽骨垂直牵引延长技术无论是在牵引器设计上还是外科技术上都取得了显著进展，为纠正重度牙槽突缺损开辟了一条新思路。如今愈来愈多的医生认识到没有牙槽骨垂直牵引技术，许多重度牙槽突缺损畸形就难以得到完全或满意的纠正与修复。

(二) 牙槽突牵引延长成骨的基本原理

对活体组织缓慢施加一定的牵引力可使其产生一定的张力，而这种张力可以刺激和保持某些组织结构的再生与生长，Ilizarov 称之为张力拉力法则。对于骨组织，牵引延长骨生成是指在牵引力的作用下，在骨截开的两断端间会产生持续缓慢的作用力，这种作用力会使骨组织和骨周软组织再生，从而在截骨的骨段间隙内形成新骨。且骨周软组织亦会同步生长，故该方法亦被称为组织牵引延长技术。

目前人们知道骨牵引延长成骨的愈合原理相同于骨折愈合过程基本的愈合机制。主要有四个部分：①骨痂形成。②基本的多细胞改建。③重叠改建期。④局部改建加速期。

在牙槽骨被截开后，在截骨线的间隙内会有一个脆弱的骨痂带形成，嵌入并连接两骨断端。骨痂内有编织样骨、新形成的血管、结缔组织和游走细胞，但无透明软骨。当骨痂矿化以后，多细胞改建开始，并形成层状骨，然后重叠改建开始后重塑骨痂并重建该区域的正常强度，而加速改建期内这一过程被提速直至完成。这四个阶段被认为在成人要慢于儿童，而在成人颌骨上要较长管骨为快。

牙槽突垂直牵引延长术现被用于上、下颌骨种植术前的骨扩增，如同其他类型的骨牵引延长一样，其成功的关键因素在于在骨截开线上施加适当的机械力量，而这个适当的机械力量会影响多个方面，主要是生物力学和生物学两大方面。生物力学上主要是所施加力量的传递转化，涉及骨痂的稳定性、骨的解剖特性、牵引力的大小，以及移动臂的方式。从生物学角度来看牙槽骨牵引延长术，其并非是一个连续性的骨牵引延长过程。由于成骨细胞是骨生长的基本作用细胞，所以对成骨细胞牵引被认为是组织对牵引起反应的主要影响细胞。

牵引力的稳定性是影响被牵引间隙内新骨生成的首要因素。Ilizarov 研究证实牵引的骨间隙中新生组织类型主要取决于牵引力的稳定程度，骨段间的不稳定会导致大量纤维结缔组织或软骨形成，甚至假关节形成，只有在轴向移动的骨段在具有良好的稳定性的条件下，被牵开骨间隙内才会有新骨生成。

牵引的速度与频率是影响牵引延长骨生成的重要因素。Ilizarov 的研究认为最佳牵引速度为每天 1mm，分为 4 次牵引，每次 0.25mm。其进一步的研究证实，在每天牵引速度不超过 1mm 的前提下，每天牵引的频率愈高，愈有利于新骨的生成。尽管有人认为颌骨血供较四肢长管骨更好，可以每天牵引大于 1mm，但大多数学者仍认为以每天牵引 1mm，牵引 3~4 次完成更宜。

保留牵引移动骨段舌侧或腭侧足够软组织蒂是保证成功的牙槽骨垂直骨牵引的关键因素。如果在截骨的过程中破坏了腭侧或舌侧移动骨段的软组织蒂，则等于破坏了移动骨段的血供，使其成为游离骨块，牵引成骨则不可能。

（三）牙槽骨垂直牵引器的类型

1. Lead 牵引器　最早由德国 Stryker Leinbinger 公司生产。在行牙槽突骨截开后，牵引器的两个固定板分别固定在水平截骨线的两侧的骨段上，然后从牙槽嵴顶打孔，至水平截骨线，放置牵引轴。该轴上端穿过牙龈留置于口腔内，以便在牵引期每天旋转该轴以牵引移动骨段。

2. Track 牵引器　德国马丁公司生产。在行骨块截开后，从唇颊侧入路安置牵引器。牵引轴亦位于唇颊侧，并穿龈留置于口内。

3. 多方向可调牵引器　根据不同患者的不同情况在技工室个别设计制作，它允许在垂直牵引的过程中进行多个方向上的方向调整。以保证牵引的高度与方向。

4. 中邦牵引器　由国内西安中邦钛生物材料公司生产，采用小型钛或微型钛板作为骨段固定装置，也是固定在唇颊侧骨面上，其牵引轴穿龈留于口腔。

二、牙槽骨垂直牵引外科术

（一）牙槽骨垂直牵引的技术类型

牙槽骨垂直牵引成骨术的临床技术步骤与其他骨牵引技术的临床技术步骤相同，一般分为四个步骤。

1. 骨截开术。

2. 5~7 天的静止期。

3. 牵引期　每天 1mm，分为 3~4 次完成。

4. 稳定期　一般 2 个月左右，然后可酌情取出牵引器。植入种植体的时间可有不同。若 X 线片及取出牵引器手术中观察到牵引区新骨形成及钙化良好，则可在取出牵引器时同时植入种植体；反之，在取出牵引器后，可再等 1~2 个月再行种植体植入。但过晚植入种植体，牵引区新骨未能得到生理性刺激，可能会发生骨吸收。

（二）手术步骤

1. 切口　通常为前庭黏膜切口，向牙槽嵴顶及根方翻起黏骨膜瓣。切记向冠方的黏骨膜瓣不能越过缺损区颌骨牙槽嵴顶，否则移动牵引骨块血供会受到影响。

2. 选择牵引器　选择牵引器首先要考虑牵引的高度，选择合适的牵引器。牵引器过高，会干扰对殆牙，使患者在愈合期内无法正常行使咬殆功能；牵引器过短，无法牵引到设计的高度。应选择与缺损高度相应的牵引器且有余量，例如需牵引 10mm 时，则应选择 12mm 左右的牵引器。其次选择牵引器的类型。一般来说，移动骨段的近远中长度愈大，牵引的高度愈高，则要求牵引器的固定臂愈稳定，抗拉强度愈大，否则随着牵引距离的增大，牵引方向会发生偏移。同时要注意到有些牵引器设计的牵引范围较小，例如 Lead 牵引器、Veriplant 牵引器，其设计牵引范围均在 6mm 左右。Track 垂直牵引器、中邦垂直牵引器设计牵引范围可达 20mm。

3. 牵引器定位　根据牵引的高度、牵引的位置、牵引区的大小选择了适当的牵引器之后，在行骨截开之前先要进行牵引器的定位。确定移动臂的位置，固定臂的位置，牵引轴的方向。由于颌骨的位置与解剖形态的变化，根据其解剖形态与牵引方向，调改牵引臂与固定臂钛板的角度与位置。一般来说，移动的骨段的高度至少应大于等于 3mm，否则牵引器移动臂固定困难，且因软组织蒂附着太少，骨段血供差，成骨效果差。固定臂要考虑到避开重要的解剖结构，如鼻底、上颌窦、下齿槽神经管。在牵引器定位后，可确定骨截开线，水平骨截开线必然是在牵引器的牵引臂与固定臂之间，而垂直骨截开线则应根据牵引范围的需要而定。若牵引器的牵引臂和固定臂过长时，可根据实际需要截短。当牵引器的位置、方向确定以后，且移动臂与固定臂形态、角度调整完成，可行牵引器定位性临时固定，然后拆除牵引器。

4. 截骨　可选用细裂钻行截骨线定位，然后用来复锯或矢状锯行骨先做颊侧骨皮质截开，然后换用超声骨刀截开舌侧骨皮质，这样不但全层截开骨皮质，且不伤及舌/腭侧软组织蒂，以防术后移动骨段血供障碍。通常在截骨时应用一手指从舌/腭侧感知截骨的深度。当完成截骨后，用一个极薄的骨凿插入截骨线内，撬动和活动骨块，使骨块与颌骨完全分离，仅与舌/腭侧软组织蒂相连。

5. 放置牵引器　首先检查选择的牵引器是否有异常？牵引臂能否正常移动？然后将垂直牵引器按已定点的螺孔进行放置固定，先固定其固定臂，再固定活动臂螺孔。再次检查牵引器的位置与轴向，是否干扰对殆牙。然后，用专用牵引器扳手旋转牵引轴，试牵引 3～5mm，以检查移动骨段是否完全从颌骨上分离。牵引方向上是否有阻力。如一切正常，则将移动骨段通过回旋牵引器螺纹轴，使其向颌骨方向复位，但不能完全退到起始位，应在活动骨段及颌骨间保持 3mm 左右的间隙，以利血凝块及血痂形成。

6. 缝合　除牵引轴部分经黏膜穿出口腔外，其余区域应减张、严密缝合。

（三）患者宣教、训练及复查

由于绝大部分牙槽骨垂直牵引术是在局部麻醉下完成的，特别是术后七天以后的牵引主要是由患者遵循医生教的牵引方法自行完成牵引。所以此类患者的宣教、牵引训练及复查就极为重要，直接影响到牵引的效果，甚至失败。

1. 术前应告知患者术后牵引轴的一部分会直接暴露在口腔中，可能会对口腔功能形成一些干扰，若在前牙区还可能影响美观，同时要告知患者务必保持口腔清洁，保持牵引杆的清洁，用专用漱口液漱口，以避免感染发生。

2. 患者在术后 7 天时应复查，接受自行牵引操作的指导与训练。医生首先演示旋转牵引器的工具，使用方法，旋转范围，并做第一次牵引示范。然后在医生的指导下，让患者完成第二次及第三次牵引（第一天的牵引）。

3. 告知患者在自行牵引时的注意事项，包括次数、范围、力量等并告知患者遇到异常应随时复诊。在患者自行牵引顺利时，应每 3 天左右复查一次，以便医生监控牵引的正确实施，与必要时的调整。

三、颌骨不同类型的牙槽骨垂直牵引术

（一）重度骨缺损的颌骨垂直骨牵引术

颌骨重度骨缺损多见于颌骨前部外伤、肿瘤切除术后的重度骨缺损，同时伴有软组织缺损，缺损范围大于 2 个牙位，垂直缺损大于 8mm。外置法植骨的骨块固定及软组织覆盖均有困难。前牙美学区域伴有重度垂直骨量不足，垂直骨牵引是重建软硬组织量的有效办法。下颌骨肿瘤术后若下牙槽神经功能存在，骨牵引手术中也应予以保留。术中保护舌侧软组织蒂是保证愈合期血供和手术成功的重点。

（二）功能性颌骨重建前的牙槽骨垂直牵引术

重建因外伤、肿瘤术后造成缺损的颌骨功能时，必须首先重建牙槽骨的高度，才能植入种植体，进一步重建咀嚼功能。而肿瘤术后颌骨重建时由于受到取骨量的限制，以及局部软组织的限制，往往植骨难以恢复正常颌骨的生理高度。在设计种植体植入时，先必须纠正垂直高度不足的问题，才有可能通过植入种植体重建颌骨功能。常规方法是再次取骨与植骨，但存在骨块固定困难、软组织封闭困难这两大难题，一直使功能性颌骨重建的研究进展受到限制。牵引成骨技术的应用，为解决功能性颌骨重建中颌骨垂直高度不足开辟了一条新途径。

四、牙槽骨垂直牵引的适应证、禁忌证和并发症

（一）适应证

1. 牙槽骨垂直骨缺损大于 8mm。
2. 颌骨重建后的牙槽突重建。
3. 缺损区域大于等于 2 个牙位。

（二）禁忌证

1. 颌骨剩余骨量小于 6mm，此时行截骨术后，颌骨剩余骨性部分会有骨折的风险，特别是下颌骨。

2. 一个牙位的垂直骨牵引，由于截骨线方向的要求，牵引轴的位置干扰，单个牙位的牙槽突垂直骨牵引常常效果有限。

3. 患者年龄　由于口腔种植修复被认为应在头颅发育基本停止以后进行，故牙槽骨垂直牵引术亦被认为应在 18 岁以后。

（三）并发症

颌骨牵引成骨术的并发症较少，可能发生的有以下几点。

1. 下颌骨牵引区底部骨折　由于缺损区本身高度有限，在行移动骨块的截骨术后，其基底部骨质就极为薄弱，在患者术后大张口或用力咀嚼时易发生骨折。处理：可及时进行骨折固定，然后继续完成垂直牵引。

2. 感染 少见，但由于牵引器杆留在口内，牵引区有感染的风险，应嘱患者保持口腔卫生，防止感染。一旦发生应及时对症处理。此时牵引成骨的质和量均会受到一定影响。

(樊卜熙)

第十章

牙体缺损的修复治疗

第一节　牙体缺损的修复原则

牙体缺损的修复就是使用嵌体、贴面、部分冠、全冠、桩核冠等各种人工修复体恢复缺损的患牙的正常生理形态和功能。牙体缺损的修复要遵循生物原则、机械原则和美学原则。三原则贯穿于牙体缺损修复治疗的每个过程。这三条原则又是一矛盾的统一体，过分强调其中的某一原则就会影响其他原则的实现。在进行牙体缺损修复的设计时，要综合分析、具体评价。

一、生物原则

由于各种病因造成的牙体缺损，患牙正常的形态和功能产生了障碍。缺损的牙体组织不能自我再生，需要使用各种修复体进行修复，恢复患牙正常的形态和功能。理想的修复体材料是与缺损的牙体组织有着相同的组成和结构的生物组织，但是目前修复牙体缺损的嵌体、贴面、部分冠、全冠和桩核冠等各种修复体是采用合金、瓷或复合树脂等材料制作完成的机械体。这种机械体需要在口腔这种生理环境中行使各种口腔生理功能，必须符合生物原则。

生物原则的意义是指修复体要满足对所修复牙及周围口腔组织的生理保健要求。

（一）尽量保存患牙牙体硬组织

牙体缺损的修复是一个有损伤的治疗过程，要使用高速涡轮机带动各种金钢砂钻针或钨钢钻针对牙体硬组织进行必要的磨除，即牙体预备，将患牙预备成具有特定形态的牙体预备体。

牙体预备要达到以下目的和要求。

1. 去除腐质等病变组织，防止病变发展。

2. 消除修复体的就位障碍，形成良好的就位道，使修复体可以顺利地戴入在牙体预备体上。倾斜牙齿可先行正畸矫正，避免为满足就位道的要求而磨除过多的牙体组织。

3. 开辟修复体所占据的空间，使修复体有一定的厚度，满足强度和美观的要求。应尽量选择磨牙少的修复体类型，如贴面较全冠磨牙少，部分冠较全冠磨牙少。牙体预备应均匀磨除所选择的修复体类型和修复材料所要求的最小适合厚度。

4. 形成良好的固位形和抗力形预备体各相对轴面应互相平行，或𬌗（切）向聚合度不超过 6 度，避免聚合度过大而磨除过多的牙体组织及影响固位。

5. 磨改过长牙、错位牙等。

6. 预防性扩展，为了达到自洁，修复体的边缘应位于自洁区。

牙体预备在达到以上要求的基础上应尽可能少磨牙，尽量保存患牙的牙体组织。

（二）保护牙髓组织

健康的牙髓组织可以为牙体硬组织提供营养，可以防止根尖病变的发生。健康的牙髓组织还具有生理反馈功能，避免咬合力过大导致牙齿的折裂。牙体缺损修复中要最大限度地保护牙髓组织的健康。

牙体缺损修复的治疗过程会对牙髓产生不良的影响，包括牙体预备、印模制取、预备体消毒、修复体粘接等。其中最主要的牙髓损害来自牙体预备，牙体预备过程中对牙体组织的磨除就是在牙齿上进行的外科手术过程，是一个有创伤的治疗过程，会对牙髓产生不良的影响。术后会出现牙本质的敏感，甚至牙髓坏死、牙髓炎。

牙体预备时对牙体的磨除往往要进入牙本质。牙本质是一个有生命的组织，与牙髓关系密切，牙本质与牙髓可被看做是一功能性整体，称为牙本质-牙髓复合体。牙本质中存在大量的牙本质小管，牙本质小管中含有来源于牙髓的成牙本质细胞突起和牙本质小管液。不同部位的牙本质小管的密度有变化，越靠近牙髓牙本质小管的密度越大，管腔的直径也越大，牙体预备对牙髓的影响亦越大。

首先，牙体预备时高速钻针与牙体接触，导致摩擦产热，温度升高是对牙髓损害的主要因素。其次，牙体预备后牙本质的通透性增大。牙本质小管中的小管液存在由牙髓向釉牙本质界的正压力。牙本质被磨切后，牙本质小管开放，小管液渗出。越接近髓腔，牙本质小管密度越大，牙本质小管的直径也明显增大。因此，越接近髓腔，牙本质的通透性越大，各种物理、化学以及细菌对牙髓的损害越明显。牙体预备后应马上使用牙本质粘接剂等封闭牙本质小管，降低牙本质的通透性。

化学刺激也是造成牙髓损害的因素。牙体缺损修复过程中对预备体的消毒、使用粘接水门汀的粘接，都会对牙髓产生化学刺激。

细菌是造成牙髓损害的另一因素。牙体预备应去尽腐质，修复体粘接前对预备体表面消毒，保证修复体边缘密合度，防止边缘继发龋的发生。

（三）保护牙周组织

牙体缺损修复在以下几个方面可以对牙周组织产生影响：

1. 修复体的边缘　修复体戴入到患牙的牙体预备体之上，修复体的组织面与预备体表面紧密接触，修复体组织面与预备体之间接触界面的外缘线是唯一可以与口腔环境发生沟通的区域，称为修复体的边缘。牙体预备体上与修复体边缘相对应的部位称为终止线。修复体与牙龈相近或接触的边缘称为龈边缘，它与牙周组织的健康关系密切。全冠的边缘均为龈边缘，部分冠、嵌体等的边缘除了龈边缘外，还可以有位于𬌗面、轴面的边缘。

（1）修复体龈边缘的位置：修复体龈边缘位置的设计关系到修复体的牙周组织保健、固位和美观等。修复体龈边缘根据其与牙龈嵴顶的位置关系可以分为：龈上边缘、平龈边缘和龈下边缘。龈上边缘位于牙龈嵴顶以上，不与牙龈接触，有以下优点。

①边缘的牙体预备时不易损伤牙龈。

②印模制取方便，不用排龈。

③有利于牙周健康。

④容易检查边缘的密合度等。

龈下边缘位于龈沟内，为牙龈所遮盖，优点是美观、固位好，但具有以下的缺点。

①备牙时容易损伤牙龈。

②取印模时需要排龈。

③不易检查边缘的密合度。

④容易造成牙龈的炎症和牙龈退缩。

从对牙周组织保健的角度，龈上边缘最好，而龈下边缘最差。修复体的龈边缘越接近龈沟底，越容易引起牙龈炎症。通常修复体的边缘尽可能放在龈上。但是在某些特殊情况下则需采用龈下边缘：

①牙体缺损至龈下。

②牙冠高度不足，需要增加固位力。

③为了美观，前牙烤瓷熔附金属冠的唇面边缘要放在龈下。

④牙颈部过敏，需要修复体加以覆盖。

⑤邻面接触区较低至龈嵴顶。

即使设计龈下边缘，修复体的龈边缘也要尽可能离开龈沟底的结合上皮，减少对牙龈的有害刺激。一般要求龈边缘距龈沟底至少 0.5mm。

（2）边缘的形态：修复体边缘形态，也就是预备体终止线形态的设计和选择要考虑到边缘密合度、修复体的材料的强度、修复体的美观、牙龈的健康等因素。

修复体的龈边缘形态主要有以下几种（图 10-1）。

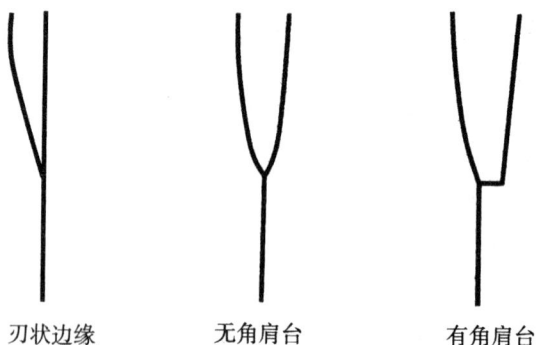

刃状边缘　　　　　无角肩台　　　　　有角肩台

图 10-1　修复体的龈边缘形态

①刃状边缘：采用这种边缘牙体组织磨除量少，但是修复体边缘的位置不易确定，边缘过薄，蜡型易变形，修复体边缘强度不足，只能用于强度高的金属边缘。刃状边缘仅有时用于倾斜牙齿或年轻恒牙，为了减少磨牙量；以及边缘位于难以制备的部位，如上磨牙远中邻面。

②无角肩台：修复体边缘有足够的厚度，边缘的位置明确，容易制作。临床无角肩台牙体制备也较容易，可以使用圆头或鱼雷状的金钢石钻针制备。临床上常用于铸造金属全冠、部分冠以及烤瓷熔附金属冠的舌侧金属边缘，边缘的宽度一般为 0.5mm。如增加无角肩台

的宽度，形成所谓深无角肩台，也可用于烤瓷熔附金属冠的唇面边缘及全瓷冠的边缘。

③有角肩台：修复体边缘有足够的厚度，一般为 1.0mm，边缘位置明确，但需磨除牙体组织较多。常用于烤瓷熔附金属冠的唇面边缘及全瓷冠的边缘，为修复体提供足够的边缘厚度，达到强度及美观要求。由于 90° 的内线角可以造成应力的集中，可以改良为圆钝的内线角，减少牙体组织的应力集中。全瓷冠的有角肩台边缘一般为 90°，烤瓷熔附金属冠的唇面有角肩台边缘可以为 120°，减少边缘无基的薄弱牙体组织的产生。有角肩台边缘可以与斜面联合使用，称为有斜面的有角肩台，可以增加边缘密合度，保护边缘薄弱的牙体组织，适用于烤瓷熔附金属冠，不能用于全瓷冠。

（3）修复体边缘的适合性：修复体的边缘是修复体组织面与预备体之间接触界面唯一可以与口腔环境发生沟通的区域，修复体的边缘应与相邻牙体组织紧密贴合无间隙，而且形态协调一致。修复体边缘的密合可以防止粘接水门汀的溶解、继发龋的产生和菌斑的附着。修复体的边缘没有绝对的密合，制作精密的修复体可以将边缘微隙控制在数十微米。为了增加边缘的密合度，首先牙体预备体有一个清晰、光滑、连续的终止线，精确的印模和模型，精确的蜡型，铸造的精密度等等。

2. 邻面接触区的建立　邻面接触区的要求包括邻接触区的位置、大小、形态和松紧度。其中邻接触区的松紧度是最重要的因素。临床常见的是修复体的邻面接触区过松，导致食物嵌塞。食物嵌塞则会导致牙周组织的炎症和邻面龋坏等。

3. 修复体的轴面形态　正确恢复轴面的外形高点。轴面外形高点可以在咀嚼过程中为牙龈提供保护，食物对牙龈产生适当的按摩作用，有利于牙龈的健康。轴面外形过突，则食物在咀嚼过程中不能为牙龈提供按摩作用，牙颈部容易积聚菌斑。轴面外形过平，不能为牙龈提供良好的支持，咀嚼时食物对牙龈产生有害的撞击。

二、机械原则

嵌体、部分冠、全冠和桩核冠等牙体缺损的各种修复体是采用合金、瓷或复合树脂等材料制作完成的机械体，它首先要符合机械力学的各种要求。修复体需要长期地固定在牙体组织上行使各种口腔生理功能，而不发生脱位、破裂，同时所修复牙也不能发生折裂、破坏。

机械原则就是要求修复体和所修复的患牙要建立良好的固位和抗力。

（一）固位

固位是指在预备体上就位良好的修复体，能够固定于其上，并在口腔内行使各种功能时能抵抗各种作用力而不发生移位和脱落的特性。

1. 固位原理　牙体缺损的修复体的固位力主要来源于摩擦力、约束力和粘接力。

（1）摩擦力：是两个相互接触而又相对运动的物体间所产生的作用力。物体在滑动过程中所产生的摩擦力叫滑动摩擦力。当外力不大，两个相互接触的物体有相对滑动的趋势时所产生的摩擦力叫做静摩擦力。静摩擦力的大小对修复体的固位意义重大。

修复体要达到良好的固位，就需要尽量提高最大静摩擦力的大小，也就是需要增加两物体间的摩擦系数和正压力的大小。摩擦系数与两接触物体的材料和接触面的性质有关，接触面越粗糙则摩擦系数越大。因此，可以适当地增加修复体组织面和预备体表面的粗糙度。

增加修复体组织面与预备体之间的密合度可以增加正压力，从而可以增加修复体的摩擦固位。

（2）约束力：物体位移时受到一定条件限制的现象称为约束。约束加给被约束物体的力叫做约束力。

修复体的脱位可以分为两种形式：一种是反就位道方向的脱位（图10-2），另一种就是除了反就位道以外其他方向的脱位（图10-3）。对应着两种脱位的固位可以分为轴向固位和非轴向固位。

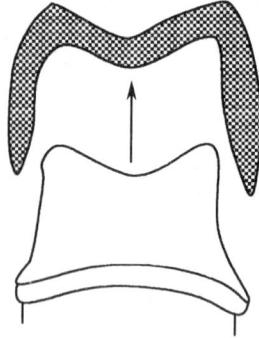

图 10-2　修复体反就位道方向的脱位

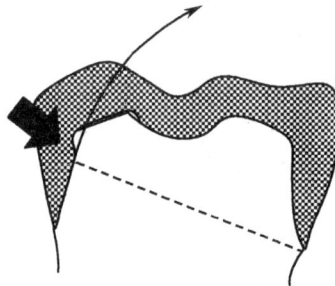

图 10-3　修复体反就位道以外其他方向的脱位

轴向固位主要依靠摩擦力和粘接力。非轴向固位，也可称为抗旋转固位则要依靠预备体的固位形对修复体脱位的约束力。如图10-3所示：全冠修复体受到侧向力时，会产生旋转的趋势，以对侧的龈边缘为转动中心，以龈边缘之间的横截面直径为转动半径。箭头所指部位位于旋转半径以外的预备体阻挡脱位的发生，产生非轴向固位或抗旋转固位。当预备体结构完全位于旋转半径以内时，则不会产生抵抗旋转脱位的非轴向固位力。

（3）粘接力：粘接力是指粘接剂与被粘接物体界面上分子间的结合力。修复体需要使用粘接水门汀粘接在牙体预备体上。粘接力是修复体固位力的重要来源之一。粘接力的产生机制主要有机械嵌合和由粘接水门汀与被粘接物体间形成的共价键、离子键所形成的化学结合。

目前临床所使用的粘接水门汀主要有以下几类：①磷酸锌水门汀。②聚羧酸锌水门汀。③玻璃离子水门汀。④树脂水门汀。⑤树脂改良玻璃离子水门汀。⑥复合体水门汀。

磷酸锌水门汀、聚羧酸锌水门汀和玻璃离子水门汀对牙体组织和修复体的粘接主要通过机械嵌合，玻璃离子水门汀可以与牙体组织中的钙离子有一定的螯合作用。三种粘接水门汀均可溶于酸性的唾液，修复体边缘暴露的水门汀会逐渐被溶解，产生边缘微漏。磷酸锌水门汀在聚合前酸度较高，要避免对牙髓的刺激。聚羧酸锌水门汀对牙髓刺激小，可用于近髓的牙体，但聚羧酸锌水门汀抗压强度较低，避免用于受力较大的修复体的粘接。玻璃离子水门汀强度高并可释放氟离子，有防止继发龋产生的作用，是目前常用的粘接水门汀。

树脂水门汀是近年来发展非常迅速的一种粘接水门汀，其粘接强度高、自身强度高、颜色美观、不溶于唾液，可用于固位性较差，需要提高粘接力的修复体的粘接。亦可用于贴面、粘接固定桥等以粘接固位力为主的修复体的粘接。但费用较高、操作较复杂、技术敏感度高。

树脂粘接水门汀对釉质的粘接主要通过使用磷酸等酸蚀，在釉质表面形成蜂窝状结构，粘接剂进入形成良好的机械嵌合。对牙本质的粘接较为困难，1982 年，日本学者中林宣男提出了混合层理论，奠定了牙本质粘接的理论基础。首先通过酸蚀去除牙本质表面的玷污层，同时牙本质表面脱矿，形成数个微米厚的胶原纤维网状结构；然后同时具有亲水基团和疏水基团的粘接功能单体进入胶原纤维网，代替了酸蚀脱去的羟基磷灰石，与胶原纤维一起构成混合层。混合层的机械嵌合是牙本质粘接的主要机制。根据对牙本质表面的玷污层的处理方式的不同，牙本质粘接剂可以分为全酸蚀和自酸蚀两种模式。全酸蚀将玷污层完全去除，自酸蚀没有单独的酸蚀步骤，保留玷污层，将玷污层部分溶解。对合金、瓷等修复体的粘接可以在喷砂、酸蚀等表面粗化提高机械嵌合的基础上，使用偶联剂，在树脂粘接水门汀与合金、瓷之间形成牢固的化学结合。

树脂改良玻璃离子水门汀和复合体水门汀是近年新发展的粘接材料，目的是希望能结合玻璃离子水门汀释氟、钙离子螯合和树脂水门汀粘接强度高、不溶于唾液、可光照聚合等的优点。其临床应用有待于进一步的研究。

2. 临床影响修复体固位的因素　修复体的固位形式主要可以分为包绕预备体表面的冠外固位和进入牙体内部的冠内固位。全冠等主要为冠外固位，嵌体、桩核等主要为冠内固位。临床影响修复体固位的因素主要有：

（1）预备体相对轴面的聚合度：预备体各相对轴壁应互相平行，或𬌗（切）向聚合度为 6 度。研究表明：预备体相对轴壁聚合度超过 6 度，固位力就会有明显的降低。聚合度越小，修复体与预备体之间的摩擦固位越大，对修复体脱位的约束力越大。如图 10-4 所示，聚合度过大，修复体可以在多个方向脱位；聚合度小，则修复体只可以反就位道方向脱位。

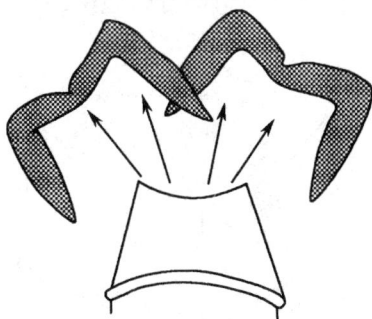

图 10-4　聚合度与修复体脱位

（2）预备体的𬌗龈高度：预备体的𬌗龈高度越大，不仅修复体与牙体预备体之间的接触面积大，增加了摩擦力和粘接力。更重要的是预备体的殆龈高度越大，当修复体有旋转脱位的趋势时，预备体能够抵抗旋转脱位的能力越大。如图 10-5 所示：预备体的殆龈高度大，位于旋转半径以外的预备体部分越多。

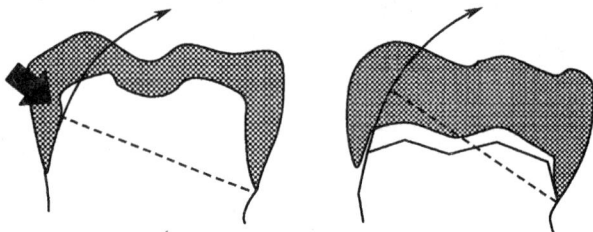

图 10-5　预备体的殆龈高度对修复体固位的影响

（3）预备体的横截面直径：在预备体的殆龈高度相同的情况下，预备体的横截面直径越大，旋转脱位的旋转半径越大，预备体位于旋转半径之内的可以抵抗旋转脱位的部分越少（图 10-6），其约束力固位越小。

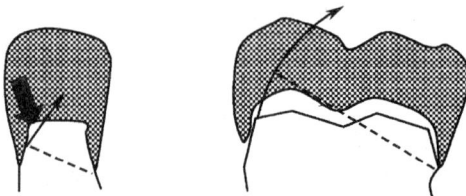

图 10-6　预备体的横截面直径对修复体固位的影响

（4）增加辅助固位，为了增加修复体的固位，可以增加辅助固位形，如设计沟固位形、针道固位形和洞固位形固位。

①沟固位形（图 10-7）：一种常用的辅助固位形，如用于部分冠的邻轴沟，还可用于全冠的轴面用来增加固位。沟固位形可以增加修复体与预备体的接触面积，从而增加摩擦力和粘接力，但沟固位形主要的固位原理是增加了预备体对修复体的约束力，减少了修复体移位的自由度。如图 10-8 所示：图 A 中全冠受到侧向力时有旋转脱位的趋势，预备体的轴壁不能提供足够的约束。这时如图 B 增加一个沟固位形，沟固位形减少了旋转半径，可以为全冠提供额外的约束力，防止了全冠的旋转脱位。

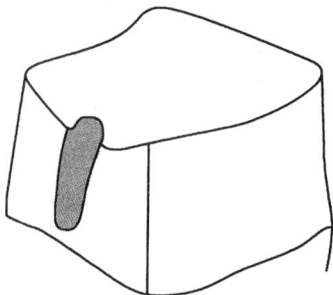

图 10-7　沟固位形

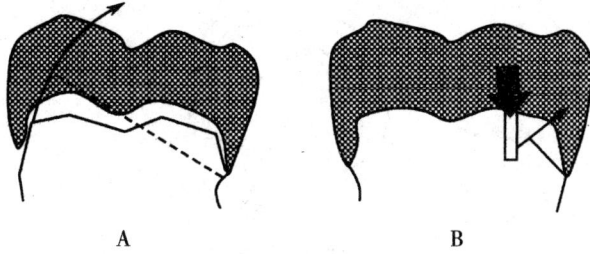

图 10-8 沟固位形与修复体固位的关系

沟固位形位于预备体的轴面，深度约进入牙体组织 1mm，龈端形成 1mm 肩台。方向必须与修复体的就位道方向一致，两条以上的沟应互相平行。沟的形态为半圆形，沟的一侧轴壁必须清晰，抵抗脱位。

②针道固位形：它是进入牙体内的一种固位形，固位能力强，常作为辅助的固位形。深度一般为 2mm，应进入健康的牙本质内。针道固位形受力时在牙体组织内产生有害的拉应力，最好用于活髓牙，死髓牙的使用应慎重。在死髓牙针道的深度可适当加深。针道的直径一般为 1mm。针道应放置在强壮的牙体内，避开髓角等易损伤牙髓的位置。前牙一般放置在舌面窝近舌隆突处（图 10-9）。后牙可放置在牙尖间的沟窝处。针道的方向应互相平行，并且与修复体的就位道方向一致。

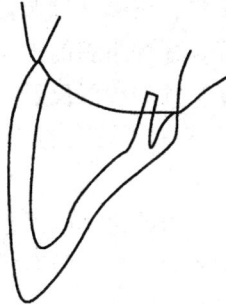

图 10-9 前牙舌隆突处的针道固位形

③洞固位形：洞固位形是进入牙体内的具有特定形态的洞，又称箱状固位形，是嵌体的主要固位形：①深度：至少为 2mm，洞越深固位越好。但过深会损害牙髓，增加磨牙量，降低了牙体的强度。②洞壁：洞的所有轴壁都必须与就位道一致。相对轴壁平行或向洞口敞开 2°~5°。③鸠尾固位形（图 10-10）：为了防止修复体向邻面水平脱位，需要在殆面制备鸠尾固位形。鸠尾固位形的预备尽可能利用缺损区和发育沟，既达到固位的目的，又不影响牙体的抗力。鸠尾的峡部一般放在两个相对牙尖三角嵴之间，宽度为颊舌尖之间宽度的 1/3~1/2。④洞缘斜面：洞固位形的洞缘是修复体边缘所在，为了增加边缘密合度和保护边缘的牙体组织，应制备斜面，特别是在殆面洞缘，一般为 45°。

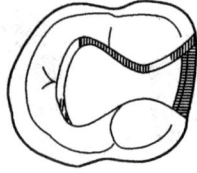

粉面观鸠尾

图 10-10 鸠尾固位形

（5）选择性能良好的粘接材料：在良好的固位形设计的基础上，选择良好的粘接水门汀可以提高修复体的固位。近年来，牙科粘接技术发展很快，新的粘接材料不断出现，提高了粘接能力。对于固位性较差的修复体可以选用粘接力强大的树脂粘接水门汀，并对修复体表面进行粗化和偶联剂处理，提高粘接固位力。

（二）抗力

抗力是指预备体（或预备牙体）与在其上就位良好的修复体，在口腔内行使各种功能时，能抵抗各种作用力而不发生变形和折断的能力。抗力包括两个方面：其一为患牙的牙体组织的抗力；其二为修复体的抗力。

1. 患牙牙体组织的抗力　患牙牙体组织的抗力取决于剩余牙体硬组织的质和量以及牙体预备体抗力形的设计。保存剩余牙体组织的质，就是尽量保存牙髓的健康。失髓牙牙体组织其接受牙髓来源的主要血液供应丧失，仅剩牙周膜和牙槽骨的间接血供，牙齿水分减少、弹性降低、脆性增加，机械性能下降。牙髓组织的丧失导致牙齿本体感觉的显著下降，当牙体受到过大咬合力作用时不能产生保护性的神经反射，有证据表明根管治疗后的牙齿的压力阈值比生活牙齿要高57%。因此，临床中可见失髓牙容易发生冠折和根折，而活髓牙较失髓牙可以更好地抵抗咬合力。

剩余牙体硬组织的量是决定牙体抗力的重要因素，在满足牙体预备要求的基础上应尽量少磨牙。牙体的抗力主要来源于健康的牙本质，没有牙本质支持的釉质，通常称为无基釉或悬釉，受力时容易折裂，应予以去除。

牙体预备体的抗力形就是预备体的形态能够防止牙体组织在受力时出现折裂。对于抗力形的设计要注意以下几点。

（1）预备体的两面相交的线角边缘部位容易出现薄弱的牙体组织和无基釉，应制备斜面，尤其是在嵌体粉面洞形的洞缘要制备洞斜面。

（2）处于咬合面的修复体边缘，即对应的预备体的终止线，是强度薄弱区，要离开咬合接触点。

（3）进入牙体组织内产生固位的修复体部分，如针道、固位沟、洞固位形，以及进入根管的桩，在受力时会对牙体组织内产生有害的拉应力。而釉质、牙本质等牙体硬组织是脆性的，能够抵抗较大的压应力，但不能抵抗拉应力。因此，在设计这些结构时应特别注意牙体的抗力，应放置在牙体组织强壮的部位。嵌体如剩余颊舌壁薄弱或为失髓牙，可以设计为能够保护剩余牙体组织的高嵌体。

2. 修复体的抗力　修复体的抗力是指修复体要求有良好的机械强度。为了提高修复体的强度应注意以下几点：

（1）选择机械性能良好的合金或其他修复体材料。

（2）牙体预备要磨除足够的牙体组织厚度，铸造金属全冠𬌗面磨除在功能尖至少1.5mm，非功能尖至少1.0mm。

（3）选择合适的龈边缘类型，龈边缘是受力时应力的集中区，要求有足够的强度。对于铸造金属全冠和部分冠，0.5mm 宽的无角肩台是适宜的，而全瓷冠就要选择 1.0mm 宽的肩台。

（4）洞缘斜面的设计，合金修复体有良好的边缘强度，可以设计洞缘斜面。而瓷、树脂修复体边缘强度差，不能设计洞缘斜面。

三、美学原则

随着人们对美的要求的提高，修复体不仅仅要求满足咀嚼功能的需要，还应达到美学的要求。例如很多斑釉牙、四环素染色等患者就医的主诉就是恢复牙齿的美观。因此，牙体缺损的修复还需要满足美学原则。

美观是烤瓷熔附金属冠和全瓷冠的最吸引人的一个优点，而美观恰恰是烤瓷熔附金属冠和全瓷冠设计、制作中最复杂、最困难的一个方面。所谓烤瓷熔附金属冠和全瓷冠的美观就是要求其能够最大限度地模拟天然牙的外观。影响烤瓷熔附金属冠和全瓷冠的美观因素主要有颜色、形态、排列、半透明性、表面质地和表面特征色等；反过来，两种修复体的制作、结构、成分等也会影响到颜色的特征改变，而且两者对颜色的影响也存在区别。这里重点讨论烤瓷熔附金属冠和全瓷冠的颜色、半透明性、表面质地和表现特征色。

1. 烤瓷熔附金属冠和全瓷冠的颜色　颜色是影响烤瓷熔附金属冠和全瓷冠的美观的一个主要因素，人们对此进行了大量的研究。颜色是非常复杂的一个物理现象，既具有其客观性，又受人的主观因素的影响。

（1）有关颜色的基本概念

①颜色的产生：没有光线则没有颜色，物体所表现出的颜色是由其反射出的可见光的波长决定的。不同波长的可见光在人眼中产生不同的颜色反应。物体的颜色受其物理性质、所处光源、周围其他物体的颜色以及人眼对颜色的感知能力等的影响。

②光源：光源是影响物体颜色的重要因素。我们在临床工作中所使用的光源主要有以下三种：a. 自然光：常被用做标准光源。光谱分布均匀，但是也受时间、大气湿度等因素影响。晴天中午的非直射自然光是比较理想的烤瓷熔附金属冠和全瓷冠的选色用光源。b. 白炽灯：光谱中黄光成分较多而缺少蓝、蓝绿光线。c. 荧光灯：光谱中蓝光成分较多而缺少黄、橙光线。因此，在白炽灯及荧光灯下进行烤瓷熔附金属冠和全瓷冠的选色时要注意其影响。

③人眼对颜色的感知：视网膜中的两种视细胞：视锥细胞和视杆细胞在对颜色的感知中所起功能不同。视杆细胞只感知光线的强弱，在暗环境中发生作用。视锥细胞可感知物体的颜色，在明亮环境中发生作用。视锥细胞可分成三种，分别对红光、绿光、蓝光敏感。

④颜色的适应性：人眼对颜色的感知存在适应现象。随着人眼对某种颜色注视时间的增加，人眼对这种颜色的感知能力逐渐下降，而对其互补色的感知敏感性增强。所以，在选色时时间要短，不要长时间地注视。选色时可利用蓝色来增强人眼对黄色的敏感力。

⑤同色异谱现象：在同一光源下两种物体具有相同的颜色但有着不同的光谱组成，这种

现象被称为同色异谱现象。这种问题在烤瓷熔附金属冠和全瓷冠的选色时要加以避免，可在几种不同的光源下进行选色。

（2）颜色的描述：对颜色的描述方法很多，这里介绍两种常用的颜色描述系统。

①孟塞尔系统：是目前最常用的表色系统之一，临床上金瓷冠的选色就是基于此系统。孟塞尔系统将物体的颜色由其三种视觉特性来描述：

色调（hue）：又称色相。是颜色的基本特性，是由物体所反射光线的波长决定的。孟塞尔系统中有 10 种基本的色调即红（R）、黄（Y）、绿（G）、蓝（B）、紫（P）5 种主要色调和它们的 5 种中间色调：黄红（YR）、绿黄（GR）、蓝绿（BG）、紫蓝（PB）、红紫（RP）。每种色调又可分成 10 个等级。以下还可进一步分级。自然牙的色调一般为黄和黄红，范围为 6~9.3YR。

饱和度（chrome）：又称彩度。是指色调的深浅，即色调浓度的高低。饱和度最低为 0 即无色。每种色调可达到的最大饱和度不同。自然牙的饱和度一般为 0~7。

亮度（value）：又称明度。是指物体反射光线的强弱。孟塞尔系统的亮度值由黑至白有 0~10 共 11 个等级。自然牙的亮度值一般为 4~8。

②CIE 颜色系统：是国际照明委员会（CIE）1978 年为定量地测量颜色而规定的一种标准色度系统。在此系统中颜色由三刺激值 L、a、b 表示。L 表示亮度。a、b 分别代表红绿度和黄蓝度，其两者的绝对值大小决定饱和度的大小。采用此系统颜色可以定量计算，此系统在牙科中多用于科研。

（3）自然牙的颜色：入射光线照在自然牙牙冠表面会产生反射、透射、吸收和散射，这些现象综合形成牙的颜色。牙本质色是自然牙颜色的主要来源，釉质的厚度和半透明性可影响牙的颜色。自然牙的颜色主要有以下特点：

①自然牙的颜色存在性别差异，女性牙色的亮度高于男性，而饱和度较低，色调偏黄。

②上前牙中，中切牙亮度最大，尖牙亮度最小，但尖牙的饱和度最高。

③颜色在同一牙面上也存在部位特异性，中 1/3 代表牙色最好，切端和颈部色受周围组织影响较大。牙中 1/3 亮度较大，而牙颈部饱和度最大，切端饱和度最小。

④颜色随年龄而变化，随年龄的增长，牙色改变明显，亮度逐渐降低，而饱和度逐渐增加，牙色逐渐变深，由白黄到黄橙到棕橙，并出现磨耗、染色等特征色。

⑤中国人牙色与欧美人有差异，中国人牙色偏淡，亮度较高，牙色分布范围较窄。

2. 半透明性　半透明性是影响烤瓷熔附金属冠和全瓷冠的美观的另一个重要因素。自然牙的牙冠由釉质、牙本质、牙髓组成，入射光照至自然牙冠可产生透射现象。釉质的分布、厚度与质量是影响自然牙牙冠半透明特性的主要因素。全瓷冠的半透明性要优于烤瓷熔附金属冠。

（1）自然牙牙冠釉质的分布：Sekin 将自然牙牙冠中釉质的分布分成三类。

①A 型：整个牙面覆盖一均匀的半透明釉质，半透明性分布均匀。

②B 型：半透明性仅在切端明显。

③C 型：半透明性在切端及两个邻面明显。

（2）自然牙的乳光现象：自然界中的一种宝石——蛋白石在反射光下会出现乳蓝色，在透射光下会呈现橙红色，这种现象称为乳光现象。蛋白石中乳光现象产生的原因是由其内部结构组成。蛋白石主要由球状的二氧化硅颗粒组成，颗粒之间的间隙内充满了水分子，这样光线进入蛋白石中会产生散射现象。在反射光下可见光经内部散射后只有波长较短的蓝光进入人眼而产生乳蓝色的外观。自然牙的釉质有着与蛋白石相似的内部结构。釉质主要由无机物组成，占约95%。无机物以羟基磷灰石结晶的形式存在，组成釉柱。有机物含量很少，主要存在于柱间质，围绕在釉柱的周围。可见光进入釉质内同样会出现散射现象，造成肉眼所见的灰蓝色乳光效应。

为了更加真实地模拟自然牙，烤瓷熔附金属冠和全瓷冠在需要的情况下就要模拟釉质中的乳光效应。但乳光效应的模拟比较困难，临床上常常通过在切端瓷中内部上色来模拟灰蓝色的乳光现象。有的瓷粉中添加了高折射率的氧化物颗粒，可以模拟自然牙的乳光效应。

3. 烤瓷熔附金属冠和全瓷冠的表面质地　表面质地同样是影响烤瓷熔附金属冠和全瓷冠的美观的重要因素。

自然牙牙冠表面质地随年龄的增长变化很大；青少年自然牙牙面粗糙度较大，牙冠表面有明显的水平向的表面平行线以及切龈向的发育沟。随着年龄的增长，机械磨耗的产生，这些表面平行线及发育沟越来越不明显，牙面越来越光滑，亮度逐渐增高。

表面质地影响入射光线在牙面上的反射、散射和吸收。表面粗糙度增加可以减少牙面的亮度，同时还可能改变牙面的色调、饱和度及半透明性。因此，在烤瓷熔附金属冠和全瓷冠的制作时要准确地形成其表面的质地。根据不同的表面质地选择烤瓷熔附金属冠和全瓷冠的最后上釉、抛光的方法。

4. 表面特征色　自然牙牙面除了颜色、半透明性等以外，还具有一些独特的、个性化的视觉特征，包括隐裂、染色、磨耗面、钙化不全的白垩色斑点等等，我们将其称为表面特征色。表面特征色同样是影响烤瓷熔附金属冠和全瓷冠的美观的重要因素。Muia 甚至将表面特征色和色调、饱和度与亮度并列形成新的四维牙色系统。金瓷冠中准确的表面特征色的模拟可使其显得更加真实，特别在中老年的自然牙齿中常可见到根外露、染色点、磨耗面、染色的修复体以及染色的裂纹等。医师的职责就是将这些特征色准确地记录在技工单上，为技师的制作提供明确的信息。当然这些表现特征色的设计要与患者一起进行。

（赵　恬）

第二节　嵌体修复

嵌体是一种嵌入牙体内部，用以恢复牙体缺损患牙的形态和功能的修复体。

牙体缺损的大小是决定牙体缺损修复体类型选择的主要因素。嵌体位于牙体内部，由牙体组织所包绕，其固位主要通过箱状固位形。嵌体只能修复缺损的牙体，不能为剩余的牙体提供保护。因此，嵌体要求有足够的剩余牙体组织保证固位和抗力。在牙体缺损的各种修复体中，嵌体所能修复的牙体缺损量最小。

一、嵌体的种类

1. 根据嵌体覆盖牙面的不同，可以分为单面嵌体、双面嵌体和多面嵌体。

2. 根据嵌体修复牙体缺损的部位的不同，可以分为𬌗面嵌体、颊面嵌体、邻𬌗面嵌体等。

3. 根据制作嵌体材料的不同，可以分为合金嵌体、瓷嵌体和树脂嵌体等。

（1）合金嵌体：制作嵌体的合金有金合金、镍铬合金等。金合金化学性能稳定、铸造收缩小、有良好的延展性和机械性能，是制作后牙嵌体的理想材料。

（2）瓷嵌体：有传统的长石基的烤瓷嵌体，有使用金沉积制作金基底层的金沉积瓷嵌体，有白榴石增强和二硅酸锂增强的热压铸玻璃造陶瓷嵌体，有 CAD/CAM 加工的瓷嵌体等。具有天然牙的颜色和半透明性，美观性好。

（3）树脂嵌体：制作嵌体的树脂是在技工室聚合的所谓硬质树脂，普通的复合树脂强度、耐磨性较差，不能用来制作嵌体。硬质树脂通过两类方法增加了强度和耐磨性：一是改良复合树脂组成成分，通过改变无机填料或加入玻璃纤维；二是改良聚合方法，通过加热、加压、在惰性气体中聚合等，减少树脂内气泡和表面的氧化阻聚层的形成。树脂嵌体具有操作简便，容易在口内修补、抛光，弹性模量与牙本质近似，不易折裂，对对颌牙磨耗小等优点，是一种良好的美学嵌体材料。

二、嵌体的适应证和禁忌证

能够采用充填法修复的牙体缺损原则上都可以采用嵌体修复。但与充填体相比，嵌体还具有以下优越性。

1. 可以更好地恢复咬合接触关系，充填体在口内直接完成，而嵌体是在口外模型上制作完成，可以更精确地恢复𬌗面形态和与对颌牙的咬合关系。

2. 可以更好地恢复邻面接触关系，恢复正确的邻面接触点的部位、大小、松紧等。

3. 合金嵌体具有更好的机械性能，能抵抗各种外力而不出现变形、折裂等。瓷嵌体和树脂嵌体具有更好的美学性能可以高度抛光，减少菌斑的附着。

因此，嵌体可以代替充填体，修复需要满足以上更高要求的牙体缺损患牙。

根据嵌体的固位和抗力特点，嵌体所能修复的患牙要求有较多的剩余牙体组织。牙体缺损大，剩余牙体组织不能为嵌体提供固位和保证自身的抗力，则在口内行使功能时容易产生嵌体的脱落或牙体的折裂，为嵌体修复的禁忌证。

近年来，随着粘接技术的发展，小的前牙牙体缺损临床上一般采用复合树脂充填，可以达到良好的固位和抗力满足前牙美观、功能等要求。而嵌体则更适合于后牙的牙体缺损修复。

三、嵌体的修复设计——嵌体的洞形

1. 嵌体的洞形要求　与充填体的窝洞要求近似，但除了作预防性扩展、底平、壁直、点线角清楚等要求之外，还有以下特点：洞形无倒凹，充填体可以利用窝洞的倒凹固位，但嵌体是在模型上制作完成后戴入到制备的洞形内，要求所有轴壁不能有任何倒凹，否则不能戴入。嵌体洞形的相对轴壁要求尽量平行，或微向𬌗面外展6°，既保证嵌体的固位又方便就位。瓷嵌体的洞形可适当增加𬌗面外展度。

2. 预备洞缘斜面　当使用合金制作嵌体时，洞形的边缘特别是在𬌗面洞形的边缘预备45°的洞缘斜面。一是去除了洞缘的无牙本质支持的釉质，防止边缘牙体组织折裂；二是增加边缘的密合度，防止继发龋的产生。

无论是强度还是防龋，修复体的边缘是一薄弱区域。为了保护修复体的边缘和洞缘的牙体组织，嵌体𬌗面洞形的边缘应离开咬合接触点1mm。为了自洁，嵌体的邻面洞形的颊舌边缘应离开邻面接触点。

合金嵌体强度高，尤其是金合金有着良好的延展性，修复体边缘虽薄但不易折裂，可以制备洞缘斜面。但瓷嵌体和树脂嵌体强度不足，一般不能制备洞缘斜面。

3. 辅助固位　𬌗嵌体的固位主要通过箱状固位形，固位力的大小主要取决于洞的深度和形态。为了增加固位，还可以增加钉洞固位形、沟固位形等。

邻𬌗嵌体，为了防止修复体向邻面水平脱位，需要在𬌗面制备鸠尾固位形。鸠尾固位形的预备尽可能利用缺损区和发育沟，既达到固位的目的，又不影响牙体的抗力。鸠尾的峡部一般放在两个相对牙尖三角嵴之间，宽度为颊舌尖宽度的 1/3~1/2。

4. 对剩余牙体的保护　由于嵌体位于牙体内部，只能修复缺损的牙体，不能为剩余的牙体提供保护。咬合时，嵌体受力后将力传导至洞的侧壁，在剩余牙体内产生拉应力。釉质、牙本质是抗压而不抗拉的脆性材料，过大的拉应力会造成牙体折裂。后牙颊舌向的受力较多，剩余的邻面牙体对保证抗力非常重要。当剩余牙体组织薄弱，特别是 MOD 缺损，剩余的颊舌壁薄弱，则受力后容易产生牙体折裂。这时可采用高嵌体修复。

5. 高嵌体　高嵌体一般由 MOD 嵌体演变而来，覆盖整个𬌗面，可以减少咬合时牙体内部有害的拉应力的产生，保护剩余的牙体。高嵌体还可以恢复或改变患牙的咬合关系。

高嵌体要求有较高的强度，一般使用合金材料制作，但现在可用于制作全冠的高强度的二硅酸锂增强的热压铸造陶瓷、硬脂树脂等也可制作高嵌体。

6. 洞形的垫底嵌体　洞形预备要求底平，底平可使应力均匀分布。但去腐后洞底多为不规则状，可以使用垫底材料将洞底垫平。垫底材料很多，树脂、树脂改良玻璃离子、复合体类材料具有良好的强度，可以通过牙本质粘接剂与牙体粘接固位，可以光聚合，操作方便。树脂改良玻璃离子和复合体类材料还可以释氟，有一定的防龋性能。

7. 粘接水门汀的选择　嵌体的边缘线长，暴露的水门汀溶解后会出现边缘微漏，造成边缘的染色和继发龋。嵌体的粘接应使用不溶于唾液的水门汀。树脂类水门汀粘接力强、不溶于唾液。使用高强度的树脂类水门汀，还可以提高嵌体的抗力。瓷嵌体和树脂嵌体必须使用树脂类水门汀粘接。

四、嵌体的牙体预备

（一）邻𬌗嵌体的牙体预备

1. 𬌗面洞形的预备　预备前应用咬合纸仔细检查咬合接触点的位置，根据缺损大小和咬合接触点的位置，设计洞形的外形和扩展范围。

（1）首先去净腐质。

（2）使用短锥状钨钢钻针或金刚石针制备，洞的深度至少为 2mm，洞越深固位越好，但牙体组织的抗力下降。洞形达到底平、壁直的要求，过深的洞可用垫底材料垫平。所有轴壁保持平行，或𬌗向外展 6°，与嵌体就位道一致。洞形由缺损适当预防性扩展，包括邻近的点隙、发育沟等，使洞缘位于健康的牙体组织内，并且离开咬合接触点 1mm。

制备鸠尾固位形，防止嵌体水平脱位。鸠尾的峡部一般放在两个相对牙尖三角嵴之间，宽度为颊舌尖宽度的 1/3~1/2。

2. 邻面洞形的预备　使用平头锥状钨钢钻针或金刚石针制备邻面箱状洞形。邻面箱状洞形的颊舌轴壁和龈壁应离开邻面接触点，位于自洁区。两颊舌轴壁可外展 6°，龈壁应底平，与髓壁垂直，近远中宽度至少为 1mm。

邻面箱状洞形的三个轴壁和𬌗面洞形的三个轴壁应保持平行，与就位道方向一致（图 10-11）。

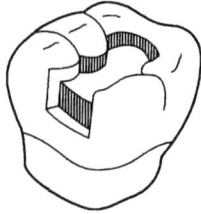

邻面观邻面肩台

图 10-11 后牙邻𬌗嵌体盒形窝洞

3. 洞缘斜面的预备 合金嵌体需制备洞缘斜面；所有洞缘均应制备 45°的洞缘斜面，去除洞缘的薄弱牙体组织，防止边缘牙体折裂；增加边缘的密合度，防止继发龋的产生。

洞缘斜面可使用火焰状钻针预备。邻面洞形的龈壁洞斜面预备时，钻针的方向与就位到一致并平行于邻牙邻面龈 1/3。𬌗面牙尖高锐、牙尖斜度大时，可在洞缘预备无角肩台（chamfer）边缘代替洞斜面。

4. 最后 精修完成。

（二）MOD 高嵌体的牙体预备

1. 同邻𬌗嵌体预备𬌗面以及邻面洞形。

2. 𬌗面预备沿𬌗面解剖外形均匀磨除，功能尖磨除 1.5mm，非功能尖 1.0mm。在功能尖的外斜面咬合接触点以下约 1mm 处预备终止边缘，形态为直角肩台或无角肩台，宽度 1mm，保证足够的强度。

五、嵌体的技工制作

临床上嵌体的牙体预备完成，制取印模，然后就转入技工室制作阶段。嵌体的技工室制作主要包括以下步骤：工作模型和代型制备，蜡型制作，包埋、铸造，最后打磨、抛光完成。

（一）工作模型和代型

制取工作印模后，使用人造石等模型材料灌注工作模型，技师将在此工作模型上制作嵌体。工作模型应再现与所修复牙齿有关的各种信息，工作模型需要满足以下要求。

1. 精确再现所修复牙的牙体预备体的形态。

2. 精确再现所修复牙的牙体预备体与邻牙等的关系。

3. 便于嵌体的蜡型制作。

4. 具有足够的强度和表面硬度。

5. 精确再现咬合关系。

为了便于蜡型的制作，工作模型上所修复牙的牙体预备体部分应能够从工作模型上取出，并能够精确地回位于工作模型上，这部分称为代型。制作活动代型的方法有代型钉、Pindex 系统和 Dilok 托盘等方法。活动代型制作完成后要对其进行修整。将代型从模型中取出，用梨形或菠萝形钨钢钻距预备体边缘 0.5~1mm 修整代型根部，代型根面部分形态应近似天然牙，用球钻修整龈缘处石膏，暴露预备体边缘，最后用尖头手术刀完成对终止线的修整。用圆头雕刻刀平整终止线以下的代型根面部分，使其表面光滑。如果根面部分不平整，雕蜡型颈缘时会影响雕刻刀平滑经过，造成蜡型表面皱褶（图10-12）。

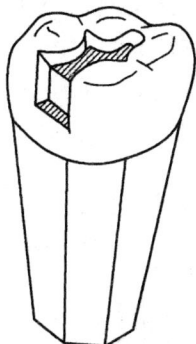

图10-12 人造石代型修整完成

（二）蜡型制作

修整后的代型表面涂一层硬化剂，以防止蜡型制作中损伤模型，涂间隙剂以预留出粘接剂的空间。间隙剂厚20~40μm，均匀涂抹于距终止线0.5~1mm以上的牙体预备体模型上。间隙剂干燥后表面涂一层分离剂，以便于制作完成的蜡型从石膏代型上取出。

蜡型就是制作修复体的熔模。蜡型用包埋材料包埋，加热将蜡型熔化挥发，形成铸模腔，将熔化的合金注入铸模腔内，冷却后形成铸件。嵌体蜡型常用嵌体蜡制作，嵌体蜡具有加热熔融后流动性好，不易剥脱、不易破损、光滑，冷却后较坚硬，便于精细雕刻等优点，是一种理想的蜡型材料。

制作嵌体蜡型的方法有直接法、间接法和间接直接法三种。直接法是直接在口内预备的牙体预备体上直接制取嵌体蜡型。优点是免去了制取印模和模型等步骤，但口内制作蜡型操作不便，患者不适，一般只用于简单嵌体蜡型的制作，临床上很少使用。临床上常用的是间接法制作嵌体蜡型，即在工作模型和代型上进行蜡型制作。操作直观，可以精确地再现邻接面、边缘、钉洞固位型等复杂形态。

临床常用的有滴蜡法，用蜡勺熔蜡滴在代型上，充满嵌体洞型的点线角、钉洞和固位沟内，再次滴蜡时注意用热蜡刀烫熔上次所滴蜡之边缘，使每次滴的蜡完全熔解连接在一起，还能防止气泡形成。多次滴蜡，形成咬合面和邻接面形态。最后蜡型表面光滑精修完成。蜡型在反复加热及操作过程中，其内部会产生应力，应力一旦释放，将导致蜡型变形，所以为减小变形，蜡型不应离开代型，一旦从代型上取下，应尽快进行包埋铸造。

（三）包埋铸造

合金嵌体通常使用失蜡法铸造而成，包括三个基本步骤：首先用耐火的包埋材料包埋蜡型，称为包埋，其次加热使蜡型彻底熔化挥发，形成修复体铸型腔，称为焙烧，最后将熔化的合金注入铸型腔内形成铸件，称为铸造。

包埋前要在嵌体蜡型上安插铸道，铸道是熔化的合金进入铸型腔的通道。铸道一般选用一定粗度的蜡线制作，固定在蜡型的适当部位，单面嵌体一般在蜡型中央，双面嵌体安插在边缘嵴处（图10-13）。

在距离蜡型约2mm的铸道上可加一扁圆形蜡球，在铸造中，当铸件收缩时补偿铸件体积的收缩，称为储金球。储金球的大小应与蜡型的体积相当。储金球应位于铸圈的热力中心处。

1. 包埋　目前临床上使用的包埋材料一般为磷酸盐类包埋材。选择相应大小的铸圈和铸造座，在铸圈内侧距铸圈两端5mm处放置薄蜡片作为内衬，以利于包埋材膨胀，方便开圈，增加透气性，蜡型应放置于距铸圈底面5~6mm处，保证铸圈底部有足够厚度和强度，防止铸造离心力使熔融金属穿出，同时也保证了蜡型离开热力中心区（图10-14）。

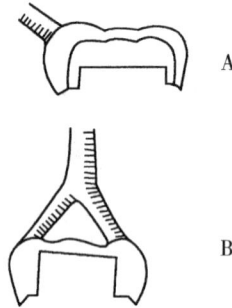

图 10-13　铸道针的正确位置
A. 铸道针挺插在蜡最厚的部位；B. 铸道针插在蜡型邻面最突出的部位

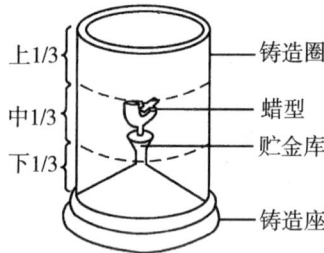

图 10-14　蜡型在铸造圈中的位置

2. 焙烧　包埋材凝固1~2小时后将铸圈进行焙烧，目的是使蜡型彻底熔化挥发，形成修复体铸型腔，而且使包埋材受热膨胀，补偿铸件的收缩。

3. 铸造　铸圈焙烧完成后进行铸造。一般采用高频离心铸造机，将合金熔化，利用离心力将熔化的合金注入铸型腔内。熔铸后铸圈口朝上放于安全处，室温自然冷却，以减少铸件脆性和体积收缩。

（四）磨光和抛光

铸圈完全冷却后开圈，喷沙清除铸件周围的包埋材。使用树脂切盘切割铸道，切割时要尽量靠近铸件，但是不能破坏铸件。切割时一定要注意支点和自我保护，同时，也可准备冷水及时冷却切割时产生的高温。

磨除嵌体铸件组织面的铸造产生的瘤子、结节等，使嵌体在代型上顺利就位。调改咬合面和接触点，形成正确的咬合关系和邻接触关系，检查边缘是否密合。使用磨具由粗向细磨平嵌体表面，橡皮轮磨光，最后用毡轮或干抛光布轮蘸抛光膏进行抛光。将完成的嵌体送至临床试戴。

（赵　恬）

第三节　瓷贴面修复

瓷贴面是应用粘接材料将薄层人工瓷修复体固定于患牙唇面，以遮盖影响美观的缺损、变色等缺陷的一种修复方法。由于此类修复可不备牙或少备牙（常选用），能最大限度地保留牙体组织，对牙髓刺激小，符合牙齿修复的生物学原则。作为一种保存性修复治疗手段，瓷贴面现已被广泛用于临床美学修复，尤其适于对年轻恒牙、髓腔较大的前牙进行修复。但是要在有限的厚度空间（1mm 左右）做到遮色、自然的色泽层次感、切端的透明感和龈端向基牙的平滑过渡，对临床医师和技师的要求很高。本节将针对瓷贴面在临床应用中常遇到的相关问题进行解答（图 10-15）。

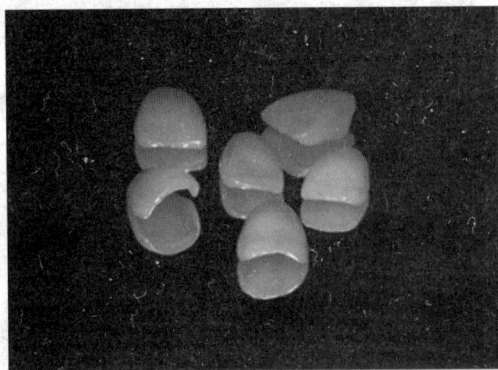

瓷贴面修复体

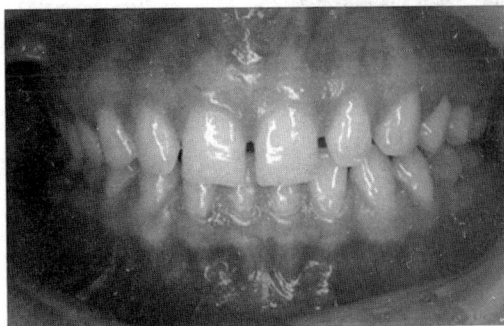

瓷贴面修复前　　　　　　　　　　　瓷贴面修复后

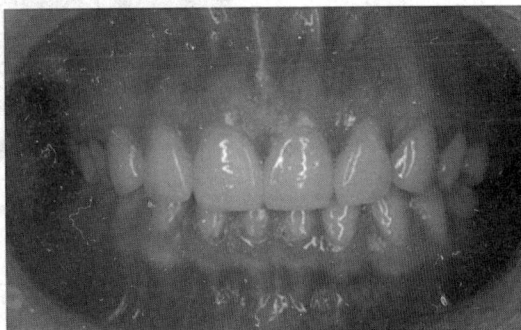

图 10-15　瓷贴面修复体

一、瓷贴面的种类

目前临床常用的瓷贴面修复体依制作方法不同主要分为 3 类，各有优缺点。

1. 传统烤瓷贴面　先用耐火材料制作代型，然后堆积瓷粉在烤瓷炉中焙烤制作完成。

此种贴面能表达较丰富的个体形态和色泽特征，美观效果好，厚度 0.2~0.5mm，因此能最大限度保存牙体组织，且有一定遮色能力。但脆性大、韧性差，受力后容易碎裂，材料在烧结时会明显收缩，贴面边缘不易掌控，对技师的要求很高。主要用于不磨牙或少磨牙的传统瓷贴面制作及近年新推出的微型瓷贴面修复（图 10-16A）。

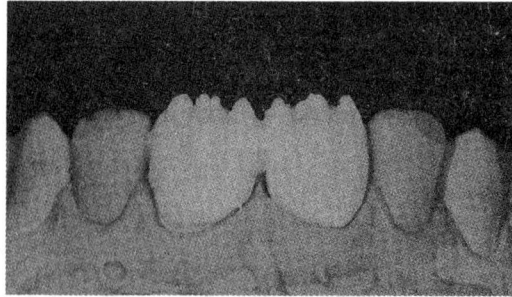

A

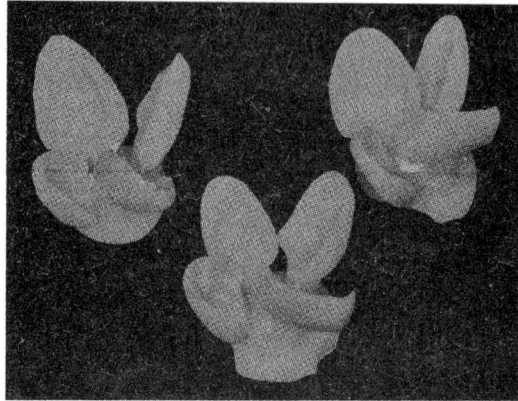

B

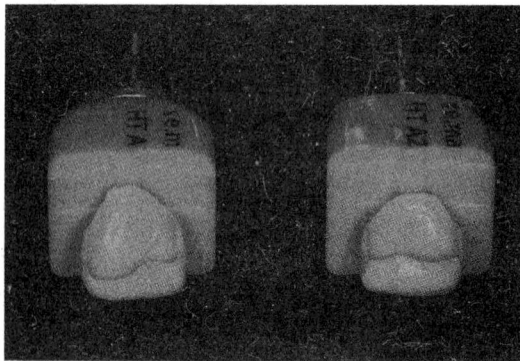

C

图 10-16　各种瓷贴面
A. 烤瓷贴面；B. 铸瓷贴面；C. CAD-CAM 瓷贴面

2. 铸瓷贴面　是采用失蜡铸造的方法制作瓷贴面。在各种全瓷修复体制作工艺中，铸瓷"通透"和"滋润"的微妙美学感觉最好。如果不满意通过外染色方法表达个体色泽特征，也可在唇面和切端烤制饰面瓷，以进一步提高美学效果。铸瓷贴面有较好的强度及韧性，透明度与釉质相近，使用时颜色更加自然。此外，由于热压可使瓷边缘更密合，多次加热（上色、上釉）还可使其强度增加，不易变形、收缩。但遮色效果较差，由于厚度不小于 0.6~0.8mm，因此需磨除少量牙体组织（图 10-16B）。

3. CAD/CAM 机加工瓷贴面 随着 CAD/CAM 技术的不断演进，有些系统可以用数控切削工艺制作玻璃陶瓷贴面，用外染色方法表达个体色泽特征；也有切削高强度材料内核再堆积瓷泥烤制饰面瓷的工艺，以为提高瓷贴面的强度及遮色效果。但贴面有限的厚度无疑对数控切削工艺的精度、制品强度和美学效果都提出挑战，为了丰富和提高瓷贴面的美观效果，常需制成较厚的贴面，故需磨除较多牙体组织（图 10-16C）。

二、贴面修复的适应证

瓷贴面最初主要是用来遮盖轻度前牙变色及修复少量牙体缺损。近年，随着新型瓷材料和制作技术的诞生以及树脂粘接剂本身物理、化学性能的不断完善，瓷贴面修复的适应证也逐渐扩大（图 10-18、19）。

（一）修复变色牙

牙齿变色可用瓷贴面修复，如氟斑牙、四环素牙、老龄变色牙及死髓变色牙等。临床实践证明：用瓷贴面修复氟斑牙效果最佳。因为氟斑牙变色主要发生在釉质表层，当完成瓷贴面牙体制备后，暴露的牙体颜色已基本接近正常，用瓷贴面覆盖容易获得理想的美学效果。瓷贴面修复中度以下四环素牙的效果也较理想，通过适当加厚瓷层或粘接层及合理应用不同颜色粘接剂即可完成。对重度四环素牙及单个死髓变色牙行瓷贴面修复有一定难度，因为瓷贴面较薄，其遮色能力有限，会有一定的透色现象发生。虽然用遮色粘接剂可适当缓解上述问题，提高修复后牙齿的亮度，但遮色粘接剂易使修复后的牙齿颜色过白，表现为缺乏层次。修复医师应对术后可能出现的问题有所预判，且应告知患者，在征得其同意的前提下再设计瓷贴面修复，否则应选用其他修复手段。

（二）修复轻、中度釉质缺损

釉质发育不全的前牙常伴不同程度牙体缺损及颜色异常。用瓷贴面较易遮盖此缺陷。但修复时常因贴面厚度不均而在同一牙面上有颜色不协调的现象。若能在贴面修复前用充填树脂填补牙体缺损、遮盖较深的变色，可纠正此现象。也可通过制作均匀厚度的瓷贴面，用粘接树脂在随后的粘接中直接完成修补。

（三）修复前牙间隙

可用瓷贴面关闭前牙间隙。临床有两点需特别注意：首先要预防出现牙颈部的黑三角。可通过调整接触点位置或接触区大小加以修正。其次需解决因关闭间隙而形成的牙体过宽，长宽比失衡。临床可通过加大切外展隙、调改近远中边缘嵴的位置及生成近远中斜面，并对其加深染色或加大邻面透明度，使之产生视觉反差加以解决。还可通过牙冠延长术调改牙冠的长宽比。

（四）修复轻度错位、异位及发育畸形牙

错位、异位及畸形牙在体积及形态上与对侧同名牙有不同程度差异，牙体预备时常需调磨较多牙体为瓷贴面提供适量空间。但若去除牙体过多会刺激牙髓，磨牙量不足又会影响外形。因此最好在修复前制作诊断蜡型或应用诊断饰面（mock-up）技术，以预测美学效果。此外还常需对邻牙进行适当调改，使左右形体对称。必要时还应采用牙龈手术及正畸治疗，

以期达到牙齿及牙龈形态的协调。

（五）修复前牙牙体缺损

前牙牙体缺损一般常用瓷冠或复合树脂修复，但前者备牙较多；后者常发生修复体脱落、磨损及变色，远期效果不稳定。用瓷贴面修复可弥补上述缺陷。修复时应注重调整切端修补处透明度，适当应用外染色或添加切端饰瓷，可再现原牙的美学效果。据研究报道，可用瓷贴面修复小于 4mm 的前牙牙体缺损。

三、瓷贴面适应证选择的注意事项与应对措施

（一）釉质严重缺损

严重釉质缺损应禁止使用瓷贴面，因为瓷贴面与基牙间并无机械固位，只能由树脂粘接剂与基牙粘接。实践证明，树脂粘接剂与釉质的结合效果最佳。瓷贴面修复的预备面，尤其是边缘应该位于釉质层，以为瓷贴面的长期预后提供保证。但若釉质严重缺损，瓷贴面与牙齿间的结合基础受到破坏，必然会影响瓷贴面的固位。

（二）牙列重度不齐

由于瓷贴面常规牙体预备量较少，不宜用于纠正较重的牙列不齐，尤其对美学效果要求高的患者，通常需先经正畸纠正后才可考虑贴面修复。但若仅有个别患牙排列不齐，且患者对牙齿排齐要求不高，可考虑瓷贴面修复。最好先制作诊断蜡形，让患者对未来效果有视觉预判。

（三）深覆𬌗、闭锁𬌗

当前牙深覆𬌗，下牙唇面严重磨损无间隙时，不宜立即用瓷贴面修复下前牙。应先对此类患者正畸矫正，并在完成正畸治疗后多戴一段时期保持器，以求牙列稳定。完成修复备牙后应先制作临时贴面修复体或下前牙软𬌗垫，以保存备牙间隙。

（四）副功能和口腔不良习惯

对有副功能和口腔不良习惯（如磨牙症、反𬌗及对刃𬌗）的患者应慎用瓷贴面修复。因为瓷贴面在切端受力时，粘接层界面上的剪切应力会明显提高，易破坏粘接剂的固位力。若此时设计瓷贴面修复应作好咬合调整。

四、瓷贴面修复的牙体预备

（一）瓷贴面修复是否需作牙体预备

瓷贴面的牙体预备是影响修复效果的关键因素之一，不同的预备方法及需要磨除的牙量也是学者们争论的问题。瓷贴面修复前先对基牙行少量牙体预备现正成为大多数医师的选择。因为：①少量牙体预备可增强粘接树脂与酸蚀后釉质的粘接力，尤其用粗糙金钢砂车针预备后效果更佳。②可为预防龈边缘形成过凸外形提供充分空间以及控制应力分布。③牙齿未经预备，由于边界不清会引起技工制作困难。④有利于引导贴面正确就位及粘接后的边缘修整。

（二）瓷贴面修复牙体预备的原则

瓷贴面牙体预备应服从口腔修复学有关牙体预备的各项基本原则。

1. 生物原则 牙体预备时应尽量保存牙体组织，预备面最好位于釉质层内，以减少因牙本质暴露而引发敏感等牙髓刺激征及边缘微漏而致继发龋。此外，完成的修复体还应保证对牙龈无刺激，其龈边沿应尽量设计在易清洁区。

2. 机械原则 由于瓷贴面主要依靠粘接固位，因此对固位形的要求不高，但为了提高固位效果，需尽量加大修复体与釉质的粘接面积，此外，还应保证基牙预备后不存在倒凹影响瓷贴面就位。预备体的边缘不应有尖锐的内线角，以分散修复边缘的应力。

3. 美学原则 牙体预备应均匀、适量，既保证足够空间以形成修复体的正确形态，使贴面修复后不致形成过凸的牙齿外形，又能使修复体的厚度保持均匀且具有足够的遮色效果。

（三）瓷贴面修复牙体预备的方法

1. 瓷贴面牙体预备方法的分类 根据瓷贴面在患牙切端交界面的不同设计，可分为开窗型（图10-17A）、对接型（图10-17B）和包绕型（图10-17C）三种基本类型。开窗型牙体预备主要用于牙体完整且无需修改冠长者，多用于上前牙。若需修改切端长度可选用切端对接型或包绕型预备。对接型牙体预备常用于下前牙及牙冠切端较薄者。包绕型牙体预备多用于牙冠切端有一定厚度者，如尖牙的修复预备。

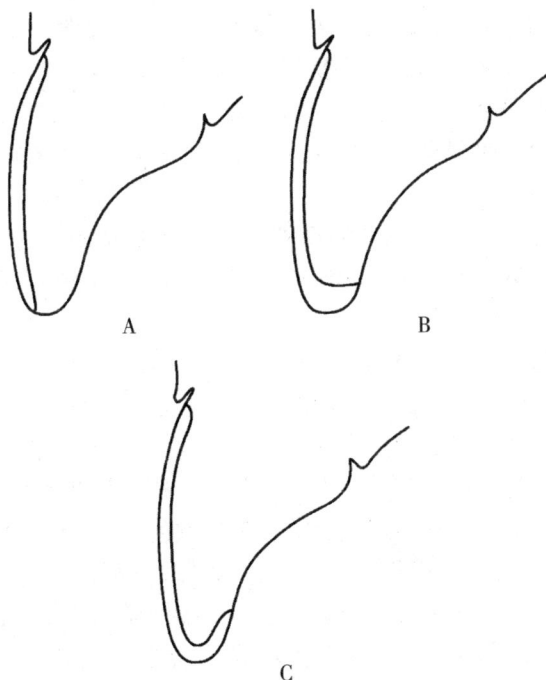

图 10-17 瓷贴面牙体预备类型
A. 开窗型；B. 对接型；C. 包绕型

2. 瓷贴面牙体预备的步骤和操作要点 虽然根据不同情况瓷贴面牙体预备或有变化，但各部位预备的操作要点为：

（1）唇面制备：应依唇面外形为瓷贴面修复体提供均匀的 0.5~0.8mm 空间。磨除量应根据所选瓷贴面材料要求、患牙变色程度及牙齿排列程度决定。但应尽量保证预备面位于釉质层内。

（2）邻面制备：邻面预备的边缘应位于接触点唇侧，呈浅凹或无角肩台外形。对无接触点的患牙，瓷贴面可包括整个或部分邻面，临床实践证实前者感觉更舒适且易于自洁。

（3）切缘制备：①开窗型牙体预备，在完整保留舌侧牙体组织的前提下于切缘处制备一浅凹或无角肩台。②对接型牙体预备，均匀去除 1mm 以内的切端牙体组织。③包绕型牙体预备，切端去除 1mm 牙体组织，且向舌侧制备 0.5mm 浅凹或无角肩台。

实践证明：开窗型牙体预备对贴面的长期保存有利，但切端因存有部分牙体组织，会影响其透明度。在对接和包绕预备型上完成的贴面修复，其切端透明度能得到保障，美学效果较好，但磨除牙量较多。

（4）龈缘制备：瓷贴面龈端边缘应为浅凹型或无角肩台，位于龈上或近龈缘处。但在修复重度变色牙时，为美观需求也可设计龈下 0.5mm 边缘。

五、瓷贴面修复体的粘接

瓷贴面的粘接可分为 3 个阶段：口内试戴与外形调改；试粘贴面确定颜色；粘接固定。

1. 瓷贴面的口内试戴与外形调改　首先应确认贴面能否完全就位，可用高点指示剂检查组织面及修复体边缘，磨除干扰点，以保证修复体与预备面相吻合，且在边缘处无悬突。若因关闭前牙间隙而人为造成的修复体悬突，需将悬突与龈接触的部位调改成光滑外突形，且与龈组织轻压接触，以预防食物嵌塞及易于用牙线自洁。当单个贴面完全就位后，再戴入邻牙修复体。此时应重点检查相邻修复体间的接触是否恰当，以预防最终粘接时修复体无法完全就位。最后再确认及调改瓷贴面修复体的大小、形态、表面质地、排列及咬合等，直至符合要求。

2. 试粘贴面和确定颜色　瓷贴面修复后的颜色受许多因素影响，如：瓷贴面制作方法——分层堆砌或外染色；染色剂的选择和应用；瓷贴面修复体的厚度、表面形态及质地；不同颜色树脂粘接剂及遮色剂的应用等。

瓷贴面的厚度通常只有 0.5~0.8mm，而文献报道当瓷贴面厚度少于 1mm 时，基牙底色就将会影响瓷面颜色。因此，瓷贴面修复的颜色效果不仅要考虑瓷层的色调与明度，还应考虑粘接层的色调、明度及其与瓷层的匹配效果。临床应用发现：瓷贴面用树脂粘接后，修复体的明度较比色时暗。因此在用树脂粘接瓷贴面前，应选用与其颜色匹配的水溶性试粘接剂试戴，以预览颜色效果。瓷贴面粘接树脂通常有多种颜色，以 3M 粘接剂为例，其遮色粘接剂的明亮度最高，A5 色粘接剂的饱和度最大。临床试戴时可根据需求选用粘接剂，还可将不同颜色粘接剂按比例混调后使用。当选出满意的粘接剂颜色效果后，试粘接剂用水冲洗即可清除。为获得更加自然的临床表现，在对多颗前牙行贴面修复时，邻近中线的修复体应用较白的颜色或粘接剂，而邻近余留真牙的修复体需选择稍深色的修复体或用透明粘接剂进行粘接，以预防完成修复后的牙列有明显的颜色阶梯表现。此外，遮色粘接剂最好不要单独使用，而应与其他颜色的粘接剂调和后再用，以确保贴面粘接后色彩自然。

在修复单个变色牙时，为使其颜色与未修复牙颜色协调，除应选择适当颜色粘接剂调色外，还可对修复体外染色以获取更自然的颜色表现。变色牙的基牙底色常为黄色、灰褐色、褐色。临床可用补偿色理论补偿预备体基牙的颜色。用颜色的加、减混合及补色原理，用着色剂将修复体的颜色作一些调整，如：加蓝色染料，可使色相向绿色偏移；加红色染料，可使色相向黄色偏移；加蓝、紫、红色染料，均可使修复体表面明亮度降低；加黄色染料可提高明亮度；加黄、红染料均可使修复体彩度增加，特别是黄色染料；加蓝、紫色染料可使修复体彩度降低，特别是蓝色染料等。

3. 瓷贴面的最终粘接固定 为提高瓷贴面与树脂粘接剂间的粘接强度，玻璃陶瓷类的瓷贴面修复体粘接前需用 5% 氢氟酸酸蚀组织面 1 分钟。而用氧化铝或氧化锆制成的瓷贴面则无需此过程；瓷贴面的组织面还应涂硅烷偶联剂及釉牙本质粘接剂，以使瓷贴面与粘接树脂间具有机械化学双重固位效果。对基牙牙面需用 37% 磷酸酸蚀 0.5~1 分钟，然后用清水冲洗干净。若基牙牙面均为釉质，吹干后即可行下一步操作；若有牙本质外露，则需对暴露处牙本质使用湿面球沾去积水，保持其表面湿润（湿性粘接理论，有益于减少术后敏感）。之后再涂釉牙本质粘接剂，最后用试色时选定的树脂粘接剂将瓷贴面固定于基牙上。当确认完全就位后，可先用毛刷祛除多余粘接剂，再光照固化瓷贴面；也可先将修复边缘光照 2~3 秒预固化，待祛尽多余粘接剂后再最后固化。临床应用证实后者更实用，且能预防在操作时修复体的移动。贴面固定后尤其要确保龈沟内粘接剂的清除，建议在粘接前于沟内置一排龈线，当完成初步固化及祛除多余粘接剂后再取出，以预防粘接剂滞留于龈沟。此外，各牙间应可通过牙线，必要时也可用金刚砂条分开牙接触，以利患者自洁。最后还需对瓷贴面进行调𬌗、抛光处理（图 10-18，图 10-19）。

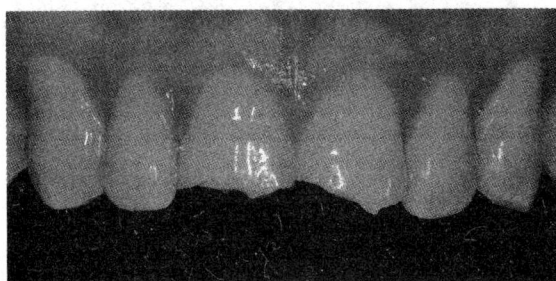

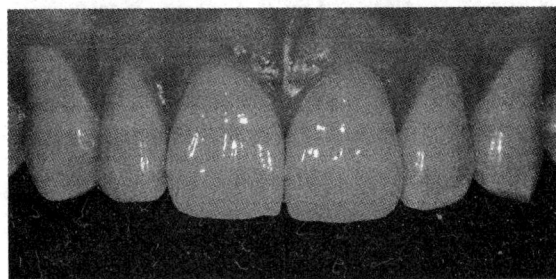

图 10-18　瓷贴面修复牙体缺损
A. 牙体缺损修复前；B. 瓷贴面修复后

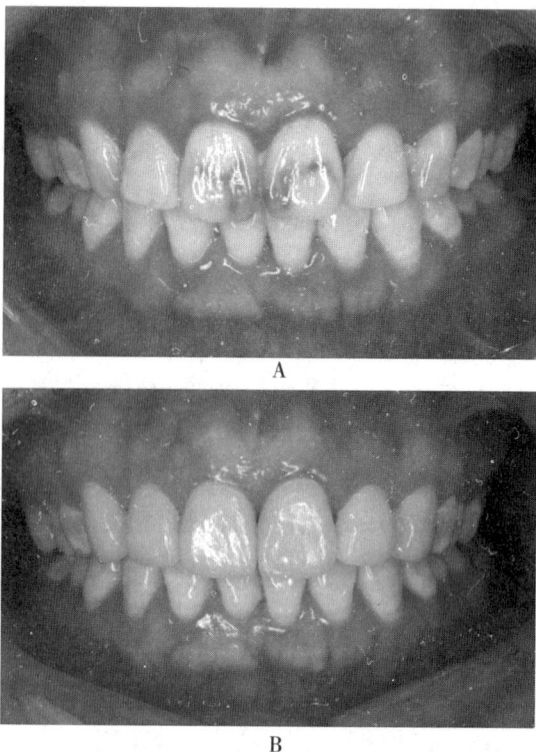

图 10-19 瓷贴面修复氟斑牙
A. 氟斑牙修复前；B. 瓷贴面修复后

六、预后及注意事项

作为保存性修复治疗手段，瓷贴面已被广泛用于前牙美学修复，其美学效果已被广大患者接受，且长远疗效也已被临床应用证实可靠，有文献报道瓷贴面修复的 10 年成功率可达 91%。但即便少量备牙，也可能会造成短期的术后敏感；且由于备牙量少，修复体不能做得太厚，某些形态特征不易被表达；其遮色能力也不如瓷冠类修复体。为获得完美修复效果，有时还需要与其他治疗联合应用。如：漂白，牙龈、牙周手术，正畸等。在瓷贴面修复后还应尽量避免用其切割坚韧食物，以预防修复体受损；且应作好每天自我清洁，如：用牙线清洁等，以预防牙龈发炎；并应定期就医随访。

（赵　恬）

第四节　桩核冠

一、概述

核冠是一种修复大面积牙体缺损的一种常用的修复方法，是利用冠桩插入根管内以获得固位的一种全冠修复体。应用桩核冠修复的牙，必须经过完善的根管治疗，并观察 1~2 周无症状时方可修复。

大面积牙体缺损是指患牙冠部硬组织大部缺失，甚至累及牙根。大面积牙体缺损牙齿由于牙冠剩余硬组织量很少，单独使用全冠修复则无法获得良好的固位。为了增加固位，根管则是一个可以利用的固位结构，可以将修复体的一部分插入根管内获得固位，插入根管内的这部分修复体被称为桩。利用桩为全冠提供固位的方法已经有了几个世纪的应用历史，早期的是桩和冠是一体的，出现于1878年的Richmond crown就是一个典型代表。这类利用桩插入根管内以获得固位的冠修复体被称桩冠。

目前所使用的桩核冠对传统的桩冠进行了改良，将桩和外面的全冠分开制作，各自独立，称为桩核冠。与早期的一体式的桩冠相比，桩核冠有以下优点。

1. 边缘密合度好。

2. 可以单独更换外面的全冠，而不需将桩取出。

3. 如果作固定义齿的基牙，可以更容易取得共同的就位道。

二、适应证

1. 牙体大部缺损，不能用嵌体或其他冠类修复者。

2. 缺损累及龈下，牙根有足够的长度，牙周组织健康者。

3. 根管治疗后牙冠变色影响美观者。

4. 前牙畸形、错位、扭转，不宜用正畸方法治疗者。

5. 作固定桥的固位体。

三、桩核冠的组成

为了更好地理解桩核冠的结构，按照功能的不同可以把桩核冠分为三个组成部分。

1. 桩 插入根管内的部分，利用摩擦力和粘接力等与根管内壁之间获得固位，进而为核和最终的全冠提供固位。是整个桩核冠固位的基础，固位是桩的主要功能。桩的另一个功能就是传导来自冠、核和牙冠剩余硬组织所承受的外力，桩可以改变牙根原有的应力分布模式。

根据材料的不同，桩可以分为：

（1）金属桩：包括金合金、镍铬合金、钛合金等。金属桩具有良好的机械性能，是最常用的桩材料，但美观性较差。

（2）瓷桩：主要使用强度较高的氧化锆。美观性好，但弹性模量较高，增加了根折的风险。

（3）纤维增强树脂桩：包括碳纤维桩、玻璃纤维桩、石英纤维桩等。玻璃纤维桩、石英纤维桩等具有与牙本质相近的色泽，美观性好。纤维增强树脂桩具有与牙本质相近的弹性模量，能减少桩修复后根折的风险。

根据制造方法，桩可以分为铸造桩和预成桩。铸造桩采用失蜡铸造法个别铸造完成，为桩核一体的金属桩核。预成桩则为预成的半成品桩，有不同的形态和大小，根据根管的具体情况选择使用，核的部分为树脂等材料，固定于预成桩上。

2. 核 固定于桩之上，与牙冠剩余的牙体硬组织一起形成最终的全冠预备体，为最终的全冠提供固位。

制作核的材料有金属、银汞合金、玻璃离子水门汀、复合树脂等，金属核一般是与金属桩铸造为一体的金属桩核，强度好，桩与核为一体，不会发生分离（图10-20A）。银汞合金、玻璃离子水门汀、复合树脂等材料制作的核一般是与预成桩配合形成直接桩核，其中复合树脂具有强度高、美观和易操作等优点，并且可以通过牙本质粘接剂处理，与剩余的牙体组织形成良好的结合，增强了核的固位（图10-20B）。

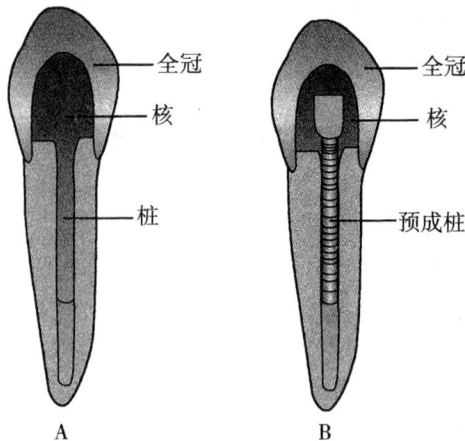

图10-20 铸造金属桩核和预成桩的组成
A. 铸造金属桩核（一体式）；B. 预成桩+树脂（银汞合金）核

3. 全冠 位于核与剩余牙体组织形成的预备体之上，恢复牙齿的形态和功能。

四、桩核冠的设计

牙体缺损修复体类型的选择主要取决于牙体缺损量的多少。当冠部牙体组织大部缺损时，只能采用桩核冠修复。这类牙体缺损由于结构上的特点存在两个修复上的难点：一是大面积的牙体硬组织缺损，剩余的牙体难以为全冠提供良好的固位；二是牙体硬组织的缺损往往累及牙髓，需要根管治疗。失去牙髓的营养和剩余牙体硬组织的减少导致牙齿强度的显著下降，修复后容易发生冠折、根折。因此提高固位力和抗力的设计是桩核冠修复成功的关键。

1. 剩余牙体硬组织的设计

（1）尽量保存剩余牙体组织：患牙的强度主要取决于剩余牙体组织的量，尽量保存剩余牙体硬组织是桩核冠修复中的基本原则。根据所选择的最终全冠修复体的要求对剩余牙体组织进行预备，然后去除龋坏、薄壁等，其余的则为要求保存的部分。这部分剩余牙体与核一起形成全冠预备体。

（2）牙本质肩领：剩余牙体硬组织的设计中一定要遵从牙本质肩领（ferrule）的要求。牙本质肩领是大面积牙体缺损桩核冠的修复中的一个非常重要的概念，要求最终全冠修复体的边缘要包过剩余牙体组织断面的1.5~2.0mm。影响桩核冠修复后远期效果的因素中，剩余健康牙体组织的量和牙本质肩领的意义远远大于桩、核或全冠材料的选择。牙本质肩领可以提高牙齿完整性，增强患牙的抗折强度，防止冠根折裂。

早在1878年Richmond Crown的设计中就体现了牙本质肩领的理念。1976年，Eissman和Radke第一次使用"ferrule effect"的术语来描述这一概念，认为将全冠边缘向龈方延伸

2mm 所形成的环绕于冠部牙面 360°圆周的铸造金属环产生了这种保护作用。1990 年，Sorensen 和 Engelman 对 ferrule 的定义作了改进和完善：牙本质肩领就是包绕牙体预备体龈缘冠方剩余牙体组织的金属环，被包绕的牙体组织的相对轴面平行。其作用就是通过包绕剩余的牙体组织提高牙齿的抗力。

因此，桩核冠理想的牙本质肩领要达到以下要求（图 10-21）。

①全冠的边缘位于健康的牙体组织之上。

②全冠边缘所包绕的剩余牙体的高度至少为 1.5~2mm。

③全冠边缘所包绕的剩余牙体的相对轴面平行。

④全冠边缘 360°包绕剩余牙体。

⑤全冠边缘不侵犯结合上皮。

（3）生物学宽度：当冠部牙体组织全部缺损或者缺损位于龈下时，剩余的牙体不能达到理想的牙本质肩领要求。为了获得牙本质肩领可以采用两种方法：一是手术去除一定的牙龈或牙槽骨，暴露根方牙体组织的牙冠延长术；二是通过正畸力将牙根向𬌗方牵引。牙冠延长术和正畸牵引一定要遵从生物学宽度的要求。

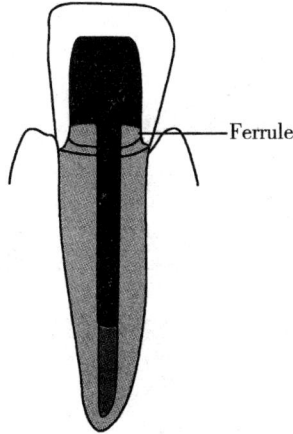

图 10-21　牙本质肩领

生学宽度是与修复学关系非常密切的一个重要的牙周学概念。生物学宽度是指牙周组织的龈沟底至牙槽嵴顶之间至少保留 2mm 的距离。这 2mm 的生物学宽度包含 0.97mm 左右的结合上皮和 1.07mm 左右的牙周纤维结缔组织。

生物学宽度的临床意义：2mm 的生物学宽度是保证牙周组织健康的基本条件。修复体龈边缘的位置一定不要过于向龈方伸展而造成结合上皮的损伤，破坏 2mm 的生物学宽度。在修复前的牙周治疗，如冠延长术、龈修整术等中，生物学宽度是决定其适应证选择、手术方案设计的重要因素。破坏了 2mm 的生物学宽度，即修复体龈边缘与牙槽嵴顶之间的距离小于 2mm，就会导致牙龈的炎症、退缩或牙周袋的形成。为了达到牙本质肩领和生物学宽度的要求，牙槽嵴顶以上要保留至少 4mm 的牙体组织。包括 2mm 的生物学宽度，1.5~2mm 的牙本质肩领和 0.5mm 的全冠边缘与龈沟底之间的距离。

2. 桩的设计

（1）桩的适应证：并非所有的大面积牙体缺损都需要在根管内使用桩。桩的主要功能是为核提供固位，当剩余的牙体不足以为核提供足够的固位时，则需要在根管内插入桩。

桩的另一个功能是传导来自冠、核和牙冠剩余硬组织所承受的外力，桩可以改变牙根的应力分布，弹性模量作为桩材料的重要参数之一对牙根的应力分布有重要影响。理想的桩应具有和牙本质相同的弹性模量，使作用力可以沿整个桩长均匀分布，并有利于应力向牙根表面传导，减小应力集中。铸造金属桩弹性模量高，应力往往直接传导到桩与根管壁牙本质的界面，使该处及桩末端应力集中，常导致不可修复性的牙根纵行或斜行断裂。纤维增强的复合树脂桩与常规铸造桩相比，除具有美观等优点，其更显著的特性就是具有与天然牙本质接近的弹性模量，有利于应力向牙根表面传导从而减少根内应力集中，降低根折发生危险。因此，是否使用桩？使用什么材料的桩？还要根据冠部剩余牙体组织的强度和牙根的强度，满足修复后牙齿抗力的要求。

（2）桩的长度：桩的长度与固位和所修复的残根残冠的抗力都密切相关。适当增加桩的长度可以提高固位力和均匀分布应力。但过分增加桩的长度会导致过多地磨除根管壁牙本质，降低牙根的强度，破坏根尖的封闭。桩的长度取决于牙根的长度、牙根的锥度、牙根的弯曲度和牙根的横截面形态。

对桩的长度有以下要求（图 10-22）：

①桩的长度至少应与冠长相等。

②桩的长度应达到根长的 2/3～3/4。

③在牙槽骨内的桩的长度应大于牙槽骨内根长的 1/2，达不到这一要求会导致根管壁在牙槽嵴顶区应力过度集中，容易发生根折。

④桩的末段与根尖孔之间应保留 3～5mm 的根尖封闭区。根尖区侧枝根管多，根管充填难以完全封闭，桩进入根尖封闭区容易引起根尖周的病变。

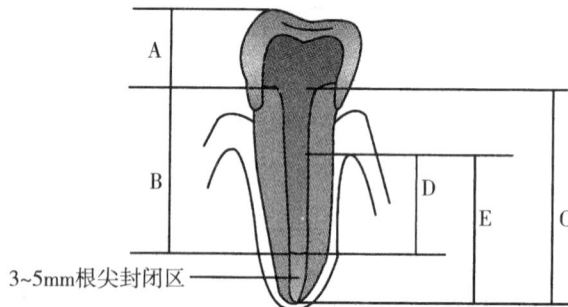

图 10-22 桩的长度要求

A. 冠长；B. 根桩长度；C. 牙根长度，B≥A，B≈2/3～3/4C；D. 牙槽
骨内的桩长度；E. 牙槽骨内的牙根长度，D≥1/2E

（3）桩的直径：桩的直径与桩的固位和牙根的抗力都有关系。增加桩的直径可以增加桩的固位和桩自身的强度，但是过分增加桩的直径必然要磨出过多的根管壁组织，造成根管壁薄弱，容易发生根折。桩周围的根管壁要求至少有 1mm 的厚度。所以，桩的直径取决于根管直径和根径的大小，理想桩的直径为根径的 1/3。

（4）桩的形态：桩的形态主要有柱形桩和锥形桩。根据桩的表面形态又可分为光滑柱形、槽柱形、锥形、螺纹形等。柱状的桩的固位要好于锥形桩，但由于牙根的形态一般为由牙颈部向根尖逐渐变细的锥形，所以理想桩的形态应与根的形态一致，根据根管壁的厚度，桩的末端不要过于强调平行柱状，以避免磨除过多的根管壁，导致根管侧穿或根折。螺纹形的桩可以旋转嵌入根管内壁产生主动固位，在几种形态的桩中固位最好。但由于在桩的旋入中可以在根管壁产生应力，增加了根折的风险，目前临床一般不再使用，在根管壁较薄弱时更应避免使用。

（5）桩的材料：选择桩的材料一是根据最终全冠的美观要求；二是要考虑桩对牙根抗力的影响。

当最终的全冠为全瓷冠时，全瓷冠的优点为半透明性好，金属桩核容易暴露金属色，影响全瓷冠的美学效果。桩核的材料则需要选择与牙本质颜色相似的，可选择玻璃纤维桩、石英纤维桩、瓷桩等。

不同的材料的桩其机械性能差异很大，镍铬合金桩和瓷桩的弹性模量远远大于牙本质，而纤维增强树脂桩的弹性模量与牙本质近似。弹性模量与牙本质近似的桩可以使应力在牙根内均匀分布，减少根折的风险。为了防止根折，则可选用弹性模量与牙本质近似的纤维增强树脂桩。但这类桩自身强度较低，而且在受力时变形较大，当牙冠剩余牙体不足时容易引起全冠边缘封闭的破坏甚至桩核的折断，因此纤维增强树脂桩应使用在冠部剩余牙体组织具有理想的牙本质肩领的牙齿。大面积牙体缺损剩余牙体组织越多，使用纤维增强树脂桩的可能性越大。

五、桩核冠的修复步骤

1. 修复时机的确定　桩核冠修复的前提是需要对患牙进行完善的根管治疗。一般需要在根管治疗后观察1~2周，确认没有任何自发痛、叩痛等临床症状，原有的瘘管已经完全愈合，才可以进行桩核冠的修复。根据治疗前患牙的牙髓状况，需要观察的时间长短不同。

（1）原牙髓正常或有牙髓炎但未累及根尖者，观察时间可缩短，根管治疗3天后无临床症状，即可开始修复。

（2）有根尖周炎的患牙一般需要在根管治疗后观察一周以上，确认没有临床症状才可开始修复。

（3）根尖周病变范围过大的患牙，应在根管治疗后，等待根尖病变明显减小，并且无临床症状才可以开始桩核冠修复。

2. 牙体预备

（1）患牙牙体预备前必须拍摄X线片，了解牙根的长度、直径、外形，根管的形态、粗细，根管治疗的情况，以及根尖周和牙槽骨的情况等，以便确定桩的长度、直径等的设计。

（2）剩余牙体组织的预备：根据所选择的最终全冠修复体的要求进行剩余牙体组织的磨除，这时全冠的边缘还是可位于龈上或齐龈，待桩核戴入粘接后，最后全冠预备时再确定边缘的位置。然后去除薄壁、原充填物、龋坏组织等。尽量保存剩余的牙体组织。全冠的边缘应位于缺损断面的龈方1.5~2.0mm，形成牙本质肩领。

（3）取出根充材料：根据设计的桩的长度去除根充材料，保留至少3~5mm的根尖封闭区。去除根充材料的方法有机械法和热力法，目前临床常用的是机械法。使用根管预备钻等器械由细到粗去除设计桩长度的根充材料。

（4）根管的预备：使用根管预备钻等器械由细到粗直到相应的根管直径，去除根管壁的微小倒凹，将根管壁修整平滑。

（5）精修完成：根管预备完成后，再次修整冠部剩余牙体组织，去除薄壁、无基釉等。如果采用铸造桩核则需要尽量去除髓室壁的倒凹，使之与桩的就位道方向一致。

3. 桩核的制作　桩核的制作方法可以分为直接法和间接法。直接法桩核就是使用预成桩和核材料在口内直接形成桩核。间接法桩核就是先在模型上或口内制作桩核的铸型，然后在技工室完成桩核的铸造。

（1）直接法桩核的制作：根管预备完成后选择与最后的根管预备钻直径相应的预成桩，调改预成桩的长度，使用水门汀粘接在根管内。然后使用核材料完成核的制作，临床最常用的核材料是复合树脂类。完成的核与保留的剩余牙体组织形成最终全冠的预备体外形。

直接法桩核可以在临床一次完成桩核的制作，减少患者的就诊次数。直接法桩核由于其桩和核分开制作，不需要为共同的就位道去除髓室壁的倒凹，保存了牙体硬组织，增加牙齿的抗力。在后牙单个桩固位不足时，可以不必考虑不同根管的方向不同而使用多个根管放置预成桩。

（2）间接法桩核的制作：间接法桩核首先要制作桩核的铸型，桩核铸型可以在口内直接完成，或是先制取印模，灌注模型后在模型上制作。最常用的是后者。

①印模的制取：桩核的印模最好选用硅橡胶或聚醚橡胶等强度较高的印模材料。用气枪和纸捻将根管干燥后，使用螺旋充填器顺时针旋转将印模材导入根管内，然后根管内插入金属或塑料的加强钉，防止灌模时桩的印模弯曲变形。将注满印模材料的托盘就位于口内，完全凝固后取出，灌注工作模型。

②铸型的制作：使用嵌体蜡或铸型树脂在模型上制作桩核的铸型。后牙就位道不一致的多根管可以采用分裂桩的方法制作桩核。铸型完成后常规包埋、铸造，打磨、抛光。口内试戴、粘接。

4. 最终全冠的制作　桩核口内粘接完成后，进行全冠牙体预备，这时可最后确定边缘的位置。常规取印模、灌注工作模型，全冠技工制作，临床试戴完成后粘接。

（赵　恬）

第五节　冠

冠是一种罩盖牙冠表面的固定修复体，用以恢复缺损牙的形态与功能。由于罩盖牙冠的范围不同，冠可以被划分为部分冠和全冠两种类型。部分冠的主要代表是3/4冠，而全冠根据材料不同可以有金属全冠、烤瓷熔附金属全冠、全瓷冠等多种类型。具体分型见表10-1。

表 10-1 冠类修复体的分类

冠类别	材料类型	具体材料	工艺类型	名称
部分冠	金属	贵金属 非贵金属	铸造	3/4 冠、7/8 冠
全冠	金属	贵金属	铸造	铸造金属全冠
		非贵金属		
	非金属	树脂	装胶等	临时冠
		全瓷	热压铸、计算机辅助设计与制作、玻璃渗透等	全瓷冠
	金属-非金属混合	金属、瓷粉	铸造、烤瓷	烤瓷熔附金属全冠
		金属、树脂	铸造、烤塑	金属树脂联合全冠

一、3/4 冠

3/4 冠是罩盖牙齿的 3 个轴面及切面或𬌗面的金属修复体,可用于单个牙的牙体缺损修复,也可用于固定桥的固位体。其优点是切割牙体组织较嵌体窝洞少而表浅,对牙髓组织的影响小;𬌗面完全由金属覆盖能保护薄弱的牙尖不被折断,特别是无髓牙;龈缘线较全冠短,对龈组织刺激小;前牙暴露唇面有利于美观;如需测定牙髓活力,可在露出的牙面上进行;粘固时水门汀易被排出,修复体较容易就位。

由于 3/4 冠唇、颊面缺少金属环抱,修复体容易舌向脱位。因而要在患牙的两个邻面制作轴沟,以阻止其舌向脱位。轴沟对 3/4 冠的固位极为重要,轴沟越长、越宽、越深,其固位作用越好。但其长度不能超过邻面预备面,宽度不能影响牙体组织抗力,深度不能损伤牙髓组织,故此要求患牙应具有一定的长度和厚度。

但是,由于部分冠的美观效果不及瓷类修复体,而且部分冠预备的难度相对全冠大等原因,部分冠在目前应用较少。

(一)适应证

1. 牙齿邻面龋坏涉及𬌗面及切角者。
2. 𬌗面缺损较大,或患者𬌗力较大牙尖易折断者。
3. 需要恢复接触点及抬高𬌗面至应有的高度者。
4. 一般用于健康牙,也可用于经过完善治疗的无髓牙。
5. 在后牙可用于修复邻面、颊面、舌面的缺损。
6. 可用做固定桥的固位体及牙周病矫形治疗的固定夹板。

(二)适应证选择时的注意事项

3/4 冠依靠轴沟、切沟或𬌗面沟增加固位作用,因此前牙唇舌径宽度不足、后牙冠部广泛缺损、临床冠高度不够者,就难以保证轴沟有足够的宽度与长度,在选择应用 3/4 冠时应严格注意。

(三)前牙 3/4 冠的牙体预备

1. 牙体预备的特点
(1)外形线:邻面唇侧外形线应置于自洁区,但邻面唇侧切除不宜过多,否则会过多地显露金属而影响美观。切缘的外形线不应延伸到唇面，否则在唇侧也会显露金属。因此，切面外形线应位于唇面与切面之交界处为好。龈边缘在不影响固位时应尽量采用龈上边缘，尤其当牙龈有萎缩、牙齿的釉牙骨质界外露等情况下。

（2）固位原则：前牙3/4冠的固位主要靠预备体轴面与修复体组织面之间的密切吻合，而轴沟与切沟对抵御倾斜与旋转脱位有着非常重要的作用。

临床要求轴沟与戴入方向一致。为了获得理想的固位并能顺利戴入，要求轴沟与唇面切2/3平行，两轴沟应彼此平行，并微向切端聚合约2°～5°。所有的轴壁应相互平行，如稍有聚合也应在2°～5°以内，否则会影响固位力。舌侧切磨不宜过多，要求保留舌隆突的外形，只要把倒凹去除即可，这样形成的舌轴壁与邻面平行，有利于固位。

2. 牙体预备的步骤和方法

（1）打开邻面：用细针状金刚砂车针以上下拉锯样动作小心通过邻面，通过邻面时注意不要伤及邻牙，并且邻面唇侧不宜偏唇侧较多，以免暴露金属。待全部打开邻面后再用细针状车针继续扩大磨除空间，使在以后邻面磨除时较粗的圆头锥形金刚砂车针（末端直径1.0mm）容易通过。

（2）切端磨除：预备上前牙时，用金刚砂车针由切端的唇缘斜向舌缘预备形成与牙长轴呈45°角的斜面，目的在于有足够厚度的金属保护切面，以免受外力时被折断，但切面的唇线应保留，以免显露金属影响美观。尖牙应根据其切面的外形磨成近中与远中两个斜面，下前牙可形成一个唇向斜面。

（3）舌面磨除：通常舌面分两部分磨除，先从切面到舌隆突顶均匀地磨除0.5～1mm，要求保持舌面原有的解剖形态，即切牙为凹形，尖牙为两个斜面相交成中央嵴，一般用轮状或桃形金刚砂车针完成。然后再用末端直径为1.0mm的圆头锥形金刚砂车针磨除舌隆突顶到龈嵴顶的釉质，消除倒凹后与唇面切2/3平行，形成舌侧轴壁，以提供固位，边缘形成0.5mm的无角肩台。

（4）邻面磨除：用末端直径为1.0mm的圆头锥形金刚石针磨除近远中邻面，形成邻面0.5mm的无角肩台边缘，并与舌侧轴面边缘连续。

（5）切端沟的预备：切面沟是由唇、舌两个平面组成的直角沟，沟底位于唇侧平面舌侧的牙本质内，唇侧壁的高度为舌侧壁的2倍，其近远中外形与切面唇侧外形相一致，形成一个近远中连续的弧线。尖牙则可形成近中沟及远中沟，并相交于牙尖顶，通常用倒锥金刚石或倒锥钻完成，形成时倒锥底应向舌侧，要有良好的支持，从近中到远中作成V形沟，沟底位于近舌侧1/3处。

（6）轴沟的预备：为了使轴沟有足够的长度，要求其与唇面切2/3平行，两轴沟应相互平行，深达牙本质，位于邻面预备区唇1/3与中1/3之交界处。两轴沟间应环抱牙冠周径的3/4，轴沟由切沟底到邻面预备面龈端内。轴沟的舌侧壁应与邻面呈直角，以抵抗部分冠向舌侧脱位。其唇颊壁应稍向外扩展，制备竖斜面，去除薄弱牙体组织。轴沟的深度在龈端一般为1mm，在切端可稍深。

（7）精修完成：预备体完成后，可用钝的金刚砂车针、砂纸片等工具进行最后精修，使预备体点线角圆钝、光滑，龈边缘清楚、光滑连续（图10-23）。当预备体符合临床要求后，即可制取印模。其他步骤同嵌体。

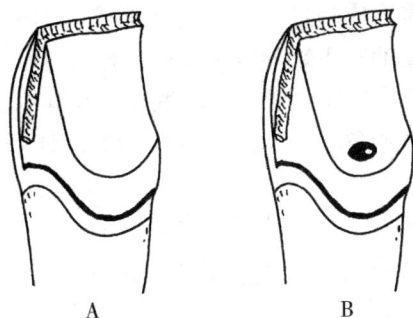

图 10-23 完成后的前牙 3/4 冠预备体
A. 完成后的前牙 3/4 冠；B. 完成后的前牙 3/4 冠，为了
加强固位在舌隆凸处制备针道

（四）后牙 3/4 冠的牙体预备

1. 牙体预备的特点 后牙 3/4 冠包括牙齿的𬌗面、近中面、舌面、远中面。但下颌第一磨牙由于向舌侧倾斜，倒凹较大，为了少切割牙体组织，有时可包括颊面。后牙 3/4 冠的就位道一般应与牙长轴平行，邻面预备区的颊缘应置于自洁区，轴沟应位于邻面预备面颊 1/3 与中 1/3 之交界处，这样两轴沟之间可包括牙周径的 3/4。轴沟应深达牙本质，长度应止于邻面预备面上并形成明显的龈肩；在固位力足够的情况下，龈缘一般形成龈上边缘；𬌗缘应超越颊缘达到颊面。

2. 上颌后牙 3/4 冠牙体预备的步骤和方法

（1）𬌗面的磨除：用平头短锥状金刚砂车针制备深度指示沟，在舌尖及功能尖斜面约为 1.5mm，在颊尖约为 1.0mm。与铸造金属全冠𬌗面预备不同的地方是：颊尖舌斜面的指示沟由𬌗面中央向颊尖顶逐渐变浅。然后用车针磨除指示沟之间的残余牙体组织。

（2）舌面磨除：用末端直径约 1mm 的圆头锥状金刚砂车针在牙冠舌面的中央及近远中舌轴线角处磨出三条定位沟。定位沟与 3/4 冠的就位道方向（牙体长轴）平行，其龈端形成深 0.5mm 的无角肩台。磨除定位沟之间的牙体组织，初步形成舌侧轴面和舌侧龈边缘形态。然后在不影响邻牙的情况下尽量向邻面方向扩展磨除，使邻面磨除量减少到最少。

（3）打开邻面及邻面磨除：用细针状金刚砂车针以上下拉锯样动作小心通过邻面，通过邻面时注意不要伤及邻牙。待全部打开邻面后再用细针状车针继续扩大邻面磨除空间，使末端直径为 1.0mm 的圆头锥形金刚砂车针能顺利通过。接着用该车针继续磨除近远中邻面，形成邻面 0.5mm 的无角肩台边缘，并与舌侧轴面边缘连续。但是，邻面预备不应超过邻颊线角，特别是近中邻面，以免暴露金属。

（4）轴沟的制备：用末端直径为 1mm 的平头锥形金刚砂车针置于邻面预备面内靠近颊面的位置，钻针方向与就位道一致，垂直于邻面向牙体内磨除而形成轴沟。轴沟的深度在龈端为 1mm，沟舌侧壁与邻面形成直角，磨除轴沟颊侧壁出现的无基釉，使轴沟的颊侧壁向外扩展成一竖斜面。

（5）𬌗面沟的制备：用锥形金刚砂车针在颊尖的舌斜面制备-连接两邻面轴沟的𬌗面沟。𬌗面沟的制备主要是为了增强修复体的机械强度。

（6）颊尖反斜面的制备：为保护颊尖薄弱的牙体组织，由颊尖顶沿颊尖斜面磨制

0.5mm 宽的斜面，斜面的伸展不应超过颊尖外形至颊面，以避免暴露金属。

（7）精修完成：用细粒度的圆头锥形金刚砂车针修整边缘，圆钝所有点线角。

（8）预备体完成后，如符合临床要求即可制取印模，其他步骤同嵌体。

3. 下颌后牙 3/4 冠的牙体预备　下颌后牙 3/4 冠的牙体预备与上颌后牙基本相同，但存在一些不同特点，表现为：

（1）下颌后牙颊尖为功能尖，为抵抗咬合力应增加此部分的金属厚度。应在颊尖颊斜面上制备𬌗面有角肩台或深无角肩台，肩台宽约 1.0mm，在𬌗接触区下至少 1.0mm，𬌗面肩台连接两侧邻面轴沟，与上颌后牙 3/4 冠的𬌗面沟的功能相似。

（2）下颌后牙牙冠一般较上颌后牙短，需增加固位。主要的方法有：3/4 冠的远中边缘可以适当向颊面伸展，并可在远中邻面及颊面远中制备两条轴沟等。

二、铸造金属全冠

由于受到美观因素的影响，铸造金属全冠一般只能用于后牙区牙体缺损的修复。根据金属合金材料的不同，铸造金属全冠可以分为贵金属铸造全冠和非贵金属铸造全冠。前者主要有金钯合金等，后者主要有镍铬合金等。由于贵金属合金的铸造性能、耐腐蚀性能、生物相容性等均比镍铬合金等非贵金属合金优越，因此，近年来它们的使用越来越广泛，有逐步取代镍铬合金的趋势。

（一）适应证

1. 牙体缺损严重，一般嵌体或部分冠均不能取得良好的固位者。

2. 全冠的外形线较短，且多数可置于牙龈缘以下，如患者的龋患率高，用全冠修复有防止继发龋的作用。

3. 牙冠畸形或轻度错位者，用全冠修复可改善其排列的情况、咬合关系及美观。

4. 邻接关系不好经常嵌塞食物者，可用全冠恢复接触点。

5. 低位牙、咬合接触不良者，可用全冠恢复咬合高度，建立正常的𬌗关系。

6. 牙体缺损形成薄弱的牙尖或无髓牙，用全冠修复可保护牙冠不被折裂。

7. 局部义齿的基牙外形不良者，或要放置𬌗支托的部位有较大的充填物者，需要改形及保护者，用铸造金属全冠修复不仅可增加卡环的固位，还可保护基牙不受卡环的磨损。

（二）适应证选择的注意事项

美观要求高、不愿显露金属的患者，即使是磨牙区也不宜采用铸造金属全冠；对某种金属元素过敏或可能影响头部磁共振成像的不建议采用此类修复体，尤其是含镍金属合金；牙冠过短等导致修复体固位力不足时也应注意避免使用此类修复体。

（三）铸造金属全冠的牙体预备

1. 牙体预备的特点　其预备原则及方法与后 3/4 冠的要求基本相同。特点如下：

（1）外形线：全冠的外形线最短。若固位力足够，铸造金属全冠的龈缘外形线建议常规置于龈上，尤其当牙龈萎缩、临床冠较长、轴面的突度过大时，更应考虑龈上边缘。

（2）固位原则：全冠的固位力取决于正确的牙体预备及全冠的良好密合度，要求各轴面相互平行，尽量保持或恢复临床冠的高度，保持和恢复𬌗面的解剖形态，必要时还要加深𬌗面沟、窝的深度，以增强固位力。当临床冠较短时还要考虑使用龈下边缘，或在轴面作辅助固位沟。

2. 牙体预备的步骤和方法　铸造金属全冠的牙体预备一般分 5 个步骤进行。

（1）𬌗面预备：在𬌗面预备之前务必先检查咬合关系，如有咬合低的情况，可适当减少预备量；如果修复牙为过长牙或明显超出正常𬌗曲线，应当在预备前先作调𬌗处理，使𬌗曲线正常后再做患牙𬌗面预备。𬌗面预备要注意有足够的预备量，𬌗面磨除还要依照解剖外形均匀地磨除，并且要形成功能尖斜面。𬌗面磨除时，首先要制备深度指示沟（图 10-24）。用平头或圆头短的金刚砂车针沿𬌗面沟嵴形成一定深度的指示沟，指示沟深度在功能尖为略小于 1.5mm，在非功能尖为略小于 1.0mm（留下少量后期修整的量）。然后磨除指示沟间的牙体组织。磨除时可以首先磨除𬌗面的近中或远中 1/2，保留另 1/2 作为对照，然后依照标准再磨除另 1/2 牙体组织。接着要制备功能尖斜面（图 10-25）。用金刚砂车针沿功能尖的外斜面磨除一定厚度的牙体组织，形成一宽斜面。功能尖斜面一般与牙体长轴大致成 45°。𬌗面磨除时，可用软蜡片等检查磨除量，并要检查在正中𬌗、前伸𬌗以及侧方𬌗时𬌗面均应有足够的间隙。

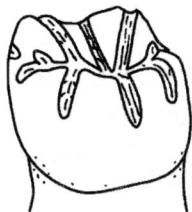

图 10-24　𬌗面深度指示沟的制备

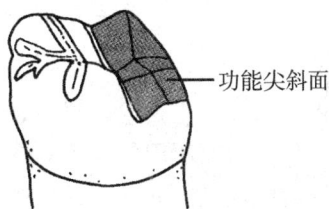

——功能尖斜面

图 10-25　𬌗面磨除及功能尖斜面的制备

（2）轴面预备：轴面磨除有五个基本目的。①消除倒凹。②与邻牙分离。③形成正确的就位道。④确保预备轴面的聚合度小于 6 度。⑤边缘形成光滑连续的、0.5mm 的无角肩台。轴面磨除一般分颊舌面和邻面两个部分进行。为了保护邻牙和有利于操作进行，一般要求先进行颊舌面预备，然后再进行邻面预备。

①颊舌面的预备：首先预备轴面定位沟。用末端直径为 1mm 的圆头锥状金刚砂车针分别在颊、舌面的中央及近、远中轴线角处各制备三条定位沟（图 10-26）。定位沟与设计的全冠就位道（一般为牙体长轴）平行。定位沟的深度为金刚砂车针圆头的 1/2 进入牙体组织，其龈端恰好形成 0.5mm 宽的无角肩台。此时，定位沟同时确定了全冠的就位道、轴壁预备的方向和大致磨除量，也初步确定了边缘的位置和形状。接着进行颊舌面的磨除。用同一圆头锥状金刚砂车针磨除定位沟之间的牙体组织，同时在龈端形成深 0.5mm 的无角肩台。同𬌗面磨除的步骤类似，先磨除颊或舌面的 1/2，以另 1/2 牙体组织作为参考，然后再磨除另 1/2（图 10-27）。当颊舌面磨除进行到邻轴线角时要在不损害邻牙的基础上尽量向邻面扩展、预备，减少下一步邻面预备的量（图 10-28）。

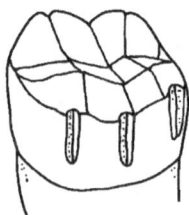

图 10-26　预备轴面定位沟

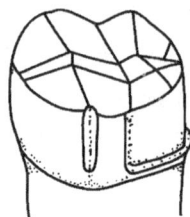

图 10-27　轴面磨除

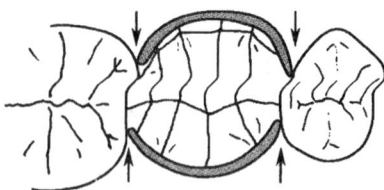

图 10-28　轴面磨除时尽量向邻面扩展

②邻面预备：首先用一细针状金刚砂车针置于邻面接触点以内，用上下拉锯动作沿颊舌方向慢慢通过邻面。在通过邻面时，注意保护好邻牙不受损伤。当细针状车针在磨出足够的空间后，再用前面所用的圆头锥形金刚砂车针（直径为 1mm）修整邻面，形成宽 0.5mm 的邻面无角肩台边缘，并与颊舌面边缘连续。

（3）制备固位沟：当全冠固位力不够，例如牙冠较短时，可以在预备体的相应轴面如近远中面等制备出固位沟（图 10-29）。一般选用平头锥形金刚砂车针在牙冠的颊舌面或邻面磨出深 1mm、殆龈高约 3mm 的固位沟，其方向必须与全冠就位道相一致。

（4）精修完成：用细粒度的圆头锥状金刚砂车针修整预备体的边缘，使之形成清晰光滑、连续的宽度为宽 0.5mm 的无角肩台，同时，用该车针修整各线角使之圆钝（图 10-30）。

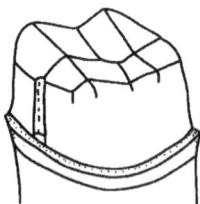

图 10-29　邻面固位沟的制备

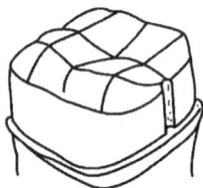

图 10-30　铸造金属全冠的精修完成

（5）预备完成之后，如符合临床要求，即可制取印模。

三、烤瓷熔附金属全冠（金瓷冠）

烤瓷熔附金属全冠，简称金瓷冠。它兼顾了铸造金属全冠强度高以及瓷冠美观效果好的优点，前后牙均可使用。它是目前临床应用最为广泛的全冠修复体之一。

（一）烤瓷熔附金属全冠的结构

烤瓷熔附金属全冠由金属基底冠（内冠）和瓷层（饰瓷）两部分组成。瓷层又可分为不透明层、牙本质瓷和釉瓷（图 10-31）。

1. 金属基底冠 也称金属内冠。它是增强金瓷冠瓷层强度的基础和保证，同时，通过与预备体的紧密贴合，它也构成了金瓷冠良好固位和边缘密合的基础。当修复的患牙牙体缺损较大时，还可以用基底冠恢复牙冠正确的解剖轮廓，使其上的瓷层厚度均匀一致，应力分布均匀，起到很好支持瓷层、防止瓷层折裂的作用。金属内冠的另外一项重要功能是内冠金属表面可形成氧化膜，它与瓷层形成牢固化学结合，是金瓷结合的重要组成部分，从而能有效防止瓷剥脱，为金瓷冠提供最佳强度。

2. 不透明层 不透明层直接附着于金属基底冠表面，其基本功能主要有三个方面：与金属形成化学结合，是金瓷结合的主要机制；遮盖金属基底冠颜色；构成金瓷冠的基础色调。

3. 牙本质瓷和釉瓷 牙本质瓷也称体瓷。牙本质瓷和釉瓷分别相当于天然牙冠的牙本质和釉质，覆盖在不透明层之上，构建天然牙的颜色特征和外形。

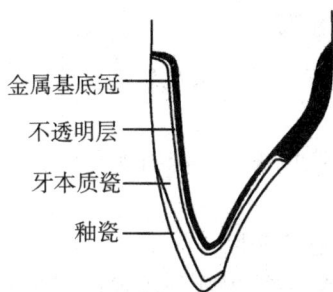

图 10-31 金瓷冠的基本结构

（二）烤瓷熔附金属全冠各结构的基本要求（图 10-32）

1. 金属基底冠的要求 金属基底冠的要求包括：①金属基底冠要能恢复牙冠正确的解剖形态轮廓。②金属基底冠要有足够的厚度，承托瓷部位的金属基底冠厚度至少 0.3mm。③能保证瓷层厚度均匀，牙体缺损过大部分应由金属基底冠自身弥补。④金属基底冠为瓷层提供足够的空间，唇面至少 1.0mm，切端 1.5~2.0mm。⑤瓷金结合边缘应离开殆接触区至少 1.5mm，瓷金交接呈直角端端对接，内线角圆钝。⑥金属基底冠表面形态光滑、圆凸，避免深凹及锐角，并无任何铸造缺陷。

2. 不透明层的要求 不透明层应均匀地覆盖在金属表面。通常 0.2~0.3mm 厚的不透明层即可较好地遮盖金属底色，同时构成修复体的基础色调。

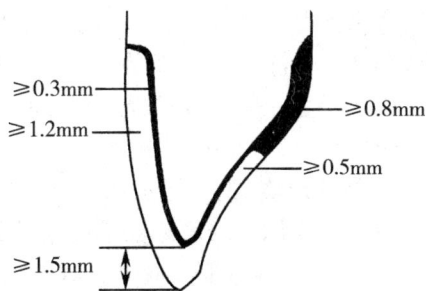

图 10-32 金瓷冠各结构的基本厚度要求

3. **牙本质瓷和釉瓷的要求**　精确地比色，选择最适合的瓷粉是牙本质瓷和釉瓷正确应用的基础。其次，牙本质瓷的厚度要求一般不小于 1.0mm，而且厚度要求均匀。釉瓷应用的位置和厚度要适当，要求最大程度地模仿患者的半透明特征。

（三）适应证

1. 对美观要求较高的患者，在固位力及修复空间足够时，前后牙均可采用。
2. 变色牙（如死髓牙、四环素牙和氟斑牙等）不宜用其他保存方法修复者。
3. 畸形小牙、釉质发育不全等需改善牙冠形态者。
4. 前牙错位、扭转等不宜或不能采用正畸治疗者，要求改善美观。
5. 根管治疗后经桩核修复的残根残冠。
6. 可用于单个牙牙体缺损的修复，也可作为固定义齿的固位体。
7. 牙周病矫形治疗的固定夹板。

（四）适应证选择的注意事项

1. 若其他相对磨牙少的修复方法可以满足患者美观、强度等方面的要求时不建议使用金瓷冠修复。
2. 对前牙美观要求极高者，避免采用可能出现颈部灰线的金瓷冠类型。
3. 对金属过敏者避免使用。
4. 尚未发育完全的年轻恒牙避免使用。
5. 牙髓腔宽大、髓角高耸等容易发生意外露髓的牙齿避免使用，必要时先作根管治疗后再行修复。
6. 牙体过小无法提供足够固位和抗力者避免直接使用金瓷冠修复。
7. 患者严重深覆𬌗、咬合紧，无法获得足够修复空间的。
8. 有夜磨牙症患者不建议使用。

（五）金瓷冠的牙体预备

1. **前牙金瓷冠的牙体预备**　前牙金瓷冠的预备可以按以下顺序进行：①切端磨除。②唇面预备。③打开邻面。④舌侧轴面预备。⑤邻面预备。⑥舌面窝预备。⑦精修完成。具体方法可参照 3/4 冠以及铸造金属全冠部分，具体详述如下。

（1）切端磨除：切端磨除量为 2mm，若预备牙过长或低𬌗，磨除量还需参考邻牙或者以最终修复体切端长度来确定。切端磨除时，首先应制备切端深度指示沟，用平头锥形或圆头锥形金刚砂车针在切端预备出 2~3 条指示沟，深度约 2mm（图 10-33）。然后用同一车针磨除指示沟间的牙体组织，先磨除近中半或者远中半，将另外 1/2 作为磨除量的参考。

（2）唇面磨除：唇面磨除量为 1.4mm。除应分为两个面进行：切端部分（切 1/2 或 2/3）和龈端部分（龈 1/2 或 1/3）（图 10-34）。切端部分磨除时应与其解剖外形相平行，龈端部分则应与就位道或牙体长轴相平行。先用平头锥形金刚砂车针制备深度指示沟，按照上述方向在唇面切端和龈端部分各预备出 2~3 条指示沟，指示沟深度约为 1.2~1.3mm（图 10-35），然后用同样的车针磨除沟间组织。在磨除龈端时要首先形成平齐龈的 1mm 直角肩台，待以后修整肩台时再磨除至龈下 0.5~1mm。同时，龈端部分磨除时要与牙体长轴大致平行，它与随后形成的舌侧轴面形成 6 度左右的聚合度，是 PFMC 固位稳定的基础（图 10-36）。另外，磨除至邻面接触区时要求车针在不接触邻牙时尽量向舌、腭侧扩展，为打开邻面打下基础。

（3）打开邻面：用细针状金刚砂车针在不接触邻牙的情况下通过接触区，然后用同一车针继续磨除并进一步打开邻面，大致消除邻面倒凹并保证下步邻面预备时直径较大的平头或圆头金刚砂车针能够通过。

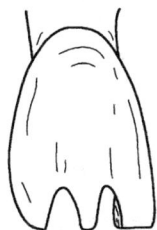

图 10-33　切端深度指示沟的制备

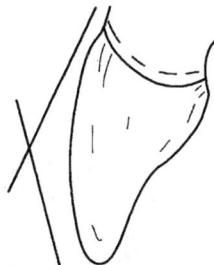

图 10-34　唇面分两个面制备

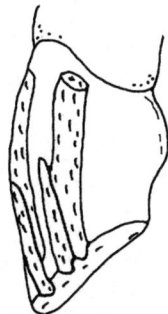

图 10-35　唇面深度指示沟的方向和深度

（4）舌轴面预备：用直径为 1mm 的圆头锥形金刚石针预备舌侧轴面，如同铸造金属全冠轴面预备一样先制备 3 个指示沟，指示沟深度以在龈端形成 0.5mm 宽的无角肩台（chamfer）为准，方向与唇面龈 1/3 或牙体长轴平行以与唇面龈端预备面形成小于 6 度的聚合度（图 10-36）。然后磨除指示沟间组织形成舌侧轴面，边缘与龈齐或位于龈上，并形成宽度为 0.5mm 的无角肩台。

（5）邻面预备：用平头锥形或圆头锥形金刚砂车针分别从唇侧、舌侧扩展原有的唇、舌侧边缘，使最终唇舌侧边缘交汇在接触区偏舌侧。

（6）舌面窝预备：用小球形金刚砂车针做指示沟或形成 3 个指示窝，深度为 0.7~0.8mm，然后用轮状或桃形金刚砂车针磨除舌面窝达 0.7~1mm，磨除厚度在仅有金属的部分可为 0.7mm，在有瓷层的部分及在金瓷交界的全金属部分要适当增加使之至少达到 1mm，舌面窝磨除应基本与原有外形一致，如尖牙应注意舌嵴形态的保留，不应形成一个简单斜面。最后再检查前伸𬌗、侧方𬌗，确保磨除量足够。

（7）边缘预备：由于前牙金瓷冠唇侧边缘位于龈下 0.5~1mm，为保护牙龈免受预备时车针的损伤，在进行边缘预备前首先应通过排龈保护牙龈。再用直径为 1mm 的平头锥形金刚砂车针将唇侧边缘预备至排龈后的齐龈或龈下 0.5mm，并形成边缘为 1mm 宽的直角肩台，同时保证排龈线取出后牙龈正常的回弹而不损伤牙龈。

（8）精修完成（图10-36、图10-37）：应用细砂粒或钝的平头锥形或圆头锥形金刚砂车针修整各轴面及边缘，使各点线角圆钝、光滑、连续。并用钝的桃形车针修整并光滑舌面窝从而最终完成牙体预备。

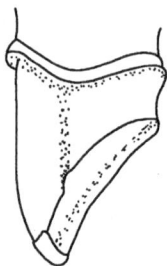

图10-36　金瓷冠精修完成（唇面龈端部分与舌侧轴面的关系）

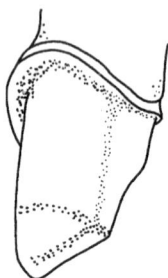

图10-37　金瓷冠预备体精修完成

上述预备方法在临床常有一定的变通。如唇侧边缘可采用宽1mm的深无角肩台，邻面舌侧以及舌轴面可以采用刃状边缘。当采用这样的预备边缘时，一般只需要更换车针就可达到预备目的。

2. 后牙金瓷冠的牙体预备　后牙金瓷冠牙体预备的程序同后牙铸造金属全冠相近，可按照𬌗面、颊舌面、邻面、颈部边缘、精修磨光完成牙体预备。其牙体预备的要求则同前牙金瓷冠相近，也应按设计满足金瓷冠固位、强度、金瓷修复材料空间和美观方面的要求。

（1）𬌗面：后牙𬌗面预备量根据瓷覆盖设计不同有所变化：全瓷覆盖类型𬌗面需要磨除2mm；部分瓷覆盖类型在金属覆盖部分磨除量同铸造金属全冠，在金瓷交界及瓷覆盖区磨除量则为2mm；仅颊面烤瓷的金瓷冠类型其𬌗面磨除量同铸造金属全冠。𬌗面磨除一定要注意形成功能尖斜面。最后再次检查𬌗面，特别是功能尖在正中𬌗、前伸𬌗、侧方𬌗时均应有足够的修复空间。

（2）轴面：颊侧磨除量一般为1.4mm。该厚度既可保证瓷的美观性能也能避免颊侧外形过突。上后牙颊侧𬌗1/2的外形常常颊倾，预备时要注意形成一定的舌倾斜度，否则该处的外形容易过突，龈1/2则需要与牙体长轴或就位道一致。下牙的舌侧一般较直，一般只需要注意与就位道平行即可。

（3）边缘：后牙金瓷冠的边缘设计比较灵活，如果不涉及美观问题，颊侧肩台边缘可以置于龈上，该部分金瓷冠结构可采用金属颈环形式。对于可能暴露金属的区域如上颌第一前磨牙，为了美观，肩台应当置于龈下，形成宽度为1mm直角肩台。对于后牙舌侧以及邻面的边缘预备可以采用 0.5mm 的无角肩台，甚至采用刃状边缘，该部分的金瓷冠结构采用金属颈环形。

四、全瓷冠

全瓷冠是当前美观效果最佳的修复体，它全部由瓷粉经高温烧结而成。由于其内部结构无金属遮挡光线，因此，它可以自然逼真地模仿天然牙的颜色和半透明特征。但随着全瓷材料的发展，陶瓷材料的机械强度不断提高，使全瓷冠的应用范围越来越广泛，适应证也从过去单纯制作嵌体、贴面过渡到后牙全冠、固定桥等。由于其不含金属，全瓷冠边缘不会出现金属灰染现象，也不存在金属过敏的可能。但是不同全瓷材料具有不同的强度、断裂韧性和透明度，因此，在使用全瓷冠修复时一定要针对不同的全瓷材料选择合适的适应证。

（一）适应证

同金瓷冠。

（二）适应证选择时的注意事项

与金瓷冠相比，两者在适应证选择的注意事项方面具有相似性，但是全瓷冠有一定的特殊性。修复时基牙邻面及舌侧预备量较大，而且加上全瓷冠强度相对较弱，因此在选择全瓷冠时要注意以下情况：

1. 当𬌗面、轴面、边缘等不能达满足预备量要求时不建议使用，或当牙体过小无法提供足够固位和抗力者避免使用全瓷冠修复。

2. 预备牙缺损较大时全瓷修复体局部厚度大于 2mm 时避免直接使用，需要用桩核恢复后方可进行。

3. 其他保存修复方法可以满足患者美观等修复要求时不建议使用。

4. 预备牙有金属桩核时避免使用透明度较高的全瓷材料如热压铸全瓷材料。

5. 尚未发育完全的年轻恒牙避免使用。

6. 牙髓腔宽大、髓角高耸等容易发生意外露髓的牙齿避免使用，必要时先作根管治疗后再行修复。

7. 患者严重深覆𬌗、咬合紧，无法获得足够修复空间的。

8. 有夜磨牙症患者不建议使用。

（三）全瓷材料的选择

目前，全瓷材料种类繁多。按照材料增强晶相或者加工工艺的不同，全瓷材料可以被划分为多种类型（表10-2）。由于不同类型的全瓷材料表现出不同的弯曲强度、断裂韧度以及透明度，因此，不同类型的全瓷材料有不同的适用范围。表10-2列举了不同全瓷材料的适应证范围。在临床应用中，修复医师应依据全瓷材料的上述特性正确选择全瓷材料。

表 10-2 全瓷材料类型和适应证范围

加工或工艺类型	增强晶相	产品举例	适应证
烧结陶瓷	白榴石增强	Optec HSP	前牙冠、嵌体、贴面
铸造玻璃陶瓷	云母基	Dicor	前后牙冠、嵌体、贴面
粉浆涂塑、玻璃浸渗陶瓷	氧化铝	In-Ceram Alumina	前后牙冠、前牙三单位桥
	镁铝尖晶石	In-Ceram Spinnel	前后牙冠、嵌体、高嵌体
	氧化锆	In-Ceram Ziconia	前后牙冠、前后牙三单位桥
热压铸	白榴石基	IPS Empress	前后牙冠、嵌体、贴面
	二硅酸锂	IPS Empress II	前后牙冠、前牙三单位桥（第二前磨牙之前）
浆沉积、玻璃浸渗陶瓷	氧化铝	Wol-ceram+In-Ceram Alumina	前后牙冠、前牙三单位桥
	氧化锆	Wol-ceram+In-Ceram Ziconia	前后牙冠、前牙三单位桥、套筒冠内冠
可切削玻璃陶瓷	云母基	Dicor MGC	前后牙冠、嵌体、贴面
	正长石	Cerec Vitabloc Mark II	前后牙冠、嵌体、贴面
切削致密烧结陶瓷	镁铝尖晶石	Cerec 或 Celay In-Ceram Spinnel	前后牙冠、嵌体
	氧化铝	Cerec 或 Celay In-Ceram Alumina	前后牙冠、前牙三单位桥
	氧化铝	Procera Allceram	前后牙单冠、前牙三单位桥、贴面
	氧化铝/氧化锆	Cerec 或 Celay In-Ceram Ziconia	前后牙单冠、前牙三单位桥
	氧化锆	Procera AllZirkon、Cercon、LAVA、Everest BIO ZH	前后牙单冠、前牙三、四单位桥、套筒冠内冠

（四）全瓷冠牙体预备的标准和要求

全瓷冠牙体预备的标准和要求与金瓷冠类似，预备方法也相似，但是全瓷冠在磨除量和边缘类型上具有特殊的要求。全瓷冠与金瓷冠预备量的对比见表 10-3。

（五）牙体预备

全瓷冠的牙体预备顺序、步骤与金瓷冠相似。不同之处主要表现在预备量上存在不同，边缘的设计上也存在一定的不同（表 10-3）。在全瓷冠预备时，请参考它与金瓷冠预备量的不同在相应步骤处更换适当形状的车针即可。

表 10-3　全瓷冠与金瓷冠预备量的对比

预备区域	全瓷冠	金瓷冠
切端或𬌗面	1.5~2mm	1.5~2mm
唇面或颊面	1.0~1.5mm	1.4~1.5mm
舌面	1.0~1.5mm	0.7~1mm
唇颊侧边缘	宽 1.0mm 的直角肩台，内线角圆钝，位于龈下0.5~1mm	宽 1.0mm 的直角肩台或深无角肩台，位于龈下0.5~1mm
邻面边缘	宽 1.0mm 的直角肩台，内线角圆钝；位置为齐龈或龈上	邻面唇侧同唇侧边缘，可为直角肩台、深无角肩台等，位于龈下；邻面舌侧同舌侧轴面边缘，可为无角肩台或刃状边缘，位置为齐龈或龈上
舌侧边缘	宽 1.0mm 的直角肩台，内线角圆钝；位置为齐龈或龈上	0.5mm 无角肩台或刃状边缘；位置为齐龈或龈上

（六）计算机辅助设计与制作全瓷冠

使用计算机辅助设计与制作方法（CAD-CAM）制作全瓷冠或修复体已成为当今比较成熟的技术。CAD-CAM 技术也被称为数字化技术。它是将光电子、计算机信息处理及自动控制机械加工技术用于制作嵌体、全冠等修复体的一门修复技术。它包括两大类系统。

1. 全程数字化修复系统　主要流程步骤包括：牙体预备后制取口内数字化印模；在计算机屏幕上确认边缘、标记边缘，进行计算机辅助设计；将颜色匹配的可切削瓷坯放入切削设备内，进行计算机辅助切削、制作；然后常规完成口内试戴、调改、染色上釉、粘接等程序。该系统可一次就诊完成修复。一般多适用于玻璃陶瓷类全瓷修复材料。

2. 数字化技工修复系统　目前更多的数字化系统属于此类，多用于高强度全瓷修复体的加工。其主要流程步骤包括：常规预备，取印模并灌注工作模型；代型修整；用专用扫描仪在口外扫描代型及模型（也可扫描修复体蜡型）；扫描数据显示于计算机屏幕上并进行计算机辅助设计，再传输至切削仪；切削并烧结形成修复体基底冠或最终修复体，若此次完成的是基底冠，将基底冠返回技工室，涂塑、烧结相应的饰瓷并完成最终修复体；然后常规完成口内试戴、调改、染色上釉、粘接等程序。

CAD/CAM 技术或数字化技术不仅可用于制作全瓷冠，也可以用于制作瓷贴面、瓷嵌体、固定桥等；当然该技术也适用于制作金属全冠和金属烤瓷基底冠（钴铬合金及钛合金）。

（七）全瓷冠的粘接

全瓷冠的粘接首先需要考虑全瓷材料自身的组成成分和强度。一般情况下，全瓷冠需要使用树脂粘接剂进行粘接以提高全瓷冠的强度和长期成功率。但是，全瓷材料中是否含有硅酸盐成分影响到树脂粘接的效果和粘接步骤。

1. 硅酸盐陶瓷或玻璃陶瓷　以白榴石、二硅酸锂等晶体为增强相的陶瓷如热压铸全瓷系统 IPS Empress 和 IPS Empress e. max 等基质中存在大量的长石玻璃相，属于硅酸盐陶瓷。该类陶瓷一般强度不高，因此，要采用树脂粘接来增加强度。由于硅酸盐陶瓷可以经氢氟酸酸蚀形成粗糙粘接面，利于形成机械锁结和降低表面张力，因此，酸蚀是此类陶瓷粘接的第一步；然后是粘接表面的硅烷化。硅烷偶联剂易与二氧化硅等以硅为主要成分的玻璃相结合形成稳定的硅氧烷，其另一端的有机功能团则与树脂中的有机物结合来提高粘接能力。经过上述步骤后即可采用树脂粘接剂按步骤完成粘接过程。

2. 非硅酸盐陶瓷　由于缺少硅酸盐成分，以氧化铝、尖晶石、氧化锆为主要成分的全瓷材料不易被氢氟酸酸蚀，而且也不易单纯进行硅烷偶联剂的涂布。因为硅烷偶联剂不易与该类瓷粘接面形成化学结合。尽管一些研究已经采用了一些特殊的硅涂层法，但目前并没有在临床广泛应用。但是，对于该类全瓷材料，由于含有磷酸酯基团的树脂粘接剂可与该类陶瓷粘接面上的氧化铝或氧化锆形成稳定的、耐久的化学结合，因此，该树脂粘接剂可能是目前氧化铝、氧化锆陶瓷粘接的一种简单、理想的选择。

五、临时冠

临时冠是牙体预备完成后到最终修复体戴用前这段时间所戴用的临时性全冠修复体。它是临时修复体的主要类型，临床应用的频率很高。虽然临时冠的戴用时间短暂，但是它对后期的正式或永久修复体的成功具有重要的作用。临时冠的主要功能有：①维持牙龈形态位置稳定，维护牙龈的健康；对于龈下边缘，牙体预备后，边缘牙龈由于失去了原有牙体组织的支持，很容易塌陷。这会给今后试戴修复体、保证边缘密合造成困难，并最终影响牙龈的长期健康。②临时冠可以为患者提供一定的美观功能，特别对于前牙区域的牙体缺损修复。③对于活髓牙预备体，临时冠的戴用可以起到隔离冷热、化学刺激，起到保护牙髓的作用。④临时冠可以稳定预备体和相邻牙的位置，防止预备后因接触力学平衡打破而使牙齿发生过萌及近远中向或颊舌向移位。⑤当多个牙缺损进行修复时，临时冠还可提供一定的咀嚼功能。⑥临时冠在修复时还可为修复体制作提供一定的诊断和提示作用，为最终修复体的美观、咬合关系等的修复提供诊断信息。⑦临时冠的戴用还有利于修复期间患者的发音以及社交活动等。因此，临时冠的作用不能忽视，不能因其是临时、短期应用而降低标准。

临时冠的制作方法：

1. 常用临时冠材料介绍

（1）预成冠：根据预成冠材料的不同，预成冠有聚碳酸酯和软质合金两种材料类型。前者的颜色接近天然牙，主要用于前牙和前磨牙；而后者为金属色，主要用于磨牙。由于预成冠有不同大小、形态的成品供选择，因此，临床选用非常方便。

（2）热凝甲基丙烯酸甲酯树脂：用该材料制作临时冠是传统的制作方法，一般要求在模型上间接制作。取印模、灌模型、雕刻蜡型、装胶等步骤使得该方法相对费时、烦琐。

（3）自凝甲基丙烯酸甲酯树脂：用自凝树脂制作临时冠也要求在模型上间接制作。虽然该方法避免了雕刻蜡型、装胶等步骤，但是直接用自凝树脂非常不易堆塑外形。

（4）双丙烯酸复合树脂：该材料成分包括多功能的甲基丙烯酸基质和无机玻璃填料等。操作时只需要按比例调拌基质和催化剂两个组分即可获得糊状的混合物。该混合物很容易被注射到临时冠成型阴模区而形成临时冠雏形，待其凝固后即可修整成型。因此，该方法操作简便，临床可在口内一次完成。同时，由于其聚合时产热少，对牙髓组织刺激小，加上其颜色美观，有多种颜色供选择等优点，使之成为目前最常用的临时冠材料之一。

2. 临时冠的制作方法　根据临时冠是否能在口内直接制作可以把临时冠制作方法分为直接法和间接法。直接法指的是口内直接制作完成的方法，可一次完成；而间接法指的是在模型上间接制作完成临时冠的方法，一般需增加患者的就诊时间或就诊次数。

（1）直接法

①使用预成冠：在牙体预备完成后，选择大小、形态与预备体及修复空间相适合的预成冠，修改过长边缘等使之适合后用自凝树脂口内重衬形成临时冠雏形，然后修改边缘悬突、调磨外形、调𬌗、抛光完成。前牙、前磨牙一般选择牙色的聚碳酸酯预成冠，后牙选择软质合金预成冠。

②使用双丙烯酸复合树脂

a. 制作成型阴模：制作成型阴模的方法有多种：A. 对于牙体预备前牙冠完整者可直接在口内制取印模，用雕刻刀修整去除部分倒凹即可作为成型阴模，印模材采用藻酸盐、硅橡胶初印等弹性印模材即可。B. 对于牙冠不完整者或有牙体缺损者可以在制取印模后，用雕刻刀修整形成牙冠阴模，修整时只需修整出大概轮廓即可。C. 对于牙体缺损者，也可在牙体预备前先取研究模型，然后在模型上完成最终修复体的蜡型。再在模型上用印模材制取蜡型的印模，作为临时冠的成型阴模。

b. 牙体预备完成后，按比例调和双丙烯酸树脂材料，在工作时间内将其注满预备牙的成型阴模内及其周围，注意避免形成气泡。然后将成型阴模完全就位，稳定约2~3分钟，在该材料成橡胶状时取出印模及临时冠雏形。如果牙预备体为树脂类材料，需使用凡士林等分离剂。

c. 等待材料完全凝固后，从成型阴膜内取出临时冠。修整边缘及外形、调𬌗、抛光。

（2）间接法

①使用热凝甲基丙烯酸甲酯树脂制作：一种方法是在牙体预备前先制取研究模型，然后在模型上按照牙体预备的要求进行模型预备。再在模型上制作修复体蜡型，常规装盒、装胶、热处理、打磨、抛光形成临时冠雏形，待第二次就诊完成牙体预备后在口内试戴并调改就位，然后用自凝塑料重衬并调𬌗完成最终的临时冠。另一种方法是待整个牙冠预备体完成后取印模，灌模型，然后在该模型上制作热凝树脂临时冠。后一方法不能使患者马上戴上临时冠，对于龈下边缘、活髓牙的情况不适合。

②使用自凝树脂材料：在全冠牙体预备完成后先制取印模并灌注模型，然后在模型上用自凝树脂直接堆塑临时冠的雏形，待其完全固化后调改边缘、外形并初步调𬌗，再在口内试戴并进一步调𬌗、抛光，完成最终的临时冠。该方法可一次就诊完成，但是需等待较长时间。

3. 临时冠粘接　临时冠完成后，可采用临时粘接水门汀将其粘固在牙冠预备体上。常用的临时粘接剂是氧化锌丁香油水门汀。若今后要采用树脂类粘接剂进行正式或永久粘接，在临时粘固时要选择不含丁香油的临时粘接水门汀，以避免丁香油的阻聚作用。目前，很多临时粘接水门汀均由两组分膏剂（基质和催化剂）组成，调和粘接非常简便。临时粘接水门汀一般要求粘接力大小适当，在试戴正式冠时要使临时冠很容易取下，而且当临时冠取下后也很容易清除残留水门汀。另外，临时粘接水门汀对牙髓应无刺激，甚至对牙髓还可能有一定的保护作用。因此临时粘接是必不可少的步骤。

（魏振辉）

第六节　包埋与铸造

从蜡型到最终修复体完成需要通过包埋和铸造的过程。

一、包埋

包埋是用一种能够精确复制蜡型形态的材料将蜡型包裹后形成铸模的方法。包埋的用具包括铸道线、铸造座、铸造圈。

（一）铸道线

蜡型完成后要在修复体上做铸道线与铸造座相连。铸道线是铸造时金属材料从坩埚通向蜡型铸模的通道，蜡铸道线直径一般为 2.0~2.6mm。铸道线放置的部位，要考虑蜡型容易从模型上取下，也要考虑铸造合金流入的方向。蜡线应与蜡型最厚处相连，一般放在牙尖上效果好，但应尽可能避免放置在咬合接触点上。

（二）铸造座

使用铸造座可确定蜡型在铸造圈内的位置，同时在铸造圈内形成熔化铸造合金的坩埚。在真空包埋时，最好用橡皮铸造座，一般为圆锥形，从而使熔化的铸造合金能够自然集中流进的铸造座。在铸造座的中央有放置铸道线的孔，孔内用软蜡把蜡型上的铸道线插入孔内固定。

（三）铸造圈

铸造圈的主要功能是使铸造包埋材料成形，便于制作铸模。现在多使用不锈钢铸造圈。铸造圈放在铸造座上后将蜡型放在铸造圈的中 1/3 的部位中央，并距铸造圈的周壁及顶端约有 6mm 的距离，使包埋材有合适的厚度。铸圈内壁放内衬，以便当包埋材膨胀时使增大的铸模得以缓冲。否则如果没有外在的空间，膨胀力作用于铸模，使铸件变形。内衬的厚度应按照铸造圈的大小决定，通常小型铸造圈须有 1.2mm 的厚度，中等铸造圈须有 1.5mm 的厚度，而大型铸造圈则须有 2.0mm 的厚度。采用无圈铸造时用硅胶、软塑料等作出铸型器，待包埋材凝固后去掉圈形成无圈铸造。

包埋材料的选择的要求是：应该能够准确复制蜡型的细微结构；必须有足够的强度抵抗温度和融化金属铸造时的力量；必须有足够的膨胀弥补合金的固化收缩。包埋材按结合剂分为石膏包埋材料、硅酸盐包埋材料和磷酸盐包埋材料，前者用于脱模铸造，后者用于带模铸造。按包埋烧温度有普通中温铸造包埋材料（用于熔点 1 080℃以下的合金）及高温铸造包埋材料；按照用途有非贵金属包埋材、贵金属包埋材、钛及钛合金包埋材。按升温速度可分为常规升温和快速升温包埋材。

包埋前首先应在蜡型上制作储金库，因为铸造合金在凝固时有一定的体积收缩，注入铸模中的铸造合金在最后的凝固部位由于收缩常发生铸孔。储金库做成球形安放在蜡型附近约1mm 处。在包埋前还必须把蜡型清洗干净。常用的清洗剂是 70%酒精及肥皂水，用软毛笔在蜡型上轻轻涂擦，反复多次，最后用清水洗净，把多余的水用气枪吹干，即可进行包埋。

包埋方法有多种，目的是为了得到光洁、没有气泡的铸造修复体。真空搅拌辅以手工或真空灌注可以取得良好的效果。包埋时先用真空搅拌机将包埋材搅拌均匀，在振荡器振荡下使包埋材从铸圈底部开始灌注，使之逐渐上升充满铸圈，并注意避免铸件出现气泡。

二、铸造

铸造就是把熔化的铸造合金注入铸模内使其凝固，从而制成蜡型形态的铸造修复体。铸造方法有许多种，可按照铸造合金的种类进行选择。

牙科用的铸造合金（ADA）可分为高贵合金（60%高贵金属、40%金）、贵合金（25%高贵金属）、普通合金。通常用合金的主要金属描述合金，如金钯、银钯、镍铬合金。合金的最终选择受许多因素影响，如：价格、刚性、铸造性、易于完成和抛光、抗腐蚀、与瓷的结合能力等。

铸造时熔化合金也就是加热的过程。铸模需先预热：蜡型包埋后，只要包埋材料凝固就可以在100℃下进行充分的干燥。加热要缓慢均匀。最高预热温度因使用的铸造合金的不同而异，铸造合金按合金的熔化温度可分为高熔合金（1 100℃以上）、中熔合金（500～1 000℃）和低熔合金（300～500℃）。通常金合金是：Co-Cr合金是700℃；Ni-Cr合金是800～900℃，然后加热到该合金的熔化温度范围进行铸造。熔化合金的方法及热源有许多种，常用的乙炔吹管火焰的方法温度为1 000～1 600℃，用于中低熔合金。高频感应熔化合金法用于中高熔合金。电弧熔金法是利用碳极电弧加热熔化，温度2 500℃，用于高熔合金。

铸造方法有以下几种。

1. 真空加压铸造法　是在铸模的坩埚内把铸造合金熔化，利用蒸汽压力、空气压力及燃烧气体的压力，把熔化的铸造合金压入铸模内。

2. 离心铸造法　是利用离心力使熔化的铸造合金注入铸模内的方式，其离心力由铸造机的转速、旋转直径、铸造合金的比重决定，其中影响最大的是转速。通常转速为300～400r/min时，铸造压力为0.7kg/cm²。如为弹簧驱动式铸造机，则依靠弹簧的圈数调节铸造压力；如为电动式铸造机，则依靠电压调节铸造压力（图10-38）。离心方式可以是水平式或垂直式两种。

3. 真空（吸引）铸造法　是从铸模的底面以负压的作用吸取铸模内的空气，把坩埚内熔化的合金吸入铸模内。通常用流水泵或真空泵进行减压。吸引铸造的铸造压原则上不超过一个大气压，通常使用的负压是53kPa左右，铸造压则可达0.9kg/cm²以上。

4. 离心/压力铸造法　是利用离心力使熔化的铸造合金注入铸模内。利用较大压力的惰性气体在合金液表面加压，使合金液充满铸腔。

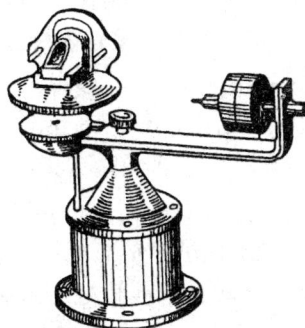

图10-38　离心铸造机

5. 离心/负压/加压铸造法　用于钛合金铸造。

铸造后，一般铸模需自然冷却到室温（钛合金采用速冷方式）。冷却后对铸件进行清理即去除包埋材料，取出铸造修复体。采用振荡法将大部分包埋材去掉，黏附表面的应用喷砂机去除。铸造修复体表面由于形成氧化膜而着色，贵金属可用酸洗法或超声波洗净器去除；非贵金属用喷砂方法去除。清洁铸件后切除铸道，常规磨平、磨光修复体，通常用手机以小切盘、小磨石、砂纸片、橡皮轮等磨具由粗到细顺序进行。最后以绒布轮蘸细磨料进行抛光。抛光后的嵌体表面光亮，从各个方面检查都不应看到微小的切痕。此时可消毒准备试戴。

（魏振辉）

第七节　试戴与粘接

修复体在技术室制作完成后，送至临床，由医师在患者口内进行修复体的戴入。经过口内试戴、磨光、抛光等处理，最后使用粘接水门汀将修复体固定在牙体预备体上，完成整个修复过程。

一、修复体的试戴

修复体的口内试合就是将技工制作完成的修复体在患者口内试戴，检查其是否符合各种对修复体的质量要求，对发现的问题进行调改，不能调改的则需要重新制作修复体。修复体口内试合时主要的检查内容有邻面接触区、边缘、稳定性、咬合等方面的检查。

1. 邻面接触区　首先应检查邻面接触区是因为它关系到修复体是否能完全就位、边缘密合度。修复体完全就位后调整咬合才有意义。修复体与邻牙的接触区的形态、大小、位置、松紧度应符合生理要求，防止食物嵌塞，保护龈乳头的健康，维持牙列的稳定。邻面接触区的松紧度可以用细牙线检查，要求细牙线用力时勉强通过接触区。还可以使用专用的邻面接触检查片检查邻接触的松紧度。邻面接触检查片一般有三个厚度：$50\mu m$、$80\mu m$ 和 $110\mu m$。正常的接触区应在 $50\mu m$ 以上和 $110\mu m$ 以下，即 $50\mu m$ 检查片可以顺利通过邻接触区，但 $110\mu m$ 检查片不能通过。如 $50\mu m$ 检查片不能通过邻接触区，则表明接触过紧。如 $110\mu m$ 检查片可以轻松通过邻接触区，则表明邻接触区过松。邻接触区过紧可以通过调磨修复体的邻面改正，邻接触区过松金属修复体可以通过修复体邻面加焊来修改、烤瓷修复体通过邻面加瓷来完成。邻接触间隙过大则需返工重做。过松的邻接触区是引起食物嵌塞的主要原因。

2. 边缘　边缘的质量是修复体质量的关键，良好的边缘可以防止继发龋，防止牙龈炎症的发生。边缘的间隙应小于 $30\mu m$，边缘外型应与预备体龈边缘一致，无悬突、台阶等。边缘密合性不好应重新制作。

3. 稳定　修复就位后应该无翘动。全冠就位后如出现颊舌向的翘动，则可能在邻面接触区或邻面预备体边缘处存在支点，应予以调改。

如果确定修复体未能完全就位，首先检查修复体组织面有无明显的障碍，如铸造产生的金属小瘤等，如有则使用钻针磨除。然后可使用薄的咬合纸，或者专用的试戴剂，检查修复体组织面、预备体表面和邻面接触区的就位障碍点，确定障碍位置后加以调磨，直至修复体完全就位。由于牙体预备不符合要求而造成的固位不佳，需要重新牙体预备后重新制作修复体；由于修复体组织面与牙体预备体之间密合度轻度不足造成的固位不佳，如果边缘密合，可使用高强度的黏结水门汀增加固位。

4. 咬合　调𬌗使咬合基本合适，没有明显的高点。首先检查修复体是否完全就位，然后再进行调𬌗使咬合基本合适，没有明显的高点。在放入修复体之前先用合纸放在患者的上下牙之间标记患者原有的咬合点，修复体放入后应与原咬合点一致，并在正中𬌗、前伸𬌗、侧方𬌗时不应有咬合障碍点。值得说明的是，必要时可调患者对𬌗过锐的牙尖，但应事先与患者沟通。

5. 修复体外形、颜色　修复体的外形符合生理解剖要求，与邻牙、同名牙协调一致。烤瓷熔附金属冠、全瓷冠等美学修复体的颜色、半透明性等要与邻牙、同名牙协调一致，轻微的颜色差异可以通过表面上色的方法加以修改。

二、修复体的粘接

修复体口内试合完成，经过磨光、上釉、抛光等，最后使用粘接水门汀将修复体粘接在患牙的牙体预备体上。对于较为复杂的病例可以先使用暂时粘接剂，暂时粘接修复体。待患者试用一段时间，无任何问题后，再进行永久粘接。暂时粘接剂多放在边缘，患者使用暂时粘接剂时修复体有可能脱落，如不按时就诊有可能继发龋。

永久黏固剂有磷酸锌水门汀、玻璃离子水门汀、聚羧酸水门汀。它们使用历史长，操作简单，价格较低；但可以溶于唾液，边缘处暴露的水门汀在口内可以被唾液慢慢溶解，导致边缘微漏产生继发龋。其中磷酸锌水门汀是传统的黏固剂；聚羧酸水门汀对牙髓刺激小，可用于近髓的患牙的粘接，但抗压强度较低；玻璃离子水门汀是一种临床常用的水门汀，强度较高，可以释氟，防止继发龋产生。而树脂改良玻璃离子水门汀粘接力强，不溶于唾液，有一定的释氟性，广泛应用于各类修复体的粘固。这三种水门汀不能用于贴面、嵌体等的粘接；树脂改良玻璃离子水门汀由于在聚合时有一定的膨胀，慎用于全瓷冠的粘接。

树脂粘接剂现在在临床上的使用越来越广，其粘接力强大，不溶于唾液，用于贴面、嵌体、全瓷冠、纤维桩等的粘接，也可用于固位不佳的修复体的粘接。但其技术敏感度高，操作相对复杂。特别是由于树脂粘接剂聚合后强度非常高，去除多余的粘接剂很困难，粘接前可以在修复体抛光面涂凡士林或先短暂光照固定（2秒），在树脂粘接剂从流动状态刚变为凝固状态时去除多余的粘接剂水门汀后再完全固定，此时应使用轻微的力并稳定住修复体以避免修复体移位。

修复体试合满意后，清洁修复体组织面，75%酒精消毒，气枪彻底吹干。为加强固位可以对修复体组织面喷砂处理，瓷修复体可以使用氢氟酸酸蚀处理，增加表面粗糙度，增加机械嵌合。使用树脂粘接剂时，根据修复体的材料不同，需要对修复体组织面使用金属前处理剂、硅烷偶联剂等，形成化学粘接。

粘接前还要对牙体预备体表面清洁，75%酒精消毒，吹干。使用树脂粘接剂时，需要对牙体表面进行酸蚀、前处理及粘接处理。

修复体组织面和牙体预备体表面与处理完成后，调和粘接水门汀，分别放在修复体组织面以及牙体预备体表面、根管内，将修复体放入并完全就位，同时让多余的水门汀溢出。密合度非常高的全冠、桩核等，为方便水门汀的溢出，可以在组织面预备溢出沟。

待水门汀凝固后，仔细去除多余的水门汀。可以由橡胶抛光轮将修复体边缘进行进一步抛光。

粘接完成后再一次检查咬合，调改由于粘接形成的轻微咬合高点，最后抛光完成。

修复后还应对患者作定期随访，嘱患者认真作口腔卫生维护，控制菌斑、防止根面龋，患者基牙出现疼痛、修复体松动要及时就诊。

（魏振辉）

第八节　无痛术和术野隔离

一、无痛术

焦虑、紧张和恐惧情绪是口腔科治疗中经常遇到的患者就诊时的表现，这些精神状态影响人对疼痛的反应阈值，增加治疗的困难。当今，在强调医学科学的社会心理特性时，尤其要使医务工作者认识到，治疗任何疾病的过程不仅是针对疾病本身的，还应该包括对患者全身心的关怀。有效地控制或消除患者的焦虑、紧张和恐惧情绪，既是医者良好素质和技术的体现，也是保证专项治疗顺利成功的初始步骤。消除患者的焦虑、紧张和恐惧情绪，是现代牙科治疗技术的重要组成部分。

解决患者上述情绪的方法除了医者良好的交流能力外，还需要无痛技术的使用。牙体修复时的无痛主要是局部麻醉。

（一）局部麻醉前的准备

1. 仔细询问患者全身疾病史、用药史、药物过敏史。对有心血管疾病者，慎用加有肾上腺素的药物。对有过敏史的患者，慎用普鲁卡因类药物。

2. 了解各类局麻药的作用特点和药物特性，避免过量用药。

3. 选择合适的麻醉方法，对有牙槽骨和黏膜炎症的牙齿尽可能不选择局部浸润麻醉。

4. 对过度紧张的患者、有过度饮酒史的患者，应适当加大局麻药的剂量（常用量的基础上增加 30%~50%）。

5. 需要麻醉牙髓神经时，可适当加大剂量（常用量的基础上增加 20%~30%）。

6. 为减少进针时的疼痛，进行注射麻醉前应先进行进针部位的黏膜表面麻醉。

（二）表面麻醉和局部浸润麻醉

1. 表面麻醉　适用于黏膜表浅麻醉。可用于局部麻醉注射麻药前对进针部位黏膜组织的麻醉和减少患者的恶心反射。

用于黏膜表面麻醉：使用前应隔离唾液，将药物凝胶（或用小棉球吸足药液）敷于欲麻醉的部位，3~5分钟后将药液拭去，令患者漱口。

用于抑制恶心反射：将药物均匀喷于咽及舌后部黏膜表面，嘱患者不得吞咽，数分钟后将多余药液吐出。

2. 局部浸润麻醉　适用于成人上颌单个牙的牙龈、牙槽骨、牙周膜和牙髓的麻醉，儿童上下颌单个牙的牙龈、牙槽骨、牙周膜和牙髓的麻醉。上腭部的浸润麻醉也可用于抑制恶心反射。注射针的斜面应和骨面平行进入组织，针头碰到骨面时应略回抽少许，避免进入骨膜下。注射麻药前需回吸无回血。注射药物需缓慢。根据不同需要确定药量。成年人、老年人，牙髓治疗和根尖手术时，用药量要略多一些。

3. 神经传导阻滞麻醉　适用于多个牙齿及牙周组织的麻醉。

二、术野隔离

牙体治疗中保持术区干燥和牙髓治疗中避免术区的再感染对于保证疗效非常重要；唾液和软组织等在治疗过程中需要与术区隔离开。术野隔离在牙体牙髓疾病的治疗中是最基本的要求。常用的方法包括橡皮障术野隔离法和棉卷隔离法。

（一）橡皮障术野隔离法

橡皮障术野隔离法是保持术区干燥最理想的方法。应用橡皮障可以有效隔湿，隔离感染，提供干燥、清洁的术野。可以有效地保护患者，避免误吞误吸，保护软组织。同时，可以方便医师操作，提高可视性，缩短手术时间，提高医疗质量。

1. 橡皮障材料和工具

（1）橡皮布：为乳胶类材料制成，有不同的大小、厚度和颜色。商品多预先裁好成边长为 150mm 或 125mm 正方形。厚度有 5 个规格：薄（0.15mm）、中（0.20mm）、厚（0.25mm）、加厚（0.30mm）和超厚（0.35mm）。厚的橡皮布不容易撕裂，弹力较大，在牙颈部的封闭性好，有利于提供更好的隔离效果，缺点是不容易就位，对固位装置的脱位力较大。前牙、刚萌出的牙、固位力差、牙颈部膨大或牙齿体积较大时可选用较薄的橡皮布。一般选择中等厚度的橡皮布即可。颜色可根据需要选择，黑色或灰色的橡皮布与牙齿对比强烈，可使视野更清晰，但易造成术者视觉疲劳。绿色或蓝色的橡皮布比较美观，临床较为常用，缺点是影响比色，应在安装之前完成比色。自然色或透明色的橡皮布具有半透明性，可用于需要拍摄 X 线片，其中性的色调也可用于需要比色时。橡皮障不宜长时间保存，老化的橡皮障会变脆，易撕裂。保存在低温环境中可以减缓材料老化。橡皮布可溶于氯仿等有机溶剂，在治疗时应避免药剂与橡皮布的直接接触。

（2）打孔器：一般由一个硬质的穿孔盘和打孔针组成，上有不同规格的孔，适用于不同大小的牙。打孔以前，应该先确定橡皮布上打孔的位置。有两种确定位置的方法，一种是采用预先穿好孔的模板，在要打孔的位置标记好；另一种方法是在橡皮障的中央略偏患牙一侧直接打孔。打出的孔边缘应连续光滑，避免孔边缘的微小撕裂或打孔不完全，否则容易在安装时撕裂。

（3）橡皮障夹：夹持在牙冠外形高点龈方的牙颈部，起到固定橡皮布的作用，同时可以牵拉橡皮布和下方软组织。由弓部和夹臂组成。弓部是保持夹子弹性的部分，连接两个夹臂，不宜过分展开，弓的位置一般朝向牙列远中。夹臂上的翼部可以用来预放橡皮布。卡环的喙部环抱牙齿，与牙颈部应有四点接触以保证固位稳定，是主要的固位部分。橡皮障夹有不同的类型，以适用不同的牙齿。医师可以根据治疗牙位、治疗项目、患者口腔情况以及所采用的橡皮障安装方式来选择。

（4）夹钳：由柄、喙和中央定位器组成。其喙部可以放入橡皮障夹翼部的孔中撑开架子，手柄中部有定位装置，将撑开的夹子固定住，以利握持和安装，便于在医师和助手间的传递。

（5）支架：用于撑开橡皮布，有塑料和金属两种材料，U 形和环形两种样式，弯曲度应与面部外形相适应。塑料支架用于拍摄 X 线片不显影，较为适合根管治疗时使用。

2. 橡皮障的使用　橡皮障安装之前首先需要确定需要隔离的牙齿和橡皮布的固定方式，然后再进行相应的准备。

（1）牙齿准备：使用前，尤其在进行牙体修复时，需洁治患牙，去除软垢、结石和增生的牙龈。去除有渗漏或锐尖的充填体，修整充填体悬突。对于缺损面积大的牙齿，需完成假壁的制作或安放正畸带环。对牙的邻接面要用牙线进行清洁，必要时用抛光带处理。这样做一方面有利于橡皮障在牙颈部的贴合度，另一方面有利于粘接修复的质量。要检查正中咬合时的关系，必要时作好标记，以方便牙体修复。牙体修复时，有时除了待修复的牙之外，也需暴露邻牙或同名对侧牙。

（2）准备橡皮障：橡皮布大小的选择应遵循安装完毕后，上缘应不遮盖鼻孔，下缘达颏下部，能够遮盖整个口腔。为了节省椅旁工作的时间，可以使用预先穿好孔的模板在橡皮障上作好标记，根据患牙的位置在相应部位打孔。多数打孔器为 5 个孔，一般情况下，最大的两个孔用于磨牙，最小的两个用于上下前牙，中间号用于前磨牙。临床上要根据固位牙的大小、安装方法和橡皮布的弹性灵活选择不同孔径。打好孔的橡皮障可在孔的内侧（靠近组织面一侧）涂一点水溶性润滑剂或普通牙膏，但不可用油剂。

（3）放置橡皮障：介绍 3 种常用的放置橡皮障的方法。

①翼法：选择有翼的橡皮障夹，夹的翼部穿过橡皮布的孔并撑开，将橡皮障夹带着橡皮布一同固定到牙颈部，橡皮布用支架撑开。此法为口内操作时间最短的一种方法，因此最常用，特别是根管治疗仅需暴露一颗患牙时（图 10-39）。

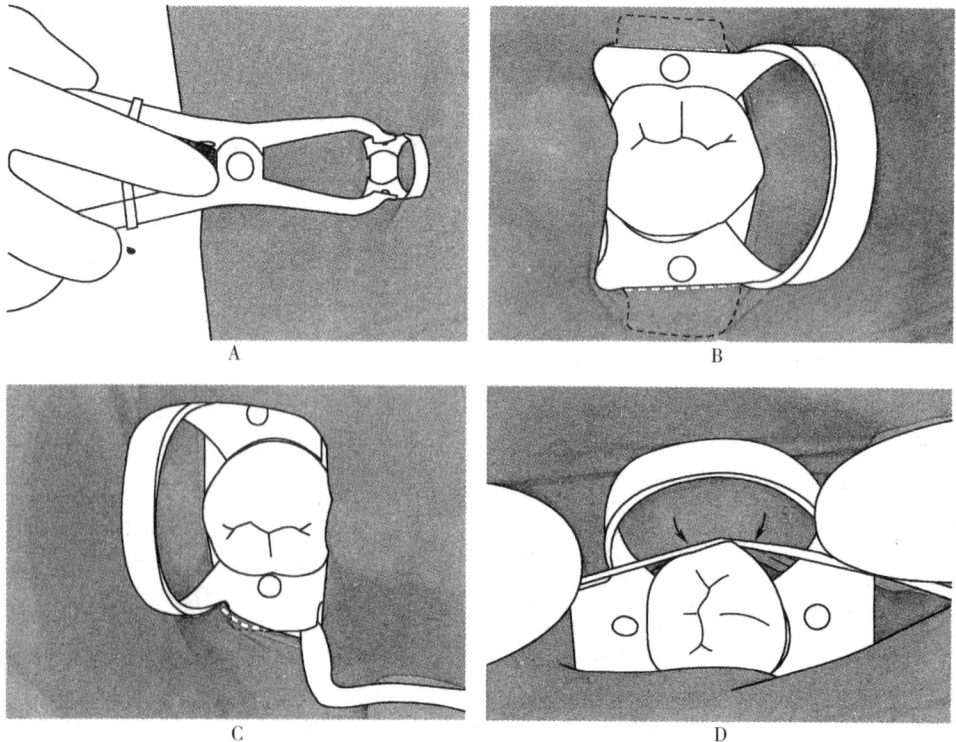

图 10-39　橡皮障的安装：翼法

A. 橡皮障夹的翼套入橡皮布；B. 套有橡皮布的橡皮障夹夹于固位牙；C. 将橡皮布翻转到橡皮障夹翼的下方；D. 牙线辅助将橡皮布通过邻牙接触区

②橡皮布优先法：将打好孔的橡皮布套入牙齿，然后用橡皮障夹钳将橡皮障夹固定到牙颈部，最后用橡皮障支架将橡皮布撑开即可。前牙需暴露多个牙齿时用此法较方便，固位时可不用橡皮障夹，只用弹性绳固定。缺点是橡皮障夹可能夹破橡皮布。

③橡皮障夹优先法：将橡皮障夹直接夹在固位牙上，然后将橡皮布上的孔依次套过并暴露橡皮障夹的弓部、牙齿和橡皮障夹的夹臂。此方法只适用于无翼的橡皮障夹。需注意橡皮障夹上应系有保险绳并在安装过程中保证安全绳位于口外，以防止橡皮障夹的误吞误吸。如果操作时没有助手，最大的困难是唾液和操作时水的处理。临床上可以对弱吸头作一点改造，将末端的塑料去掉1cm，将保留的金属丝弯成小钩，挂在橡皮障固定夹上。

当橡皮障就位后，要检查牙颈部边缘密合。理想的橡皮障与牙颈部牙面的关系是，孔周围的橡皮部边缘应该紧贴牙颈部，可以避免唾液进入术野。根管治疗使用冲洗药物前，可先用清水注在术区，观察水是否会渗到下方。如果有渗漏情况，可以酌情调整橡皮障夹、橡皮布或使用暂时封闭材料。注意不要影响患者的呼吸。如果操作时间较长或患者过敏，则最好在橡皮障与皮肤之间垫纸巾。

3. 取下橡皮障的方法 单个牙时，只需撑开夹子，直接取下即可。多个牙时，先松开夹子，然后将橡皮布从唇颊侧拉开，用剪刀将牙间的橡皮布剪断后取下。可用示指垫在剪刀下方，防止损伤黏膜。注意不要在牙间隙遗留橡皮布碎屑。

4. 辅助工具 橡皮咬合垫：长时间操作，患者很难主动保持张口状态，橡皮咬合垫有助于患者保持开口状态而不疲劳。牙线：可辅助橡皮布通过牙间隙。

（二）简易术野隔离技术

在无法进行有效的橡皮障隔离的时候，可采用较为简便的棉卷隔离和吸唾器隔离。

1. 棉卷隔离法 将消毒棉卷分别放在需治疗牙的颊舌侧和唾液导管开口处。术者可以用口镜压住舌侧的棉卷，用另一只手在拉开口角的同时压住颊侧的棉卷。也可以让助手用吸唾器协助压住舌侧的棉卷。在没有助手的情况下，还可以让患者用一只手的示指协助固定舌侧棉卷。

2. 吸唾器控湿 一般情况下，棉卷隔湿时需要同时用吸唾器不断地吸去口腔内的唾液。除了常规将弱吸管放在舌下的部位外，助手还可以辅助使用强吸管抽吸。长时间将吸唾器与黏膜接触时应在吸唾头下方衬垫棉纱，防止过度真空抽吸造成局部黏膜损伤。另外还有商品化多功能术野隔离工具，如将吸唾器头端外形改为挡板状结构，既可吸唾又能控制舌部的运动。

多数情况下，棉卷隔离加吸唾控湿可以满足治疗时隔湿的基本需要。但是，从安全性和无菌性两方面考虑，应推广使用橡皮障术野隔离法，尤其在进行根管治疗的操作时。

（魏振辉）

第九节　牙体治疗手术器械

一、手持器械

（一）手持器械的结构和材质

手持器械由3个部分构成：①工作端，为器械的功能部分，有刃或无刃。②柄，为器械的握持部分，其断面常呈正六边形，柄上有刻纹，以利握持。③颈，是连接柄与工作端的部分，较细小，有不同的长度和角度变化，以适于在不同的部位使用。一般由不锈钢制成，也有镍钛合金材质，用于粘接修复。

（二）手持切削器械

手持切割器械的工作端有刃，有切割作用。由于旋转机用器械的效率更高，手持切削器械仅用于去除龋坏组织以及窝洞的修整。

1. 挖匙　工作端呈圆形或卵圆形匙状，有大、中、小型号之分。挖匙的切割刃锋利，用于刮除龋坏和炎症组织以及暂时性充填材料；也可用于银汞合金充填体的刻形。

2. 凿　主要用于切削悬釉，又称釉凿。刃端形似凿子，刃幅分别为 1.0mm、1.5mm 及 2.0mm 三种宽度，分为直型、双弯及三弯三种。

（三）手持修复器械（图 10-40）

1. 水门汀充填器　两工作端，一端为平滑面充填器，另一端为扁平状钝刀形，其扁平面与颈部和柄可在同一平面，也可垂直呈锄形，又称远中充填器，专用于牙齿远中面窝洞的充填。适用于水门汀类和牙色材料的采取、充填和修整。

2. 银汞合金充填器　工作端呈圆柱形，端面为平滑面或条纹网格。用于充填修复时填压银汞合金。

3. 树脂成形器　两端工作端为高度光滑的扁平状刻刀型，工作端扁而窄，工作面与颈部和柄可在同一平面，也可垂直呈锄形。用于直接粘接修复时树脂的采取和堆塑。材质有金属和聚酯类两种，金属器械工作端外表面可包被有钛涂层，便于树脂与器械分离。也可用于其他牙色材料的充填以及放置排龈线等。

4. 光滑器　工作端外形有多种，常为圆形或梨形，表面光滑。用于充填后的银汞合金充填体和树脂表面的填压、修整，可光滑表面，同时使充填体边缘与洞壁密合。小的光滑器还可以调整金属成形片的外形和凸度。

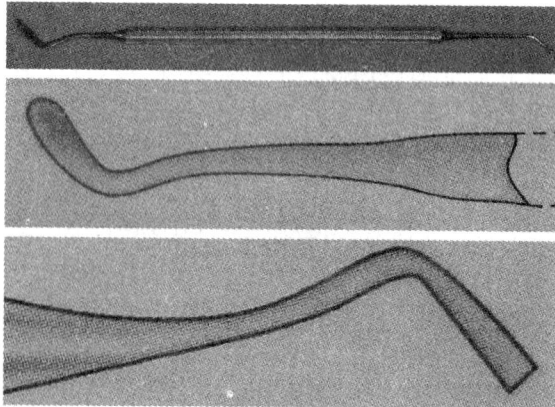

A

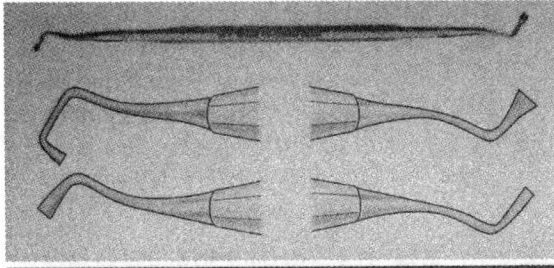

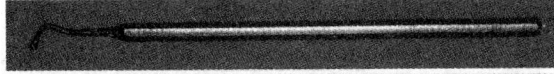

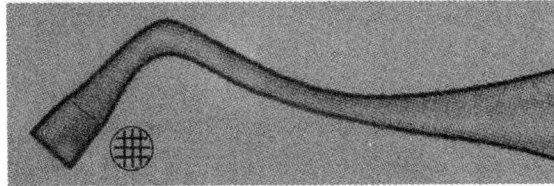

B

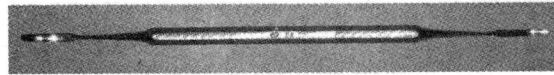

C

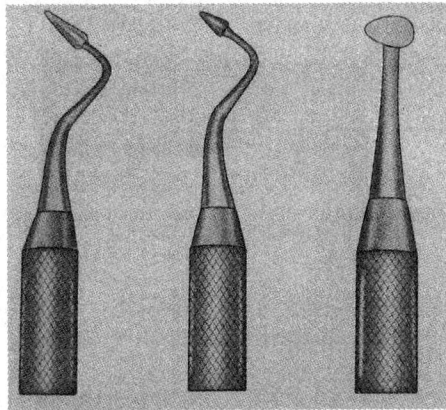

D

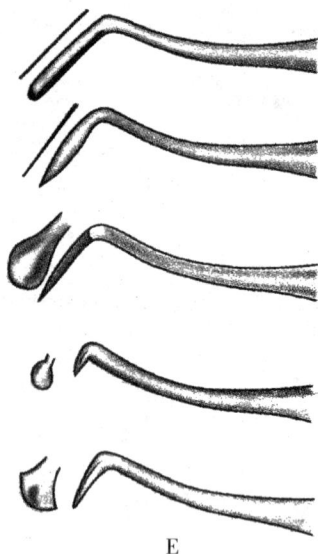

图 10-40 手持修复器械

A. 水门汀充填器；B. 银汞合金充填器；C. 树脂成形器；D. 光滑器；E. 雕刻器

5. 雕刻器　工作端呈不同的外形，用于树脂或其他牙色材料固化前和银汞合金充填时雕刻外形。

6. 刻刀　用于去除邻面洞、Ⅴ类洞充填体表面和接触点下方龈外展隙多余的充填材料及外形的修整。弯月形的 12 号手术刀片最为常用。

（四）手持器械的握持方法

手持器械的握持方法有两种：握笔法和掌拇指法（图 10-41）。

1. 握笔法　拇指、示指和中指握紧器械柄，用无名指或无名指与小指共同作为支点。支点应牢固有力，口腔内工作时应尽可能将支点置于牙上。这种握持法运动幅度宽而准确，适用于精细工作，在进行牙体牙髓病的治疗操作时均用此法。

2. 掌拇指法　以手掌及四指紧握器械柄，用拇指作支点。这种握法多用在口外修整模型和义齿的操作。

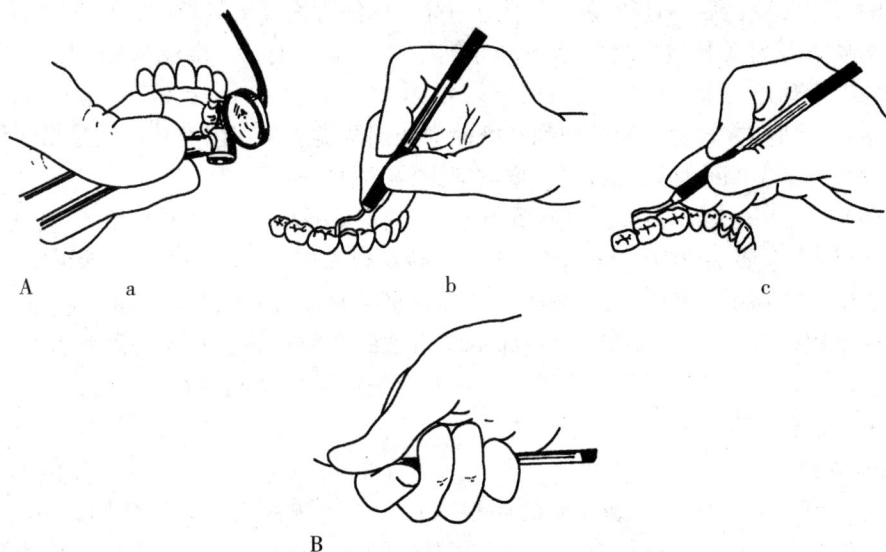

图 10-41　口腔医师手用器械握持方法

A. a. 倒握笔法，b、c. 握笔法；B. 掌拇指法

二、机用器械

（一）机头

机头也称为手机。

1. 按外形可分为直机头和弯机头两种

（1）直机头：可安装长柄钻头进行切割或打磨。多用于调磨牙尖和在口腔外工作。

（2）弯机头：可安装短柄钻头进行切割或细锉。主要用于口腔内操作。

2. 驱动手机的动力可有不同　有电动马达和气涡轮手机两种。

（1）电动马达：以电为动力，手机与电动机连接称为电动牙钻。通常转速为10 000～40 000r/min。微型低速马达是以齿轮传动的电动牙钻，转速通常为800～1 500r/min。

（2）气涡轮动手机：以压缩气流为动力，又称为气动手机。机头内部装有叶轮，它受到来自细微喷嘴中喷出的压缩空气所推动而高速旋转，一般转速为 300 000r/min，最高转速可达到 500 000r/min。气涡轮手机因转速高而有很高的切割效率，但同时产热也多；手机的转矩很小，切割时压力增大可使转速降低。因此，气涡轮手机的工作方式应为轻轻点磨，并伴有喷水冷却。

（二）机用治疗器械

1. 钻针

（1）结构：钻针一般由头、颈、柄三部分组成。头部为各种不同类型的工作端，经由颈部与柄相连。柄为将钻针装在手机上的部位，其作用是接受转动力，使钻针转动。与手机机头相接的方式随不同类型的钻针而不同，弯机头为栓式相接，气涡轮机头为摩擦夹持相接。

使用注意事项：①用时应保持其刃的锐利和刃槽的清洁，刃槽内的污物可用钢丝刷或粗

纱布卷清除，刃缘变钝后不宜再用。②消毒钻针用的消毒剂要求具备防锈功能。

（2）分类：钻针工作端按材料不同分为钢钻针、碳钨钢钻、金刚砂钻针、石尖等；头部的基本外形有球形、倒锥形、平头圆柱形、尖头锥柱形、梨形等；依其功能不同分为切割钻及修形钻；在切削方式上分为刃切削和磨砂尖切削两类。刃切削类钻针就是指牙科钻，磨砂切削钻针则包括金刚砂钻针、石尖、橡皮磨光轮、抛光杯等。

金刚砂钻针：由三部分组成，金属原材、不同大小颗粒的金刚砂和金属基质（镍、铬）。通过在液态金属基质中，用电镀法将金刚砂颗粒固定在金属原材上而制成。金刚砂颗粒有粗（150~125μm）、中（125~88μm）、细（88~44μm）和超微（44~36μm）颗粒之分。厂家通常用柄部的颜色环来标识头部不同粗细的颗粒：超微颗粒为黄色，细颗粒为红色，中颗粒为蓝色或无色，粗颗粒为绿色。颗粒更细的钻针金刚砂粒度为30~40μm（粗修钻）和15μm（精修钻）。

2. 抛光器械

（1）抛光碟：为一面有研磨介质的塑料碟片，研磨颗粒主要为氧化铝，也有碳化硅、石英石、刚玉砂等。粒度分布从55~100μm粗颗粒到7~8μm超细颗粒不等，粗颗粒型可作为修形工具，细颗粒型用于抛光。使用时应遵循从粗到细依序进行的原则。修复体邻面抛光还有手用抛光条可供选用。

（2）抛光钻：工作端由有弹性的物质如橡胶制成，分布有氧化铝或金刚砂等研磨料涂层。有各种大小及形态，如火焰状、轮状、杯状、锥状、倒锥状和柱状等。颗粒有粗细之分，以不同的颜色加以区分。用于牙体修复体的平滑面和凸起部位的研磨与抛光。

（3）抛光刷：高分子刷毛浸渍有超细研磨颗粒，形状有杯状和尖状两种。主要用于牙体修复体的窝沟和凹陷部位的研磨与抛光。

（4）布制抛光轮/盘：用于口内修复体的抛光、嵌体和冠修复体的口腔外抛光，可与抛光膏一起使用，用于修复体的最终细抛光。微填料树脂可用氧化铝抛光膏（粒度小于1μm）与布轮联合抛光；混合填料和纳米填料树脂可先用金刚砂抛光膏（粒度为1~10μm），再用氧化铝抛光膏与布轮联合抛光。

三、其他牙体治疗器械

（一）牙邻面成形系统（图10-42）

成形片是用金属或其他材料制成的薄片，用以形成临时洞壁，以利于填压充填料恢复牙齿外形，并防止出现悬突。多数复面洞的充填修复需使用成形片。

1. 分段式成形系统　由豆瓣状金属成形片和环形金属固定夹组成（图10-42A）。成形片厚度较小（如0.0015英寸），外形设计为弧形，可更好地恢复邻面形态。金属固定夹的弹性可以起到很好的分牙作用，更好地恢复邻面接触关系。

2. 普通金属成形系统　由金属成形片和成形片夹组成（图10-42B）。成形片为不锈钢薄片，带有两个小孔，厚度一般不超过0.038~0.05mm，主要用于银汞合金充填修复。安放时凸起部位朝向龈方，由成形片夹夹于小孔内固定。

3. 环形金属成形系统（图10-42C）　常用的有8号金属成形系统，由8号成形片夹和长条形金属成形片组成，适于多面洞充填。Tofflemire成形系统除成形片夹的设计与之略有不同外，组成和适用范围基本相同。

4. 透明成形系统　由透明聚酯成形片和固位工具组成。主要用于前牙缺损树脂修复的邻面成形。厚度为 0.05mm。由于成形片透明，允许固化光线从多角度通过。可用楔子或手指固定，也有自带固位装置的系统可将透明成形片以环形安放（图 10-42D）。

5. 楔子　有木制和塑料制品，呈三棱柱形或锥柱形，与后牙邻间隙形态相适应。配合成形片使用，使成形片与牙面贴合，有助于充填物在龈阶处的密合和成形，防止产生悬突和间隙。用于涉及邻面的光固化复合树脂修复时，可选用透明导光楔子，允许固化光线从邻面和龈方通过，加强固化效果。

6. 使用时的注意事项

（1）成形片必须适合患牙的情况，不适合时，应按患牙所需大小和形态修剪合宜。经过试用后，再用成形片夹安放固定。试用和安放时均不应损伤牙龈组织。

（2）邻面洞修复时，成形片应超过缺损部位的龈方，并用楔子使成形片紧贴牙面。

（3）当充填料固化或初步固化后，方可取出成形片，并应十分注意不损坏充填体。

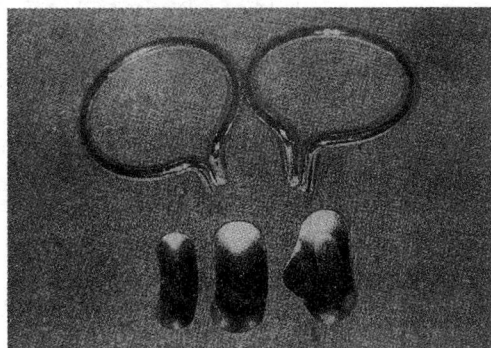

a

A

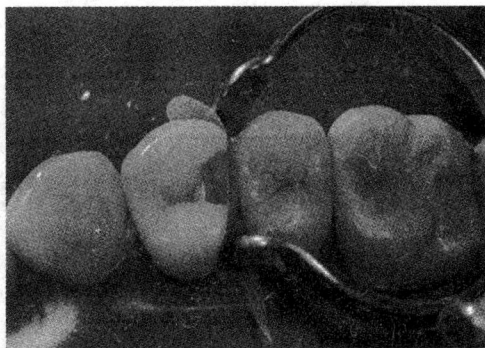

b

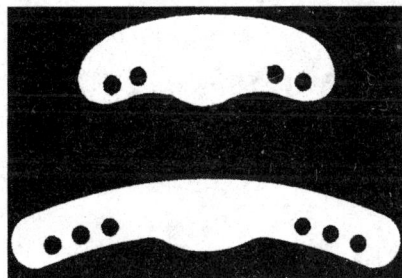

a

B

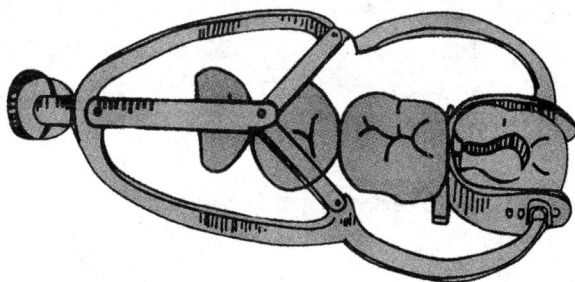

b

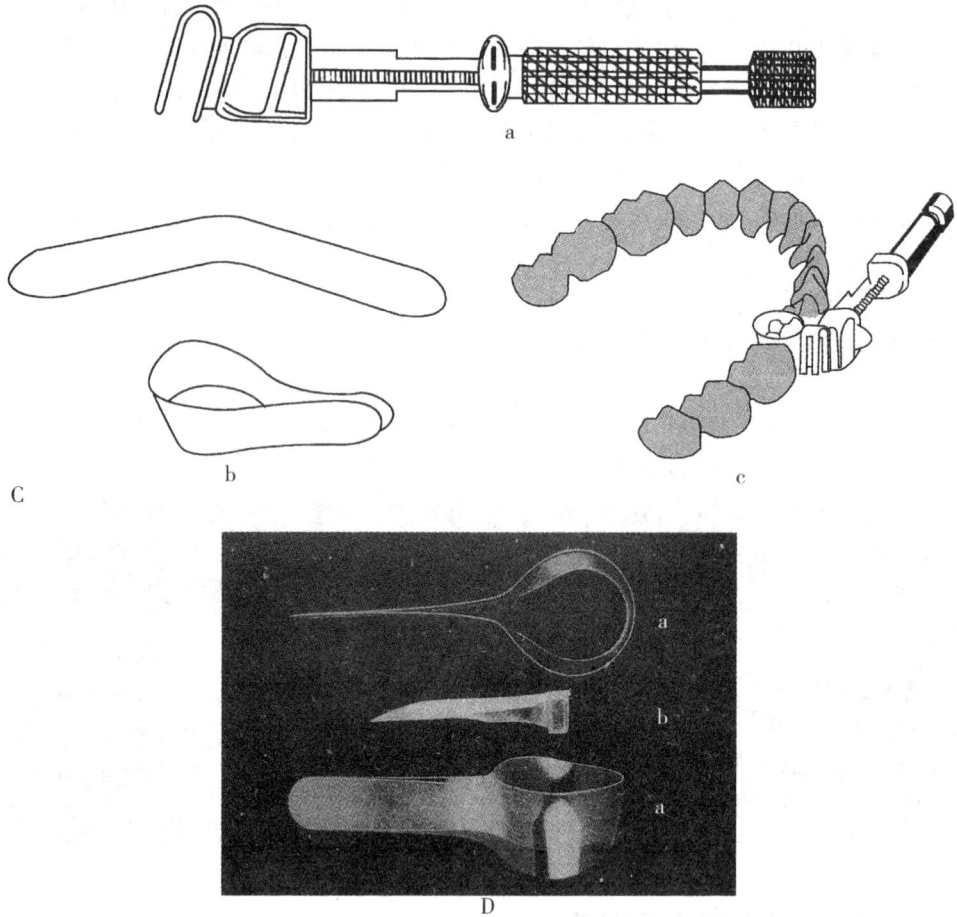

图 10-42　各种邻面成形系统

A. 分段式成形系统（a. 成形片和成形片夹；b. 临床应用）；B. 普通金属成形系统（a. 成形片；b. 成形片夹）；C. 环形金属成形系统（a. Tofflemire 成形片夹；b. 成形片；c. 临床应用）；D. 透明成形系统（a. 聚酯成形片；b. 导光楔子）

（二）银汞合金充填用辅助器械

1. 银汞合金输送器　由推压手柄、一定角度弯曲的输送套筒和弹簧栓头组成。将调制好的银汞合金分份放在输送套筒口内，通过推压手柄压缩弹簧栓头，将银汞合金推出，输送到牙齿所需充填的窝洞中。

2. 银汞合金调拌器　用于调制银汞合金。将混合后的银汞合金胶囊放入银汞合金调拌器振荡。

（周小凤）

第十节　银汞合金充填术

银汞合金充填术是直接修复牙体缺损的常用技术，它采用牙体外科技术，去净龋坏组织并预备窝洞，再将银汞合金充填到窝洞中，以恢复牙齿的形态和功能。银汞合金充填术包括窝洞预备和银汞合金充填两大步骤。

一、适应证

1. 后牙或其他非美学区域的牙体组织缺损，可按照备洞原则形成抗力形和固位形者。

2. 牙髓治疗后需作全冠修复前的牙体缺损。

在如下情况时应慎用银汞合金修复　①后牙牙尖缺失、边缘嵴缺损范围较大且拾力过大者，宜作嵌体修复。②牙冠有劈裂可能的牙体缺损，如微裂，不宜作银汞合金充填。③牙髓治疗后牙冠缺损过大或所余牙体组织过薄，应考虑桩核冠修复。④汞过敏的患者禁用银汞合金修复。

二、窝洞预备

（一）窝洞的基本概念

窝洞是去净龋坏组织后、按一定形态要求经手术预备形成的洞。要求填入充填材料后，充填材料及牙齿均能承担正常咀嚼压力，不折断、不脱落。

1. 窝洞的结构　窝洞由洞壁、洞角和洞缘构成（图 10-43）。

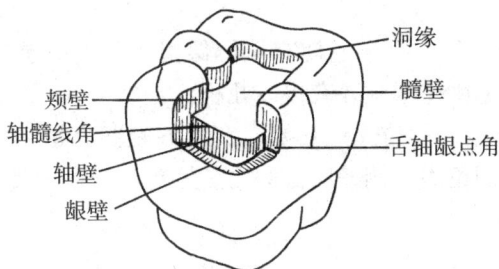

图 10-43　窝洞的结构

（1）洞壁：窝洞内的各壁称为洞壁。各以其在窝洞内的位置命名，如位于颊侧的洞壁称颊壁；位于近中的洞壁称近中壁；与牙长轴平行、覆盖牙髓的洞壁称轴壁；与牙长轴垂直、位于髓室顶的洞壁称髓壁；与牙长轴垂直、位于龈方的洞壁称龈壁，等等。

（2）洞角：洞壁相交构成的角称洞角。两壁相交构成线角；三壁相交构成点角。洞角以构成它的各壁联合命名，如轴壁和髓壁构成的线角称为轴髓线角；轴壁、舌壁和龈壁构成的点角称为舌轴龈点角，等等。

（3）洞缘：洞壁与牙面相交处构成窝洞的边缘即洞缘。洞缘是洞壁与牙面构成的洞角，也称洞缘角或洞面角。

2. 窝洞的命名和表示法　窝洞的名称以窝洞所在的牙面命名。如位于面的窝洞称为面洞；位于远中面及面的双面窝洞称为远中邻面洞。为方便临床记录，规定以各牙面英文名称的第一个字母表示（大写），即：切缘——I、唇面——L、颊面——B、舌面——L、面——O、近中面——M、远中面——D、腭面——P，唇面和颊面又可统一用 F 表示。如面洞记录为 O，近中邻面洞记录为 MO。

3. 窝洞的分类　目前国际上通常采用 G. V. Black 分类法，它是根据龋损发生的部位，将龋损预备后的窝洞分为五类，并以罗马数字表示。

（1）Ⅰ类洞：任何牙面的窝沟、点隙处病损所预备的窝洞。

（2）Ⅱ类洞：后牙邻面病损所预备的窝洞。

（3）Ⅲ类洞：前牙邻面病损未累及切角时所预备的窝洞。

（4）Ⅳ类洞：前牙邻面病损已累及切角时所预备的窝洞。

（5）Ⅴ类洞：所有牙齿的唇（颊）舌面近龈 1/3 处的病损所预备的窝洞。

临床上还常采用一种按窝洞所包括的牙面数分类的方法，将仅限于一个牙面的窝洞称为单面洞，包括两个以上牙面的窝洞称为复面洞。

（二）窝洞预备的基本原则

窝洞预备时应同时遵循生物学原则和生物力学原则，应包括以下几点：

1. 除尽龋坏组织，消除致病因素，停止病变发展。

2. 保护健康牙齿组织备洞时应保护牙髓、牙周和黏膜组织不受损伤，尽量保存更多的健康牙体组织。

3. 预备的窝洞要满足生物力学的要求，具备足够的固位形和抗力形。

由于银汞合金与牙体组织无化学结合，因此，预备的窝洞要同时兼备固位形和抗力形，以使充填体不致松动和脱落；同时充填体与牙齿组织都能承受正常咀嚼力，不致折裂或劈裂。

（1）窝洞的固位形：固位形是指能使充填体保留于洞内，承受咬合力后不移位、不脱落的特定形状。临床常用的固位形主要有以下几种：

A. 侧壁固位：是最基本的固位形。它要求窝洞的侧壁应相互平行并具一定深度，使洞壁和充填体之间产生摩擦固位力。侧壁固位的窝洞呈盒状洞形，要求底平、壁直，点、线角清晰而圆钝（图10-44）。

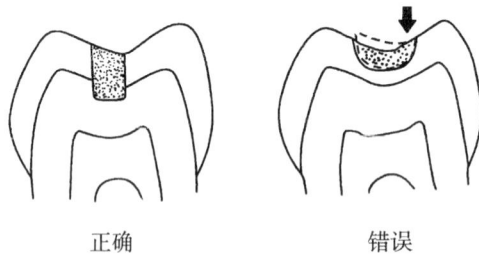

正确　　　　　　　　错误

图 10-44　侧壁固位形

B. 鸠尾固位：是邻面洞的一种固位形，它的外形酷似斑鸠的尾部，由狭窄的峡部和膨大的尾部构成，借助峡部的扣锁作用防止充填体侧向脱位（图10-45）。鸠尾峡部宽度一般为颊舌牙尖间距的1/4~1/3，并注意整个鸠尾的比例协调性；峡部的位置应在轴髓线角的靠中线侧。

C. 梯形固位：是邻双面洞的邻面部分所采用的固位形，龈方大于𬌗方，以防止充填体𬌗向脱位。

D. 倒凹固位：在洞底的点、线角处，向侧壁的牙本质制作倒凹或沟槽，使充填材料进入其中，以防止充填体的垂直向脱位。倒凹固位用于侧壁固位不足时的辅助固位，如浅碟形的窝洞（图10-46）。

（2）窝洞的抗力形：抗力形是指使充填体和余留牙体组织能够承受正常咬合力的窝洞

形态。抗力形的设计应使应力均匀地分布于充填体和牙齿，尽量减少应力的集中。设计原则如下：

盒状洞形：是窝洞最基本的抗力形，它要求窝洞的洞形应底平、壁直，点、线角清晰而圆钝。平整的洞底可使充填体在受到轴向咬合力时保持平稳状态，清晰而圆钝的点、线角可避免点、线处应力集中，以使内应力分布均匀。在预备邻面洞时，殆面的洞底与邻面的轴壁应形成阶梯。阶梯的设计不仅可保护牙髓，还可分散力，使力由面洞底与邻面龈壁共同承担。邻面龈壁在预备时应与牙长轴垂直，宽度不小于1.0mm，如此方能承担力。另外，轴髓线角应圆钝，并且不与鸠尾峡部处于同一平面上，以免造成充填体自峡部折断。

窝洞应有一定深度，以使充填体有足够的厚度来承受正常的咀嚼压力。窝洞的深度依据不同的充填材料而定，银汞合金的最小厚度为1.0mm。殆面洞承受的力较大，洞深要求为1.5~2.0mm；邻面洞承受的力较小，洞深要求为1.0~1.5mm。

洞缘外形线应圆缓，点、线角清楚而圆钝。尖锐的点、线角或洞缘线，可使充填体受咬合力后产生的应力集中在尖锐点、线角处的充填体和牙齿组织上，该处的充填体和牙齿组织之间，可产生较大的楔劈力，使抗力降低。

去除无基悬釉和薄壁弱尖，以增加牙齿的抗力。无基悬釉和薄壁弱尖极易在充填修复后折断或劈裂，先将其去除并用充填材料修复，如修复牙尖或整个面（牙尖覆盖），可防止因牙齿折断或劈裂带来不良后果。

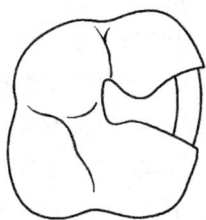

图10-45　鸠尾固位形

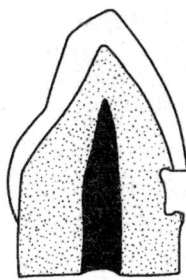

图10-46　倒凹固位形

（三）窝洞预备的基本步骤

1. 开扩洞口或寻入口　病变部位较隐蔽的龋洞，应首先开扩洞口或寻入口，使龋洞充分暴露，或为手术操作形成通路。可用裂钻或圆钻去除洞缘的无基釉质，依病变范围开扩，或用裂钻从龋洞一侧做沟，以形成手术通路。

2. 去除腐质　可先用挖匙除去洞内食物残渣和大部分腐质，然后用圆钻将洞缘周围腐质除尽，最后除尽洞底或近髓腔处的腐质。

3. 设计并预备洞形　除尽腐质后，依病变范围设计窝洞外形。窝洞应包括所有的病变部位，其颊（唇）、舌壁应达自洁区；窝洞的形态应符合固位形和抗力形的要求；预备过程中应尽可能多地保留健康的牙体组织。

4. 修整洞形、清洗窝洞　完成洞形预备后应仔细检查窝洞是否腐质已除尽，抗力形、固位形是否符合要求。修整洞缘釉质，使其与釉柱排列方向一致。彻底清洗窝洞，除去所有碎屑。

（四）各类窝洞预备的要点

1. Ⅰ类洞　Ⅰ类洞多为单面洞，也可为复面洞。典型的Ⅰ类洞洞形为后牙面洞。根据龋损范围用涡轮裂钻预备成底平、壁直的盒状洞形。传统的窝洞范围应包括与龋损相邻的深窝沟，现代的观点是将窝洞范围限定在龋损处，邻近的深窝沟可行窝沟封闭，以保留更多的健康牙体组织。窝洞深度应达到釉牙本质界下 0.2~0.5mm，若窝洞较深，不必将洞底磨平，可用垫底材料将洞底垫平，以保护牙髓。𬌗面窝沟发生两个以上龋损时，去净腐质后若龋损之间距离≥1mm，则分别备洞，以最大限度地保存斜嵴或横嵴；否则将龋损合并成一个窝洞。用裂钻对窝洞进行修整，使窝洞外形线圆缓流畅。窝洞的洞底原则上与牙长轴垂直，但在牙尖高度差异较大的牙齿（如下颌第一前磨牙），为避免损伤高陡的髓角，洞底应与该牙的牙尖连线平行（图10-47）。洞缘角呈直角，切勿形成小斜面。点、线角用小球钻修成钝角。大而浅的窝洞在窝沟部位的下方用 No. 1/4 小球钻预备倒凹固位形。

洞底呈与𬌗面平行的斜面。若做成水平洞底（虚线部分），不仅易穿露颊髓角，还可损伤舌尖

上磨牙腭沟或下磨牙颊沟的Ⅰ类洞由于不承受咀嚼压力，备洞时主要考虑固位形。去净腐质后用涡轮裂钻预备成底平、壁直的盒状洞形，如窝洞较浅，可在壁或龈壁上预备倒凹固，以增加固位力。

磨牙颊（腭）面龋损累及面或面龋损在去净腐质后距边缘嵴<1mm，则须备成复面洞，备洞方法与Ⅱ类复面洞类似。

2. Ⅱ类洞　Ⅱ类洞多数预备成邻𬌗洞，少数为邻面单面洞或邻颊洞和邻舌（腭）洞。如患牙的邻牙缺失，或去净腐质后窝洞距面边缘嵴>1mm 时，则可预备单面洞。

典型Ⅱ类洞为邻𬌗复面洞，由邻面洞和𬌗面洞两部分构成。窝洞预备时应先预备邻面洞，根据邻面洞的大小再预备𬌗面洞。邻面洞预备时用涡轮裂钻向颊舌方向扩展洞形，邻面窝洞应包括所有龋损并将颊舌壁扩展至外展隙（自洁区）。用涡轮裂钻扩展颊舌壁时易伤及邻牙，临床上可置一薄成形片遮挡来保护邻牙，但最好用手工器械（如釉质凿 enamel chisel）去除涡轮裂钻预备后遗留的悬釉。邻面洞外形呈向面略聚拢的梯形，龈壁平直，宽度为 1~1.5mm，轴壁与牙邻面弧度一致。用边缘修整器或倒锥钻去除龈壁无基悬釉，使龈壁洞缘的釉质壁向颈部倾斜（6°~20°）以与釉柱保持一致。用边缘修整器或裂钻将轴髓线角修整圆钝，使该部位的充填体增厚，加强抗折力。预备𬌗面洞时用涡轮裂钻自邻面从釉牙本质界下 0.5mm 处向𬌗面扩展，预备鸠尾固位形。𬌗面鸠尾榫做在窝沟处，鸠尾峡位于颊舌牙尖之间，在轴髓线角的靠中线侧。鸠尾峡部宽度一般为颊舌牙尖间距的 1/4~1/3，与鸠尾形最宽部的比例为 1：2 或 2：3（图10-48）。

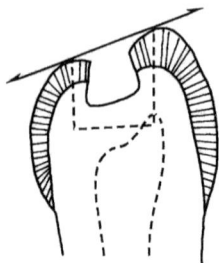

图 10-47　下前磨牙的Ⅰ类洞洞形

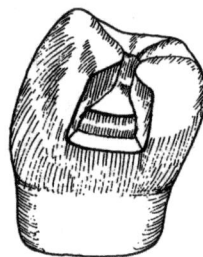

图 10-48　Ⅱ类洞的邻面洞形

3. Ⅲ类洞 Ⅲ类洞一般预备成复面洞。预备邻面窝洞时，用涡轮裂钻向切龈方向扩展并预备窝洞，邻面洞的外形呈唇方大于舌方的梯形，龈壁和切壁略向舌方聚拢，在边缘嵴处与舌面相连；龈壁长于切壁，唇壁与唇面平行，洞深1～1.5mm。根据邻面窝洞的大小，在舌面预备与其相适应的沟槽或鸠尾固位形。对于较小的邻面窝洞不必预备舌面鸠尾固位形，可在切轴线角及龈轴线角处预备固位沟槽。沟槽一般在牙本质内用No. 1/4球钻制作，切勿造成悬釉。对于较大的邻面窝洞则在舌窝处制作鸠尾固位形，深度为1～1.5mm，髓壁与舌面平行；一般不超过中线，不要损伤舌隆突、切缘，尖牙最好不伤及舌轴嵴；鸠尾峡宽度为邻面洞舌方宽度的1/3～1/2；在舌面洞底与邻面洞底相连处制成阶梯，阶梯处线角应圆钝（图10-49）。

随着粘接技术的发展，Ⅲ类洞现已不采用银汞合金充填，但备洞方法对非粘接性牙色材料的充填修复仍适用。

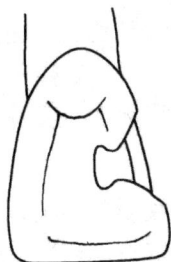

图10-49 Ⅲ类洞的预备

4. Ⅴ类洞 Ⅴ类洞多为单面洞，要求龈壁应与龈缘平齐且与龈缘弧度一致；或切壁一般为平行于切端或面的直线，有时因洞形较大需避让颊沟而制成与龈缘弧度一致的弯曲外形，使窝洞外形呈半圆形或肾形；近远中壁尽量在轴角以内，垂直于洞底并向外略敞开；洞底应与牙面平行呈凸形，洞深约1～1.5mm。Ⅴ类洞一般采用倒锥钻或裂钻预备洞侧壁，预备过程中应使钻针始终与牙面保持垂直，深度一致，预备洞侧壁的同时用钻针的端面形成洞底凸度。可用在轴线角和龈轴线角处制作固位沟或倒凹，以利固位（图10-50）。Ⅴ类洞现多用牙色粘接材料充填而不需进行窝洞预备。

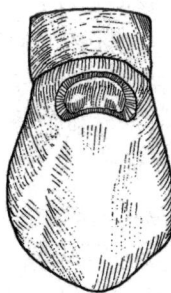

图10-50 Ⅴ类洞的制备

三、银汞合金充填

（一）垫底

活髓牙在去净腐质后若洞底不平整，或洞底超过牙本质中层，均需通过垫底使窝洞达到标准洞形的要求，即底平、壁直和一定的深度。经过完善牙髓治疗的无髓牙，在进行永久性充填前也要垫底。垫底不仅能隔绝充填材料对牙髓的温度和化学刺激，还能形成一定洞形，如形成洞底、轴壁和台阶等，有支撑充填体的作用。

垫底材料应有一定强度、能承受充填和咀嚼时的压力。常用的垫底材料主要是水门汀类，临床应用时应根据各种水门汀的性能与窝洞深度选择恰当的垫底材料。聚羧酸盐黏固剂因对牙髓刺激性小，可作为活髓牙单层垫底材料；磷酸锌黏固剂因刺激性较大，一般用于无髓牙的垫底。对近髓深洞，应双层垫底，即先用氢氧化钙护髓剂覆盖近髓洞底，再用聚羧酸盐黏固剂垫至标准深度。水门汀类垫底材料均能在唾液中溶解，故所有的洞缘和洞壁上不可留有垫底材料。

备洞后若洞底仅达牙本质浅中层，则无需垫底，可直接进行银汞充填。

（二）调制银汞合金

目前常用银汞合金胶囊电动调拌器来调制银汞合金。方法是：将装有汞和银合金粉的胶囊两端加压，使中间的隔膜穿通，两者混合，然后将胶囊放到调拌机上震荡来完成银汞合金的调制。

将调制好的银汞合金放在清洁的橡皮布上，用手指揉搓挤出余汞，使之表面光亮、有握雪感后即可充填。充填应在 3~4 分钟内完成，如超过此限仍未应用，则弃之重调。废弃的银汞合金及挤出的余汞不可随意丢弃，应放入盛有 15cm 深、过饱和的盐水容器中。

（三）充填银汞合金

1. 检查清理窝洞　充填前应清洗并仔细检查窝洞，并调磨对牙或邻牙高陡的牙尖或边缘嵴。

2. 隔湿、干燥窝洞。

3. 安放成形片和楔子　邻洞应安放成形片和楔子。成形片的主要功能是代替缺失的窝洞侧壁，便于充填材料的加压成形，恢复患牙邻面的解剖形态和与邻牙的接触关系。

选择合适的成形片，用成形片夹将其固定于患牙上。成形片突出的一边向龈方，成形片的龈端应放置在窝洞龈壁的根方，使龈壁位于成形片之内。成形片的方边缘应略高于面，便于充填体边缘嵴的成形。

为使成形片与患牙颈部贴紧，防止填入银汞合金时造成充填体悬突，还需在成形片龈方外侧的牙间隙中安放楔子。将大小、形态适宜的楔子从外展隙大的一侧插入。插入时稍用力，要有一定的分牙作用，以补偿成形片的厚度，使去除成形片后的充填体恰好与邻牙接触上。

4. 充填银汞合金　用银汞合金输送器将银汞合金少量、多次地送入窝洞内，先用小头银汞合金充填器，以捻压方式将银汞合金填入点、线角和倒凹、沟槽内并压紧，再用大头银汞合金充填器将窝洞内的银汞合金压紧。复面洞应先充填邻面。应逐层填压银汞合金，一层压好后，将余汞挤出，再送入第二层，直至略超填，最后用光滑器自中央窝向洞缘挤压，压实洞内的银汞合金并使之与洞缘密合。

5. 雕刻充填体外形 充填银汞合金后应即刻进行雕刻。雕刻器的工作端1/2位于牙面，1/2位于充填体上，以洞缘附近的牙面为着力点，沿洞缘方向移动雕刻器，除去多余的银汞，并按牙齿的形态，恢复窝、沟、尖、嵴等外形。初步成形后可让患者轻轻咬合，根据印迹进一步雕刻面外形，恢复面的窝沟和尖嵴。面修整及调整咬合时，应注意对牙有无高陡的牙尖、嵴或边缘嵴，切勿让患者用力咬合，以免充填体受力过大而折断。

装置成形片的邻面洞先用探针沿成形片将银汞合金按邻牙边缘嵴高度刮除，然后取出楔子，将成形片颊舌向拉松后沿邻面弧度紧贴邻牙向拉出。用探针检查修整邻面，发现悬突及时去除并恢复邻面的正常凸度。邻面修整时，探针应从充填体刮向颊、舌、龈方，勿从充填体下方向殆方刮出，以防将充填体掀起撬断。

银汞合金充填体修整后应达到：①充填体的边缘应与相接的牙体表面平齐。②充填体的面应恢复其解剖生理形态，并与对牙尖窝相适应。③充填体的邻面无悬突，凸度正常，有良好的邻接关系，重建边缘嵴。④应按牙体解剖形态，正确恢复牙齿的外形高点、外展隙和接触区。

6. 抛光 嘱患者术后24小时之内勿用患侧咀嚼，24小时之后可进行抛光。抛光前应进一步检查充填体，如有咬合高点、悬突，应磨除。选用形态适合的磨光钻，将充填体各部进行磨光。最后用橡皮杯蘸浮石粉抛光表面。

四、并发症和应对策略

（一）意外穿髓

意外穿髓多因不熟悉髓腔解剖或粗心大意造成。因此，要求术者应熟悉髓腔形态、髓角的位置，了解年轻恒牙髓腔大、髓角高的特点。工作中应有高度的责任感，小心细致。

备洞过程中若发现意外穿髓，应视穿髓孔的大小作相应处理。若穿髓孔细小，应立即隔离唾液，进行直接盖髓术；若穿髓孔较大，可视患牙情况行活髓切断术或其他牙髓治疗。

（二）术后疼痛

1. 出现冷热激发痛，但无自发性疼痛 出现冷热激发痛的原因多是由于窝洞预备时产热刺激牙髓而导致牙髓充血，此种情况一般数天后可自行缓解，无需作特殊处理。

银汞合金可传导温度刺激，若深洞未做垫底或垫底不当也可引起激发痛。此时，应去除充填体，重新垫底充填；或先用氧化锌丁香油水门汀安抚两周，待症状消失后再进行充填。

2. 出现自发性痛 出现自发性痛的原因较复杂，应结合病史、疼痛性质和临床检查加以鉴别。

近期出现自发痛可能因术前对牙髓状态判断不准确，如将慢性闭锁性牙髓炎或牙髓坏死误认为是深龋；也可因深龋时未经垫底或垫底不妥导致牙髓炎。此时，应对患牙进行牙髓治疗。

对殆牙或邻牙有不同的金属修复体，可因电位差不同产生流电引起疼痛。此时，应改用非金属材料重新充填。

若充填后出现咬合痛，多因充填体过高，使牙周膜创伤所致。检查时可见银汞充填体表面有亮点，若及时调整咬合，可很快恢复。

(三) 牙龈炎和牙周炎

充填体形成悬突、与邻牙无接触或接触区太大、外展隙过小等均可引起食物嵌塞。食物嵌塞和充填体悬突，可引起牙龈退缩、牙龈炎，甚至牙周炎。牙颈部的充填体，若表面粗糙，易积聚菌斑，也可导致牙龈炎。

发现充填体悬突，应及时去除。如解剖外形恢复不好，造成邻接关系欠佳或外展隙过小等而引起食物嵌塞，应调磨或重新充填。充填体的表面应高度抛光，以减少菌斑积聚。

(四) 继发龋

窝洞预备时腐质未除尽，或充填体边缘渗漏，或有充填体悬突，均易在充填后发生继发龋。出现继发龋时，应重新治疗。

(五) 充填体松动、脱落或折裂

主要是因为窝洞没有足够的固位形和抗力形，如：洞底不平、壁不直、鸠尾峡的宽度和深度不够等。充填材料的调制和使用不当，使材料的机械性能降低，也是原因之一。出现充填体松动、脱落或折裂时，应首先查明原因，重新充填修复时应采取相关改进措施。

(六) 牙齿劈裂

主要是因为牙齿组织的抗力不够，如：无基悬釉、高陡的牙尖、薄壁弱尖。窝洞预备时应去除所有的无基悬釉；对高陡的牙尖进行调磨，去除薄壁弱尖，进行牙尖覆盖。牙齿折裂后，应视患牙缺损的范围，或重新充填，或进行冠修复，或拔除。

(周小凤)

第十一节　粘接修复术

不同于传统银汞合金的充填修复技术，粘接修复术旨在使修复材料与牙齿组织形成微机械锁合和化学结合，达到固位和抗力的目的，是口腔医学工作者追求的最佳牙体缺损修复技术。1955 年，Buonocore 正式提出用磷酸处理牙面，开创了近代的直接粘接修复技术。随着黏结剂和树脂类材料的发展，粘接修复技术趋向于成熟，得到了越来越广泛的应用。本章将粘接修复术与单纯的充填术分开来介绍，更有利于临床医师理解粘接修复的原理，更有利于临床上正确的应用，以获得最佳的临床效果。

目前用于直接粘接修复的材料有两类，即玻璃离子水门汀和复合树脂。玻璃离子水门汀类材料可以与牙齿中的矿物盐发生化学反应形成新的矿物盐，达到化学结合的效果，理论上是一种理想的修复材料。但由于存在一定的水溶解性，质地较脆，作为永久性的直接修复材料，应用范围较窄。口腔临床大量应用的是复合树脂类材料。复合树脂材料需要通过牙齿的表面处理，使牙齿矿物部分脱矿，然后借助树脂黏结剂渗入组织中，形成聚合良好的混合层，树脂通过与混合层的化学结合达到良好的粘接效果。随着材料学的发展，一些材料结合了复合树脂和玻璃离子材料特性，形成了新型的复合材料，应用于直接粘接修复术，如复合体、玻璃复合体和光固化玻璃离子。

一、复合树脂粘接修复术基本步骤

1. 清洁牙齿表面　修复前需去净患牙及周围的菌斑和异物。

2. 检查与记录咬合情况　以便在牙体预备时指导窝洞外形线的制备，避开咬合接触区，或者进行适当咬合调整。

3. 比色　在自然光下，使用 Vita 比色板、复合树脂材料生产商提供的比色板或电子比色仪进行比色。

4. 牙体预备　在去除腐质和预防龋病发展方面，应该遵循 G. V. Black 基本原则。去腐后的洞底可以保持自然状态，不必作平。一般不需要特别制备机械固位形。粘接无法提供足够固位力时，应适当制备固位形。

5. 隔湿　有条件时应上橡皮障隔湿。无条件时，必须使用棉卷和吸唾器隔湿。以下的粘接和修复步骤必须是在完全有效隔湿的条件下完成。

6. 护髓　对中等深度的窝洞不需要进行特殊的护髓处理。由于护髓剂使用影响牙本质粘接效果，对深窝洞也仅需在近髓处使用少量护髓剂。

7. 粘接面处理　粘接面以牙本质为主，建议使用自酸蚀黏结剂；粘接面以釉质为主，建议使用酸蚀冲洗类（全酸蚀）黏结剂；粘接面既有釉质又有牙本质时，可以用磷酸选择性酸蚀釉质，然后使用自酸蚀黏结剂。

8. 复合树脂堆塑和固化　树脂材料每次放置的厚度不要超过 2mm，对于较大的缺损可参照图 10-51 的方法分层放置，分层固化。尽可能将光固化灯靠近树脂面，根据材料说明确定固化时间。同时要注意邻面洞的颊舌髓角不易为垂直照射的光所及，上了金属成形片也可能造成一些光照的死角。应在取下成形片后，从颊舌两个方向再光照固化。

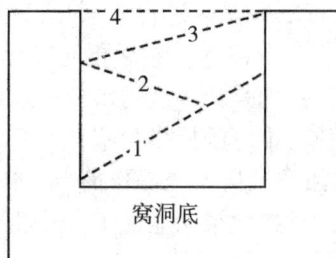

图 10-51　分层充填，以减少聚合收缩

9. 修形和抛光　树脂固化后即可进行初步修形和抛光，1 周后进一步抛光。可以选择粒度和形状不同的器材，总的原则是由粗到细，不要施加过大压力。修形和抛光可以去除修复体表面的低固化层，提高光泽度及美观程度，而且对防止菌斑积聚有作用。

二、树脂粘接系统的原理和使用要点

根据基本粘接原理和使用步骤，黏结剂可以分为酸蚀冲洗类、自酸蚀类以及玻璃离子类粘接系统。目前临床最常使用的是酸蚀冲洗类两步法、自酸蚀类两步法和一瓶装一步法。

酸蚀冲洗类的牙本质粘接机制为，牙本质经磷酸酸蚀和冲洗后，表层牙本质基本完全脱矿，形成含大量微孔的胶原纤维网。在润湿的牙本质表面（防止脱矿胶原纤维网塌陷而变致密）使用预处理剂，牙本质表面由亲水性转化为憎水性。黏结剂充分扩散渗入脱矿牙本质中，经固化后，在牙本质小管内形成树脂突，黏结剂与脱矿牙本质胶原纤维网形成混合结构，称之为混合层。这些结构提供了粘接所需的微机械固位力。自酸蚀类粘接系统中的酸性单体能够溶解/改性玷污层，并且渗入下方牙本质，形成不同脱矿程度的胶原纤维网和牙本质小管。亲水性单体渗入胶原纤维网微隙和牙本质小管，亲水的羟氧基与暴露的胶原纤维结合，疏水的甲基丙烯酰基可与粘接单体共聚。粘接单体充分渗入脱矿微隙，形成混合层及树脂突，提供微机械/化学固位力。

1. 酸蚀冲洗类粘接系统　酸蚀冲洗类粘接系统对牙本质表面湿润度要求高，牙本质表面不能过于和过湿。临床上很难控制牙本质表面适度湿润，导致操作技术敏感性较高。

（1）可与光固化、化学固化和双重固化复合树脂类充填材料配合使用，避免使用丁香油类垫底材料。

（2）磷酸酸蚀可以获得最佳的釉质粘接效果。一般用 15%～35% 正磷酸制成的凝胶，有颜色，可以控制和指示酸蚀范围。釉质的酸蚀时间一般为 15 秒，恒釉质不超过 30 秒。氟牙症患釉质氟含量高，抗酸性强，应延长酸蚀时间。牙本质的酸蚀时间一般为 10 秒，不要超过 15 秒。

（3）酸蚀后要用大量流水彻底冲洗去除酸蚀剂，冲洗时间长于酸蚀时间，保证将残余的酸冲净。

（4）去除多余水分，保持牙本质湿润。操作时，可用棉球或吸水纸轻蘸的方法，使牙本质表面呈现一个略有光泽的潮湿面。酸蚀脱矿的釉质应呈白垩色。

（5）预处理剂即取即用，用前混匀，用后盖紧瓶盖，防止溶剂挥发。

（6）黏结剂用前混匀，避免单体和填料分离。黏结剂应均匀涂布，不宜过厚，避免洞角处存留过多黏结剂，充分光照固化。

（7）多数粘接系统要求在涂布之后立即进行光固化，但为了黏结剂有效的渗入，实际上应该涂布后稍作停顿，让黏结剂充分渗入，然后再光固化 10～20 秒。个别系统特别要求涂布之后停留一定时间再光固化，目的是让多余的水分挥发或黏结剂有效的渗入。操作者一定要仔细阅读产品说明书，严格执行推荐的操作步骤。

2. 自酸蚀类粘接系统　自酸蚀类粘接系统操作简单、快捷且可有效避免治疗后敏感的发生。自酸蚀类两步法粘接系统的粘接效果明显优于自酸蚀类一步法粘接系统。临床使用时应注意：

（1）自酸蚀类粘接系统适用于以牙本质为主的粘接表面；应用于釉质粘接表面时，用磷酸进行预酸蚀或机械预备釉质表面可有效提高其粘接强度。

（2）自酸蚀类粘接系统影响化学固化复合树脂的聚合反应，不能配伍使用；避免使用丁香油类垫底材料。

（3）被粘接牙面不能过于干燥，亦不能存留大量液体。

（4）两步法操作时，先涂的是含弱酸的处理剂，起到脱矿、改变玷污层和活化粘接面，无需冲洗，少量的弱酸会被酸蚀溶解的矿物中和。需充分吹干处理剂去除水分和溶剂。然后使用黏结剂，保持均匀一致，避免洞角处存留。

（5）一步法操作时，充分吹干去除粘接系统的水分和溶剂。

（6）自酸蚀粘接系统的弱酸脱矿和黏结剂渗入，均需保证足够的作用时间，具体时间长短需根据产品说明书执行。

3. 影响粘接效果的因素

（1）牙组织成分和结构：釉质表面可能附有牙小皮和牙菌斑，要通过打磨去除这一层。釉质中含水分和有机质很少，主要的粘接作用发生在酸蚀后产生的微孔中。酸蚀后釉质表面的充分干燥对于获得良好的效果至关重要。牙本质的结构和成分比较复杂。酸蚀后过度的干燥会造成胶原塌陷，影响粘接效果并造成术后敏感。无论是使用那一种粘接系统，一定要仔细阅读和理解说明书的内容，按正确的步骤使用，才可获得好的效果。有时为了更好的粘接效果，可以结合利用磷酸和自酸蚀两个系统，如对釉质先用磷酸酸蚀，再使用自酸蚀系统等。

（2）玷污层：玷污层的存在是影响粘接效果的重要因素。磷酸体系是通过酸蚀和冲洗去除玷污层的。自酸蚀体系是通过体系中的有机物质溶解改变玷污层中的亲水成分，消除其不利影响的。除了严格遵循使用说明外，避免酸蚀和涂布黏结剂后的表面再次污染，是另外一个重要的因素。

（3）黏结剂渗入牙组织的程度：黏结剂能否与牙齿结构结合形成混合层还与黏结剂能否渗入并充满脱矿后的牙体组织中有关。一般在涂布黏结剂后要略作停顿，以利黏结剂充分渗入。有些体系特别指出要求停留的时间，一定要严格执行。

（4）操作不当：操作时，必须仔细遵守操作规程，仔细阅读产品说明书。在酸蚀冲洗吹干至充填固化树脂这个期间必须做到完全的控湿。

（5）聚合收缩：复合树脂在固化时发生聚合收缩，可导致充填修复体和洞壁之间产生应力，是影响粘接效果的间接因素。操作时应尽量减小粘接界面的聚合收缩应力。

三、复合树脂使用要点

1. 对于光固化复合树脂，固化时可出现聚合不全现象。聚合不全的复合树脂中，一些小分子物质是潜在的致敏源。避免聚合不全的方法有：

（1）定期检查光固化灯强度，及时更换光源。

（2）用前清洁光固化灯照射头，保证其透光性。

（3）放置光固化灯时尽量靠近复合树脂，减少照射距离。

（4）采取分层充填，每层厚度不超过 2mm 为宜。

（5）注意光照时间，保证总光照强度达到 16 000mW/cm^2，即 400mW/cm^2 光强的固化灯应照射 40 秒。

（6）当光固化灯照射头小于被照射复合树脂面积时，需进行多次重叠照射。

（7）在光源不易达到的部位，例如Ⅱ类洞的龈阶部位，应该多角度进行投照或使用导光设备，如透明楔子、透明成形片、小直径导光头等。

（8）深色和不透明复合树脂的照射时间应适当延长。

2. 复合树脂固化时发生聚合收缩，通常聚合收缩率的大小取决于树脂基质的种类和比例。对于光固化复合树脂，聚合收缩朝向光源方向，在牙齿-材料粘接界面产生聚合收缩应力，可能导致界面粘接失败形成裂隙，发生微渗漏和继发龋。聚合收缩应力大小与材料、固化光源、窝洞大小和使用方法有直接关系。减小粘接界面复合树脂聚合收缩应力的方法有：

（1）初始层复合树脂不宜过厚，约 0.5mm 左右。

（2）可在粘接界面使用弹性模量较低的材料做衬层，形成弹性洞壁。

（3）采用分层充填技术，避免一次放置较大体积复合树脂，每层厚度不超过 2mm 为宜。

（4）采用斜形充填技术，减小 C 因素，即粘接面积和非粘接面积的比值。

（5）恢复后牙咬合面形态时，可单个牙尖依次恢复外形。

（6）使用光强变化的光固化模式，如软启动或脉冲式。早期用低强度光进行固化，复合树脂材料发生流动和弹性形变，缓解收缩应力。

（7）洞壁较薄时，可从洞壁外侧透过牙齿组织透照，使复合树脂向牙齿组织方向收缩。

（8）在光源不易达到的部位，例如Ⅱ类洞的龈阶部位，应该多角度进行投照或使用导光设备。

（9）可使用玻璃离子垫底，减少复合树脂使用量。

（10）可选择聚合收缩小或无聚合收缩的复合树脂。

3. 操作时，应注意每层已固化的树脂表面切勿被血液或唾液污染。一旦被污染，应磨糙树脂表面，并涂布粘接树脂后再充填新的复合树脂。

4. 复合树脂应避光保存，取用时应避免交叉感染，可使用一次性包装，如胶囊装。

5. 复合树脂具有一定吸水性，固化后可即刻进行修形和抛光，1周后可进行再次修形抛光。

四、前牙直接粘接修复技术

前牙对于人类容貌美非常重要，因此对于前牙缺损的修复，不仅要恢复牙齿的切咬和发音功能，还要恢复牙齿的美观。

1. 基本操作要点

（1）去净所有龋坏组织和变色深染牙体组织，避免残留变色组织影响修复体的美观。

（2）如果缺损未涉及唇面，则应尽量从舌侧入路，保留唇面的釉质。

（3）在洞缘处釉质表面制备约45°角的斜面，可呈波浪状和不规则形。洞斜面除了有助于增加粘接固位，还可以使修复体和牙齿组织过渡移行，界线不明显。

（4）要在上橡皮障隔湿之前、牙面保持湿润的情况下，对牙颈部、中间区和切端或咬合面分别进行比色。

（5）自然光是最佳光源，也可在标准光源下进行比色。比色时应瞬间比色（一般5秒内）。

（6）如果缺损贯通唇舌侧，需要在患牙舌侧使用具有遮色效果的牙本质色或牙体部色树脂，避免牙齿发"暗"。唇面缺损应使用具有半透明质感的釉质色树脂材料，以模拟天然牙的质地。

（7）在充填最外层釉质色树脂材料之前，使用辅助器械模拟天然牙齿上的细裂纹、发育叶和釉柱纹理等解剖特征，可以更加逼真地恢复患牙的形态。

（8）可以使用树脂调色剂，模拟牙齿的个性化特征，如白斑、发育线等。

（9）前牙修复体的修形和抛光对其美学效果至关重要。要注意修整切缘、发育叶、唇面角等结构与邻牙对称和协调。

2. 单色、双色和多色复合树脂修复技术　根据患者对美学修复的要求以及患牙的条件，可以选用单色、双色和多色复合树脂修复技术，相应的操作难度也由简到繁、操作时间由少到多、美学修复的效果也越来越逼真。

（1）单色复合树脂修复技术：如果缺损部位呈现单一色泽变化，用一种色号复合树脂即可完成前牙色和形的修复，称为单色复合树脂修复技术（图10-52）。一般用于患牙色泽、形态以及咬合关系等比较正常、患者对美学修复要求不太高的情况。

（2）双色复合树脂修复技术：如果缺损部位有色泽的变化，单一树脂无法完全模拟这种变化，需要两种色系的材料（如牙本质和釉质色）进行修复，称为双色复合树脂修复技术（图10-52）。多用于对美学修复有更高要求的患者。

（3）多色复合树脂修复技术：如果缺损部位除了有色泽的变化，还有许多个性化特征，如切端透明、特殊染色等，需要选择多种色系的复合树脂进行修复，称为多色复合树脂修复技术（图10-52）。多用于对美学修复要求非常高以及要求更加个性化修复的患者。

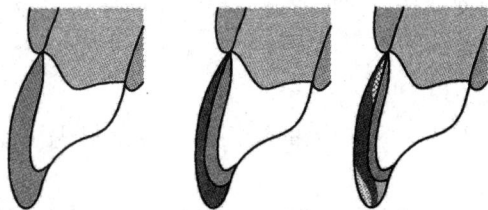

图 10-52　单色、双色和多色复合树脂修复技术

3. 模板技术　对于唇舌侧贯通牙体缺损，为了精确恢复舌面形态以及在多色分层修复时更好把握层次的厚度，可以使用舌侧背板技术（图10-53）。恢复舌侧外形时，将舌侧印模背板放在患牙舌侧就位后，再放置复合树脂材料，有利于塑形和准确恢复咬合关系。

如果术前患牙舌侧形态正常，可以直接用硅橡胶印模材制作舌侧背板。如果有牙体组织缺损，可以不使用粘接系统用树脂材料直接恢复患牙舌侧形态，然后制作舌侧背板。还可以翻制石膏模型，在模型上恢复牙齿外形，再制作舌侧背板。

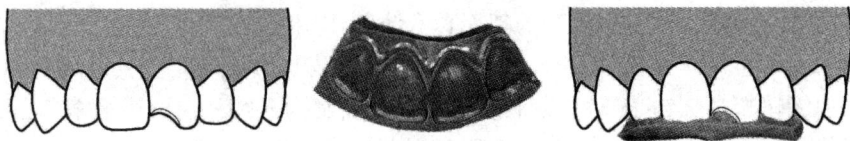

图 10-53　舌侧模板技术

五、后牙直接粘接修复技术

后牙承担着较大的咬合力，修复后牙龋坏或牙体缺损时，首先要均衡考虑材料的固位、机械强度和耐磨性。除外基本操作步骤的考虑，还要考虑如何获得良好的邻面接触和咬合关系，更好地恢复患牙的咀嚼功能。

1. 基本操作要点

（1）后牙咬合面釉柱向窝沟方向聚拢，在咬合面洞缘常规预备时已经切割了釉柱，可以获得足够的粘接固位力，无需制备洞斜面。

（2）要重点检查咬合关系，尤其注意检查对颌牙功能牙尖在正中𬌗及非正中𬌗时的接触点是否位于窝洞边缘，洞缘线应避开咬合接触区。

（3）Ⅱ类洞邻面修复体，若所受𬌗力不大，可在颊轴线角及舌轴线角处制作固位沟。

（4）Ⅱ类洞邻面颊舌壁应尽可能地保留相邻牙的自然接触关系，可适当考虑向自洁区的扩展。颊舌侧壁的釉质边缘应制备45°角洞斜面。

（5）当龈壁有足够的釉质时可制备短斜面。

（6）邻面成形与接触点的恢复是Ⅱ类洞直接粘接修复的难点，推荐使用邻面成形系统。成形片将牙龈隔离也可防止术中牙龈出血污染粘接面，有一定的龈缘隔湿的作用。

（7）可以在邻面复合树脂固化前通过适当的方式将患牙与邻牙分开，预留间隙，补偿成形片的厚度。常用的方法包括楔子和卡环分牙法。

（8）楔子使用时，从外展隙大的一侧适合的位置插入，稍用力，让牙齿适当分开。

（9）分段式成形片系统中，金属卡环分牙力量较大且持续，可确保形成良好的邻面接触。

（10）在酸蚀或涂黏结剂前放置成形系统，以防止酸蚀邻牙或与邻牙粘连。

（11）Ⅰ类洞的充填修复：可以采用逐一修复牙尖的分层技术，每层厚度小于 2mm，依据牙尖位置与形态形成半锥形。

（12）Ⅱ类洞的充填修复：对于较大的缺损，可以选择先恢复邻面，再恢复𬌗面的方法，有利于恢复牙齿外形。

2. 预防性树脂修复技术　主要适用于后牙咬合面窝沟龋坏。主要技术特点为：去净窝沟处龋坏组织，不做过多牙体预备，酸蚀窝洞及窝沟釉质，使用粘接系统，窝洞处填入复合树脂，窝沟处使用窝沟封闭剂或者流动树脂进行封闭。随着高填料流动复合树脂的出现，可以使用不同流动性的流动树脂进行修复。

3. 三明治修复技术　主要适用于后牙邻面缺损龈壁位于釉质–牙骨质界下。主要技术特点为：龈壁第 1 层使用光固化玻璃离子材料，上方使用复合树脂材料。利用玻璃离子与牙齿的粘接性以及减少复合树脂材料的用量及产生的聚合收缩应力，达到良好的粘接和封闭龈边缘的目的。在龈壁使用窝洞处理剂后再使用光固化玻璃离子，可以提高边缘封闭效果。玻璃离子水门汀缓慢释放氟，对不易清洁的邻面具有防龋作用。

4. 隧道式修复技术　主要适用于后牙邻面龋损未波及边缘嵴。主要技术特点为：当邻面龋损距离边缘嵴超过 2.5mm 时，备洞时可以从𬌗面窝沟入路，保留边缘嵴。去除腐质后，用释氟材料修复邻面缺损，𬌗面用复合树脂类材料封闭入路。注意𬌗面至少要留出 2mm 左右的深度，保证复合树脂修复体的厚度和强度。也可以用玻璃复合体材料完成窝洞的充填修复。

六、修复体修补技术

运用粘接技术可以将复合树脂材料与旧的树脂、瓷和金属进行粘接，从而修复已有修复体的缺陷，如破损的树脂充填体、崩瓷的烤瓷冠等。修补旧的树脂修复体时，应确认原有的树脂修复体与其下方的牙体组织间没有继发龋坏、边缘缝隙以及微渗漏造成的着色，否则应去除原有树脂，重新充填。

旧树脂修复体边缘健康牙体组织的表面处理原则与前述相同，釉质和牙本质可以分别使用磷酸酸蚀粘接技术和牙本质粘接技术。旧的树脂表面可以使用树脂活化剂处理，瓷表面的处理可以使用瓷处理剂，贵金属的表面则需使用专用的金属处理剂进行处理，最常用的处理方式是硅烷化处理。处理完成后，涂黏结剂并光照固化，根据需要进行遮色后，再按照常规的树脂充填程序修复缺损即可。

七、玻璃离子水门汀粘接修复基本步骤

玻璃离子水门汀包括化学固化和光固化两类。后者由于加入了树脂成分，临床上初始固化可通过光引发剂即刻实现。而传统的化学固化玻璃离子水门汀临床上初始固化需 3~5 分钟，而完全固化则需要数小时。玻璃离子水门汀的基本修复步骤如下。

1. 清洁牙面和备洞　牙体预备的基本原则与复合树脂相同。因材料与牙体组织有化学粘接性，固位形的条件可以放宽，一般只需去净腐质，去除无基釉即可。

2. 清洗窝洞和吹干备好的窝洞　要用清水充分清洗，去除残余的组织和碎屑。然后，轻吹干窝洞，但要避免过度脱水。

3. 调制水门汀　为保障适当的调和比例和质量，现代用于充填的玻璃离子水门汀多制成胶囊，用时通过搅拌机混合。

4. 充填窝洞　一次性充填到位，避免过多的填压，边缘多余的材料可用潮湿的雕刻刀修整成形，调整咬合。表面涂保护漆或凡士林。

5. 抛光　应在 24 小时后进行。

伴随玻璃离子使用的除了隧道式充填技术和三明治技术，还有无创性修复技术。该技术主要适用于治疗条件较差的地区，当无法采用完全的牙体充填修复技术时，无创性修复技术是一种变通的方法，较之对龋坏的完全不干预，有着显著的治疗效果。同时，无创性修复技术术还可以适用于因各种原因暂时无法接受系统牙体治疗的患者，达到停止病变进展的目的，待时机成熟，再进一步进行充填修复治疗。

八、粘接修复后可能出现的问题和处理

1. 术后牙本质敏感　对于波及牙本质的活髓牙，使用自酸蚀系统可以大大减少术后敏感的发生。对于深龋要适当使用护髓材料。

2. 修复体边缘着色　可能与边缘修整不足有关，适当地打磨抛光既可。如果是继发龋，则需重新修复。修复体表面的着色多与抛光不足有关，应重新按照要求抛光。

3. 继发龋　应予重新治疗。

4. 充填体或牙齿近期的折断　应考虑适应证选择是否得当。

5. 充填体过度的磨耗　可在承担功能尖和窝的部位充填含较多填料的后牙树脂。

（周小凤）

第十一章

儿科口腔疾病的诊治

儿童时期颌面部处于不断的形态发育与功能改变的过程中，最明显的是颌骨和颌骨内牙齿的生长发育。生长发育具有年龄阶段性特点。这些特点使儿童的口腔疾病无论在临床表现，还是治疗方法上都与成人有不同之处。

本章将对儿童牙齿的萌出与替换，儿童龋病、牙髓根尖病的治疗，儿童牙外伤的处理和乳牙早失的间隙管理，以及常见错𬌗的矫治等作分别叙述。

第一节 牙齿的萌出、替换和萌出异常

一、乳牙的作用

乳牙在儿童期担负着咀嚼功能，对儿童口腔颌面部及全身的生长发育、发音以及儿童的心理发展起着重要的作用。乳牙的存在为继承恒牙的萌出预留位置，对恒牙的萌出具有一定诱导作用。如果乳牙过早丧失，则常常出现邻牙移位，间隙不足等，这些将会导致继承恒牙萌出位置不正或阻生，形成错𬌗畸形。

二、乳牙和恒牙的萌出与替换

乳牙的牙胚在胚胎第 6 周时开始发生；恒牙中的第一恒磨牙在胚胎 4 个月时开始发生。当牙根开始发育时，牙胚在颌骨内出现向口腔方向的移动。正常情况下，当牙根发育到根长的 2/3 时，牙冠即在口腔中萌出。随着牙根继续发育，牙齿也不断萌出，直至与对颌牙接触，但此时牙根的发育尚未完全。

牙齿的萌出遵从一定的规律，按一定的时间、一定的顺序，左右同名牙对称性萌出。萌出顺序比萌出时间更有意义，萌出顺序紊乱可导致牙列不齐。

牙齿萌出时间也标志着儿童发育成熟的程度，所以牙龄也是评估生长发育的重要指标。由于牙齿萌出比牙齿钙化更易受到其他因素的影响，如：乳牙早失可能造成继承恒牙的早萌或迟萌，因此，一般认为以牙齿钙化时间作为成熟指标更为准确。在临床应用时，钙化时间和萌出时间可以相互参考补充。

（一）乳牙萌出的平均年龄与顺序

临床应注意的是牙齿萌出的时间和顺序存在一定的个体差异。婴儿的第一颗乳牙多在

6~8个月萌出，到2.5~3岁时20颗乳牙全部萌出。婴儿出牙时可有流涎、喜咬硬物或将手放入口内、哺乳时咬奶头等表现。个别反应严重的会出现哭闹、拒食或发热的现象。

（二）恒牙萌出时间

恒牙萌出的时间通常女性比男性略早，下颌同名牙早于上颌。第一恒磨牙在多数儿童是6岁左右萌出，故又称"六龄牙"。第二恒磨牙多数于12岁萌出。

（三）牙齿萌出与牙根发育

牙齿萌出过程中，萌出的潜力与牙根形成的长度有关，当牙根发育接近完成时，牙齿萌出潜力明显减小。牙根发育完成后，牙齿仍有继续萌出的倾向，但萌出机制与牙根未发育完成时的不同。牙根发育过程中，根部牙本质不断形成，牙根增长导致牙齿萌出；而牙根发育完成后，牙齿继续萌出现象是牙齿由于咀嚼产生磨耗后的一种生理性代偿现象，主要依靠根尖部牙骨质增生以补偿牙齿损耗的高度。不论乳牙或恒牙，初萌时牙冠和牙根都尚未发育成熟，牙冠部髓腔宽大，牙根的根管壁薄，根管径粗大，根尖孔开放呈喇叭口状。临床上称未发育完成的牙为"年轻乳牙"和"年轻恒牙"。正常情况下，当牙根发育达2/3时开始临床萌出。乳牙根在萌出后1~1.5年发育完成；恒牙根则在萌出后3~5年发育完成。

（四）乳牙根吸收

在乳、恒牙交替阶段出现的乳牙根吸收是一种生理过程。牙根的吸收类似骨组织的吸收，是破骨细胞活动的结果。从乳牙根开始吸收到乳牙脱落，牙根的吸收并非为持续性，而是间断性进行的，活动期和静止期交替出现。临床上表现为时而松动，时而稳固。牙根吸收早期速度较慢，接近脱落时吸收速度加快。在吸收间歇期，被吸收牙根的表面又可以出现新的牙骨质沉积，牙根周围也有新的牙槽骨形成。如果这种修复活动过分活跃，就有可能使牙根和牙槽骨出现结合，这种现象称为"牙齿固连"。临床表现为固连牙的殆面低于邻牙，因此，有人又称其为"乳牙下沉。"该现象会导致局部牙槽骨发育障碍，乳牙长期不脱落并妨碍恒牙萌出；还可能造成对颌牙过长，继发错殆畸形。

乳牙根从发育完成到开始吸收这个阶段称为"乳牙根的稳定期"。在此阶段进行根管治疗，安全性相对较高。在牙根吸收期，应注意掌握牙根吸收的程度，避免机械刺激和药物对根尖周组织的损伤。

乳牙根开始吸收的部位受其继承恒牙位置的影响，乳前牙从根尖的舌侧开始吸收，乳磨牙牙根最先开始吸收的部位是根分歧处。恒牙胚向冠方及唇侧不断移动，乳牙根逐渐吸收，直至乳牙脱落，恒牙萌出。适当的咀嚼刺激会促进乳牙根的吸收。如果乳牙根吸收不充分，则可能出现继替恒牙萌出时乳牙尚未脱落的情况，称为"乳牙滞留"。滞留乳牙往往会妨碍继替恒牙萌出到正常位置，并且影响牙列的清洁和自洁，应予及时拔除。有时，由于牙根中部吸收较快，在拔除滞留乳牙时可能会出现牙根断裂。牙根残片可以继续被吸收或被排出牙槽窝。因此，不要求必须掏出。

三、萌出异常

牙齿萌出障碍在乳牙列和恒牙列都可能出现。牙齿萌出时间在不同个体之间存在差异，但如果超出平均萌出时间的正常值范围很多，则为异常。

（一）牙齿早萌

1. 乳牙早萌　婴儿出生时就已萌出的牙称为"诞生牙"；在出生后约一个月以内萌出的牙称为"新生牙"。乳牙早萌一般出现在下颌中切牙（85%），偶有上颌切牙或磨牙，还有少数是多生牙。乳牙早萌的原因尚未明确，可能与某些局部和全身因素有关，如牙胚的位置距口腔黏膜太近。诞生牙的发生有家族性倾向，在一些综合征的患儿也发现有诞生牙或新生牙，这提示遗传因素的作用。早萌牙因为牙根发育不成熟，往往非常松动。

极度松动的牙可能会脱落而导致婴儿误吸，应该予以拔除。有时不甚松动，婴儿吮奶时由于早萌的下切牙对舌系带及周围组织的摩擦而导致创伤性溃疡（又称 Riga 病）。应指导家长改用汤匙喂奶，局部可用消炎、止痛、促愈合的药物。

2. 恒牙早萌　恒牙早萌多见于前磨牙，下颌多于上颌。由于乳牙根尖病变将其继承恒牙胚周围的牙槽骨破坏，恒牙因阻力减小，过早地暴露于口腔中。早萌牙的牙根发育不足，常并发釉质发育不全和钙化不全，临床上表现为釉质表面出现缺损和色斑，称为"Turner牙"。在少数病例，由于乳牙的根尖炎症波及恒牙的根周围组织，临床可见早萌的牙极度松动，牙根不能继续发育，以至早失。

能否及时控制乳牙根尖周感染，与继承恒牙早萌后牙根能否继续发育直接相关。因此，要及时治疗有根尖周病变的乳牙。如病变严重，已波及恒牙胚，则需及时拔除。釉质发育不全的早萌牙易继发龋坏，可进行涂氟预防并修复釉质缺损。医师需指导患儿进行有效的菌斑控制，防止咀嚼时硬物对比较松动的早萌牙造成创伤。

（二）乳牙迟萌

通常在出生后 1 年内萌出第一颗乳牙者，都属正常萌出范围。如果 1 周岁后仍未萌牙，则应查找原因。首先，应摄 X 线片检查是否为先天性牙齿缺失；其次，考虑有无全身性疾病，如：佝偻病、甲状腺功能减退和极度营养缺乏等影响牙齿发育。

如为全身性因素影响，应对症治疗，以促使牙齿萌出。如为先天性无牙畸形，在患儿4、5 岁时，可做义齿以恢复咀嚼功能，有利于营养的摄取和口腔颌面部的发育。

（三）恒牙萌出困难

由局部因素所导致的牙齿萌出困难通常出现于上颌中切牙。乳中切牙早失后，因咀嚼刺激致龈黏膜角化肥厚，变得坚韧，使恒牙萌出困难。临床可见黏膜下牙冠突起，局部牙龈硬韧、发白。乳牙早失所致的间隙丧失、多生牙、牙瘤或囊肿也会导致牙齿萌出困难，临床表现为牙齿不萌或错位萌出，局部骨质膨隆。通过 X 线片即可确诊。偶尔可见由遗传因素所导致的全口多个牙齿萌出困难，如：颅骨-锁骨发育不全综合征。颅骨-锁骨发育不全为常染色体显性遗传疾病，有颅骨横径过大、囟门骨化延迟、锁骨发育不全等症状。口腔表现：乳牙萌出正常；恒牙列除第一恒磨牙和其他个别牙外，其他多数牙不能正常萌出。另外，常出现多生牙。

因牙龈增厚而难以萌出的牙，可切除部分牙龈致切缘暴露，使牙齿得以萌出。因多生牙、牙瘤及囊肿而导致的牙齿萌出受阻，应拔除多生牙，摘除牙瘤或刮除囊肿，使正常牙齿顺利萌出。间隙丧失的问题比较复杂，可结合全牙列情况考虑扩展间隙或减数拔牙等正畸治疗方案。

（四）牙齿异位萌出

凡牙齿未在牙列正常位置萌出时，称为"异位萌出"。多发生在上颌第一恒磨牙和上颌尖牙，其次为下颌第一恒磨牙。异位萌出的恒牙往往造成相邻乳、恒牙的牙根被压迫吸收。第一恒磨牙异位萌出的原因主要有：第二乳磨牙和第一恒磨牙牙冠的体积较大，上颌结节的发育不足及第一恒磨牙的萌出方向异常。牙齿异位萌出的诊断主要通过 X 线片，第一恒磨牙的牙轴向近中倾斜，其近中边缘嵴受阻于第二乳磨牙的远中颈部，导致后者出现不同程度的吸收。约 2/3 的异位萌出的第一恒磨牙可自行调整方向，萌出至正常位置，只造成第二乳磨牙牙根的轻微吸收，称为"可逆性异位萌出"。其余 1/3 异位萌出的第一恒磨牙无法自行萌出，严重者会导致第二乳磨牙牙根严重吸收而早失。

牙齿异位萌出的治疗可酌情采取以下方法：

1. 分牙法　适用于第二乳磨牙稳固的病例。可在第一恒磨牙和第二乳磨牙间放置分牙簧，或用直径 0.5~0.7mm 的铜丝穿过间隙结扎加力，解除两颗牙齿的锁结，诱导第一恒磨牙萌出。

2. 截冠法　将第二乳磨牙的牙冠远中部分截除，使第一恒磨牙萌出。适于第二乳磨牙对恒牙的阻挡程度较轻的病例。

3. 牵引法　利用牙根条件较好的乳磨牙做基牙，制作固定装置，牵引或推动第一恒磨牙向远中移动，解除锁结而萌出。

4. 口外弓法　只适用上颌，用口外弓推动第一恒磨牙恢复到正常位置，然后保持间隙。

5. 间隙保持法　第二乳磨牙脱落或因根吸收严重而拔除后，保持残余的间隙。待替牙完成后，再通过周密设计，确定正畸治疗方案。

（董　睿）

第二节　乳牙和年轻恒牙的牙髓及根尖周病

在儿童乳牙列和混合牙列期进行乳牙牙髓治疗的目的是：①消除牙髓及根尖周病变，使乳牙处于非病理状态。②维持牙弓长度和牙齿间隙。③通过良好的治疗为儿童提供舒适的口腔状态和正常咀嚼功能。④预防发音异常和口腔不良习惯。

年轻恒牙是指正在生长发育中的恒牙，其根尖孔尚未完全形成。故保存牙髓活力使之完成正常生长发育是年轻恒牙的牙髓及根尖病治疗的首要目的。

一、乳牙和年轻恒牙的牙髓和根尖周组织的解剖特点

（一）乳牙髓腔和牙髓组织特点

相对于牙体组织来说，乳牙髓腔大，髓腔与牙体表面距离近，髓角高，以近中颊角尤为明显，龋损易达牙髓。乳牙髓底副根管和副孔多，使得乳牙牙髓感染后易通过髓底副管和副孔侵犯根分歧，导致根周组织慢性炎症的同时牙髓可为活髓。

乳牙牙髓细胞丰富，胶原纤维较少且细，根尖部胶原纤维较其他部位多。乳牙牙髓亦有增龄性变化，即随年龄增长，牙髓细胞数量减少，而纤维组织成分增加。乳牙牙髓的神经纤维呈未成熟状，分布比恒牙稀疏，从神经丛进入成牙本质细胞层的神经细胞突很少，进入前

期牙本质的神经纤维更少，达钙化牙本质的神经纤维尤不明显，这是乳牙感觉不敏感的原因之一。

（二）乳牙牙根及根周围组织的特点

乳前牙为单根，自根的中部开始向唇侧弯曲。乳磨牙根分叉接近髓底，各根间的分叉大，根尖向内弯曲呈抱球状，有利于容纳继承恒牙胚。乳磨牙的根和根管数目有较大的变异性，准确地判断牙根和根管的数目是乳牙根管治疗的基础。上颌第一、第二乳磨牙为3个根3根管型，其分布为近、远中颊根和腭根，内各有一个根管。下颌第二乳磨牙多为近、远中分布的2个扁根，有时远中根分叉呈3根型；下颌第二乳磨牙多为4根管型，近、远中各分为颊舌2根管；有时远中为1个粗大的单根管，呈3根管型。下颌第一乳磨牙多为近、远中分布的2个扁根；根管数目变异最大，多见为3根管型，近中为1个粗大的根管和远中分为颊舌2根管；有时亦可见4根管型，即：近、远中各分为颊舌2根管；近远中各有一个根管的2根管型比较少见。

乳牙根周膜宽，纤维组织疏松，牙周膜纤维不成束，故乳牙根周组织的炎症易从牙周膜扩散，龈沟袋排脓引流。乳牙牙槽骨骨质疏松，代谢活跃，对治疗反应良好。乳牙根的下方有继承恒牙胚存在。

（三）乳牙牙根的稳定期

乳牙萌出后1~1.5年左右牙根完全形成（乳切牙1年左右；乳尖牙和乳磨牙1.5年左右），乳牙脱落前3~4年左右牙根开始生理性吸收（乳切牙3年左右；乳尖牙和乳磨牙4年左右）。在乳牙牙根完全形成之后到牙根开始吸收之前的期间内乳牙根处于相对稳定，此期间叫乳牙根的稳定期。

在乳牙根吸收的初期时牙髓尚维持正常结构；根吸收掉1/4时，冠髓无变化，根髓尚属正常，但吸收处纤维组织增加，成牙本质细胞排列混乱，细胞扁平化；根吸收掉1/2时，冠髓尚属正常，根髓吸收处牙髓细胞减少，纤维细胞增加，成牙本质细胞变性、消失，且髓腔内壁牙本质有吸收窝；根吸收掉3/4时，正常的牙髓细胞减少，成牙本质细胞广泛萎缩消失，纤维细胞增加，毛细血管增加，神经纤维渐渐消失，并伴有内吸收；乳牙脱落时，残存牙髓失去正常组织形态，无正常牙髓细胞，牙髓组织肉芽性变，牙冠部牙本质发生内吸收。了解乳牙牙髓的组织变化特点，有利于掌握乳牙的牙髓病诊治原则。

（四）年轻恒牙的生理解剖特点

年轻恒牙萌出时其釉质已发育完成，釉柱、釉柱鞘及柱间质等形态特征与一般的恒牙并无不同，但萌出的年轻恒牙表面釉质矿化度低，易脱矿，一旦发生龋齿，进展迅速。年轻恒牙相对而言，髓腔大且髓角高，根尖孔呈开放的大喇叭口状，根管壁牙本质层薄，且越向根尖部根管壁越薄。因为年轻恒牙牙本质的厚度较成熟恒牙要薄得多，所以临床上进行备洞或其他切削牙体组织的操作时，必须考虑到可能造成的对牙髓组织的影响，应避免意外露髓和其他医源性因素所导致的牙髓感染。

年轻恒牙的髓腔大且牙髓组织较多，牙髓组织中血管多、血运丰富，这样既能使牙髓内的炎症产物能被很快运送出去，又使牙髓具有较强的修复能力。另外，年轻恒牙根尖部呈大喇叭口状，牙髓组织在根尖部呈乳头状与下方牙周组织移行，存在丰富的局部血液微循环系统，所以年轻恒牙牙髓对炎症有较强的防御能力，这为年轻恒牙尽量保存活髓提供了生理基础。年轻恒牙在萌出后3~5年牙根才能发育完成，在此之前，保存活髓，尤其是保存活的牙乳头是使牙根继续发育的关键。

二、乳牙的牙髓状态判断与乳牙

牙髓及根尖周病的特点

（一）乳牙的牙髓状态判断

由于儿童身心发育及乳牙生理特点所限，现在临床上尚缺乏客观可靠的手段来判断乳牙的牙髓状态，需结合患儿的症状及全面的临床检查，综合分析。

1. 疼痛史　由于乳牙牙髓的神经系统结构不完善，加上儿童自知能力和语言表达能力较差，乳牙牙髓感染早期症状不明显，故有无疼痛史不能作为诊断乳牙牙髓感染的绝对标准。一旦出现自发痛，说明牙髓有广泛的炎症，甚至牙髓坏死；无自发痛史不能排除存在牙髓感染，需要结合其他临床检查结果进行综合分析。

2. 露髓和出血　非龋源性露髓（如：牙外伤，治疗中意外穿髓等）时，露髓孔的大小与牙髓感染的范围成正比关系；龋源性露髓孔的大小与牙髓感染的范围无确定关系。真正的龋源性露髓总伴有牙髓感染的存在；针尖大的露髓孔，牙髓感染的范围可能为针尖大小，也可能是广泛的炎症，甚至是牙髓坏死。一般露髓处出血的量和颜色，对判断牙髓的感染程度有参考价值。如露髓处有较多暗红色出血，且不易止血时。常说明牙髓感染较重，反之，牙髓感染较轻且局限。此方法在牙髓切断术中判断牙髓状态时，很有参考价值。

尽管露髓与露髓孔出血情况可以帮助医师判断牙髓状态，但在没有旅行局部麻醉的临床检查中，在怀疑露髓且为活髓时，为避免引起患者的疼痛不能探查露髓孔。

3. 乳牙牙髓测验　一般的牙髓电测量仪不适用于乳牙，因为乳牙的根尖孔较大，又常因为生理性吸收而呈开放状态，不能形成根尖的高电阻回路。常用的牙髓温度测量，因受儿童感知和语言表达能力的限制，也不能得到可靠的结果。

4. 叩诊和牙齿动度　牙齿叩痛和过大动度常说明牙根周围组织处于充血、炎症状态，在没有其他非龋因素存在时，说明牙髓存在感染，且牙髓感染已通过根分歧或根尖孔扩散到牙根周围组织。临床操作中应注意，由于儿童在就诊时常处于紧张状态，且感知和语言表达能力有限，有时不能提供可靠的表述，需检查者细心观察儿童的行为和表情，对儿童的反馈进行甄别判断。在检查操作时动作要轻柔，特别是怀疑该牙有叩痛时更要注意，不要引起患儿的剧烈疼痛，避免引起患儿对牙科治疗的恐惧心理。

5. 牙龈肿胀和瘘管　牙龈出现肿胀和瘘管是诊断牙根周围组织存在炎症的可靠指标。此时，牙髓可以是有感染的活髓，也可以是牙髓组织坏死。乳牙慢性根周组织感染出现的脓肿和瘘管与牙根形态和走向有关。

6. X线检查　拍摄乳牙的X线牙片和𬌗翼片不仅可以发现邻面龋，观察龋洞与髓腔的关系和有无修复性牙本质形成，也应检查髓腔内有否根管钙化或内吸收出现；根尖周组织有无病变及与其下方恒牙胚的关系；有无牙根吸收及程度。X线片上发现根内吸收时，常已造成髓腔与牙周组织相通，在根管治疗时非常困难。乳牙牙髓感染扩散到根周围组织时，首先侵犯的部位常在根分歧部，其次是根尖周组织。在观察乳牙根周围组织病变时，应特别注意其与恒牙胚的关系，一旦病变波及恒牙胚，是乳牙拔牙的指征。

（二）乳牙牙髓与根尖周病的特点

1. 乳牙牙髓炎的特点

（1）由于乳牙硬组织薄，牙本质小管粗大，渗透性强，龋损中的细菌及其毒素易侵犯牙髓，临床上慢性闭锁性牙髓炎多见。

（2）儿童身心发育不成熟，感知能力和语言表达能力差，并且乳牙牙髓的神经纤维发育欠完善，所以，乳牙牙髓炎早期症状多不明显。临床上无自发痛史不能说明牙髓没有炎症；出现自发痛，说明牙髓有广泛炎症，甚至牙髓坏死。

（3）乳牙牙髓炎多为慢性过程，出现急性症状时，常为慢性炎症急性发作。

（4）乳牙牙髓炎时 X 线片上应无病变。

2. 乳牙根尖周炎的特点

（1）乳牙牙髓感染后易通过髓底副管和副孔通路感染扩散，首先侵犯根分歧，其次是根尖周组织。

（2）上述原因还可导致乳牙根周组织慢性炎症时可为活髓。

（3）乳牙根尖周炎易导致根吸收。由于乳牙可被替换，存在生理性吸收，牙髓炎症细胞可刺激破牙本质细胞、破骨细胞活跃，加上牙根钙化度低，乳牙根与恒牙根相比易被吸收。尤在根不稳定期，生理性吸收与炎症引起的病理性吸收叠加，根吸收速度快，根吸收程度重，治疗困难。

（4）乳牙根周膜宽，纤维组织疏松，牙周膜纤维不成束，故乳牙根周组织的炎症易从牙周膜扩散，龈沟袋排脓引流。乳牙脓肿和瘘管与牙根形态和走向有关。

（5）乳牙牙槽骨疏松，血运丰富，骨皮质薄，根尖周感染扩展迅速至骨膜下，骨膜下持续时间长，不易局限化，在患儿机体抵抗力低下且处理不及时可导致颌面部间隙感染。同样，由于乳牙自身特点，再生能力强，如果及时治疗，治疗效果好。

（6）正常情况下，乳牙根的下方是继承恒牙胚，乳牙根尖周病变可侵犯恒牙胚周围的骨板，甚至影响恒牙胚发育。一般来说，乳牙根尖周病变侵犯恒牙胚是拔除该乳牙的指征。

三、乳牙的牙髓治疗

（一）直接盖髓术

由于乳牙龋源性露髓均伴有牙髓的感染，故直接盖髓术一般不用于乳牙深龋露髓的治疗。此方法常用于机械性露髓，如外伤冠折造成的露髓和临床治疗中的意外穿髓，且露髓孔小于 1mm 的新鲜露髓处的治疗。常用的盖髓剂为氢氧化钙制剂。

（二）乳牙牙髓切断术

1. 适应证与禁忌证　乳牙龋损侵犯牙髓，牙髓炎早期感染仅限于冠髓，尚未达到根髓时，可去除已被感染的冠髓，保留未感染根髓，达到治疗的目的，此方法被称为牙髓切断术。临床中准确判断乳牙早期牙髓炎是牙髓切断术成功的关键。常用的方法是临床检查、X线片检查和打开髓腔后直视下观察牙髓状况等手段相结合综合判断。

临床上判断冠髓感染的参考指标：①患牙无自发痛史，临床检查无松动、叩痛、牙龈无红肿和瘘管。②深龋去净腐质露髓或去净腐质极近髓。③X 线片无异常。用上述指标初步判断为冠髓感染后，还应在打开髓腔后，通过直视下观察牙髓的出血量和颜色、冠髓是否成形和去除冠髓后能否止血等情况，再次判断牙髓状态。

有下列指征时可视为牙髓切断术的禁忌证：牙髓感染不仅限于冠髓，已侵犯根髓，形成慢性弥漫性炎症，甚至侵犯牙根周围组织。

乳牙牙髓切断术的发展经历了一个漫长过程，甲醛甲酚（FC）牙髓切断术曾被广为使用；硫酸铁牙髓切断术和复合氢氧化钙牙髓切断术在一定范围内使用；MTA 牙髓切断术很适合于乳牙。

2. FC 牙髓切断术　FC 牙髓切断术的原理是，去除感染的冠髓后，用 FC 处理牙髓断面，使剩余的牙髓固定并达到无害化保留的目的。常用的药物为 1∶5 稀释的 Buckely 配方 FC。

成功的 FC 牙髓切断术后的主要组织学变化为：术后 3 天内与 FC 接触的牙髓被固定，嗜酸性变，进而纤维化，3 天后剩余牙髓逐渐全部纤维化。

FC 牙髓切断术的预后及存在问题是 FC 处理后牙髓表面的凝固性坏死有时是可逆的，其残留的根髓处于半失活状态，并伴有慢性炎症，可发生肉芽组织性变，造成根内吸收；FC 对牙髓的作用有非自限性，可渗透到根周围组织中，引起根外吸收和瘘管。牙根内外吸收是 FC 牙髓切断术失败的主要原因。另外，随着 FC 毒理实验报告相继发表，使人们对 FC 的全身毒性、致敏性及致癌性有所警惕。2004 年 6 月国际癌症研究会发出了甲醛甲酚蒸汽是对于人类具有致癌性的警告指并出，总结来自多方的大量的系统研究报告，甲醛甲酚与鼻咽癌有确定的相关性，并且可能与上呼吸道其他部位的肿瘤有关，例如鼻黏膜和鼻旁窦。FC 作为牙髓切断术处理剂逐渐被硫酸铁和 MTA 所取代。

FC 牙髓切断术操作要点：①应对患牙施行良好的局部麻醉；用橡皮障或棉卷等方法严格隔湿、防止污染。②尽量去除腐质后，喷水高速涡轮手机和球钻下用"揭盖法"揭去髓顶，操作中注意冷却降温，尽量减少对牙髓的刺激。③用无菌慢速手机大球钻或尖锐的挖匙去除冠髓，直视下观察牙髓状况。如果去净冠髓后出血量大，且不易止血，说明牙髓感染不仅限于冠髓，根髓已受感染，不再是牙髓切断术的适应证，应改为根管治疗术。在去净冠髓后用生理盐水充分冲洗，去除所有牙本质碎屑和牙髓残片等碎屑，创面充分止血。④用无菌小棉球蘸 1∶5 稀释 Buckely 配方 FC 药液放在根管口牙髓断面处行药浴 1 分钟，药浴时切忌棉球过饱和，以免损伤深部的牙髓和通过髓底的副孔和副管损伤根分歧组织。⑤用氧化锌丁香油水门汀作为盖髓剂置于根管口处行盖髓处理，切忌向牙髓方向加压。⑥为预防微漏对牙髓组织的二次感染，应对该牙严密垫底充填，金属预成冠是首选的修复方法。

3. 乳牙氢氧化钙牙髓切断术和 MTA 牙髓切断术　乳牙氢氧化钙或 MTA 牙髓切断术是真正意义上的活髓切断术。牙髓切断术后的组织学变化是：与盖髓剂接触的牙髓组织出现表面坏死层；其下方是一层局限的炎症浸润带；再下方是正常牙髓；从牙髓深层未分化细胞分化出成牙本质细胞排列在正常牙髓的表面，可形成牙本质桥。纯氢氧化钙过强的碱性导致乳牙牙髓组织弥漫性炎症，造成根内外吸收及根周组织病变，不适于乳牙。速硬氢氧化钙制剂和碘仿复合氢氧化钙为盖髓剂，可改变其强碱性，降低了其对牙髓的毒性，增加了抗炎作用，可在乳牙取得良好的临床效果。临床研究表明 MTA 牙髓切断术的效果优于复合氢氧化钙制剂。

4. 硫酸铁牙髓切断术　硫酸铁是一种止血剂，与血接触后形成铁与蛋白的复合体膜，此膜可机械性地封闭被切割的血管，达到止血的目的。牙髓切断术中，硫酸铁处理牙髓断面后，金属蛋白血凝块在牙髓断面表面可形成一个屏障，可预防过度的血凝块形成，从而减少感染和内吸收的机会。

硫酸铁牙髓切断术的操作过程与 FC 牙髓切断术有相似之处，区别在于在去除冠髓并止血后，用蘸有 15.5%硫酸铁溶液的小棉球处理牙髓断面 15 秒，再用氧化锌丁香油水门汀置于牙髓断面处，上方用 GIC 垫底，光固化复合树脂或不锈钢预成冠修复。

5. 复查与预后　牙髓切断术后需进行临床追踪观察 2~4 年以确定是否成功。因乳牙牙髓感染时可没有明显的主诉症状，在追踪观察中，必须通过临床检查和 X 线片检查对疗效进行全面评估。临床成功指标，患牙无不适主诉、牙齿无叩痛、无异常动度、牙龈无红肿和瘘管；X 线成功指标，病理性牙根内外吸收、根分歧和根尖无病变、恒牙胚继续发育，如果用氢氧化钙为盖髓剂，可见牙本质桥形成（非必备指标）。

（三）乳牙根管治疗术

根管治疗术是保留牙齿的最后治疗手段，一般来说，根管治疗术不能保留的牙齿意味着该牙将不得不被拔除，所以掌握根管治疗的禁忌证尤为重要。根管治疗的禁忌证：牙根吸收 1/3 以上；根尖周广泛病变或波及恒牙胚的病变；髓室底较大穿孔；根尖牙源性囊肿或肉芽肿。目前国内外常用的乳牙根管充填材料有：氧化锌丁香油糊剂、氢氧化钙制剂和碘仿制剂等。使用橡皮障是乳牙牙髓治疗安全和有效的保证。

1. 乳牙根管治疗的临床操作要点

（1）术前 X 线片：乳牙根管治疗前一定要拍摄 X 线牙片帮助判断牙根的情况。在 X 线片上，我们不仅要观察牙根周围组织是否存在病变及病变的范围，还应观察有否牙根内外吸收和根管钙化的存在以及牙根的解剖形态，这些都是影响乳牙根管治疗成功与否的重要因素。

（2）牙髓失活和摘除：提倡采用局部麻醉的方法，在无痛状态下摘除牙髓；也可用化学失活的方法，将牙髓失活后达到无痛状态再摘除。常用的化学失活剂有多聚甲醛制剂。牙髓化学失活剂常采用 Aeslick 失活剂配方（1.0g 多聚甲醛，0.06g 利多卡因，0.01g 胭脂红，1.3g 聚乙二醇和 0.2g 丙烯乙二醇）。不主张在儿童使用金属砷制剂作为失活剂。由于金属砷是对人体有害的重金属，砷剂可对牙龈组织的造成化学性烧伤；特别是在根吸时，易从开放的根尖孔进入到牙根周围组织引起化学性烧伤。另外，也应注意防止砷剂脱落入口，使患儿误吞后引起慢性中毒。

（3）根管预备：乳牙根管预备的目的是彻底去除根管内残留的牙髓碎片和根管壁表层被污染的牙本质，通畅细窄的根管，使随后的根管充填更加便利。由于乳牙的根尖孔较大，且常呈开放状，加之牙根呈抱球状，所以，在乳磨牙根管预备时不强调"根管整形"，不必拉直根管。干燥情况下预备根管易造成根管锉的折断，根管预备时应保持根管内湿润。根管预备中应结合药物洗涤根管，清除根管内残留的牙髓组织和碎屑，为安全起见，在乳磨牙根管预备时慎用机用旋转扩根器。

（4）根管冲洗与消毒：乳牙常用的根管冲洗药物有 2%~5%氯亚明、1%~1.5%次氯酸钠、5%~10%EDTA 和 1.5%~3%过氧化氢溶液等。在药物冲洗治疗过程中，应注意保护儿童的口腔黏膜。由于这些根管冲洗药物不同程度上都有些异味，易引起孩子的不快和恶心，使用橡皮障可很好地解决这个问题。没有橡皮障时，可采用强力排唾器和棉卷等隔湿方法，以避免大量根管冲洗药物流入患儿口腔。乳牙常用碘仿糊剂、氢氧化钙糊剂和三联抗生素糊剂（主要成分是环丙沙星、甲硝唑、米诺环素）等药性温和的药物进行根管消毒。儿童使用根管消毒药物时应注意保护周围软组织组织，因为孩子的龈黏膜组织非常娇嫩，比成人更容易被化学药品烧伤。

（5）乳牙根管工作长度：乳牙根尖孔狭窄部常不明显，特别是在根吸收的情况下，临床上不易确定准确的根管工作长度。由于工作原理的限制，一般的电子根管长度测量仪常不适用于乳牙。为避免对乳牙下方恒牙胚的损伤，常用的做法是初步确定根管工作长度为短于X线片根尖处2mm，并结合临床实际情况加以校正。

（6）根管充填：乳牙根管充填常用的材料有氧化锌，碘仿制剂和氢氧化钙–碘仿制剂等；常用的充填方法有加压注射充填法和螺旋输送器充填法。

加压注射充填法是用特殊的根管内注射器伸入根管内距根尖2mm左右处，把根管充填药物加压注入根管的同时逐渐后退直至根管口，使药物充满根管。螺旋输送器充填法可把临床上所用的任意一种糊剂性根管充填药物送入根管，其方法是把蘸有根充糊剂的螺旋输送器针送入根管至距根尖2mm处，开启输送器并轻轻上下提拉数次，使糊剂充满根管。此方法对根管预备要求较高，在根管特别弯曲和根管狭小时不宜使用，用螺旋输送器充填乳牙时要求输送针有很好的柔韧性，否则可能造成螺旋形输送器针折断于根管内。

（7）牙体修复：乳牙相对而言髓腔大、牙体组织薄，根管治疗后容易造成牙体组织劈裂，且乳牙易发生继发龋，故乳牙磨牙根管治疗后，牙体组织修复的首选方法是不锈钢预成冠。

2. 复查与预后　乳牙根管治疗对恒牙胚的任何影响都应该引起医师的高度重视。乳牙根管治疗后需定期复查，间隔期一般为3~6个月。临床检查中治疗牙应无疼痛、咬合不适、异常动度和牙龈红肿及瘘管的症状。在X线片复查时，根周组织无病变出现，或原有根周组织病变消失或缩小；包绕恒牙胚周围的骨硬板应完整；与术前X线片相比较，恒牙胚继续发育；发育程度应与对侧同名牙相仿。在复查中如发现牙齿有异常动度和瘘管等症状，提示根周组织存在病变，X线片上如原有根周组织病变扩大，恒牙胚周围的骨硬板不完整，则提示需拔除病灶牙，以免影响恒牙胚的发育。乳磨牙拔除后，应根据齿龄发育阶段和咬合情况，决定是否做间隙保持器来保持牙弓长度。

四、年轻牙髓状态判断和年轻恒牙牙髓与根尖周病的特点

（一）年轻恒牙的牙髓状态判断

1. 疼痛史　当患牙出现激惹性疼痛时，常说明牙髓处于充血状态；一旦出现自发痛，说明牙髓有广泛的炎症，甚至牙髓坏死。除龋坏以外，前磨牙畸形中央尖的折断是导致牙髓感染引发疼痛的常见病因，检查中要注意确认有无折断的畸形中央尖。

2. 叩诊和牙齿动度　牙齿的叩痛和过大动度常说明牙根周围组织处于充血、炎症状态，在没有其他非龋因素存在时，说明牙髓存在感染，且牙髓感染已通过根尖孔扩散到牙根周围组织，故叩诊和牙齿动度检查对牙髓状态的判断是很有意义的。由于年轻恒牙的生理动度偏大，且个体差异较大，在牙齿动度检查时，应注意与健康的对照牙相比较再下结论。

3. 露髓和出血　龋源性露髓在露髓孔周围是较硬的牙本质时，露髓孔的大小与牙髓感染的范围成正比关系；当露髓孔周围是软化牙本质时，说明腐质尚未去净，此时真正的露髓范围还不能确定，应进一步去腐直至周围是较硬的牙本质时，才能较为准确地判断露髓的范围。一般露髓处牙髓出血的量和颜色，对判断牙髓的感染程度有参考价值。如露髓处有较多

暗红色出血，且不易止血时，常说明牙髓感染较重，反之，牙髓感染较轻且局限。

4. 牙髓测验　一般的牙髓电测量仪对年轻恒牙不适用，因为年轻恒牙的根尖孔尚未形成呈开放状态，不能形成根尖部的高电阻回路。临床上常用牙髓温度测量法，特别是热牙胶法，对年轻恒牙的牙髓状态进行判断，常能取得较为可靠的结果。正确的热牙胶测验方法是：用棉卷隔湿并干燥牙面后，从对照牙到可疑患牙进行测试，测试部位一般选在牙齿的颊面无龋部，注意避免烫伤牙龈和口腔黏膜组织。

5. X 线片检查　在年轻恒牙治疗前拍摄 X 线牙片，应观察龋洞与髓腔的关系、有无修复性牙本质层形成。与乳牙一样，如果在龋洞的下方有修复性牙本质层出现，说明牙髓存在良好的修复防御能力，相对于外界细菌侵入的速度来说，牙髓的防御能力较强，牙髓可能处于相对健康的状态。此外，还应观察有否根管钙化或内吸收。一般来说，年轻恒牙发生根内吸收的机会远低于乳牙。应观察牙根发育情况，根尖周组织有否病变，病变范围，病变对年轻恒牙牙乳头的侵害程度。年轻恒牙牙根发育程度对牙髓治疗方法的选择有很大影响。对发育程度低的开放根尖孔的年轻恒牙，由于血运丰富，并可建立一些侧支循环对牙髓组织的修复性反应有利；待牙根逐渐发育完成，根尖孔狭窄形成，牙髓的血运将变差，逐渐失去了建立侧支循环的能力。所以，越是年轻的恒牙对活髓治疗的反应比发育成熟的恒牙反应越好。若年轻恒牙存在长期慢性轻度感染时，可出现根尖区牙槽骨骨白线增宽、密度增加的现象，这是机体的一种修复性反应。年轻恒牙的 X 线像上在根尖部有边界清晰局限性的透影区（牙乳头），这是牙根形成过程中的正常影像，需与根尖部的病变进行鉴别。

（二）年轻恒牙的牙髓治疗

年轻恒牙牙髓治疗的原则是：尽量多地保存活髓，尤其是保存活的根尖牙乳头使牙根继续发育完成。

1. 间接牙髓治疗术（或称二次去腐法）　在年轻恒牙深的龋洞治疗时，如果临床判断牙髓仅存在极轻微的可逆性的炎症，若完全去净腐质会导致露髓时，可采用间接牙髓治疗术（或称二次去腐法）来保存活髓。具体来说是在初次治疗时，去净洞壁腐质和洞底大部分腐质，洞底接近牙髓处保留部分软化牙本质，避免露髓，并使用再矿化的制剂，软化牙本质再矿化和促进修复性牙本质形成。在经过一定时间后，待形成了修复性牙本质层及软化牙本质的再矿化后，再将剩下的软化牙本质去除，并完成最终修复。这种方法避免了因去腐露髓所造成的对牙髓的直接损伤，因而可以保存牙髓的活力并促进牙齿的正常生长发育。

（1）适应证：深的龋洞近髓但无牙髓炎症状，如果一次完全去净腐会导致露髓的年轻恒牙。间接牙髓治疗的成功关键在于对患牙牙髓状态的准确判断，排除不可逆性牙髓感染的情况。应拍摄术前 X 线片来观察龋洞与髓腔的解剖关系、牙根发育状态和有否根尖病变。一般来说，在发育上越是"年轻"的牙齿，血管含量越丰富，牙髓组织代谢旺盛，抗感染能力越强，自我修复能力越强，对治疗的反应越好。

（2）禁忌证：闭锁性牙髓炎、牙髓坏死等牙髓感染。

（3）临床要点：临床操作应在麻醉无痛状态下进行，尽可能地去除腐质，特别是湿软的细菌侵入层。注意保护髓角，对即将露髓处可留少许软化牙本质，避免穿髓。可选用大号球钻去腐。操作中注意冷却，同时避免用高压气枪强力吹干窝洞，因为高压气枪强力吹干时可引起牙本质小管内压力改变，造成虹吸现象，把成牙本质细胞突吸入牙本质小管，引起细胞变形，损伤牙髓。间接牙髓治疗常用的制剂为速硬氢氧化钙制剂。间接盖髓后应用玻璃离子水门汀等严密封闭龋洞，可用玻璃离子水门汀、复合体、光固化复合树脂或银汞合金等做暂时性修复以避免因微渗漏造成的牙髓继发感染。

（4）复查与预后：间接牙髓治疗后患儿应无自发性痛；如术前有冷热刺激痛者，症状应逐渐减轻至消失，且牙髓应保持正常活力。一般来说，术后 3 个月左右在 X 线片上可观察到修复性牙本质层的出现；术后 6 个月左右，X 线片上常可观察到连续的有一定厚度的修复性牙本质层，此时可打开窝洞行二次去腐。当暂时性修复体和间接盖髓剂被去除后，可见原残留软化牙本质的颜色变浅，质地变干变硬，所去腐质常呈粉末状。待去净腐质后，应再次间接盖髓和严密垫底，方可完成永久性充填。

2. 直接盖髓术

（1）适应证：意外露髓时露髓孔小于 1mm；外伤露髓在 4~5 小时之内，露髓孔小于 1mm，且露髓孔表面无严重污染。

（2）禁忌证：湿软的细菌侵入层腐质未去净而露髓；外伤后露髓时间过长或露髓孔有严重污染；有自发痛史等各种牙髓炎症状态。

（3）盖髓剂：主要为氢氧化钙制剂和 MTA 等。尽管 MTA 盖髓剂临床治疗效果良好，但有可能造成牙齿变色，前牙慎用。

（4）临床要点：与间接牙髓治疗一样，在术前对患牙牙髓状态应有准确的判断。拍摄术前 X 线片。严格的隔湿、消毒、防污染，最好用橡皮障隔湿。有时刚萌出的牙临床冠短，没有倒凹，橡皮障安装困难，也可采用强力吸唾器和棉卷隔湿。操作中注意冷却，露髓孔只能用棉球轻轻地擦干，避免用高压气枪强力吹干，尽量减少对牙髓的刺激。盖髓剂应置于露髓孔处，切忌向牙髓方向加压。盖髓后应该用有足够强度的速硬材料垫底后严密充填，避免牙髓继发感染。

（5）复查与预后：直接盖髓术后牙髓应保持正常的活力。年轻恒牙的牙髓活力判定不能简单依靠单项指标，如：牙髓电测无反应时，不能说明牙髓坏死，因为一般的牙髓电测仪不适用于年轻恒牙，正常的年轻恒牙中亦有相当比例的牙髓对其无反应。应通过综合指标判断（患者主诉、临床检查、X 线片等）。

一般来说，术后 3 个月左右在 X 线片上可观察到覆盖露髓孔处有牙本质桥出现。牙本质桥的形成常被当做直接盖髓术成功的一个标志，但在临床上有个别病例在牙本质桥形成后 2~3 年或更长的时间后，当牙根发育完成后，牙齿不再"年轻"时，出现急慢性牙髓感染或根尖周组织感染的症状，甚至出现弥漫性根管钙化+根尖病变的情况。

3. 年轻恒牙牙髓切断术

（1）适应证与禁忌证：牙髓感染限于冠髓而根髓尚未受到侵犯的冠髓炎状态时，可用牙髓切断术的方法，如：牙外伤性露髓；龋源性露髓孔较大但出血颜色鲜红且无自发痛史，X 线片观察患牙无根周组织病变者。各种牙髓的弥漫性感染为本治疗的禁忌证。

（2）盖髓剂：主要为氢氧化钙制剂和 MTA 等。MTA 盖髓剂临床治疗效果良好，但有可能造成牙齿变色，前牙慎用。

（3）临床操作要点：年轻恒牙牙髓切断术前要对患牙牙髓状态有准确的判断的同时，应摄术前 X 线片，特别注意观察牙根发育状态，为以后的术后观察提供参照。临床操作应在无痛状态下进行，严格的隔湿、消毒、防污染，最好用橡皮障隔湿。首先应尽量去除露髓孔以外部分的腐质，减少对牙髓的术中污染。高速涡轮手机和球钻下用"揭盖法"揭去髓顶，操作中注意冷却降温，尽量减少对牙髓的刺激。用无菌慢速手机大球钻或尖锐的挖匙去除冠髓，直视下观察牙髓状况，如：冠髓是否成形、出血的量及颜色等，帮助再次确诊牙髓的炎症范围。去净冠髓后用生理盐水充分冲洗，去除所有牙本质碎屑和牙髓残片等碎屑，创面充分止血，必要时可使用含氯化铝的止血剂。用盖髓剂覆盖牙髓断面，切忌将盖髓剂加压放入牙髓。常用的盖髓剂有：氢氧化钙制剂等。盖髓后要用速硬材料严密垫底充填修复，避免继发牙髓感染。

（4）复查与预后：年轻恒牙牙髓切断术后应对患者进行追踪观察，直至牙根完全形成。治疗后的牙齿，应保持活髓状态，X线片检查牙根继续发育、无根内外吸收、根尖无病变、切髓断面的下方有牙本质桥形成。一般来说，术后3个月左右在X线片上可观察到牙本质桥的形成，牙本质桥的厚度在1年内随时间不断增加，1年以后其厚度无明显变化。年轻恒牙冠髓切断术治疗后的牙齿待牙根完全形成后，可视牙体修复等情况的要求改做根管治疗。年轻恒牙冠髓切断术后与直接盖髓术后相同，同样存在着当牙根发育完成后，出现根髓变性和弥漫性根管钙化的危险，所以，有学者主张，待牙根完全形成后，应该为根管治疗。

对污染轻的因外伤引起的牙髓外露，没必要去除整个冠髓，可施行部分冠髓切除术，即用无菌大球钻去除露髓孔附近的牙髓，用氢氧化钙制剂等盖髓剂覆盖牙髓断面后严密充填牙齿。这样治疗的优点是对牙髓损伤小，将来为改做根管治疗而打通钙化桥时，操作相对容易且安全。

4. 牙根形成术　牙根形成术是牙髓切断术的延伸，当年轻恒牙部分根髓受到感染，根尖牙髓和牙乳头组织基本正常时，清除感染部分牙髓，保留根尖基本正常的牙髓和牙乳头组织，使牙根继续发育形成的方法称为牙根形成术，有时也被称为部分根髓切断术。主要充填材料为氢氧化钙制剂和MTA。临床操作要点与牙髓切断术有很多相似，只是比前者切除牙髓的水平要深些。根尖成形术后的年轻恒牙齿，由于保存了基本健康的牙乳头，与牙根正常发育有密切关系的霍特威上皮根鞘亦基本正常，术后牙根可正常发育，形成基本生理性的牙根尖形态。

5. 根尖诱导成形术或根尖封闭术　当年轻恒牙出现牙髓感染、坏死分解或根尖周病变时，用根管内治疗的方法诱导牙根继续发育，根尖孔缩小或闭锁，称为根尖诱导成形术或根尖封闭术。

（1）充填材料：以牙根未发育完成牙为治疗对象时，所使用的根管充填材料应具备以下性质；有一定抗菌能力；能促进硬组织形成；有良好的组织相容性。主要为氢氧化钙制剂、碘仿制剂和MTA等。

（2）操作要点：术前拍摄X线片，观察根发育状况和根尖病变情况，帮助确定牙根工作长度。由于年轻恒牙牙根尚未发育完成，无明显的根尖狭窄处，常用的根管长度测量仪不适用于年轻恒牙的牙根，不易准确判定根管工作长度，一般以X线片根尖孔上方2~3mm处为标志，并结合手感确定根管工作长度。局部麻醉下摘除感染牙髓，避免对残存活牙髓和根尖周组织的刺激和损伤。根尖诱导成形术后牙根发育的情况，很大程度上取决于是否有残留的根髓和根尖牙乳头（或称有否霍特威上皮根鞘的存留），及这些残存组织的活性，所以当病变波及大部分的根髓时，治疗操作过程中一定不要对根尖周组织造成额外的损伤，尽可能多地保存根尖周组织的活力是治疗成功的关键。应使用橡皮障，尽可能地创造一个相对无菌的操作环境，避免将牙本质碎片嵌入牙髓中而引起二次感染。年轻恒牙的根管壁薄，不要反复扩大根管，避免造成侧穿，清洁根管主要用洗涤的方法，常用 1%～1.5% 次氯酸钠、5%～10% EDTA 和 3% 过氧化氢溶液等浸泡冲洗根管。年轻恒牙根管消毒时应不能使用 FC、戊二醛等刺激性药物。可选用氢氧化钙制剂、碘仿和三联抗生素糊剂（其主要成分是环丙沙星、甲硝唑、米诺环素）等药性温和且效果肯定的根管消毒药物。根管充填时应尽量做到恰填，切忌超填，因为超填可能造成根尖牙乳头的损伤，使牙根停止发育，也可能引起继续形成的牙根发育畸形。根管充填药物后，可选用暂时性充填材料修复牙体组织。

经过完善的根管消毒，根尖炎症得到有效控制之后，可使用 MTA 形成"人造牙本质桥"封闭根尖，MTA 厚度不少于 2mm，用 X 线片确定 MTA 放置位置合适后，上方封蒸馏水棉捻 1 周。待 MTA 完全固化后，永久根充材料充填根管。此方法常被称为 MTA 根尖封闭术。这样，可以不必等待牙根的自然发育过程，大大缩短根尖诱导成形术的疗程。

（3）复查与预后：在年轻恒牙根尖诱导治疗过程中，应保持密切追踪观察。首次复查的时间一般在第一次根管放药后的 1～3 个月左右。一般来说，术前牙髓感染越重，首次复查间隔的时间应越短。复查时除做常规临床检查外，应拍摄 X 线片，观察根尖病变的变化，根内充填药物是否被吸收，牙根是否继续发育。首次复查时一般要更换根管内充填的药物。因为在第一次根管放药时，根内可能存留少许活的根髓或根尖牙乳头组织，这些组织常有一定的炎症，而非完全健康的正常状态，当根管充入的药物与这些组织接触时，接触面的药物与组织炎性渗出物和细菌产物发生作用，使药物变性，效价降低，复查时需取出这些根管内的药物，洗涤根管后重新做根管内药物充填。以后每 3～6 个月拍摄 X 线片复查，根据根尖病变恢复情况和牙根继续发育情况，视情况更换根管内充填的药物。

在根尖病变完全愈合，根尖孔形成或根尖封闭后，应取出根管内的药物，用超声波法等方法，对根管进行彻底洗涤之后，行严密的永久性根管充填术。此时，因通过根尖诱导形成的根尖硬组织结构薄弱，且根管壁薄、强度差，操作中应避免粗暴性动作对新形成的根尖硬组织和根管壁结构的损伤。另外，选择根管充填方法时应充分注意到此种恒牙根管粗大，可采取侧压充填法、牙胶注射法等根充材料体积收缩性小的方法充填根管。

根尖诱导成形术的缺点是：由于根管内没有了牙髓，不可能形成继发性牙本质，根管壁厚度不可能再增加，在患者成年后仍有发生根折的远期失败风险。

6. 牙髓血管再形成　随着干细胞研究迅猛发展，牙髓病学专家们提出了利用残留牙髓组织中的牙髓干细胞、根尖牙乳头干细胞，诱导分化成具有成牙本质功能的牙髓细胞，并形成牙髓，牙本质复合体，最终使失去牙髓的年轻恒牙通过牙髓组织再生，完成牙齿正常发育的牙髓治疗新理念。近十余年来，不断有关于年轻恒牙牙髓坏死、根尖周病变的牙齿运用牙髓再血管化治疗使牙齿继续发育，形成在 X 线片上观察到生理解剖形态牙根的成功报道。牙髓血管再生是替代年轻恒牙根尖诱导成形术的一种选择。

牙髓血管再形成的临床术式：术前拍摄平行投照 X 线片，以判断牙根发育情况和根尖周是否存在病变及其范围，作为术后观察的对照。视牙髓状态，选择直接开髓或局部麻醉下开髓，判断是否存在活髓和根管内存在活髓的位置。橡皮障隔湿下 1%～1.5% 次氯酸钠溶液 20mL 反复冲洗浸泡根管，以清除感染坏死的牙髓组织。根管内封根管消毒药物。如采用三联抗生素糊剂，则封药时应注意远离根管口，尽量使根管封药止于根中 2/3 部分。根管消毒后复诊检查时患者应该没有不适主诉，患牙无叩痛、异常松动，牙龈无红肿或瘘管。如有上述症状中任何一项，说明感染尚存，需重复根管消毒步骤，再次根管封药。在消除牙根感染症状，根管内达到无菌状态后，使用不含肾上腺素的麻药局部麻醉，橡皮障下打开根管，再次 17%EDTA 溶液反复冲洗浸泡根管 10 分钟左右，15mL 无菌生理盐水冲洗，无菌棉捻擦干根管，用无菌根管锉刺破根尖孔至出血达釉牙骨质界下 2~3mm，用 2~3mm 厚的 MTA 封闭根管口。无菌蒸馏水湿棉球处理 MTA 5 分钟左右，待其初固化后 GIC 垫底，修复牙体组织。

上述治疗完成后 3 个月、6 个月、18 个月、24 个月复查。患者应无不适主诉，患牙无叩痛、异常松动，牙龈无红肿或瘘管。X 线片检查原有根尖周病变应消失或缩小，牙根继续发育。牙髓再血管化治疗的远期临床预后有待进一步研究。

（董　睿）

第三节　儿童牙外伤

一、概况

牙外伤是指牙齿受到急剧的外力打击，引起牙体、牙髓和牙周组织的损伤。

儿童口腔科门诊中，因牙外伤就诊的患儿比例较高，据文献报道，乳牙阶段 30%的儿童、恒牙阶段 22%的儿童发生过牙外伤。儿童牙外伤不仅发生率高而且危害较大，外伤可导致牙齿折断、松动、移位等影响咀嚼功能；可对牙髓造成损伤，处理不当会影响年轻恒牙的生长发育；如牙齿丧失会影响牙槽骨、咬合等生长发育；乳牙外伤可能影响相对应的继承恒牙胚；牙外伤还会影响发音、美观，对儿童心理造成不良影响。

恒牙外伤好发于学龄时期，50%~70%的恒牙外伤发生在 8~10 岁的儿童。约占半数的乳牙外伤发生在 1~2 岁的孩子，这与儿童早期学习走路有关，由于缺乏经验和协调性较易摔倒。文献报道 2~4 岁儿童乳牙外伤发生率有增高趋势。

摔倒、碰撞、运动是导致儿童牙外伤的主要原因。学龄期儿童身心发育尚不健全，在运动或玩耍时容易发生摔倒、碰撞。交通事故等意外伤害也是近年来儿童牙外伤主要的原因之一。其他原因有用牙不当、咬硬物。癫痫、脑瘫等全身疾病也可导致牙外伤。

上颌中切牙位于面部突出部位，外伤时最易受到伤害，下颌中切牙和上颌侧切牙较少累及。上颌前突、开唇露齿的儿童发生牙外伤的危险性是正常儿童的 2~3 倍。牙外伤通常只累及单颗牙齿，但剧烈运动和交通事故损伤会累及多颗牙齿。

多数文献报道儿童恒牙外伤中男孩发生率高于女孩。

二、牙外伤的分类

牙外伤分类需要考虑病因、解剖、病理、损伤程度及治疗等多种因素。目前牙外伤的分类多是在世界卫生组织所采取的"牙齿和口腔疾病的国际分类法"的基础上进一步补充和定义的。牙外伤的形式和程度具有多样性和复杂性，国内外使用多种牙外伤分类方法，其中 Andreasen 牙外伤分类法应用最为广泛，下面具体介绍。

Andreasen 牙外伤分类法将牙外伤分为：牙体硬组织和牙髓组织损伤；牙周组织损伤。

1. 牙体硬组织和牙髓组织损伤

（1）釉质裂纹：釉质表面有裂纹，但牙齿组织无实质性缺损。

（2）釉质折断：牙齿折断局限于釉质。

（3）釉质-牙本质折断（又称简单冠折）：冠折造成釉质和牙本质实质缺损，未暴露牙髓。

（4）复杂冠折：釉质和牙本质折断且牙髓暴露。

（5）简单冠根折：牙体组织折断包括釉质、牙本质和牙骨质，但未暴露牙髓。

（6）复杂冠根折：牙体组织折断包括釉质、牙本质和牙骨质，且暴露牙髓。

（7）根折：牙齿根部牙本质、牙骨质折断，伴有牙髓受损。

2. 牙周组织损伤

（1）牙齿震荡：单纯牙周支持组织损伤，牙齿无异常松动或移位，有叩诊不适或叩痛。

（2）亚脱位：牙周支持组织损伤，牙齿明显松动，但没有牙齿位置改变。

（3）部分脱出：牙齿从牙槽窝向牙冠方向部分脱出。

（4）侧方移位：牙齿沿牙长轴侧向移位伴有牙槽骨折断或裂纹。

（5）挫入：牙齿向牙槽骨方向移位，同时造成牙槽骨损伤。

（6）全脱出：牙齿从牙槽窝完全脱出。

三、外伤牙的问诊

只有详细的问诊才能充分了解病情，以便对外伤牙作出正确的诊断。问诊要采集牙外伤患者的基本信息，包括姓名、年龄、性别、住址、监护人电话号码。同时询问以下问题：

1. 外伤发生的时间　外伤后前来就诊的时间会影响外伤牙治疗方案选择和治疗效果。尤其是全脱出牙齿，体外干燥保存的时间直接影响再植牙的预后。

2. 发生的地点　根据外伤发生的地点考虑是否使用破伤风抗毒素。

3. 外伤发生的原因　用以推测可能的外伤类型、大致的伤害程度和伤牙数。比如：碰在桌子角上，可能伤害较轻，而拳头打击可能伤害较重且波及多颗牙。

4. 伤牙是否有过治疗史和外伤史。

5. 全身健康状况　如过敏史，是否有出血倾向、癫痫等全身疾病。

6. 是否有颅脑损伤症状　头晕、恶心、呕吐、意识丧失等。如果有颅脑损伤应优先治疗。

四、外伤牙的检查

须对患者的全部外伤区域进行检查，记录相关信息。检查应包括：

1. 口外皮肤和面部骨骼是否损伤。口外皮肤和颌骨损伤常由于交通事故造成，往往损伤多颗牙齿，伤害程度较重。

2. 口腔黏膜、牙龈是否受伤。嘴唇外伤时要检查伤口内是否有牙齿碎片和其他异物，拍摄软组织 X 线片可确定碎片的大小和数量。

3. 牙槽突是否完整，是否有异常动度，是否有咬合紊乱。

4. 外伤牙的检查，除主诉牙外要检查外伤牙相邻的两颗牙齿，以防遗漏伤牙。检查牙冠是否有裂纹，是否折断及折断深度，是否露髓。牙齿是否松动、移位和叩诊状况，以观察牙周组织是否损伤及损伤程度。

5. 牙髓感觉测验　包括温度测和电感觉测，两者均先测对照牙，再测外伤牙。年轻恒牙的根尖孔处于开放状态，不能形成根尖部的高电阻回路，正常情况下对电感觉测无反应。

外伤后是否当时做牙髓感觉测验存在争议，多数学者认为外伤当时做牙髓感觉测验很重要，检测结果主要是作为复查时评价牙髓状态的参考值。由于幼儿无法对牙髓测验作出正确反馈，乳牙不做牙髓感觉测验。

6. 拍摄 X 线片　如果患者带着全脱出牙齿就诊，应尽快将伤牙再植，再植后拍摄 X 线片，除此之外其余外伤牙均应先拍摄 X 线片。外伤牙拍摄 X 线片用以观察牙齿的发育状况、是否有根折线、根周组织的状况，是否有陈旧外伤，是否做过牙髓治疗，乳牙外伤时要观察乳牙与继承恒牙胚的关系。

五、临床表现与治疗

儿童处于生长发育时期，年轻恒牙的牙根同全身其他器官一样尚未发育完成，其根尖孔未闭合，根管粗大，根管壁薄。选择年轻恒牙的治疗方案时，一定要尽量保护牙髓，以便牙根继续生长发育。另外，要尽量保持牙槽骨的丰满度。同时注意保持间隙，防止邻牙移位及对颌牙过长。

（一）牙齿硬组织与牙髓损伤

1. 釉质裂纹和釉质折断

（1）临床表现：釉质裂纹的牙冠没有缺损，牙面有折裂，折裂仅局限在釉质内。采用平行光由切缘平行牙长轴或经舌侧透照，可见裂纹。

釉质折断的牙齿，折断仅局限在釉质，未见牙本质暴露，折断面粗糙不光滑。

釉质裂纹和釉质折断可能合并牙齿支持组织损伤，应注意检查牙齿有无叩诊不适或松动。

（2）治疗原则：单纯釉质裂纹不需要处理，如果牙齿敏感，可酸蚀后用流动树脂封闭伤牙表面。

釉质折断可将粗糙的折断面抛光，以防划伤口腔黏膜。如影响美观则用光固化复合树脂修复缺损部分。

如果合并牙齿支持组织损伤，可能伤及根尖部血管神经，需定期复查，观察牙髓状况。

2. 釉质-牙本质折断

（1）临床表现：牙齿折断致牙本质暴露，未露髓，可无明显症状，如折断面近髓可出现冷热刺激痛。

（2）治疗原则：细菌及毒素可通过暴露的牙本质小管感染损伤牙髓，应及时覆盖暴露的牙本质断面。

急诊治疗时可用玻璃离子水门汀覆盖折断面，然后到门诊用复合树脂修复牙齿外形。

门诊治疗可直接用复合树脂修复牙齿外形。如果折断面近髓，可在断面上覆盖一层玻璃离子水门汀，然后用复合树脂修复牙齿外形。

若能提供牙齿折断片，根据情况可实施断冠粘接术将折断片重新粘接上。

因通常合并牙齿支持组织损伤，可能伤及根尖部血管神经，需定期复查，观察牙髓状况。

3. 复杂冠折（冠折露髓）

（1）临床表现：牙齿折断暴露牙髓，遇刺激敏感。

（2）治疗原则：①如果就诊及时，露髓孔小，创面污染程度轻，可选择做直接盖髓术，因无法精确判断牙髓断面的污染情况，一定要定期复查，密切观察牙髓状况。②如果牙根未发育完成，可根据牙髓状况，可选择做部分活髓切断术、冠髓切断术或更深部的牙髓切断术，尽量保留活髓，以利牙齿继续生长发育。③若就诊时间太晚，出现牙髓炎症、牙髓坏死、根尖周病变时，年轻恒牙可选择牙髓再血管化或根尖诱导成形术。④牙根发育完成者做根管充填术。

治疗时应注意，通常冠折露髓的牙齿缺损面积大，需用复合树脂修复外形或做功能性间隙保持器保持缺损间隙，以防邻牙倾斜和对殆牙过长。

4. 冠根折（包括冠根折未露髓和冠根折露髓）

（1）临床表现：牙齿折断线同时贯穿牙冠和牙根。

冠根折可分为横折和纵劈，横折较纵劈多见。横折的折断线为近远中方向，纵劈与牙长轴平行。

（2）治疗原则

①拔除龈上断片，复合树脂修复外形。本方法简单易行，适合冠根折未露髓者，但树脂修复体易脱落。

②手术切龈、去骨，暴露折断面，然后修复缺损牙体组织。这种方法适合折断位于腭侧者，但易形成牙周袋。

③正畸方法将断端牵引出来，然后桩冠修复。适合折断较深，但剩余牙根长度可以做桩冠修复者。该方法远期疗效好，但疗程较长。同时根牵引应在外伤后 3 个月开始，防止临床和 X 线片没有发现的根折存在。正畸牵引法应等牙根发育完成后实施，期间注意保持间隙。

④剩余牙根长度短不能做桩冠修复者，保留残留牙根，以保持牙槽骨的丰满度；如果不能保留残根则拔除伤牙，保持间隙。两者均等成年后修复缺失牙齿。

5. 牙根折断

（1）临床表现：可出现牙齿松动；如果根折断端间距离较大，牙冠会伸长；并与对殆牙有咬合创伤；X 线片显示有根折线。

根据折断部位分为近冠 1/3 折断、根中 1/3 折断和根尖 1/3 折断。症状的有无和轻重，与根折的部位有关，折断越近冠部症状越明显，根尖 1/3 折断常无明显临床症状。

（2）治疗原则

①复位：尽快使两断端复位，使之尽可能密合。

②固定：复位后用钢丝＋复合树脂固定。固定时间为 4 周。近冠 1/3 折断可延长固定时间到 4 个月，或参考冠根折治疗方法。

③消除咬合创伤：可适量调磨外伤牙和对殆牙，必要时做全牙列殆垫解除咬合创伤。

④如无牙髓炎症或牙髓坏死，一般不需做牙髓处理。如出现牙髓问题，只需在冠方折断部分做根管治疗，根方折断部分不做处理。

（二）牙周组织损伤

1. 牙齿震荡

（1）临床表现：牙齿没有松动和移位，但有叩诊不适或叩痛。X 线片显示根周间隙未见异常。

（2）治疗原则

①如果外伤牙有咬合创伤，调磨对殆牙，解除创伤。

②2周内进软食，注意口腔卫生。

③定期复查，观察牙髓及牙根发育状况。

2. 亚脱位

（1）临床表现：牙齿松动，但无移位，叩诊敏感，龈沟渗血。X线片显示根周间隙基本正常或稍增宽。

（2）治疗原则

①调𬌗，解除咬合创伤以利伤牙恢复。

②如果牙齿松动明显，可采用钢丝+复合树脂固定2~3周。

③定期复查，观察牙髓及牙根发育状况。

3. 部分脱出

（1）临床表现：牙齿松动、伸长，与对𬌗牙有咬合创伤。X线片显示根尖部牙周膜间隙增宽，有时有半圆形透影区，但硬骨板完整。

（2）治疗原则

①及时将外伤牙复位，弹性固定2周。

②定期复查，观察牙髓及牙根发育状况。

4. 侧方移位

（1）临床表现：牙齿偏离长轴，有可能伸长。X线片见因移位而致受压部位牙周膜间隙消失，而牵拉部位的牙周膜间隙增宽。有时合并牙槽骨骨折。

（2）治疗原则

①及时将外伤牙复位，弹性固定4周。

②定期复查，观察牙髓及牙根发育状况。

5. 挫入

（1）临床表现：外伤牙较同名牙冠短，牙齿常常无生理动度，叩诊音高调。X线片显示挫入牙的牙周膜间隙消失。

挫入牙应与正在萌出的牙齿相区别；另外，受伤严重时牙冠可全部被撞入牙槽窝内，容易误诊为牙齿全脱出。因此，必须拍摄X线片以确定诊断。

（2）治疗原则

①根未发育完成者有可能自行萌出，如几周未见再萌出，需正畸牵引。如挫入大于7mm，需外科手法复位或正畸牵引。

②根发育完成者如果挫入小于3mm，多数能自行萌出。如果2~4周未萌出，在粘连出现之前应采用正畸牵引或外科复位。如果挫入大于7mm，应外科手法复位。

③根发育完成的牙齿牙髓易坏死，需在外科复位后2~3周做根管治疗，推荐氢氧化钙作为根管暂封物。

④正畸牵引或外科手法复位后需弹性固定4~8周。

6. 全脱出

（1）临床表现：牙齿完全脱出牙槽窝。

（2）治疗原则：尽快在局麻下做牙齿再植术。

①牙齿预备：用生理盐水彻底冲洗伤牙，或用生理盐水浸湿的纱布轻轻拭擦，去除牙齿表面的污物。如果牙齿在干燥状态下保存时间在60分钟以内或放在生理性保存介质中，不

要搔刮牙根表面，以免损伤根面可能存活的牙周组织。如果干燥状态下保存时间超过60分钟，可用纱布将根周膜擦掉。清洁后的牙齿放在生理盐水中备用。

②清理牙槽窝：用生理盐水冲洗牙槽窝，用镊子轻轻取出牙槽窝中过多的血凝块，除非牙槽窝中有坏死组织，否则不搔刮牙槽窝。

③植入患牙：手握牙冠部分将牙齿轻柔植入牙槽窝，植入时根尖应与牙槽骨板之间留有间隙，以防发生牙齿固连。

④固定患牙：用钢丝加复合树脂固定伤牙，应固定伤牙相邻的两颗牙齿，固定时间2周。如果后牙萌出高度不足，外伤牙有明显咬合创伤，可采用全牙列𬌗垫固定。

⑤全身应用抗生素：再植后为预防感染，全身使用抗生素1周。

⑥牙髓治疗：除即刻再植的年轻恒牙外，再植后2周应做根管治疗，根充药物使用氢氧化钙制剂。为减少牙齿脱出牙槽窝的时间，一般不在再植前做牙髓治疗。

（3）预后：牙齿脱出牙槽窝的时间是影响再植牙预后的关键因素。牙齿脱出牙槽窝的时间越短，再植牙的预后越好。干燥状态下，牙齿脱出牙槽窝15~30分钟，再植牙成功率可在90%以上；1小时以上再植，多数牙齿会发生根吸收。再植牙根吸收有三种类型。

①表浅性吸收：牙根表面出现表浅的吸收凹陷，吸收通常局限在牙骨质，该吸收具有自限性。如果投照角度合适，X线片上可见表浅凹陷，但牙周膜间隙仍正常。

②牙齿固连及替代性吸收：牙齿脱出后根面牙周膜大面积破坏，牙根与周围牙槽骨粘连。X线片上牙周膜间隙消失。牙齿无生理动度，叩诊音高，呈金属音。替代性吸收没有自限性。

年龄较小的儿童，牙槽骨尚未发育成熟，牙齿固连妨碍了牙槽骨的正常生长发育，会出现牙齿"下沉"与低𬌗现象。

③炎症性吸收：如果再植牙未及时做根管治疗，根管内感染坏死的牙髓组织分解出毒素，通过牙本质小管渗透到牙根表面，造成牙根出现炎症性吸收，临床表现为根尖周炎的症状，X线片上显示牙根呈球形凹陷。炎症性吸收的速度快，短期导致牙齿丧失。通过做根管治疗，能控制炎症性吸收。

（赵　丹）

第四节　乳牙早失的间隙管理与常见错𬌗的预防和矫治

一、乳牙早失的间隙管理

牙齿在牙弓中保持正确的位置是多方面力量相互作用的结果。如果这些因素失去平衡，就会改变它与相邻牙齿的紧密接触关系并出现牙齿错位。乳牙过早丧失，将影响继承恒牙的正常萌出而造成恒牙排列不齐。恒牙列受影响的程度因儿童丧失乳牙时的年龄、牙列阶段、牙位与丧失牙齿的多少而不同。乳尖牙或乳磨牙早失后，发生恒牙列错𬌗畸形的机会比无乳牙早失者多3~4倍。同样，对于正在生长发育中的儿童，恒牙的早期丧失，也会引起邻牙移位，导致发生错𬌗畸形。所以，一定要对乳牙进行积极的治疗，去除引起儿童牙齿早失的各种因素。当儿童牙齿早失后，为了防止邻牙向丧失部位倾斜和对𬌗牙过长，应设计间隙保持器来保持早失牙齿的近远中和垂直的间隙，保证继承恒牙的正常萌出。这种方法也叫间隙管理或被动咬合诱导。

（一）保持间隙应考虑的有关因素

1. 儿童的年龄和牙龄　乳牙早失后，牙齿间隙缩窄最快发生在拔牙后的 6 个月内，如继承恒牙于近期内不能萌出，间隙就会减小，需及时制作间隙保持器。判断继承恒牙萌出的时间对于决定是否做间隙保持器非常重要。通常根据年龄来判断牙齿萌出时间。由于牙齿萌出时间差异很大，牙龄往往与实际年龄不完全相符，牙龄可根据 X 线片所显示牙冠和牙根矿化与形成的情况推测牙齿发育的程度和可能萌出时间。研究发现大多数牙齿是在牙根发育 3/4 时才萌出口腔。用这种方法预测早失牙的继承恒牙萌出时间较使用牙齿萌出的平均年龄更可靠。需要注意的是，牙齿的早失也会使继承恒牙的萌出时间提前或延后。有学者研究证实了 7 岁前乳磨牙早失则下方的继承恒牙推迟萌出，7 岁后乳磨牙早失则使继承恒牙提前萌出。这种影响随年龄增加而减少。例如 4 岁时乳磨牙早失其继承恒牙约推迟一年萌出，萌出时牙根已发育完成。如同一乳磨牙 6 岁时丧失，则其继承恒牙约推迟 6 个月萌出，萌出时牙根接近完成。

2. 恒牙胚发育情况　通过 X 线片了解继承恒牙牙胚发育情况，有无扭转、弯曲和错位，能否正常萌出。还要注意观察恒牙表层覆盖的骨质是否完整及其厚度，来预测继承恒牙萌出时间，如骨质已被破坏，即使牙根发育不足，牙齿也可能提前萌出；如覆盖的骨质完好且较厚，则恒牙胚近期内不会萌出。

根据 X 线片可确定有无继承恒牙胚存在。若恒牙先天缺失（多见于下颌第二前磨牙），则应与正畸医师会诊，综合观察全牙殆情况，决定保持间隙以后义齿修复或使邻牙前移以关闭间隙。

3. 牙齿萌出的先后顺序　应观察早失牙的邻牙与正在发育及萌出牙齿之间的关系，判断是否需作间隙保持器和作何种间隙保持器。

第一乳磨牙早失的影响取决于咬合发育的阶段和第一恒磨牙和恒侧切牙萌出情况。如在第一恒磨牙主动萌出时丧失，则其近中倾斜移动力量施加于第二乳磨牙，可使第一前磨牙所需的间隙缩窄。同样，如在侧切牙主动萌出阶段丧失，则可能导致乳尖牙向远中移位，使中线向远中偏移，下前牙向舌侧倾斜，加深覆盖。

第二乳磨牙早失后，第二恒磨牙和第一恒磨牙的发育萌出情况对其影响较大。当第二恒磨牙早于第二前磨牙萌出时，将对第一恒磨牙近中移位起强大的推动作用，第一恒磨牙占据第二前磨牙的位置。如第二乳磨牙丧失在第一恒磨牙萌出之前，有可能使第一恒磨牙萌出之前即向近中移位，从而使第二前磨牙部分阻生或完全阻生。如第二乳磨牙丧失在第一恒磨牙萌出之后，亦经常导致第一恒磨牙向近中移位使第二前磨牙阻生。因此，除第二前磨牙先天缺失而有意关闭间隙的病例外，第二乳磨牙早失均应及时做间隙保持器。

4. 年轻恒牙早失的间隙处理　恒前牙早失后近期内牙齿就可能移位。因此，由于外伤等原因造成恒前牙早失后需立即处理，尽可能早取印模制作间隙保持器，不能等待创口常规愈合后再取印模，就诊时已有间隙关闭则应开展间隙后再制作保持器。

第一恒磨牙是恒牙中患龋率最高的牙齿，临床上因龋丧失的情况比较常见，第一恒磨牙早失后，不论第二恒磨牙萌出与否均向近中移位。8~10 岁的儿童第二恒磨牙近中移位距离较大。年龄大一些的儿童，如第一恒磨牙在第二恒磨牙萌出之后丧失，第二恒磨牙只向近中倾斜，前磨牙则向远中移位，该侧的其他牙（包括侧切牙）都明显地向远中移位，前磨牙远中移位时因失去与邻牙的接触关系还同时扭转，导致创伤性。所以，第一恒磨牙早失应及时采取措施，否则可导致复杂的错𬌗畸形。

恒前牙外伤和第一恒磨牙因龋坏造成牙齿大面积缺损后也会引起间隙变化，造成错𬌗畸形，应及时恢复外形。

（二）间隙保持器应具备的条件

1. 能保持间隙的近远中距离，防止对颌牙过长，使继承恒牙顺利萌出。
2. 不妨碍牙齿萌出及牙槽骨高度的增长。
3. 不妨碍颌骨及牙弓的正常生长发育。
4. 恢复咀嚼及发音功能。
5. 维持正常的下颌运动和咬合关系。
6. 不引起邻牙龋坏或牙周黏膜组织疾病。
7. 不引起患儿口腔不良习惯和心理障碍。
8. 制作简单，容易调整、修理，不易变形。
9. 设计制作保持器应取得患儿及家长的理解和配合。

（三）间隙保持器的类型

1. 半固定式间隙保持器
（1）远端冠式导萌间隙保持器。
（2）全冠丝圈式间隙保持器。
（3）带环丝圈式间隙保持器。
（4）银汞充填式间隙保持器。
2. 固定式间隙保持器
（1）舌弓式间隙保持器。
（2）Nance 腭弓间隙保持器。
3. 可摘式功能性保持器。

（四）间隙保持器的适应证与制作技术

1. 冠式导萌间隙保持器 是代替第二乳磨牙远中根，牙冠的远中面诱导尚未萌出，仍存在于牙槽骨内的第一恒磨牙在正常位置上萌出并保持第二乳磨牙间隙的装置。

（1）适应证：第一恒磨牙萌出之前，第二乳磨牙无法保留或已被拔除的病例，而相邻的第一乳磨牙健在，可作为保持器的基牙。待第一恒磨牙萌出后，应换成其他类型的保持器。

（2）制作技术

①基牙的预备，预成冠选择、试戴：对第一乳磨牙进行牙体预备后，选择合适的预成冠试装在第一乳磨牙上，在没有拔去第二乳磨牙之前，取同部位的印模，并取对颌牙的印模，拍 X 线片。

②X 线片的测量：在 X 线片上测量并标定远中导板的近远中长度。导板的水平部伸展于第二乳磨牙远中面的外形高点上，垂直部是从水平部末端到第一恒磨牙近中面的外形高点下约 1mm 处。

③制作牙模：将测量所得的导板长度和位置记录在模型上，削除这部分石膏并在模型上

第一恒磨牙近中制作必要的间隙，为插入导板作准备。

④远中导板的制作：应用预成的腭杆（宽约 3.8mm，厚约 1.3mm），弯成合适的角度插入工作模的间隙中，导板水平的高度，以不接触对骀为宜。导板制作完成后，在模型上进行牙冠和导板的焊接，调磨。

⑤冠式导萌间隙保持器装戴：来院复诊时，拔除第二乳磨牙，压迫止血后，将已消毒的导萌器试戴。X 线摄影，确认插入后的导萌器与第一恒磨牙及第二前磨牙牙胚的位置关系。有必要的话进行调整。在位置关系正常的条件下，用粘接剂粘固装戴于第一乳磨牙牙冠上。

2. 全冠丝圈式间隙保持器　为了保持由于乳牙早失造成的缺失部位的间隙，在预成冠上焊接环状金属丝的装置。

（1）适应证

①单侧第一乳磨牙早期丧失。

②第一恒磨牙萌出后，第二乳磨牙单侧早期丧失的病例。拆除导萌器后，也要换上此装置。

③双侧乳磨牙早失，用其他间隙保持器装置困难的病例。

（2）制作技术

①基牙的预备：预成冠试戴，合适的状态下取印模。

②外形线的设计：在工作模型上设计丝圈位置，丝圈的颊舌径要比继承恒牙的冠部颊舌径稍宽。丝圈与尖牙接触的位置要在远中面最突起点或此点稍下方。与第一恒磨牙接触点应在近中外形高点。

③丝圈的制作：用 0.9mm 直径的镍铬合金线，从与乳尖牙或第一恒磨牙接触部开始弯曲，与金属冠的焊接部位在颊舌角部，焊接后研磨抛光。

④全冠丝圈式间隙保持器装戴：先试戴丝圈式间隙保持器，检查丝圈与牙及黏膜的接触情况后，用粘接剂粘于牙上。

3. 带环丝圈式间隙保持器　将丝圈固定于带环上。基牙健全，离替牙时间短的情况下应用。

其制作方法和装戴法同全冠式丝圈式间隙保持器一样。

4. 银汞充填式间隙保持器　将钢丝的一端埋在银汞充填体里，另一端弯成弧形接触相邻牙齿的邻面。此种保持器操作简便，在临床上可直接完成。但其临床适用范围较窄。

（1）适应证：适用于单个乳磨牙早失，间隙前端的牙齿有远中邻面龋，或后端的牙齿有近中邻面龋，龋坏波及牙髓需作根管治疗时。

（2）制作技术

①对间隙一端需做牙髓治疗的牙齿完成牙髓治疗。

②弯制不锈钢丝，钢丝一端在髓腔中，另一端弯成弧形抵住间隙另一侧的基牙。

③用粘固粉将钢丝固定在髓腔中，然后银汞充填。

5. 可摘式功能性保持器　也叫做义齿型间隙保持器。它不仅能保持近远中的间隙，还能保持垂直高度，恢复咀嚼功能，恢复因缺失前牙造成的语音功能障碍，改进和克服口腔的不良习惯。这种保持器装戴需要患者密切合作，并需随颌骨发育而定期更换。

（1）适应证

①不论单侧、双侧，凡乳牙丧失两颗以上者。

②双侧性多个乳牙丧失者。

③乳前牙丧失者。

（2）制作技术

①采取牙模及殆蜡记录。

②设计外形，原则上唇颊侧托尽可能短，而舌腭侧可考虑略大，以免妨碍颌骨发育。基托的远中有牙存在时，其基托的舌侧远中端应延伸至邻牙的中央部，从而可增加基托的固位稳定性。前方部位的舌侧托应离开舌面约 1~2mm，避免前牙移位。

③固位较好时，无须放置卡环和唇弓，而当远中无牙，单侧又缺失多个乳磨牙时，最好在对侧磨牙上放箭头卡，前牙放唇弓，作为固位装置。

④装戴时要注意因本装置的主要目的是保持间隙，故装戴时要确认与邻接牙牙面紧密接触，并向患儿及家长说明正确的装戴方法。

6. 舌弓式间隙保持器　将舌弓的两端固定在第二乳磨牙或第一恒磨牙上，以保持牙弓周长和牙齿间隙的保持器。是一种用于下颌的保持器。

（1）适应证

①两侧第二乳磨牙或第一恒磨牙存在的病例。

②因乳磨牙早期丧失而近期内侧方牙即可萌出者。

③因适时拔除第二乳磨牙，对其间隙进行管理时。

④两侧多个牙齿早失，使用活动式间隙保持器患儿不合作时。

（2）制作技术

①在基牙上试戴带环，取印模。

②在模型上设计外形线。将舌弓的前方设定在下颌切牙的舌侧。并在间隙部的近中设计支撑卡。

③将 0.9mm 直径的金属丝弯成舌弓，最后焊接。

④用粘接剂粘接到基牙上。

7. Nance 腭弓式间隙保持器　与舌弓式间隙保持器的用途一致，用于上颌的装置，其前方不应与下颌前牙的切缘相接触。

制作技术：基本制作技术和舌弓式间隙保持器一致。所不同的是舌侧弧线的前方通过上腭皱襞，在此处的金属丝上放树脂，制作树脂腭盖板。也就是说利用腭盖板压在腭盖顶部，从而防止上颌磨牙的近中移动，有利于固位。

（五）戴间隙保持器后的管理

间隙保持器的适用对象是正在生长发育中的儿童，因此它不同于成人的修复体，定期检查、管理是非常重要的。原则上 3~4 个月应来院定期检查一次，主要检查以下几个方面。

1. 确认装置是否达到间隙保持的目的。

2. 装置是否引起牙龈、黏膜损伤。

3. 装置是否引起邻牙和其他牙齿损伤。

4. 是否对继承恒牙萌出产生影响。

5. 保持器有无变形、破损等。

6. 是否需要对装置进行调整及有无换成另外装置的必要性。

7. 是否引起咬合关系异常需要调整咬合关系。

8. 患儿是否已习惯保持器, 如为可摘式功能性保持器, 患儿是否能坚持戴。

9. 检查邻牙及存留牙齿是否有龋坏。

10. 患儿是否有不良习惯。

11. 保持器是否影响牙齿生理性移动, 是否影响颌骨发育。

12. 患儿口腔卫生状态如何。

13. 是否需要撤去保持器, 对撤去保持器的时间进行预测。

14. 根据患儿牙齿、牙弓发育及装置情况决定下次定期检查时间。

二、常见错殆的预防和矫治

(一) 影响咬合异常的有关因素

1. 龋齿

(1) 对于乳牙和年轻恒牙龋齿, 发现后应尽快治疗, 恢复其牙冠形态。反之, 会影响牙齿的咬合和排列。由于邻面龋而破坏了接触点, 会使邻牙向近中或向远中移位, 造成继承恒牙萌出间隙不足。牙冠大面积破坏或乳牙早失, 会使牙齿过长, 引起错殆畸形发生。

(2) 乳牙因龋早失, 特别是儿童 6 岁以前第二乳磨牙早失, 将会使邻牙如第一恒磨牙和第二乳磨牙向拔牙后遗留的间隙移动, 造成继承恒牙萌出间隙不足、牙列不齐或造成第一恒磨牙的殆关系紊乱, 应根据其适应证及时保持间隙。

(3) 第一恒磨牙因龋早失, 由于其为恒牙列建殆的关键, 缺失后, 常导致恒牙列排列不齐, 殆关系紊乱, 应及时保持间隙以待将来修复, 或使第二恒磨牙近中移位, 以代替之。

2. 牙齿发育异常

(1) 多生牙: 上颌正中多生牙常影响恒牙正常萌出, 造成上颌前突, 正中离开、拥挤和正常的对殆关系 (1 对 2) 的丧失。已萌出的多生牙应尽早拔除。埋伏的多生牙经确诊已影响正常牙齿萌出时, 可选择适当时机拔除, 应避免手术创伤过大损伤恒牙。如多生牙不影响咬合和牙齿萌出, 也可以不去处理。

(2) 牙齿先天缺失: 常见于上颌侧切牙和下颌前磨牙, 又以下颌第二前磨牙常见, 牙齿先天缺失常引起牙间隙增宽和咬合关系异常, 影响咀嚼功能。

上颌侧切牙缺失时或保留间隙待以后义齿修复, 或使尖牙近中移位以关闭间隙, 并磨改尖牙外形使与对侧牙外形相称; 下颌第二前磨牙先天缺失时, 如第二乳磨牙完好, 可保留至牙根完全吸收后再行义齿修复, 或在第一前磨牙接近萌出时将其拔除, 以防止第一前磨牙远中移位, 而加重咬合关系紊乱; 如第二乳磨牙因龋坏已无保留价值时, 则应与正畸医师会诊后, 及时拔除而采取正畸措施以关闭间隙。

3. 牙齿异位萌出　第一恒磨牙异位萌出多见于上颌, 由于第一恒磨牙向近中倾斜异位萌出, 压迫第二乳磨牙的远中, 甚至使其牙根吸收。如早期发现, 可用铜丝分离法使第一恒磨牙向远中移位而萌出; 或将第二乳磨牙根管治疗后而截去远中冠及根, 使第一恒磨牙得以萌出, 萌出后再推至正常位置。上颌尖牙也可出现异位萌出, 由于其萌出途径较长, 常出现尖牙位于两个前磨牙之间或两个切牙之间, 处理原则为拔除乳尖牙, 并除去部分牙槽骨板而使恒尖牙易于萌出, 然后再矫正其错位。

4. 下沉牙 (低位乳牙)　多发生于乳牙, 下颌较上颌多见, 第二乳磨牙又较第一乳磨牙多见。有时恒牙先天缺失, 固连牙齿的牙骨质与牙槽骨融合, 且牙周膜间隙亦消失, 随着邻牙萌出，固连牙低于殆缘。下沉牙常造成乳牙滞留、对殆牙齿过长并影响邻牙生理性移动。如有继承恒牙时，应适时拔除使不致影响恒牙萌出；虽无继承恒牙但因下沉而妨碍功能时亦应拔除。

5. 口腔不良习惯

（1）吮指（拇指或示指）：通过对妊娠后期用 B 超观察，可以见到婴儿在母体中有吮指动作，这是吸吮反射的生理性动作。生后 1~2 岁较常见，3 岁左右基本消失。对口腔的影响和吮指的时间、次数和吮指期间长短有关。3 岁以前停止影响较小，3 岁以上继续吮指会造成吮指不良习惯，应采取相应措施制止。吮指常会引起上前牙前突，形成前牙深覆盖，前牙出现间隙，继而造成吐舌习惯，形成开殆，使儿童的面形、牙弓长度及高度、宽度均有明显变化，也影响发音及前牙切割功能。若至 5~6 岁时仍未改正，应制作矫治器以改正。

（2）吐舌：吐舌不良习惯大多数由于吮指造成开殆之后，舌体自开殆间隙延伸向外。其他如人工喂养方法不当、扁桃体肥大、乳恒牙替换时间隙及舌体过大等都可引起吐舌不良习惯。吐舌可造成开殆、上下颌前突、牙列间隙过大等不正咬合，如不能自行改正，需制作矫治器以改正之。

（3）咬唇：多由于心理原因引起。咬下唇不良习惯可使上前牙唇向移动，下前牙舌向倾斜，造成上颌前突。咬上唇不良习惯可使上前牙舌侧倾斜，下前牙唇侧倾斜，造成下颌前突。长期咬唇习惯可引起皮肤干燥、脱屑等症状。治疗应针对病因心理疗法，同时制作矫治器改正不良习惯。

（4）口呼吸：患儿基本上不用或很少用鼻正常呼吸，而是长时间用口呼吸。根据病因可分为鼻性口呼吸、牙源性口呼吸和习惯性口呼吸。鼻性口呼吸是由于鼻咽腔疾患造成鼻呼吸困难。牙源性口呼吸是由于上颌前牙前突造成嘴唇闭锁困难而引起口呼吸。习惯性口呼吸较少见，没有明确原因。治疗首先应去除病因，如去除鼻咽部影响呼吸道通畅的病变，治疗上颌前突等。然后可制作矫治器矫正不良习惯。

（二）儿童常见错殆的早期诊断与治疗

1. 反殆

（1）原因

①牙源性反殆：由于前牙牙轴倾斜等原因引起。

②功能性反殆：由于喂养不当或前牙早期接触诱导下颌前伸，造成反殆。

③骨性反殆：由于骨性异常，上下颌骨大小不协调，引起下颌骨过成长，上颌骨劣成长，使牙齿呈反殆状态。

④后牙反殆：常见的原因为上颌乳尖牙萌出时，上颌前牙区宽度不够，下颌乳尖牙妨碍了上牙弓的扩展，使单侧后牙列间对侧偏移 2~4mm，以建立有功能的反殆关系，有时可成为双侧后牙反殆。

（2）治疗：若反殆原因为牙源性的，经早期治疗，可得到良好的效果。骨性原因引起的反殆早期治疗虽然有一定效果，但需要考虑到在颌骨发育活跃期时，有再次复发的可能。目前儿童牙科医师和正畸科医师都认为，对于儿童反殆早期阻断矫治，会减轻咬合异常程度。在治疗前要通过 X 线头颅侧位片去分析并询问有无类似家族史。准确的病因学分析后，作出明确的诊断，制订完整的治疗计划及预后的评估。对于特殊病例，在确定治疗计划时，应请正畸科医师会诊，共同商讨。

个别切牙反𬌗，多是牙源性的，在活动式矫治器舌侧基托上放置舌簧，就可以使处在舌侧位的上颌切牙向唇侧移动。功能性反𬌗可采用斜面导板、后牙𬌗垫等矫正。

牙源性引起单个磨牙反𬌗时，可用颌间交叉皮筋改善覆盖关系。多个磨牙反𬌗时，如是牙源性因素引起，应用 Porter W 装置和 Coff in 弹簧扩大器，使牙弓宽度扩展。是牙槽基底部缩窄的骨性因素时，可在活动式矫治器基托上，附加螺旋弹簧，采用分离基托的扩大矫治器，使包括牙槽部的牙弓宽度扩大。

2. 开𬌗

（1）原因：常见原因可由吮指、吐舌和异常吞咽等不良习惯引起，个别情况下也可由于骨性不调造成开𬌗。

（2）治疗：针对由不良习惯引起的开𬌗，首先向患儿和家长讲明危害，使患儿克服不良习惯。如无效，可考虑制作去除不良习惯装置，不良习惯得到克服后，一般情况下可恢复前牙正常的咬合关系。

3. 正中离开　切牙替换时期，即小学生低年级儿童时期，常见上颌比乳牙大得多的恒切牙像八字一样呈扇形分开式萌出，而且与洁白的乳牙相比恒切牙略呈黄色，这使许多家长为之担心。这种牙轴的变化多是切牙替换过程中的过渡现象。这种上颌前牙替换期的过渡性牙列不齐叫做丑小鸭时期。随着侧切牙及尖牙的萌出，切牙牙轴会渐渐从倾斜转向直立，但也有一些中切牙正中离开是由疾病引起，应查明病因及时治疗。

（1）原因

①上唇系带过大，位置异常。

②上颌前牙正中部多生牙。

③先天性侧切牙缺失或畸形。

④不良习惯，乳牙残根，中切牙或侧切牙位置异常等。

（2）治疗

①去除病因，如系带切除术、拔除多生牙和去除不良习惯等。

②制作上颌活动矫治器关闭间隙。注意不要单纯用皮筋关闭中切牙间隙，皮筋会划向根尖，造成牙齿松动，甚至丧失。

4. 牙列拥挤

（1）原因：常见原因为牙量与骨量不协调或由于乳牙早失出现间隙不足。

（2）治疗

①乳牙列期：乳牙列拥挤一般不需特殊处理，需定期观察牙列的生长发育情况。

②混合牙列期：通过混合牙列间隙分析，预测侧方牙群的萌出余地和牙弓生长发育潜力。可采用扩展间隙或系列拔牙治疗。采取系列拔牙法之前应对骨量、牙量及个体生长潜力有确切的诊断，并制订出具体的治疗计划。

（赵　丹）

第五节　儿童口腔科行为管理技术

在儿童口腔科，医师与患儿及其家长之间的相互关系是决定治疗成功与否的重要因素。对儿童口腔检查、诊断、治疗过程中心理问题的探讨和研究，已越来越受到国内外儿童口腔医学工作者的重视。

在儿童口腔检查、诊断、治疗过程中，采用合适的语言与情感交流，及时发现和消除患儿恐惧、焦虑、紧张的情绪，帮助患儿建立对口腔医疗环境的适应力，而且可以提高诊疗操作中患儿对疼痛的耐受力，获得患儿的信任和配合，保证诊疗顺利进行。

儿童口腔科行为管理按是否使用药物分为非药物介导的行为管理和药物介导的行为管理。非药物的行为管理是治疗的基础，包括告知、演示.操作、治疗前的体验、正强化、分散注意力、示范作用、语音控制、保护性固定、积极倾听、适度反应等。药物介导的行为管理方法包括氧化亚氮-氧气吸入镇静、口服药物镇静、静脉给药镇静和全身麻醉下儿童口腔治疗，有效的非药物的行为管理技术能降低使用药物时所使用药物的总量，这样能更好地保证患者的安全。医师应该根据儿童不同的心理行为特点、疾病状况、年龄、家长意愿等因素来制定行为管理的策略，大部分儿童都可以通过非药物的行为管理措施来完成预定的诊疗，对于药物介导的行为管理，应严格掌握适应证。本节将着重介绍非药物介导的行为管理。

一、儿童口腔诊治过程中的不良心理反应

1. 恐惧　由于对以往吃药、打针等医疗经历的不良感受泛化到牙科治疗，使患儿对医院的环境及穿白衣的医师、护士产生一种畏惧感，即使没有不良的口腔诊疗经历也容易处于高度紧张和防卫状态。此外，监护人在就诊前过分的叮嘱，陌生的牙科器械和噪音等都可能强化儿童的恐惧心理，而恐惧常使儿童痛觉过敏、痛阈下降，使治疗过程中出现的些许不适被放大，从而加重儿童内心的恐惧体验，久而久之可能发展成牙科恐惧症。

2. 焦虑　与恐惧不同，焦虑情绪来自于对未知的恐惧和对口腔治疗过程缺乏控制的紧张。表现为患儿在进行治疗前的紧张性升高，烦躁、出汗、脸色发白、心跳加快、情绪波动，甚至呃逆、发呕、尿频等，其症状有轻有重，严重时可能干扰患者的日常生活。

3. 歇斯底里　是一种情绪异常激动，患者不能控制自己情绪的状态。在这种状态下医师很难与患者建立有效交流，不能取得患者对诊疗的配合，需要进行强制治疗或改期治疗。

4. 拮抗
(1) 冲动型拮抗：哭闹、喊叫、乱打乱踢或躺在地上耍脾气，谁的话也不听。
(2) 被动型拮抗：不说话、不哭闹，动作上有意与医师要求背道而驰，说理和恐吓均无作用。

二、不同年龄组儿童口腔患者的接诊技术

1. 婴幼儿期（3岁以下）　此年龄段儿童的理解和交流沟通能力有限，难以理解治疗的必要性，缺乏自制力。在诊疗过程中，医护人员需要对孩子的肢体进行适度制动，以防因其突然举动而造成伤害。为辅助孩子张口，可在非治疗侧放置开口器，并严防分泌物呛入气管。医师不应因孩子年幼而忽视与孩子间的交流，可以用儿童能理解的语言告知将要做什么，会有什么感觉，可以让儿童触摸口镜、镊子，以减少对医疗器械的恐惧。开始时操作要轻柔、动作要慢，并密切观察儿童的反应，逐步增加力度和速度。对过于恐惧、躁动的儿童可用适量镇静剂控制其不合作行为。

2. 学龄前期（3~7岁）　此年龄段的儿童掌握了语言和一些交往技能，但心理和交流沟通能力还远未成熟，临床上使用的行为管理技术主要就是针对这组儿童。在诊疗过程中，

医护人员应用和蔼的表情和关心的语言向儿童进行讲解，尽量消除儿童对环境和治疗的恐惧；要让儿童明白他所接受的检查和治疗是必要的。治疗中鼓励儿童自我控制和约束，对积极的行为应给予口头表扬，以强化患儿的主动合作性。

对有治疗需要而又不能配合治疗的儿童，不能轻易放弃诊疗，应注意分析其不合作原因，根据具体情况采用不同的行为管理方式进行诱导，以期能够逐渐配合治疗。当常规方法无效时，可考虑采取保护性固定的方法，或药物性行为管理方法。

3. 学龄期（7 岁以上）　此年龄段的儿童心理日趋成熟，也具有基本的个性，心理处于一种相对平静和冲突较少的阶段。绝大多数孩子已经受过学校的组织纪律训练，有一定的自我约束力和忍耐力，医师能很好地与孩子进行交流沟通，常规的行为管理方法可以获得很好的效果。其行为中具有社会性情绪色彩，一般不应采用强制的方法。诊治过程中要注意激发孩子配合治疗的意愿，经常给予肯定和赞扬。

三、常用的非药物性行为管理方法

1. 告知-演示-操作　是儿童口腔科门诊最常用的、简单有效的行为管理方法，适用于 3 岁以上有一定理解力的孩子。在开始操作之前，医护人员先用患儿能理解的语言解释操作过程，并让患儿在没有危险的情况下体验，最后才进行操作。例如，在使用慢速手机前，先向孩子说明这是"小推土机"，用来把牙齿里的"小虫子"赶走，然后在口外让孩子体会手机转动时的声音和震动感，之后在口腔内不接触牙齿空转，待孩子习惯后才进行真正的操作。通过这种方法可以将口腔器械和诊疗过程介绍给患儿，能有效降低孩子因不熟悉环境而产生的紧张或恐惧情绪。

2. 治疗前体验　是指带孩子到医院儿童口腔科门诊参观和体验，事先让孩子明白这次不做治疗，只是熟悉环境。这是一种能有效消除因对陌生环境不了解而导致恐惧的方法，通过医护人员和蔼可亲的态度，让患儿消除对口腔治疗和医护人员的不良想象。在该过程中还可以让患儿观看其他儿童是如何配合完成治疗的，帮助其熟悉治疗过程，但不要让他们看到不愉快的治疗和过程。此外还可做一些简单诊疗，如口腔检查、指导刷牙及涂布氟化物等，以帮助患儿适应治疗过程。

3. 行为塑造和正强化　行为塑造是指医护人员逐步、有条理地教会患儿应如何做以配合医师的诊疗过程，临床上常可通过强化措施以达到这一目的。正强化是指医师在操作过程中注意观察孩子的行为表现，当其出现配合治疗的良性行为时及时给予鼓励和夸奖，例如进行口头表扬、给贴画等。通过这种方法可不断强化、诱导孩子形成配合治疗的行为，尤其是对 3~6 岁的幼儿，随着孩子活动范围不断扩大，其观察力、注意力、记忆力均有明显发展，但心理活动带有很大的不稳定性，因此周围环境对其心理有很大影响。此时应多与患儿交流，不论他的表现如何，哪怕只有一点点进步，也要予以赞扬和鼓励，使其更有信心，医护人员切忌沉默无言对孩子的言行缺乏反应。

强化物的选择需因人而异，因时制宜。一个赞许的眼神，一句鼓励的话语，一张漂亮的小贴纸，治疗后美观和功能的改善都可能成为强化物。

4. 语音控制　是指医师通过语气、语调的变化与孩子建立有效的交流，并最终诱导患儿形成良好口腔诊疗行为的方法。此方法一般适用于 3 岁以上年龄较大的儿童。在检查和治疗过程中，医师可以通过突然提高声调、加重语气等方式引起患儿注意并制止其不合作行为，待其安静后再进行进一步沟通。

5. 分散注意力　是指在进行有可能引起儿童不适的操作时使用某些方法来分散转移患儿对操作本身的注意力，从而提高孩子的耐受力，减少其对治疗的不良印象，避免出现躲避和干扰治疗的行为。分散注意力的方法有很多，例如给孩子讲故事、听音乐、看动画片等。也可以短期分散其注意力，例如在局麻注射时向孩子提出一些让其感兴趣的问题，诱导其思考等等。

6. 系统脱敏　是通过反复接触以帮助儿童克服某种特殊的恐惧或恐惧症的方法。患者按一定顺序逐步接受刺激，从最低威胁性的刺激开始。例如局部麻醉，首先向患者解释局麻过程和作用，让患者观看注射器并做示范，将带针帽的注射器放置在注射部位让患者体验，待患者逐步放松后，再进行麻醉注射。此方法适用于有不良治疗经历的儿童。

7. 示范作用　是指通过观摩学习的方法向患儿展示如何配合口腔诊疗，以此提高孩子在治疗中的配合程度。此方法适用于初次就诊的学龄前儿童。由医师或监护人带领患儿，参观其他合作患儿的治疗过程，期间向他们简要说明诊疗过程，如果条件允许可以让孩子之间就治疗过程和体会进行交流，以此消除患儿对未知事物的畏惧心理，在实施过程中要避免让患儿看到别的孩子不合作的表现。

8. 保护性固定　指医护人员用手和一些工具，如约束板和约束包来帮助固定不合作患儿，以避免其在治疗中因突然的体动而受伤。由于此类患儿多数拒绝张嘴，故应在口内放置开口器，治疗前需空腹禁食，防止患儿治疗中呕吐。该技术只能用于其他非药物行为管理方法无效而又有治疗需求的患者。在应用时，医师不可忽视与患者和监护人之间的交流。

临床实践证明，身体约束的方法可为某些不合作儿童提供其所需的口腔治疗，并能避免在治疗中出现意外情况。在使用该方法前，医师需要评估患者束缚治疗的风险和效果，就此与监护人进行充分沟通，并签署知情同意书。在诊疗过程中医师应尽一切可能将潜在的伤害降到最小，尽可能多与孩子交流，告知其治疗的必要性，束缚不是惩罚而是为了保护以避免受伤。监护人应在场，并在治疗过程中和治疗结束后给予患儿足够的心理支持和安抚。

9. 其他方法　儿童口腔科行为管理是一项综合性辅助技术，除上述方法外还有一些其他方法，如母子分离、积极倾听等。在实际工作中，应根据患儿的年龄、个性差异、治疗条件以及医师个人能力等采用不同的方法，有时常常是几种方法联合应用。

医患交流包括医师与患者和监护人之间的交流，良好的医患交流是建立彼此间相互信任的基础。只有建立了互信关系，医师才能更有效地帮助患者及其监护人克服对治疗的恐惧焦虑情绪，并逐步帮助其确立良好的口腔卫生态度。

（罗小敏）

第六节　全身麻醉与镇静下儿童牙齿治疗

一、概述

大多数 4 岁以上儿童口腔科患者可以在通常的牙科环境下接受治疗。医师可以通过与孩子建立良好融洽的医患关系，依靠各种常规行为管理技术，并采用口腔局部麻醉的手段就可以有效地减轻或消除绝大多，数患者的紧张焦虑情绪从而使治疗能顺利进行。儿童对口腔诊疗的不合作行为表现是与其身心状况及周围环境紧密相关的，对于那些采取了有效的局部麻醉，通过非药物行为管理手段仍不能很好适应牙科治疗的患儿，医师必须采取措施进一步地控制其恐惧情绪。不同深度的镇静，可以有效减轻患者恐惧情绪，同时多能提高疼痛阈值。

患者意识从无镇静的清醒状态到意识丧失的全身麻醉是一个连续变化的过程，各阶段间没有明确的标志点，其深度很难被区分，并且可能在不同深度间波动。按对意识的抑制由浅到深分为：轻度镇静、中度镇静、深度镇静和全身麻醉。对不同镇静深度的人员培训要求和设备要求是不同的，口腔科医师经过培训后可以实施轻、中度镇静，而深镇静和全身麻醉必须由具备麻醉医师资格的人员来完成。在口腔科临床工作中，氧化亚氮-氧气吸入镇静技术是一种有效简便的镇静方法。

需要特别提出的是，镇静、全麻等药物介导的行为管理方法不是万能的，药物介导的控制焦虑和恐惧的方法是以非药物的行为管理方法为基础的，所有这些方法的目的不是为了控制孩子，而是要培养其良好的口腔健康态度，最终达到不用借助药物就能配合口腔诊疗的目的。另外，非药物的镇静方式可有效减少镇静麻醉药物的用量，而所有镇静麻醉类药物超量后都有抑制呼吸的危险。因此，减少了用量就能提高整个治疗的安全性，将药物副作用的危险降到最低。

从给药途径上划分，镇静可以分为吸入镇静、口服镇静、经鼻给药镇静、肌内注射镇静、舌下给药镇静和静脉给药镇静等。其中，氧化亚氮-氧气吸入镇静是在口腔科使用最广泛的一种方法。

二、氧化亚氮-氧气吸入镇静技术

在口腔科治疗过程中，患者在清醒状态下吸入氧化亚氮-氧气的混合气体是目前公认的最安全、最有效而且是患者易于接受的镇静方式。口腔科医师经过培训认定后，可独立进行操作。

该方法应用得当时，患者处于轻度或中度镇静状态下，此时患者自身具备持续保持气道通畅的能力，能对物理刺激和医师的指令如"睁眼"做出反应。需要强调的是，如果患者出现没有体动或丧失意识就说明其镇静深度超过了中度镇静，医师应该避免出现这种情况。一般氧化亚氮的浓度在50%。以下是安全的，绝对不能超过70%。氧化亚氮常温下为无色稍带甜味的气体，可压缩液化。血气分布系数为0.47，在血液中很稳定，不与血液中任何物质结合，能快速穿过肺泡，动脉膜达到平衡，因而也易穿过血脑屏障进入脑部。发挥作用迅速，摄入后3~5分钟即出现临床效应高峰。氧化亚氮不通过肝脏代谢，99%由肺部排泄，约0.004%经胃肠道厌氧单胞菌代谢，并产生有毒的自由基，但该过程对机体影响较小。

氧化亚氮的作用：①镇静及镇痛，吸入50%以下浓度的氧化亚氮可产生镇静及轻度镇痛作用，能有效控制恐惧或焦虑情绪，而情绪放松也利于提高痛阈。期间患者呼吸和心血管功能不受影响，保护性反射存在。但不能达到完全无痛的效果，因此在进行有可能伴随疼痛的操作时还需要局部麻醉。氧化亚氮与其他镇静药的联合应用必须非常小心，药物的协同作用可能导致镇静深度超过预期。②失忆性，研究发现经过氧化亚氮-氧气吸入镇静后，患者往往感觉治疗持续时间非常短暂，甚至忘记治疗过程，其情绪体验也没有紧张焦虑。氧化亚氮-氧气的应用能产生不完全的顺行性遗忘。③快速起效、复苏迅速，氧化亚氮的药代动力学特点决定了氧化亚氮-氧气作用起效很快（30~60秒），使用约5分钟后可发挥最大效应，停止吸入后迅速失效，其复苏快速、完全。

氧化亚氮-氧气吸入镇静技术的优点：①起效快，因为氧化亚氮具有很低的血浆溶解度，易于通过血脑屏障，它可以快速达到起效浓度，因而起效快。②复苏速度较快。当停止氧化亚氮吸入后，血浆中的氧化亚氮浓度可以快速降低，其速度比口服、直肠给药、鼻内或肌内注射镇静均要快。氧化亚氮在3~5分钟之后就能完全从体内排出。③镇静深度可调控，氧化亚氮-氧气吸入镇静的镇静深度可随时通过调节吸入氧化亚氮浓度和总量来控制，以保证患者处于安全状态，相比其他镇静技术在镇静深度的可调控性上该方法具有显著的优点。④副作用小，氧化亚氮-氧气吸入镇静无须注射，无创，不会出现肝脏、肾脏、脑、心血管系统和呼吸系统的副作用。吸入氧化亚氮最常见的副作用是恶心，其多见于使用高浓度氧化亚氮时，一般情况下很少见。

氧化亚氮-氧气吸入镇静技术虽然有以上优点，但其还是有一些局限性，因而限制了在儿童口腔科尤其是不合作儿童诊疗中的应用。其中需要患者的配合是最大的局限性，只有当患者自身有治疗意愿，并且能遵从医嘱通过鼻罩进行呼吸时该方法才有可能成功，因此对年幼、智力障碍、歇斯底里及医师根本不能与之有效交流的孩子该方法不适用。另外，其对技术和设备要求也较高，为防止氧化亚氮干扰维生素 B_2 的代谢，应控制暴露于氧化亚氮中的时间，并在治疗时注意通风。还有氧化亚氮鼻罩影响上颌前牙术野。

氧化亚氮-氧气吸入镇静的适应证：氧化亚氮-氧气吸入镇静只适用于那些对口腔治疗有焦虑但意愿接受诊疗的孩子，而对极度焦虑、躁狂和反抗的患儿无效。因此，多数学者认为氧化亚氮-氧气吸入镇静技术只适用于 4 岁以上轻度焦虑的患儿，因为该年龄段的儿童已能领会医师的指示，并懂得使用鼻罩通过鼻子呼吸。且该技术用于 4 岁以上者安全性高、不良反应少。扁桃体肿大、鼻塞等上呼吸道感染会妨碍氧化亚氮-氧气吸入；中耳炎、肠梗阻、气胸等闭合腔性疾病患者使用氧化亚氮-氧气吸入可引起相应并发症，不宜采用此技术。

氧化亚氮-氧气吸入镇静技术的操作流程：在儿童口腔医学临床工作中，只有 ASA 分级为Ⅰ级和Ⅱ级的患者才适于在门诊进行镇静治疗，这些患者是健康的或只有轻度全身系统疾病的患者。医师根据患者情况判断其是否符合氧化亚氮吸入镇静的适应证，对符合适应证的患者就相关情况与监护人和（或）患者进行充分的交流沟通，必要时签知情同意书。氧化亚氮-氧气吸入前需要测量患者的血压、脉搏和呼吸频率，为其生命体征的监护提供基线参考值。在吸入镇静开始前还需做心肺听诊和呼吸道的评估，以排除呼吸道梗阻等气道异常情况的存在。患者的监护包括意识状态、肺通气量、血氧饱和度。患者的意识状态可以通过其眼神、面部表情和语言来判断；可以通过听诊和观察气囊的膨胀收缩来监控患者的呼吸和肺通气功能；血氧检测仪可以反映氧饱和度并可发现早期血氧浓度的降低，减少严重并发症的发生。

实施镇静时首先使用符合孩子年龄特点的告知-演示，操作（TSD）技术，用其能理解的语言告知将要进行的操作和需要孩子如何配合。选择适合的鼻罩，以手指轻压使鼻罩与上唇紧贴，以便用鼻呼吸，年龄较小的孩子建议使用质地柔软的鼻罩。固定好鼻罩后，先吸3~5分钟的纯氧，成年人流速控制在 5~7L/min，3~4 岁的儿童控制在 3~5L/min，可以通过询问患者的舒适度来确定最终的气体流速。观察气囊的收缩和膨胀情况，调节每分钟的气流量，开始给予氧化亚氮，通常浓度从 5% 开始，然后按每次 5%~10% 的浓度增加，在每个浓度维持 3 分钟左右以观察患者的镇静深度是否合适，最终将氧化亚氮的浓度逐渐升至能达到理想镇静水平的最低浓度。理想镇静深度的体征为：四肢及颌面部肌肉轻度放松；上睑下垂；目光呆滞；手掌打开，温暖、微湿；音调出现轻度变化；自述舒适放松。对儿童来说，氧化亚氮的最大浓度一般不要超过 50%。当儿童表现很舒适，并能观察到最佳的镇静体征时说明该浓度是合适的。这种通过调整吸入氧化亚氮浓度和总量的方法来达到所需最佳镇静深度的技术称为滴定技术。整个口腔治疗期间氧化亚氮的浓度可维持在理想镇静深度水平或稍低，当进行那些刺激比较大的操作如局麻注射时可适当调高吸入氧化亚氮的浓度。若在治疗过程中患者出现恶心、呕吐或过度镇静的表现（如出汗、脸色苍白），则应马上关闭氧化亚氮而给患者吸入纯氧。治疗结束后停止氧化亚氮吸入，继续吸入 3~5 分钟纯氧，使血液内的氧化亚氮迅速扩散进入肺泡，让患者尽快复苏。

急救：虽然氧化亚氮-氧气吸入镇静技术在绝大多数情况下是相当安全的，但不同镇静深度之间没有明确的界限。随着氧化亚氮浓度的增加、使用时间延长，患者可能出现过度镇静甚至全身麻醉及其他并发症，临床医师应对患者进行监护并具备相应急救技能以避免上述情况的发生。因此，在欧美国家非麻醉专科医师必须接受严格训练，取得专门的执照后才能合法使用该镇静技术。同时临床应用前要全面评价患者的全身情况以保证该技术的合理应用，在镇静过程中必须确保氧气浓度不低于 30%，并且配备专门的监护、急救设施。

三、口服药物镇静技术

口服给药是儿童口腔科临床较为常见的轻、中度镇静时的用药途径。

口服药物镇静具备如下优点：①方便经济、患者易接受，不需要特殊的器械，无注射等操作，患者易接受。②毒副作用小，只要按用药原则合理用药，口服药物镇静是相对安全的。但联合用药或者同时使用两种或两种以上镇静途径时，其风险会增加。

口服药物镇静的缺点：①个体差异大，难以滴定镇静深度，用药量一般是根据患者的体重或体表面积来推算的。而相同体重（或体表面积）的不同患者，对相同剂量同一药物的反应又存在差异，这种个体差异性与很多其他因素有关，另外药物在胃肠道内的吸收速度和量也受到很多因素的影响，例如：有无食物、自主神经张力、恐惧、情绪变化、劳累、药物以及胃排空的时间等。②起效时间长，口服给药途径是所有镇静用药途径中起效最慢的一种。基于药物的不同，从给药到可以治疗大概需要 15~90 分钟的时间。

口服镇静药治疗应在单独安静的房间中进行，避免儿童受到其他干扰。医师应正确计算患者所需镇静药物的剂量。目前在儿童口腔临床工作中常用的是一种短效的苯二氮䓬药物——咪唑安定，国内外研究报道其用量以不超过 $700\mu g/kg$ 体重为宜。

与其他镇静方法一样，口服药物镇静也存在潜在的镇静过度导致患者呼吸抑制而危及患者生命安全的问题，因此在具体使用时医师必须经过专业的培训，充分掌握药物的药理作用和代谢相关知识，当镇静深度不理想时切忌追加用药，以免药效叠加引起呼吸抑制危及患者的生命安全，在任何时候患者的安全都是重中之重。另外，医师还需要设计一个治疗程序表，这样口腔科医师才能确定镇静的所有要素是否都已考虑到，例如孩子必须由监护人陪伴并确定其安全到家。

四、静脉注射镇静技术

1. 该技术的优点　静脉注射给药是一种能准确滴定使用药量以达理想镇静深度的给药方式。这是因为药物被直接注射到血液中，几个循环后便可达到药物的最佳效果，在使用静脉靶控输入的方式下，医师可以通过调节单位时间内进入体内的药量来达到并维持所需的镇静水平。

2. 该技术的缺点　注射本身可能就是引起儿童恐惧的原因，因此要建立静脉通路存在一定的困难，同时技术难度较大，整个过程要求操作者训练有素。由于静脉给药直接入血，其风险也较其他给药方式大。如果注射速度过快，则可能引起更严重的并发症。等剂量药物静脉注射所引起的过敏反应要比口服或肌内注射所引起的反应更快。

五、全身麻醉下儿童牙科治疗技术

自1951年Thomason第一次将牙科全身麻醉（简称：全麻）技术应用于儿童龋齿和拔牙治疗以来，全麻下的儿童牙科治疗已成为儿童口腔科常用的一种行为管理方法。该方法已受到世界各国儿童牙科医师的关注和认可，公众的接受度也越来越高。只要术前严格把握适应证并作完善的术前评估和准备，由技术过硬的团队运用正确的麻醉方法，那么实施全麻下儿童牙科治疗是安全的。

牙科全麻技术是利用麻醉药物诱导意识丧失，在这种状态下语言和疼痛刺激都不能使患儿清醒；自主通气功能受损，保护性反射部分或全部丧失，必须依靠气道管理保证患者安全。其与深度镇静的区别在于后者为意识受到抑制，刺激后能够做出特定反应但强度较弱，故依然有不能制动的可能，反而增加了其误吸的风险。其与外科全麻的区别在于后者要求麻醉达到催眠、镇痛和肌肉松弛的效果，而牙科全麻不需过高的镇痛效果，一般也不需要肌肉松弛。

儿童牙科治疗使用全身麻醉的适应证：①患儿有智力或全身疾病等方面的问题，无法配合常规治疗。②3岁以下需要立即治疗的低龄患儿，且治疗需要较大。③非常不合作、恐惧、焦虑、抵抗或不能交流的儿童或青少年，多牙需要治疗，并且在短期内其行为不能改善者。④患儿有多牙需要治疗，患儿或（和）监护人无多次就诊条件。⑤因急性感染、解剖变异或过敏等原因使患儿进行充填治疗或外科手术时局部麻醉无效。⑥为避免束缚下牙齿治疗可能会对患儿心理造成的伤害，使用全身麻醉可以保护其心理免受伤害并避免医疗危险。

儿童牙科治疗使用全身麻醉的禁忌证：①有不适宜做全身麻醉的身体状况。②仅个别牙需要治疗，且能配合完成治疗。

全麻有其显而易见的优点。首先，可以一次完成患者所需进行的治疗，将多次就诊对监护人和孩子所产生的时间成本降到最低；第二，没有患者配合度的限制医师可以专注于治疗本身，使完成高质量的治疗成为可能，尤其是对那些没有配合能力的残障或低龄孩子。

（黄　鑫）

第十二章

儿童牙的拔除

儿童时期，由于乳牙对颌骨和牙弓的发育，以及对恒牙的萌出和正常排列有重要作用，而且，乳牙与年轻恒牙对建立正常的恒牙殆也起着重要作用，应尽可能避免乳牙的早失和年轻恒牙的缺失。然而，因乳、恒牙的生理性替换与牙体疾病不能再设法保留等情况，有时拔除乳牙和年轻恒牙也是必要的。但儿童拔牙指征，即拔牙的适应证与成人有相当大的差异，故需另行阐述。儿童时期的拔牙，仅为拔除不能保留或不必保留的牙，主要是指乳牙、第一恒磨牙与多生牙的拔除。

儿童，当需拔除乳牙，第一恒磨牙或多生牙时，应考虑以下几点。

1. 儿童的年龄或乳恒牙替换的年龄。

2. 乳牙牙根的生理性吸收或病理性吸收状况。

3. 乳牙或年轻恒牙病变程度与功能价值。

4. 乳牙对颌骨、牙弓的发育和恒牙萌出的影响，以及儿童全身健康状况等多方面进行衡量，尔后做出决定。

第一节　乳牙的拔除

距离替换期尚远的乳牙，原则上应尽可能予以保留，特别是乳磨牙和乳尖牙。

因乳磨牙承担着儿童的重要咀嚼功能，且对颌骨的发育、咀嚼肌的锻炼及恒牙的正常萌出与排列均有较大影响，如果过早拔除，恒牙尚未萌出，不仅咀嚼能力下降，而且缺牙区的邻牙会向缺牙间隙移动，使间隙缩小，从而造成恒牙异位萌出或萌出困难，影响牙排列和咬合，以及儿童牙颌系统或颌面骨骼肌肉的发育等。

因此，对于龋病或牙髓感染的乳牙，应尽可能通过治疗给予保留。如果需要拔除，最好在治疗无效之后再施行。

对乳牙的拔除应更加慎重。

一、乳牙拔除的适应证

1. 继承恒牙即将萌出或已开始萌出，而乳牙尚未脱落的滞留乳牙应拔除（图 12-1）。

对于滞留乳牙，若 X 线片显示相应恒牙先天缺失，或恒牙胚异位、阻生，尚不能萌出时，可给予保留。若乳牙滞留而同名恒牙错位或埋藏于颌骨内（常为尖牙），估计不能再长入正常位置者，有时可拔除乳牙，并可做正畸牵引或恒牙移植术。

2. 接近替换期的乳牙通常可以拔除。

但如果不影响咀嚼或恒牙萌出，即使已经松动，也可暂时保留，待其自行脱落。

乳牙是否接近替换，不仅需根据儿童的年龄，而且需根据 X 线片，观察继承恒牙是否已接近萌出。

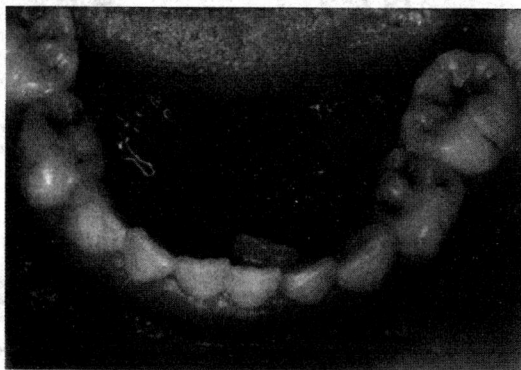

图 12-1　继承恒牙已萌出，滞留乳牙应拔除

X 线片显示乳牙接近替换期的标志有：①乳牙牙根生理性吸收一半或大部分吸收。②继承恒牙牙根已形成一半或大部分形成。③恒牙胚位置已接近乳磨牙根分叉内，分叉处牙槽骨极少或已消失，特别是牙囊骨腔硬板已消失（图 12-2）。

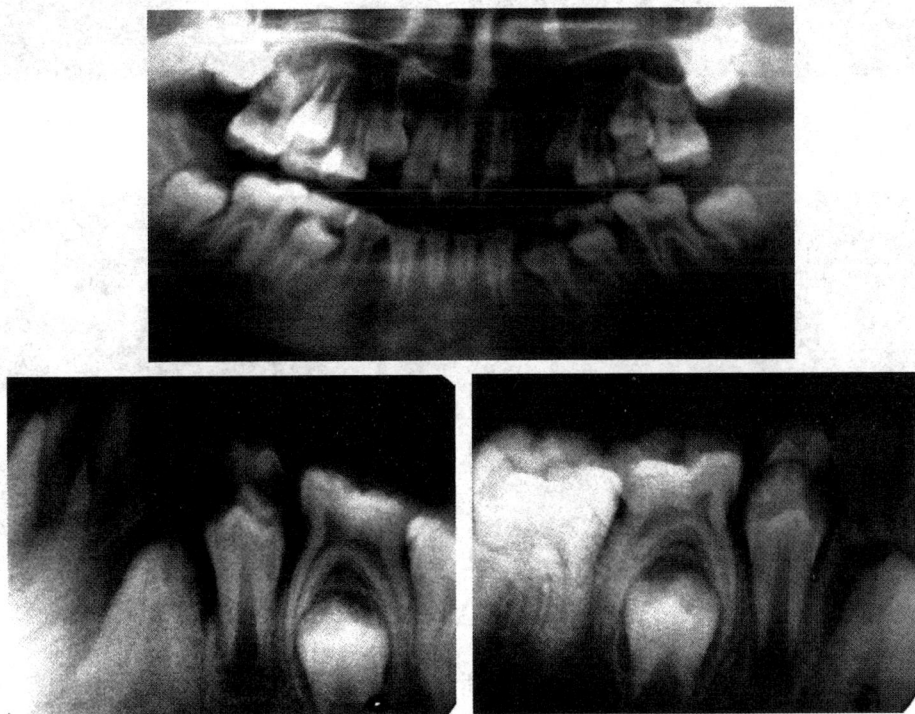

图 12-2　接近替换期的乳牙应拔除

3. 龋损较剧，髓室底穿通难以修复并影响咀嚼；或残根根尖刺破黏膜致局部黏膜发生创伤性溃疡者，可予以拔除（图12-3~图12-5）。

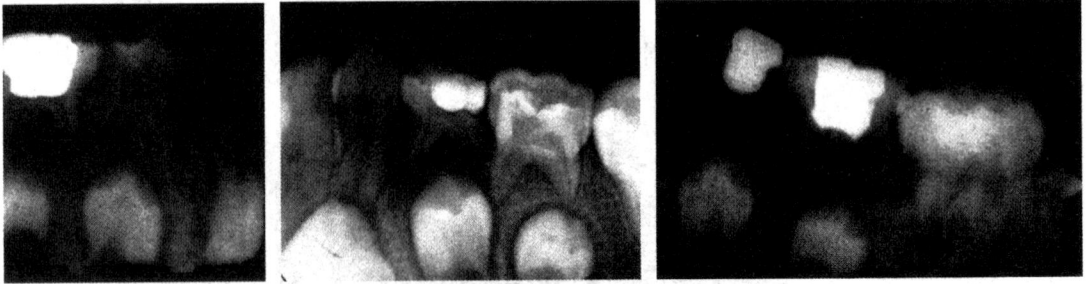

图12-3　明显根尖周病和髓底穿通的乳牙应拔除

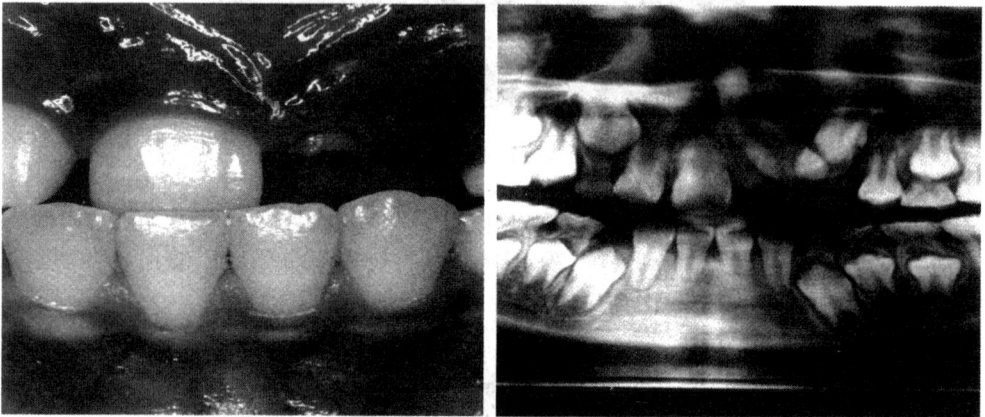

图12-4　乳牙残根应去除

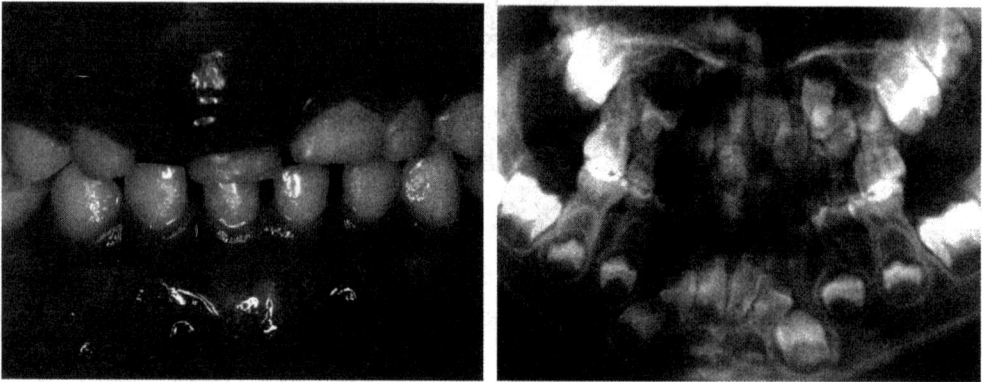

图12-5　牙瘤应拔除

4. 乳前牙外伤，致牙根于近颈部1/2处折断者，或该乳牙在骨折线上不能治愈者。

5. 牙槽脓肿反复发作，影响儿童机体健康，或疑为某些全身疾病，如肾炎、风湿病、眼病等致病病因时，可给予拔除。

此外，儿童全身情况不良，如患慢性肾炎，先天性心脏病、血液病等，为了避免儿童牙髓病、根尖周病的患牙或难以治愈的患牙形成病灶或引起严重后果，在与儿科或专科医师会诊之后考虑是否给予拔除。

二、乳牙拔除的禁忌证

乳牙拔除的禁忌证与其适应证类似，也是相对的，应根据乳牙病变程度、功能价值、乳恒牙替换年龄及儿童的机体状况而定。由于拔牙术属择期手术，在禁忌证存在时，应延缓或暂停拔牙；如必须拔除乳牙，应与儿科或专科医师会诊而共同决定。

1. 局部因素

（1）患牙根尖周组织和牙槽骨有急性化脓性炎症时，如急性牙槽脓肿或急性颌面部蜂窝织炎等应暂缓拔牙，待急性炎症消除后再行手术拔除。

因为拔牙的创伤可能引起感染的扩散，导致严重的全身并发症，甚至可能导致儿童败血症的发生。

处于急性炎症时，应首先控制患牙的炎症，建立引流条件，待急性炎症趋于缓和或已局限后，在抗生素控制下拔除患牙。在儿童机体条件允许状况下，拔除患牙是有利于脓液的引流和病灶的去除。

（2）伴有急性广泛性牙龈炎、腐败坏死性龈炎或严重的口腔黏膜疾病时应暂缓拔牙。待炎症或疾病控制后再行拔牙术。

2. 全身状况

（1）血液病：儿童如患白血病、血友病、再生障碍性贫血等是严禁拔牙的。其中，白血病是拔牙的绝对禁忌证。

贫血、血小板减少性紫癜经治疗后血液检查指标接近正常时方可拔牙。拔牙后须严密观察。

（2）心脏病：儿童如患先天性心脏病、风湿性心脏病、心肌炎等也不应拔牙。

先天性心脏病多为心房或心室间隔缺损，其次为动脉导管未闭，肺动脉口狭窄、法洛四联症等。轻者预后较好，甚至可活到老年；重者如不经手术治疗常难活到成年。故严重先天性心脏病儿童严禁拔牙。

风湿性心脏病多见学龄儿童与青少年。多为风湿热侵犯心脏瓣膜后的慢性后遗症。因拔牙可能引起暂时菌血症，而暂时菌血症又有可能使已有病损的心瓣膜继发感染，再度引起预后严重的亚急性心内膜炎。故风湿性心脏病儿童不应拔牙。心肌炎是由多种原因引起的心肌局限性或弥漫性炎症，其中以病毒性心肌炎常见。在心肌炎症未得到控制时也不应拔除乳牙。

（3）肾病：有肾炎病史儿童，拔牙前应检验尿液和肾功能后，酌情处理。肾功能不全者，不应拔牙，拔牙会使疾病恶化。

（4）儿童传染性疾病、急性上呼吸道感染、发热等均不应拔牙。

三、乳牙拔除的局部麻醉药

局部麻醉药为应用于局部组织的麻醉药。常用的局部麻醉药物分为酰胺类和酯类。酰胺类中有利多卡因、阿替卡因、丁哌卡因等；酯类中有普鲁卡因、丁卡因等。局部麻醉药多与血管收缩药伴用，可使手术区清晰，便于手术进行等优点。

乳牙拔除时多采用的是阿替卡因、利多卡因、普鲁卡因和丁卡因。

1. 阿替卡因 阿替卡因是一种酰胺类长效局部麻醉药，商品名为碧兰麻或必兰麻。该药有以下特点。

（1）常用的阿替卡因为复方制剂，即4%盐酸阿替卡因肾上腺素注射液，为无色的澄清液体。

盐酸阿替卡因具有酰胺功能基团，可以在注射部位阻断神经冲动沿神经纤维传导，从而起到局部麻醉的作用。

在阿替卡因中添加1∶100 000肾上腺素后的作用在于延缓麻醉药进入全身循环，维持局部的活性浓度，同时可获得局部出血少的手术野。

（2）阿替卡因在体内易降解，毒性小。

（3）阿替卡因的组织穿透性和扩散性较强，局部注射后2~3分钟出现麻醉效果，起效快。

（4）阿替卡因局部麻醉持续时间较长，较利多卡因长，其牙髓麻醉时间长为60~70分钟，软组织麻醉时间可达3小时。

（5）阿替卡因的麻醉效能强，是利多卡因的2~3倍。

4%盐酸阿替卡因肾上腺素注射液的应用规格为1.7mL，即其中含盐酸阿替卡因68mg、酒石酸肾上腺素17μg（以肾上腺素计）。

给药方法为局部浸润注射，即黏膜下注射给药。适用于4岁以上儿童与成人。

4岁以上儿童，必须根据年龄、体重、手术类型使用剂量，儿童盐酸阿替卡因最大用量不超过5mg/kg。

儿童平均使用剂量以mg计算，计算方法如下：儿童体重（kg）×1.33＝使用总量

成人的一般手术，通常给药量为0.5~1支，其最大用量不超过7mg/kg。

（6）阿替卡因注射后可能出现的不良反应。可能引起过敏反应或加重过敏反应，因本剂含有焦亚硫酸钠即可能出现中枢神经系统、呼吸系统及心血管系统等临床症状或体征。

（7）阿替卡因使用时的注意事项。①对于高度怀疑有可能发生过敏反应的儿童，可以皮内注射使有剂量的5%~10%进行试验。②缓慢注射，注射前必须反复做回吸检查，确认无回吸血后，操作者开始缓慢注入局部麻醉药，增加局部麻药注射的安全性，严禁注射于血管中。③局部注射后，维持与患儿的语言交流，观察患者。大多数药物不良反应发生于注射期间和注射完成后5~10分钟。注意缓慢注射，安全注射。

2. 利多卡因 利多卡因是氨基酰胺类的中效麻醉药，又名赛罗卡因，其盐酸盐水溶液比普鲁卡因稳定得多，目前仍是儿童口腔科临床应用最多的一种局部麻醉药。

利多卡因有以下特点。

（1）利多卡因为无色、无臭、味苦麻的粉末状结晶，易溶于水和乙醇。

（2）利多卡因的组织穿透力和扩散性较强，无明显血管扩张作用。

（3）利多卡因的局部麻醉时效较长，其时效较普鲁卡因长1~2倍，其效能较普鲁卡因强1~1.5倍。

（4）利多卡因的毒性相对较大，且随药物浓度而增加。在相同浓度下，0.5%溶液与普鲁卡因相似；1%溶液则较后者的毒性大40%。2%溶液则较后者的毒性大1倍。用作局部麻

醉时，用量应比普鲁卡因小。

（5）利多卡因有迅速而安全的抗室性心律失常的作用，因而它是心律失常患者的首选局部麻醉药。

（6）1%～2%利多卡因溶液可用于阻滞麻醉，5～15分钟起效，时效可维持120～240分钟。每10毫升利多卡因中加入1滴肾上腺素，即含1∶100 000肾上腺素，可延长麻醉时间，减轻毒性反应。

3. 普鲁卡因　普鲁卡因是酯类的局部麻醉药，又名奴佛卡因，麻醉效果确切，价格低廉，曾是临床应用较广的一种局部麻醉药物。目前临床应用越来越少，正逐渐被酰胺类麻醉药所取代。

普鲁卡因有以下特点。

（1）无色、无臭、味微苦，呈小针状结晶。

（2）组织穿透力和扩散性差，故不适用于表面麻醉。

（3）局部麻醉时效短，一般仅能维持45～60分钟。

1.5%～2%普鲁卡因溶液可用于神经阻滞麻醉，0.25%～1%普鲁卡因溶液适用于局部浸润麻醉。

（4）血管扩张作用较明显，故应用时常加入少量肾上腺素，每10毫升普鲁卡因中加入1滴肾上腺素，相当于1∶200 000～1∶400 000，以减慢组织对普鲁卡因的吸收，从而延长其麻醉作用时间。

（5）普鲁卡因的毒副作用小是其显著优点。

（6）普鲁卡因偶可致敏，偶能产生过敏反应。

4. 丁卡因　丁卡因是一种长效的酯类局部麻醉药。又名潘托卡因。

丁卡因有以下特点。

（1）白色粉末状结晶，味苦涩。

（2）易溶于水，组织穿透力强，主要用作表面麻醉药。

（3）麻醉效能和毒性均较普鲁卡因大10倍。因为其毒性大，一般不做浸润麻醉，而用作表面麻醉药。即使用作表面麻醉，亦应注意剂量。

（4）2%丁卡因用作表面麻醉时，一次用量不超过2mL，即不超过40～60mg。

四、局部麻醉药物的过敏试验

局部麻醉药物过敏反应的临床报道集中于酯类局部麻醉药，如普鲁卡因，而酰胺类局部麻醉药的过敏反应较罕见。由于酯类局部麻醉药在血浆内可被假胆碱酯酶水解成对氨基苯甲酸和乙二胺乙醇，其过敏反应是与该药的主要代谢产物对氨基苯甲酸有关，而不是普鲁卡因本身有关。局部麻醉药中的防腐剂对羟基苯甲酸甲酯也可引起过敏反应。

过敏试验的方法如下。

1. 普鲁卡因皮内试验　1%普鲁卡因0.1mL，稀释至1mL，前臂内侧皮内注射0.1mL，20分钟后观察局部反应。

2. 普鲁卡因黏膜试验　1%普鲁卡因0.1mL，稀释至1mL，涂布于一侧鼻黏膜，然后每隔2分钟检视局部反应。若黏膜出现充血肿胀，甚至该侧鼻孔完全阻塞者为阳性。

3. 利多卡因皮内试验　2%利多卡因0.1mL，稀释至1mL，前臂内侧皮内注射0.1mL，

20分钟后观察局部反应。

五、乳牙拔除的局部麻醉方法

局部麻醉是指在患者清醒状态下，应用麻药于局部，使其局部的感觉神经传导功能暂时被阻断，运动神经传导保持完好或同时有程度不等的被阻滞状态的麻醉方法。

常用的局部麻醉方法有表面麻醉、局部浸润麻醉、神经传导阻滞麻醉等。

1. 表面麻醉　是将麻醉剂涂布或喷射于拔牙区的牙龈黏膜上，药物通过黏膜吸收后可麻醉末梢神经，使浅层组织痛觉消失。

常用的表面麻醉药为2%盐酸丁卡因或盐酸达克罗宁与4%盐酸可卡因，但后者作用不如前者。由于丁卡因毒性大，又有使血管扩张的作用，增强药物吸收的速度，故用于表面麻醉也须注意剂量，通常不超过1mL，或加少量肾上腺素，以减慢组织对丁卡因的吸收。

表面麻醉适应于拔除松动的乳牙或恒牙，表浅的黏膜下脓肿切开等。

2. 浸润麻醉　是将局部麻醉药注入拔牙区的局部组织内，以作用于神经末梢，使之失去传导痛觉的能力，从而产生局部麻醉效果。

乳牙的拔除多采用浸润麻醉。

浸润麻醉药物多应用阿替卡因肾上腺素注射液及后装式金属注射器及短而细的注射针头（图12-6）。

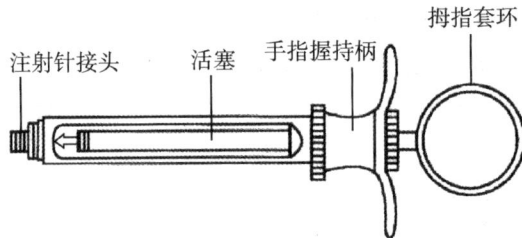

图 12-6　金属注射器

局部浸润麻醉的方法是：在麻醉牙的唇、颊侧前庭沟或舌侧龈组织进针，先注射少量麻药于黏膜内，再由浅至深分层注射到手术区域，或由浅至深抵达骨面，当注射针头抵达骨膜上后，酌量注射少量麻醉药即可。或为骨膜上浸润法，即将麻醉药注射到根尖部位的骨膜浅面（图12-7）。

为了避免骨膜下浸润所致的骨膜分离与疼痛，当注射针头触抵骨面后，稍退针约2mm，然后注入麻醉药。一般注射后2~4分钟即显麻醉效果。

由于乳牙部位的牙槽骨质比较薄，并且疏松多孔，局部麻醉药物容易渗透入众多小孔，进入颌骨，麻醉牙神经丛，故乳牙的拔除可采用患牙局部的浸润麻醉，而儿童恒牙的拔除，一般多在上颌牙槽突和下颌前牙区的牙槽突应用浸润麻醉。

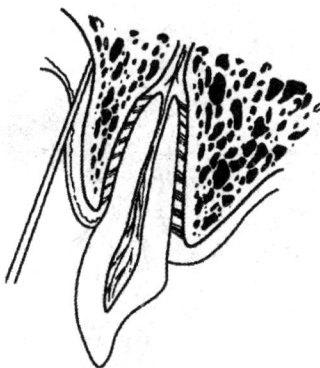

图 12-7　骨膜上浸润麻醉时注射针的位置

3. 阻滞麻醉　是将局部麻醉药液注射到神经干或其主要分支附近，以阻断神经末梢传入的刺激，使被阻断的神经分布区域产生麻醉效果。

乳牙拔除多不采用阻滞麻醉，而无法保留的年轻恒牙，尤其是第一恒磨牙拔除时才采用阻滞麻醉。

儿童恒牙拔除时常采用的阻滞麻醉如下。

（1）下牙槽神经阻滞麻醉是将局部麻醉药注射于翼下颌间隙内，又称为翼下颌注射法。有口内、口外注射两种方法，临床常用口内注射法，注射标志为患者大张口于患牙同侧的翼下颌皱襞与颊脂垫之间，或患牙同侧翼下颌皱襞外侧 3~4mm 的交点处进针。应将注射器放在对侧口角处，即第一、二前磨牙之间，与中线成 45°，高于下颌𬌗面 1cm 并与之平行。进针后，推进约 2.5cm 时即抵达下颌骨骨面的下颌神经沟，回抽无血后注入麻醉药 1~1.5mL（图 12-8）。

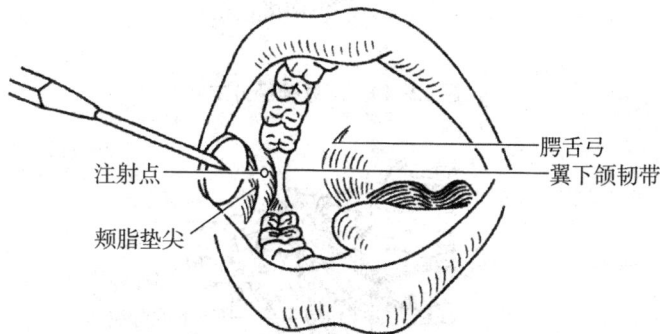

图中标注：注射点　颊脂垫尖　腭舌弓　翼下颌韧带

图 12-8　下牙槽神经阻滞麻醉进针标志

进行下牙槽神经麻醉的同时，可进行舌神经与颊神经的麻醉。即在行下牙槽神经阻滞麻醉注射后，将注射针后退 1cm，注射局部麻醉药 0.5~1mL 即可麻醉舌神经（图 12-9）。

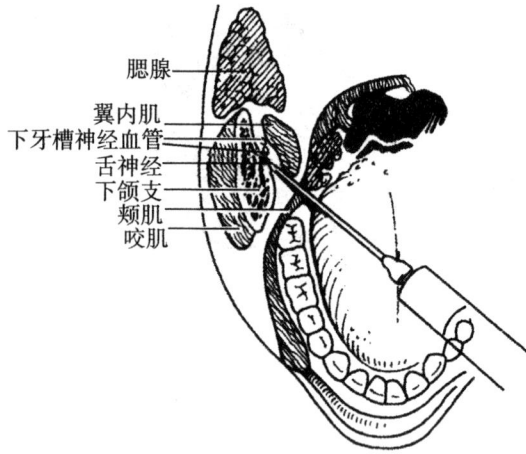

图 12-9　下牙槽神经阻滞麻醉注射针位置及毗邻关系

在行下牙槽神经和舌神经麻醉后，将注射针退出时边退边注射麻药，直至针尖退至黏膜下注射为止，此时即可麻醉颊（长）神经（图 12-10~图 12-13）。

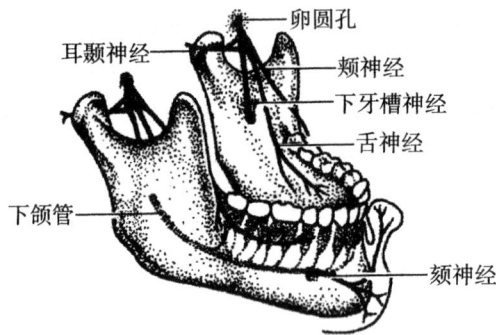

图 12-10　下颌神经分支

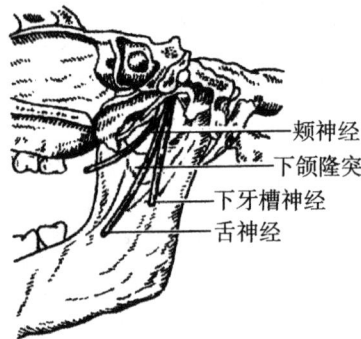

图 12-11　下颌支内侧隆突处神经的解剖关系

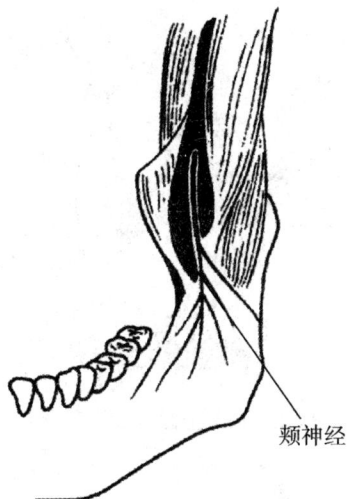

图 12-12　颊神经在下颌支前外侧分布的位置

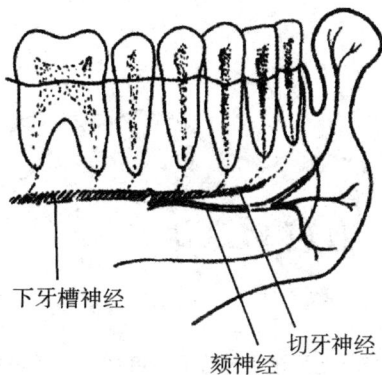

下牙槽神经　　　切牙神经　　颊神经

图 12-13　颊神经和切牙神经的分布

　　这样的麻醉，可使同侧下颌牙、牙周膜、牙槽骨及下颌颊、舌侧牙龈、黏骨膜及下唇部等组织均得到麻醉无痛。注入麻醉后约 5 分钟，患者即感同侧下唇口角麻木、肿胀，探刺无痛；如注射后 10 分钟仍不出现麻醉征象，则可能是注射部位不准确，应重新注射。

　　（2）上牙槽后神经阻滞麻醉：是将局部麻醉药液注射于上颌结节处，以麻醉上牙槽后神经，又称之为上颌结节注射法。

　　口内注射法：患者端坐，头微后仰，半张口，上颌牙𬌗平面与地平面成 45°，用口镜将口颊向后上方牵开。一般以上颌第二磨牙远中颊侧根部口腔前庭沟做进针点。在上颌第二磨牙尚未萌出前的儿童则于第一磨牙的远中颊侧前庭沟处进针，注射针与上颌牙的长轴成 40° 向后上方刺入，针尖沿上颌结节弧形表面滑动，深约 2cm，回抽无血，即可注入麻醉药 1.5~2mL（图 12-14，图 12-15）。注意针尖刺入不宜过深，以免刺破上颌结节后方的翼静脉丛引起血肿。

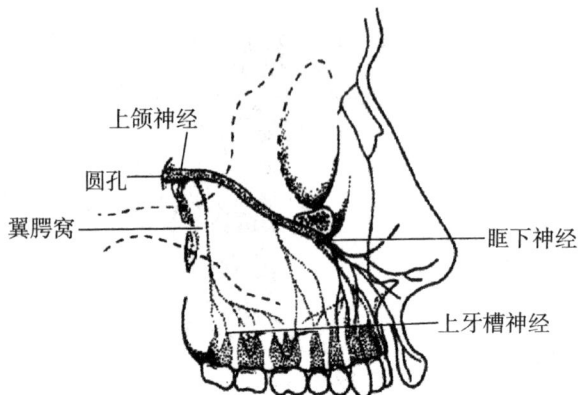

图 12-14 上颌神经及其分支

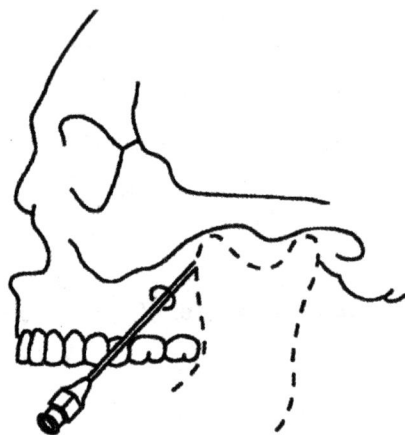

图 12-15 上牙槽后神经阻滞麻醉（O 示注射部位）

注射麻醉药后可麻醉除第一磨牙颊侧近中根外的同侧磨牙、牙周膜、牙槽骨及其相应的颊侧软组织。而第一磨牙的近中根、牙周膜、牙槽骨的麻醉还需在其近中根尖处的黏膜局部添加浸润麻醉。

（3）腭前（腭大）神经阻滞麻醉：是将麻醉药注入腭大孔附近以麻醉腭前神经，又称之为腭大神经注射法。腭大孔位于上颌第二磨牙腭侧龈缘至腭中线连线的中外 1/3 交界处。

注射时，患者坐位、后仰，大张口，注射针于第二磨牙腭侧龈缘至腭中线连线的中外 1/3 交界处，自对侧斜刺于黏膜处进针，注射少量麻醉药 0.25~0.5mL 即可。

可麻醉同侧磨牙、前磨牙腭侧牙龈、黏骨膜等组织（图 12-16）。

（4）鼻腭神经阻滞麻醉：是将麻醉药注入腭前孔或切牙孔，以麻醉鼻腭神经，又称腭前孔或切牙孔注射法。

注射时，患者坐位、后仰、大张口，注射针自腭侧乳头侧缘刺入黏膜，然后将针移向中线，使其与中切牙长轴平行，向后上方稍推进，可进入切牙孔，注入 0.25~0.5mL 麻醉药即可。

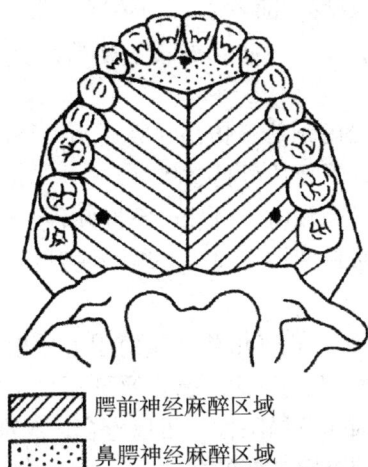

//// 腭前神经麻醉区域

:::: 鼻腭神经麻醉区域

图 12-16　腭大孔及切牙孔的位置

腭前孔位于两侧上颌尖牙连线与腭中线的交点上，表面有腭乳头覆盖，故需以腭乳头侧缘进针。可麻醉上颌前牙腭侧牙龈、黏骨膜及牙槽骨等组织（图 12-17）。

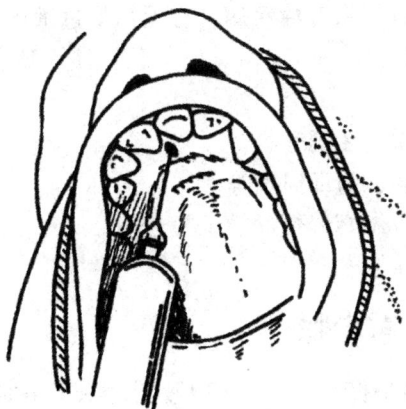

图 12-17　鼻腭神经阻滞麻醉

六、局部麻醉的并发症

1. 过敏反应　儿童对局部麻醉药的过敏反应也分为延迟反应和即刻反应。延迟反应常表现为血管神经性水肿，也偶见有荨麻疹、药疹、哮喘和过敏性紫癜；即刻反应则表现为，立即发生极为严重类似中毒的症状，如突然惊厥、昏迷、呼吸心搏骤停等。

对局部麻醉药过敏反应主要表现在对酯类局部麻醉药。若对酯类局部麻醉药过敏，如对普鲁卡因过敏者，均应改用酰胺类药物，如利多卡因，而且预先须做皮内过敏试验。

轻症过敏者，可给过敏药物，如钙剂、异丙嗪、糖皮质激素及吸氧。重症过敏反应则应立即注射肾上腺素，给氧，并按心肺复苏方法迅速抢救。

2. 毒性反应　当麻醉药的用量过大，或单位时间内注射药量过大，或局部麻醉药被快速注入血管内时，血液内的浓度升高，达到一定浓度时就会出现中毒症状或过量反应。中毒反应有兴奋型和抑制型的不同表现，前者表现为烦躁不安、多话、颤抖、恶心、呕吐、多汗、血压上升，甚至全身抽搐，发绀；后者表现为脉细、血压下降、神志不清，甚至呼吸、心搏骤停。

中毒轻者，患者平卧位，松解颈部衣扣，呼吸通畅，待麻药在体内分解后症状可缓解。重者则需给氧、补液、抗惊厥、升血压等抢救措施。

局部麻醉药的毒性反应关键在预防，例如，掌握好各麻醉药的用量，并针对不同个体适当控制其药量；注射麻醉时要坚持回抽无血，并缓慢注射；一旦发生中毒反应，应立即停止注射麻醉药。

3. 术后软组织损伤　幼儿或学龄前儿童，在使用下牙槽神经阻滞麻醉或下颌浸润麻醉后，由于局部出现麻木、肿胀等异样感觉，患儿便可不自主的咬嚼唇、颊、舌部不适的部位，从而导致组织损伤，此类损伤有局限性，可以愈合。局部黏膜的咬伤与麻醉持续时间有关，麻醉前应告知患儿，以预防黏膜损伤的发生。

七、乳牙拔除前的准备

1. 仔细检查患牙，掌握拔牙适应证。
2. 向家长说明拔除患牙的理由，以取得家长的同意。
3. 了解患儿健康状况，有无系统性疾病，有无药物过敏史。
4. 前器械准备
（1）常规口腔检查器械。
（2）拔除患牙所需的牙钳、牙挺等。
（3）局部麻醉药、注射器、消毒棉条等。
5. 疑有药物过敏患儿，应做麻醉药过敏试验。
6. 再次核对患牙，以免误拔。

八、乳牙拔除的手术步骤

完成术前各项准备工作及麻醉生效后，按下列步骤操作拔除患牙。

1. 分离牙龈　用探针尖或牙龈分离器沿牙龈缘插入龈沟内至牙颈部并抵牙槽嵴，紧贴牙颈表面分离牙颈部周围的牙龈组织。

若牙龈分离不完全，术中常会造成牙龈撕裂而引起术后出血。

2. 挺松牙　对于松动的滞留乳牙，或接近替换的乳牙拔除时，常可省略使用牙挺；残根、残冠的拔除时，却主要应用牙挺。

牙挺的应用是将牙挺自患牙或患根近中插至颈部的根面与牙槽骨之间，边插入边转动，逐渐挺松患牙即可。

使用牙挺时注意：①应以牙槽嵴为支点，勿以邻牙为支点，并向患牙脱位方向转动使其松动。②须用左手扶持患牙，防止牙挺滑脱刺伤相邻软组织。

3. 安放牙钳　再次核对牙位后，选择相应拔牙钳。将牙钳钳喙沿患牙颊舌方向插入已完全分离的牙龈间隙内，并向根尖方向推压至牙颈部，夹紧患牙，保持与患牙长轴方向一致。

4. 拔除患牙　安放牙钳后，应用摇动、转动和拔出的力量拔除患牙。摇动适用于扁根的下前牙，转动适用于圆锥形的上前牙。摇动和转动都可撕裂牙周韧带和扩大牙槽窝，以利于患牙的拔除。

5. 检查拔牙创口 检查拔牙创口内有无残留牙根，牙龈有无撕裂，牙槽骨壁有无折裂等。注意乳牙拔除后牙槽窝不做搔刮，过深的折断根尖小残片可不取出，随其日后被推出。

检查后，置消毒棉条于拔牙创口表面，嘱患儿咬紧，30 分钟后弃去。有出血倾向者，应观察 30 分钟，不再出血后方可让患儿离去。

九、乳牙拔除的方法

乳牙仅有两类，一类为前牙，一类为磨牙。故乳牙拔除方法与相应的两类恒牙相似，在对乳牙解剖形态了解的前提下即可顺利的拔除。

1. 下颌乳前牙 牙根多为扁根，生理性吸收后多呈近远中向的薄片状，舌侧多有吸收，应将钳喙夹紧牙颈，慢慢摇动，脱位后自牙槽窝内拉出而拔除（图 12-18）。亦可仅用牙挺挺松后拔除。

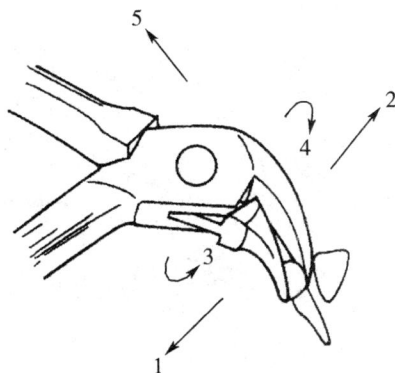

图 12-18 下颌乳前牙的拔除
1、2. 钳喙夹紧牙颈；3、4. 慢慢摇动；5. 自牙槽窝拉出而拔除

若下颌乳前牙是融合牙或双生牙时，则不宜采用摇动或转动方式拔除，而多采用挺松后拔除。

2. 上颌乳前牙 牙根多为锥形，生理性吸收后多呈近远中向的薄片状，应将拔牙钳钳喙夹紧牙颈，轻轻转动，脱位后自牙槽窝内拉出而拔除（图 12-19）。亦可用牙挺挺松后拔除。

3. 下颌乳磨牙 多为近远中 2 个根，有的有 3 个根。先用牙挺挺松后，再用相应的下颌乳磨牙牙钳插入已分离的牙龈间隙内，颊舌方向缓慢摆动，脱位后向牙槽窝外拉出（图 12-20）。

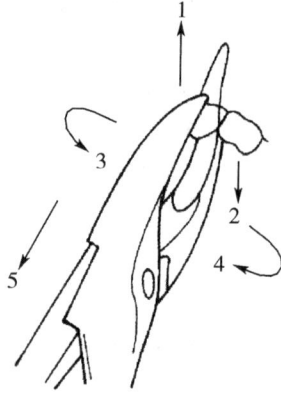

图 12-19　上颌乳前牙的拔除
1、2. 钳喙夹紧牙颈；3、4. 慢慢摇动；5. 自牙槽窝拉出而拔除

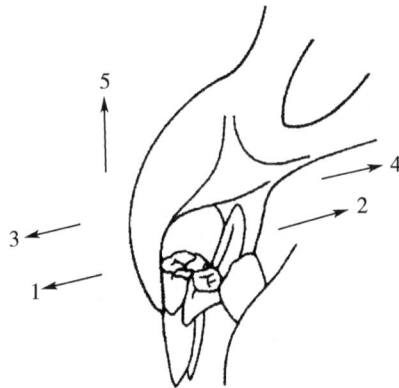

图 12-20　下颌乳磨牙的拔除
1、2. 牙挺挺松后，钳喙夹紧牙颈；3、4. 颊舌方向缓慢摆动；5. 脱位后牙槽窝外拉出

　　若为残冠、残根，可将残冠分成近远中两片后，分别拔出或挺出。

　　4. 上颌乳磨牙　多为 3 个牙根，腭侧 1 个，颊侧 2 个根，根分叉角度较大。先用牙挺挺松后，再用相应的上颌乳磨牙牙钳插入已分离的牙龈间隙内，颊舌方向缓慢摇动，脱位后拉出而拔除（图12-21）。

　　若为残冠或残根，可将其分成颊舌两片，其颊侧再分成近远中 2 片，分别拔出或挺出各个片断或残根。

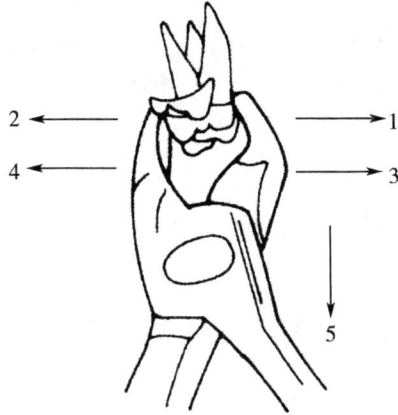

图 12-21　上颌乳磨牙的拔除
1、2. 牙挺挺松后，钳喙夹紧牙颈；3、4. 颊舌方向缓慢摆动；5. 脱位后牙槽窝外拉出

十、乳牙拔除的注意事项

掌握好乳牙拔除的适应证和禁忌证。有全身系统疾病的患儿，应与相关科室会诊，治疗后再考虑是否拔牙。

1. 急性炎症期不宜拔牙，以免炎症扩散。

2. 分离牙龈、插入牙挺或安放牙钳之前，必须再次核对牙位，严防拔错牙。拔出脱位时，防止损伤对颌牙。

3. 注射麻醉药后，防止儿童不自主地咬嚼口唇、口颊部等暂时麻木的黏膜而造成不必要的局部黏膜损伤。

4. 拔牙时避免损伤继承恒牙胚。

（1）乳磨牙拔除前摄取 X 线片，以观察继承恒牙胚发育状况及其与乳磨牙根分叉间的距离。

（2）乳牙拔除时若牙根折断，可不强求挖出乳牙过深的根尖小残片，以免伤及恒牙胚。

（3）乳牙拔除后，一般不做牙槽窝搔刮。

5. 乳牙拔除后 1~2 小时方能进食；拔牙当日进软食，食物不宜过热；拔牙当日不漱口刷牙，不用手触摸或用舌舔拔牙创口，更不能反复吸吮，以保护拔牙创口中的血凝块。

6. 拔牙当日，唾液中可能带有少量血液无须处理，如出血较多，应即时就诊。

（唐　洁）

第二节　儿童年轻恒牙的拔除

儿童时期年轻恒牙的拔除多指的是第一恒磨牙的拔除。

然而，第一恒磨牙对儿童的咀嚼功能，牙的排列、咬合关系的确立、牙颌系统的发育等影响极大，应尽可能予以保留。对于第一恒磨牙的拔除应取慎重态度。

但是，由于第一恒磨牙是萌出最早的恒牙，𬌗面窝沟深，牙体硬组织薄，矿化度低，患龋率高，龋病进展快，而且常因家长的疏忽和早期症状不明显，未能及时就诊，以至到龋病晚期致牙冠严重破坏，或并发牙髓炎、尖周炎时才来就诊，甚至有不少第一恒磨牙因牙体和尖周组织破坏严重到不能治愈的程度时，只能考虑拔除。

此外，又如上颌恒切牙常因外伤冠根折裂而无法保留时，也属儿童时期年轻恒牙拔除之列。

一、儿童年轻恒牙拔除的适应证

1. 第一恒磨牙拔除的适应证

（1）第一恒磨牙因龋病致牙冠毁坏严重，或呈残冠、残根，髓底破损而无法修复治疗者（图12-22）。

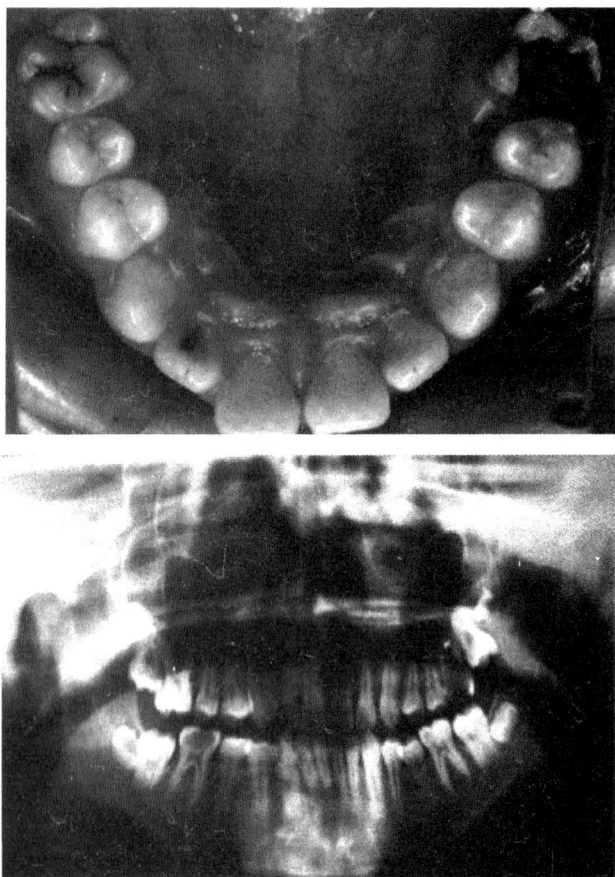

图12-22　左上第一恒磨牙残冠应拔除

（2）第一恒磨牙广泛龋病，而且并发根尖周炎，骨质破坏范围大，无法采用根管治疗治愈者。

即，对于牙冠龋损严重，修复困难，既不能维持咀嚼功能，又会造成对颌牙伸长或邻牙移位的第一恒磨牙可予以拔除。

2. 恒切牙拔除的适应证　恒切牙外伤，如冠根纵向折裂至深部，使其唇侧、舌侧，或近中侧、远中侧折裂片呈游离状；或牙根折裂并发炎症而无法保留者。

3. 其他年轻恒牙拔除的适应证　恒牙萌出后牙列拥挤，间隙不足，因正畸治疗的需要而须减数拔除者。

二、第一恒磨牙拔除的时机

儿童第一恒磨牙拔除之后，最为期望的是：通过第二恒磨牙的近中向移位以取代拔除的第一恒磨牙。因而，第一恒磨牙的拔除应考虑时机问题。

为了能使第二恒磨牙自然移位代替第一恒磨牙，无法保留的第一恒磨牙拔除时机一般选择在 8~9 岁为宜。因为此时的第二恒磨牙通过 X 线片可显示其发育状况和所处位置。

1. 第二恒磨牙的牙冠刚形成，牙根尚未发育。

2. 第二恒磨牙牙胚位置低于第一恒磨牙牙颈线水平以下。

此时，若拔除第一恒磨牙，第二恒磨牙牙胚即可向前近中移位，而后取代第一恒磨牙的位置萌出。

若第一恒磨牙拔除过晚，第二恒磨牙牙胚根分叉已形成，往往不能自然向前移位取代第一磨牙的位置，常常为近中倾斜移位甚至造成咬合关系错乱。此时则须通过正畸治疗以矫正近中倾斜移位的第二恒磨牙。若儿童 10 岁以后，难以修复和治愈的第一恒磨牙尚未拔除，则应对其做适当处理，以尽可能保留至第二恒磨牙萌出并建立咬合关系后再拔除，而后，第一恒磨牙须行义齿修复。

（叶少丹）

参考文献

[1] 张祖燕. 口腔颌面医学影像诊断学（第7版）. 北京：人民卫生出版社，2020.

[2] 葛秋云，杨利伟. 口腔疾病概要（第3版）. 北京：人民卫生出版社，2018.

[3] 王晓娟. 口腔临床药物学（第5版）. 北京：人民卫生出版社，2020.

[4] 边专. 口腔生物学（第5版）. 北京：人民卫生出版社，2020.

[5] 高岩. 口腔组织病理学（第8版）. 北京：人民卫生出版社，2020.

[6] 周学东. 牙体牙髓病学（第5版）. 北京：人民卫生出版社，2020.

[7] 孟焕新. 牙周病学（第5版）. 北京：人民卫生出版社，2020.

[8] 张志愿. 口腔科学（第9版）. 北京：人民卫生出版社，2018.

[9] 陈谦明. 口腔黏膜病学（第5版）. 北京：人民卫生出版社，2020.

[10] 梁景平. 临床根管治疗学（第2版）. 北京：世界图书出版公司，2018.

[11] 何三纲. 口腔解剖生理学（第8版）. 北京：人民卫生出版社，2020.

[12] 张志愿. 口腔颌面外科学（第8版）. 北京：人民卫生出版社，2020.

[13] 全国卫生专业技术资格考试用书编写专家委员会主编. 口腔医学（专科）. 北京：人民卫生出版社，2018.

[14] 赵信义. 口腔材料学（第6版）. 北京：人民卫生出版社，2020.

[15] 傅民魁. 口腔正畸专科教程. 北京：人民卫生出版社，2018.

[16] 赵志河. 口腔正畸学（第7版）. 北京：人民卫生出版社，2020.

[17] 张志勇. 口腔颌面种植修复学. 北京：世界图书出版公司，2018.

[18] 赵铱民. 口腔修复学（第8版）. 北京：人民卫生出版社，2020.

[19] 宫苹. 口腔种植学. 北京：人民卫生出版社，2020.

[20] 李新春. 口腔修复学（第2版）. 北京：科学出版社，2018.